Kohlhammer

Für Raoul

Gertraud Diem-Wille

Pubertät – Die innere Welt der Adoleszenten und ihrer Eltern

Psychoanalytische Entwicklungstheorie
nach Freud, Klein und Bion

Verlag W. Kohlhammer

Dieses Werk einschließlich aller seiner Teile ist urheberrechtlich geschützt. Jede Verwendung außerhalb der engen Grenzen des Urheberrechts ist ohne Zustimmung des Verlags unzulässig und strafbar. Das gilt insbesondere für Vervielfältigungen, Übersetzungen, Mikroverfilmungen und für die Einspeicherung und Verarbeitung in elektronischen Systemen.

Die Wiedergabe von Warenbezeichnungen, Handelsnamen und sonstigen Kennzeichen in diesem Buch berechtigt nicht zu der Annahme, dass diese von jedermann frei benutzt werden dürfen. Vielmehr kann es sich auch dann um eingetragene Warenzeichen oder sonstige geschützte Kennzeichen handeln, wenn sie nicht eigens als solche gekennzeichnet sind.

Es konnten nicht alle Rechtsinhaber von Abbildungen ermittelt werden. Sollte dem Verlag gegenüber der Nachweis der Rechtsinhaberschaft geführt werden, wird das branchenübliche Honorar nachträglich gezahlt.

Bildnachweis
S. 11, 138: Lukas DOSTAL
S. 7, 29, 102, 149, 166, 291: Karim HADAYA

1. Auflage 2017

Alle Rechte vorbehalten
© W. Kohlhammer GmbH, Stuttgart
Gesamtherstellung: W. Kohlhammer GmbH, Stuttgart

Print:
ISBN 978-3-17-022399-8

E-Book-Formate:
pdf: ISBN 978-3-17-032458-9
epub: ISBN 978-3-17-032459-6
mobi: ISBN 978-3-17-032460-2

Für den Inhalt abgedruckter oder verlinkter Websites ist ausschließlich der jeweilige Betreiber verantwortlich. Die W. Kohlhammer GmbH hat keinen Einfluss auf die verknüpften Seiten und übernimmt hierfür keinerlei Haftung.

Inhalt

Einleitung 7

1 Das Körper-Ich 11
   1.1   Der Körper als Objekt der Betrachtung 14
   1.2   Der Körper als Medium des Protests, Provokation und Propaganda 26

2 Psychosexuelle Entwicklung in der Pubertät 29
   2.1   Das Mutter-Baby-Liebespaar als Modell für die romantische Liebe 32
   2.2   Aufflammen der ödipalen Wünsche 40
   2.3   Tagträume mit ödipalen Themen 48
   2.4   Masturbation und Masturbationsphantasien 52
   2.5   Durcharbeiten frühkindlicher und pubertärer Themen in der Kunst 57
   2.6   Adoleszente in Therapie 66

3 Entwicklung des Fühlens 102
   3.1   Probleme der Eltern mit den heranwachsenden Kindern 107
   3.2   Auswirkung auf die Psyche der Eltern 131

4 Entwicklung des Denkens 138
   4.1   Fähigkeit zum abstrakten Denken nach Piaget 141

5 Selbstfindung – Identität 149

6 Ins Abseits geraten – Überschreiten der Grenzen 166
   6.1   Gewalttätige Jugendliche: Gewalt als Faszination und Abwehr 171
   6.2   Problemfeld Teenagerschwangerschaften 202
   6.3   Psychische Zusammenbrüche in der Adoleszenz 227
   6.4   Selbstmordgedanken – Selbstmordversuche 275

7 Epilog 291

Literatur 298

Inhalt

Abbildungsverzeichnis 306

Stichwortverzeichnis 307

Personenverzeichnis 310

Einleitung

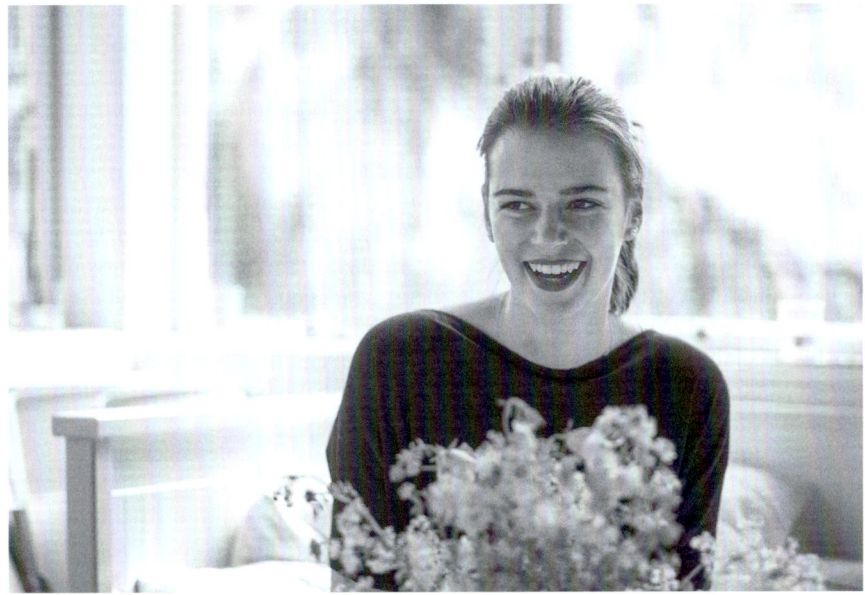

Die Pubertät stellt eine Zeit des stürmischen Übergangs von der Kindheit in das Erwachsenenalter dar. Ausgelöst werden dieser Entwicklungsschub und diese Transformation durch eine rasante körperliche Veränderung, eine hormonelle Entwicklung und eine neuronale Explosion im Gehirn. In diesem Buch soll die körperliche Entwicklung und die für die Adoleszenz typische Geisteshaltung »state of mind« beschrieben werden, die auch noch lange nach dem Abschluss der Adoleszenz weiter bestehen bleiben kann. Dieser Entwicklungsschritt des Jugendlichen, sein Selbständigwerden erfordert von den Eltern einen schwierigen Balanceakt: Sie müssen loslassen, ohne sich von den Jugendlichen zu lösen. Die Kinder adäquat zu begleiten, ist eine schwierige emotionale Leistung der Eltern und Lehrer, da diese Entwicklung zugleich ein »normales Drama« darstellt. Über einige Jahre dauert diese »krisenhafte Normalität« mit großen Schwankungen zwischen Kindsein und schon Erwachseneinwollen. Je eher die Eltern in der Lage sind, die neuen Anforderungen auch als eigenen unvermeidbaren emotionalen Transformationsprozess zuzulassen, desto eher können sie ihre Kinder selbständig werden lassen. Wenn die Eltern diese Krise auch als

Chance zur eigenen Weiterentwicklung sehen können, kann dieser schmerzliche Prozess auch eine Bereicherung darstellen. Es geht darum, sich ihrem Älterwerden zu stellen, Abschied von der Jugend und den vielen Gestaltungsmöglichkeiten zu nehmen; die neue Qualität der Rivalität mit geschlechtsreifen Kindern zu akzeptieren und durchzuarbeiten, heißt, einen Reifungsprozess zu erleben – der auch Vorbild für die heranwachsenden Kinder sein kann. Wichtig für den Umgang der Eltern mit den Jugendlichen ist auch die Qualität ihrer Paarbeziehung. Sind sie wirklich ein kreatives, ödipales, liebendes Paar, das kooperieren und auch unterschiedliche Positionen vertreten kann? Können sie einander unterstützen und diese turbulente Zeit miteinander meistern?

Zunächst soll eine begriffliche Klarstellung dieser beiden oft unklar verwendeten Begriffe Pubertät und Adoleszenz erfolgen. Die **Pubertät** leitet sich vom lateinischen Wort »pubertas« ab, bedeutet Geschlechtsreife/Mündigkeit und bezieht sich auf den Zeitraum, in dem sich der Körper des Kindes in den eines fortpflanzungsfähigen Erwachsenen verwandelt. Dieser Prozess der physischen Veränderungen wird durch hormonelle Signale aus dem Gehirn initiiert, die in die Ovarien (Eierstöcke) des Mädchens und die Hoden des Knaben gesendet werden. Bei beiden Geschlechtern erfolgt in diesem Zeitraum die Entwicklung der sekundären Geschlechtsmerkmale. Beim Mädchen beginnt die Pubertät mit der ersten Regel (Menarche) im Alter von 9 bis 11 Jahren und ist im Alter von 16 bis 17 Jahren abgeschlossen; beim Knaben beginnt diese Entwicklung mit der Produktion fruchtbarer Spermien im Alter von 11 bis 12 Jahren und ist mit 16 bis 17 Jahren beendet.

Die **Adoleszenz** leitet sich vom lateinischen Wort »adolescens« ab und bedeutet heranwachsend, der/die Heranwachsend/e im Sinn von Jüngling oder Mädchen. Es bezeichnet die mentalen und emotionalen Reaktionen auf die körperlichen Wachstumserscheinungen der Pubertät, die eine besondere Geisteshaltung des Übergangs von der Welt des Kindes zu der des geschlechtsreifen Erwachsenen beinhaltet. Die biologische Fähigkeit, ein Baby zu zeugen und auszutragen ist eine ganz andere Frage als die emotionale Bereitschaft, eine intime, verantwortungsbewusste Beziehung zu einem Partner einzugehen. Es ist schwierig, eine klare und generelle Unterscheidung zwischen der Pubertät und der Adoleszenz zu machen. Waddell schreibt:

> For in essential ways they (puberty and adolescence GDW) are inextricable – the nature of adolescence and its course are organized around responses to the upheaval of puberty. Adolescence can be described, in narrow terms, as a complex adjustment on the child's part to these major physical and emotional changes. This adjustment entails finding a new, and often hard-won, sense of oneself-in-the-word, in the wake of the disturbing latency attitudes and ways of functioning. (Waddell 2002, 140)

Pubertät ist also ein engerer Begriff, der sich auf die körperliche Veränderung und Reifung bezieht. Die Zeitspanne der Adoleszenz wird unterschiedlich definiert. In den USA wird die Adoleszenz mit den »Teenager-Jahren« gleichgesetzt, beginnend mit »thirteen« bis »nineteen«. In Europa wird der Zeitraum anders gesehen, beginnend mit 16 bis 24 Jahren, wobei zwischen früher Adoleszenz, mittlerer Adoleszenz und später Adoleszenz unterschieden wird (Zimbardo & Gerrig, 2004, 449). Die Weltgesundheitsorganisation (WHO) definiert die Adoleszenz als Lebensperiode zwischen 10 und 20 Jahren. Sowohl für den biologisch bedingten Beginn des körperlichen Wachstums als auch für die mentalen und emotionalen Aufgaben, seinen Platz in der Welt zu finden, sind kulturelle und gesellschaftliche Bedingungen von großer Bedeutung.

Erst am Beginn des 20. Jahrhundert wurde der Begriff »Adoleszenz« im wissenschaftlichen Diskurs verwendet. G. Stanley Hall (1904) begründete die Psychologische Erforschung der Kindheit und Adoleszenz. Er schreibt:

> At no time of life is the love of excitement as strong as during the season of accelerated development of adolescence, which graves strong feelings and new sensations (Hall 1904, 368).

Dieses Verständnis der stürmischen Zeit »Storm and Stress« in der englischen Übersetzung wurde heftig diskutiert und von Anthropologen wie Margaret Mead (1928) in Frage gestellt, da sie diese Phase in anderen Kulturen nicht gefunden habe (vgl. auch Arnett & Hughes 2012, 9–10).

Die Entwicklungsphase der Adoleszenz war lange ein »vernachlässigter Bereich« (A. Freud) in der Psychoanalyse. Diese stürmische Zeit wurde von Anna Freud in Anlehnung an die Literaturphase »Sturm und Drang«-Zeit genannt.

Heute wird die Adoleszenz als ebenso wichtige Lebensphase betrachtet wie die ersten drei Lebensjahre, da die essentiellen Aspekte der Persönlichkeit geformt werden, in der ein kohärentes, stabiles Selbst entsteht. Der Unterschied zwischen den einzelnen Personen variiert enorm. Konnte in der frühen Entwicklung, der ödipalen Phase und der Latenzzeit der Schwerpunkt auf allgemeine Tendenzen gelegt werden, so werden die individuellen Charakteristika wichtiger als generelle Entwicklungen und vergrößern den Unterschied zwischen Subjekten mehr und mehr (vgl. Piaget 1972, 8).

Wir wollen zunächst die emotionale Besetzung des Körpers als Körper-Ich, dann die Entwicklung des Fühlens, die psychosexuelle Entwicklung sowie die des Denkens beschreiben. Diese verschiedenen Aspekte sind nicht voneinander zu trennen, sondern sollen nur den Blick für einen Teilaspekt schärfen, obwohl sie alle wie die Partitur eines Musikstücks auf einander bezogen und mit einander verflochten sind. Nur gemeinsam ergeben sich das Klangerlebnis und das Verständnis dieser Lebensphase.

Mein Dank gilt allen jenen, die mich bei der Verwirklichung dieses Buchprojektes unterstützt und ermutigt haben. Mein Verstehen der inneren Welt von Jugendlichen wurde durch meine analytischen Mentoren und Lehrer geprägt, mit denen ich die Fallgeschichten diskutieren konnte, vor allem Betty Joseph, Robin Anderson und Michael Feldmann. Ihre Anregungen und Kommentare haben das Verständnis bereichert. Das genaue Hinschauen und Beobachten wurde mir durch Isca Salzberger-Wittenberg und Anne Alvarez als faszinierende Methode nahegebracht. Von den Gesprächen mit den Eltern, die mir ihre Kinder zur analytischen Arbeit anvertraut haben, konnte ich viel lernen. Faszinierend ist die Kreativität der Kinder, wie sie ihre inneren Konflikte in so lebhafter und einmaliger Form in die Analyse bringen und eine intensive emotionale Beziehung zu mir als Analytikerin herstellen, was meinen analytischen Zugang bereichert.

Meinen Studenten danke ich, dass sie so freudig einer Aufnahme von Teilen und Falldarstellungen ihrer Master- und Doktorarbeiten zugestimmt haben: Janette Erhardt, Eva Pankratz und Staudner-Moser.

Meiner Familie danke ich für die intensive Anteilnahme an der Entstehung des Buches. Meine Töchter Katharina und Johanna und meine Enkelkinder Samira, Karim und Olivia haben mich ihre adoleszente Entwicklungsphase miterleben lassen, wobei die Perspektive der Großmutter mehr Raum zum Nachdenken ermöglicht als das unmittelbare Involviertsein als Mutter von Jugendlichen.

Ohne die Unterstützung und Ermutigung meiner Freunde hätte die Erstellung des Buches sicherlich viel länger gedauert. Meine mir seit der Schulzeit verbunden gebliebene Freundin Christiane Siegl war die erste kritische und ermutigende Leserin, gefolgt von weiteren Kommentaren und Ergänzungen von Erika Trappl und Gerti Wille. Als wissenschaftliche Unterstützung konnte ich Samira Hadaya gewinnen, die den wissenschaftlichen Apparat, die Abbildungen und Anmerkungen sorgfältig erstellt und überprüft hat.

Meine Lektorinnen Frau Filbrandt und Ulrike Albrecht hatten die Idee, die Entwicklungstheorie nach den frühen Lebensjahren und den Latenzjahren der Schulzeit auf die Adoleszenz auszudehnen, was ich gerne aufgriff. Für die Bereitstellung der Bilder danke ich Lukas Dostal, Karim Hadaya, Peter Diem und Johanna Hadaya-Diem.

1 Das Körper-Ich

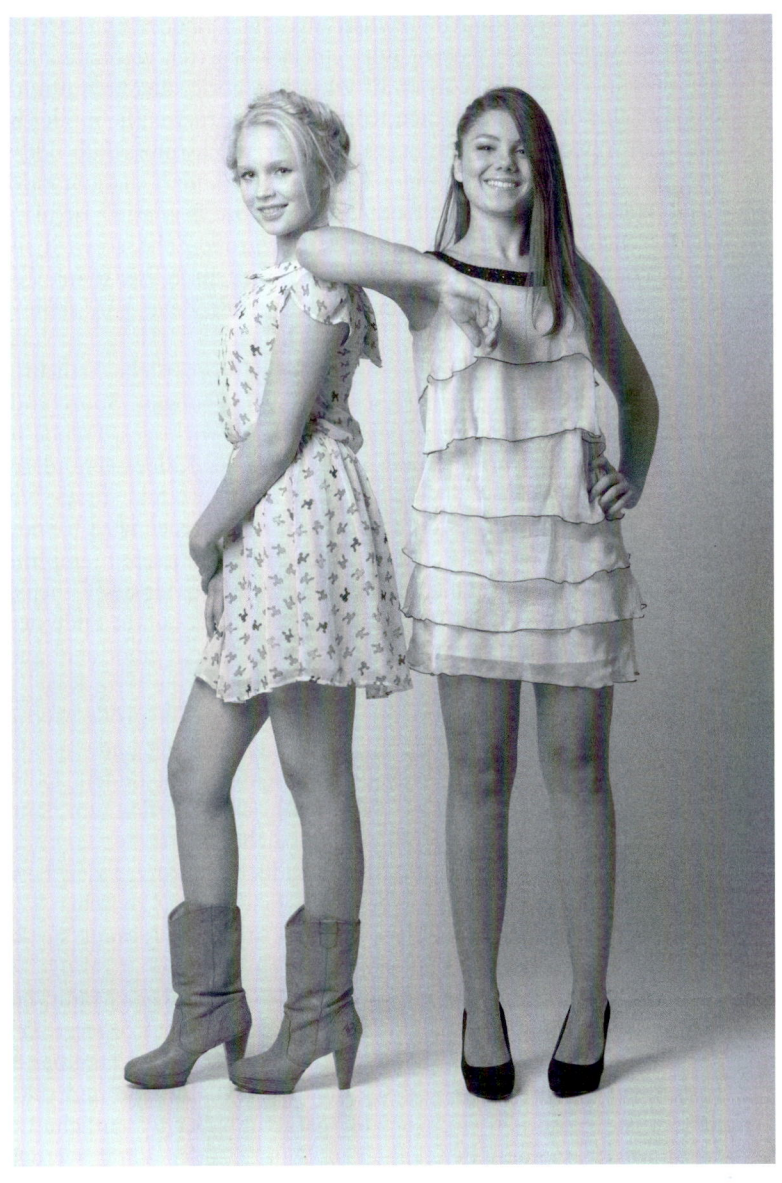

Zu keiner Zeit verändert sich der Körper – abgesehen von der Zeit in der Gebärmutter – so stark wie in der Pubertät. Körperliche Veränderungen unterliegen weder dem Willen noch der Kontrolle der Person. Sie brechen über den Jugendlichen herein und lösen heftige Gefühle aus. Weitere massive körperliche Veränderungen geschehen während der Schwangerschaft und im Alterungsprozess und haben immer eine gewaltige Auswirkung auf unsere emotionale Befindlichkeit, unser Identitätsgefühl und unsere Ängste. Freud betont, dass wir über unseren Körper nicht unmittelbar verfügen, es keine biologische unmittelbar wirksame Geschlechtsidentität gibt, sondern wir unseren Körper »libidinös besetzen«, d. h. wir bewusst und unbewusst aus einer inneren Quelle eine bestimmte Triebenergie mit dem Körper oder einem Körperteil verbinden. Davon hängt es ab, ob jemand seinen Körper als zu sich gehörig oder fremd und wie eine Maschine erlebt, ob jemand seinen Körper oder Körperteil liebt oder hasst, ihm vertraut oder abweisend gegenübersteht. Jeder Wachstumsschub oder jede Veränderung durch Wachsen oder einer Krankheit verändert diese emotionale Haltung dem eigenen Körper gegenüber. Die libidinöse Besetzung ist plastisch und veränderbar. Schmerzt etwa ein Zahn oder die große Zehe, so wird ein besonderes Maß von Aufmerksamkeit und Zuwendung mobilisiert: man denkt dann nur mehr an diesen kranken Zahn oder die große Zehe – sie steht dann für eine gewisse Zeit emotional im Zentrum des Lebens.

In der relativ stabilen Phase der Latenz stand die körperliche Ertüchtigung und Beweglichkeit im Vordergrund. Geschicklichkeitsübungen, Sport und Bewegung waren im Wettstreit mit den Gleichaltrigen ein wichtiges, Freude bereitendes Medium. Ohne Vorwarnung und ohne Zutun des Kindes verändert sich nun der vertraute Körper. Es ist ungewiss, wie das Endprodukt dieses Wachstums und dieser Veränderung sein wird. Der vertraute Körper wird fremd. Die Harmonie der Bewegung wird durch den Längenwachstumsschub empfindlich gestört. Die neuen, schlaksigen Gliedmaßen verändern die Art des Gehens und der Bewegung. Dieses körperliche Wachstum findet oft schon am Ende der Latenz statt und kann sich häufig erst nach ein bis zwei Jahren emotional auswirken. So haben Mädchen heute schon oft mit zehn Jahren die erste Regel ohne mental und psychisch bereit für eine Mutterschaft zu sein. Die große psychische Aufgabe der Adoleszenz besteht darin, seinen Platz in der Welt und einen Übergang von der Familie in die große Welt der Erwachsenen zu finden. Es sollen zunächst die physiologischen Veränderungen beschrieben werden, um dann die emotionale und mentale Antwort darauf zu untersuchen.

Wie massiv die Veränderung ist, die der Jugendliche in kurzer Zeit bewältigen muss, zeigt der Unterschied der körperlichen Erscheinung zwischen 12 und 20 Jahren; manche Personen verändern sich so stark, dass man sie kaum wiedererkennt: aus dem kleinen Mädchen wird eine sexuell attraktive junge Frau, aus dem kleinen Jungen wird ein großer, stattlicher junger Mann. In wenigen Jahren müssen die Jugendlichen eine Veränderung ihrer Körpergröße und ihrer körperlichen Kraft verkraften. Die Form des Körpers, der Klang der Stimme, die Ausbildung der primären und sekundären Sexualorgane und die Entwicklung der Brüste vermitteln ein neues Körpergefühl. Der wesentliche Unterschied besteht in der biologischen Fähigkeit, Mutter oder Vater werden zu können. Anderson spricht von dem, was wir in der Psychotherapie sehen, »als Art und Weise wie sich ein Jugendlicher seinem Körper gegenüber wie einem Behälter (container) seiner Geschichte der sexuellen und anderen primitiven Objektbeziehungen in Zweier- und Dreierbeziehungen verhält« (Anderson 2009, 1; Übers. GDW). Dieses massive körperliche Wachstum bringt eine Veränderung der emotionalen Balance und wirkt sich auf der tiefsten Schicht der Persönlichkeit aus. Viele Jugendliche, die in Therapie kommen, präsentieren körperliche Symptome wie Magersucht, Drogenmissbrauch, Selbstverletzungen wie Sich-Schneiden und andere Formen von selbst schädigendem Verhalten, die auf tiefe unbewusste Ängste schließen lassen. Diese oft bizarren Symptome, die an Borderline (als ernsthafte psychische Störung) oder psychotische Phänomene denken lassen, sollen eher, so meint Anderson, als Übertreibung der normalen Veränderung der Persönlichkeit gesehen werden. Für die Jugendlichen entsteht die Notwendigkeit einer neuen Selbstdefinition, sich eben nicht nur mehr als die Tochter oder den Sohn seiner Eltern zu betrachten, sondern einen eigenen Platz in der Welt zu finden, ein potentieller Ehemann oder eine mögliche Ehefrau zu sein und eine Fähigkeit zur Intimität und Sexualität in einer engen Beziehung zu erwerben.

Diese Aufgaben müssen in einer Zeit entwickelt werden, wo die tiefsten Wünsche und Leidenschaften, die seit der frühen Kindheit entstanden sind, wieder lebendig werden. Sie müssen nun eine Liebesbeziehung zu einer gleichaltrigen Person eingehen und die frühen Wünsche dem gegengeschlechtlichen Elternteil gegenüber aufgeben. Innerlich muss alles neu geordnet werden. Es existieren gleichzeitig widersprüchliche heftige Wünsche:

Der Wunsch, geliebt, betreut und genährt zu werden und die Quelle dieser Zuwendungen zu besitzen, und der entgegengesetzte Wunsch, selbständig zu werden und einen besseren, interessanteren Platz in der Welt zu finden, bestehen nebeneinander. Die emotionale und mentale Entwicklung wird in den weiteren Kapiteln ausführlich behandelt. Zunächst soll die körperliche Veränderung genauer dargestellt werden.

Mit der Hormonausschüttung und der physischen und biologischen Veränderung ist eine Intensivierung dieser emotionalen und mentalen Konflikte verbunden.

Freud schreibt in den *Drei Abhandlungen zur Sexualtheorie* 1905 zur Umgestaltung der Pubertät:

> *Mit dem Eintritt der Pubertät setzen die Wandlungen ein, welche das infantile Sexualleben in seine endgültig normale Gestaltung überführen soll...Er (der Sexualtrieb) betätigte sich bisher von einzelnen Trieben und erogenen Zonen aus, die unabhängig voneinander eine gewisse Lust als einziges Sexualziel suchten. Nun wird ein neues Sexualziel gegeben, zu dessen Erreichung alle Partialtriebe zusammenwirken, während die erogenen Zonen sich dem Primat der Genitalzone unterordnen. (Freud, 1905, 112)*

Das Besondere an dieser Entwicklungsphase ist die neue Prioritätensetzung, dass die verschiedenen erogenen Zonen, wie etwa der Mund, die Haut, die Analzone, das lustvolle Betrachten und Schauen dem Ziel der sexuellen Vereinigung untergeordnet werden. Freud betont aber an zahlreichen Stellen, dass diese »Partialtriebe« (das Anschauen, das Sich-Herzeigen, orale Befriedigung etc.)

eine wichtige Rolle im Vorspiel und in der Bereicherung der sexuellen Vereinigung spielen.

1.1 Der Körper als Objekt der Betrachtung

Ein besonderes Phänomen stellt das stundenlange Sichbetrachten des **Mädchens** im Spiegel dar. Zur großen Überraschung und bald auch zum Ärger der Eltern beginnen Mädchen in der Adoleszenz, viel Zeit vor dem Spiegel zu verbringen. Sie betrachten ihren sich verändernden Körper von allen Seiten, ziehen sich verschiedene Kleider an und posieren vor dem Spiegel, als ob er eine Kamera wäre. Der Spiegel scheint emotional befriedigender zu sein als ein lebender Beobachter oder Bewunderer. Für Eltern ist es erstaunlich, dass sich dieses »Zwiegespräch« über einige Stunden am Tag erstrecken kann. Oft wird dieses Motiv, sich im Spiegel zu betrachten, nicht so direkt ausgelebt, sondern unter einem anderen Grund verborgen: die Haarpflege erfordert ein sorgfältiges Föhnen der Haare, die Hautunreinheiten wollen genau betrachtet werden. Pickel und Mitesser werden beobachtet, entfernt, entzünden sich und müssen daher noch genauer betreut werden. In Gruppen besuchen Mädchen Flohmärkte, erwerben Kleider, die sie modifizieren, Hüte und ausgefallene Requisiten, aus denen sie oft verblüffend schöne Accessoires herstellen. Sie schminken und bemalen sich alleine oder zu zweit. Sie fotografieren sich selbst oder einander in den unterschiedlichen Posen und mit unterschiedlichen Gesichtsausdruck. Sie stellen diese Bilder ins Netz.

Welche Motive werden durch diese Handlungen sichtbar? Die häufig gehörte Klage der Eltern, besonders von den Vätern, lautet: die Tochter sei eitel. Sie könne sich an ihrer Erscheinung nicht sattsehen. Diese Erklärung, oder besser gesagt dieser Vorwurf, greift aus psychoanalytischer Sicht zu kurz. Wie weiter oben beschrieben, ist das manchmal ersehnte und manchmal unerwünschte Wachstum des Körpers immer mit großer Unsicherheit verbunden. Das fraglose und sorglose Umgehen mit dem funktionstüchtigen Körper in der Latenzzeit, in der Zeit zwischen 6 und 11 Jahren, wird erschüttert. Es muss erst ein neuer Umgang mit diesem Körper und ein neues Körpergefühl gefunden werden. Warum betrachten sich Mädchen aber dann so lange im Spiegel?

Die Neuropsychiaterin Louann Brizendine führt dieses Verhalten auf die hormonellen Veränderungen des weiblichen Hirns zurück. Sie beschreibt dieses Verhalten folgendermaßen:

> *The way she thinks, feels and acts – and obsesses over her looks. Her brain is unfolding ancient instructions on how to be a woman... the high-octane estragon coursing through her brain pathways fuels these obsessions...They are almost exclusively interested in their appearance... they spend hours in front of the mirror, inspecting pores, plucking eyebrows, wishing the butts they see would shrink, their breasts grow larger and waists get smaller. All to attract boys.* (Brizendine 2006, 31f)

Brizendine macht die chemischen Veränderungen, die Auswirkungen des Estrogenspiegels im Körper des Mädchens für dieses Verhalten verantwortlich (▶ Abb. 1).

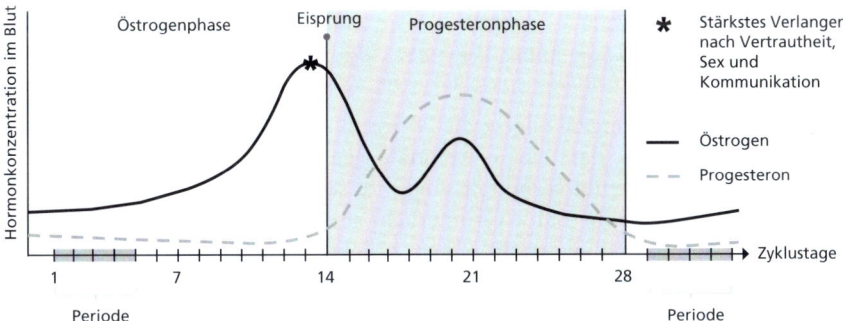

Abb. 1: Die Östrogen-Progesteron Wellen (nach Brizendine, 2006)

Die psychoanalytische Perspektive beschäftigt sich mit der inneren Welt des Mädchens und fragt, welche frühen Erfahrungen in diesem Verhalten wiederbelebt werden. Die Fähigkeit eines jungen Mädchens, sich mit Wohlgefallen im Spiegel betrachten zu können, ist nicht selbstverständlich, sondern bereits das Ergebnis eines psychischen Lernens aus Erfahrung. Nur wer als Baby und Kleinkind immer wieder die Erfahrung gemacht hat, liebevoll und mit Freude von seiner Mutter, Vater oder anderen Erwachsenen und Geschwistern betrachtet worden zu sein, kann ein positives Bild von sich verinnerlichen. Es erfährt: »Ich bin liebenswert. Ich bin jemand, der die Augen der Mutter (oder anderer Personen) zum Glänzen bringen kann«. Metaphorisch gesprochen spiegelt sich das Baby in den Augen der Mutter; die liebevoll auf das Kind gerichteten Augen der Mutter wirken wie ein Spiegel, in dem das Baby sich sieht. Winnicott fragt:

> *Was erblickt das Kind, wenn es der Mutter ins Gesicht schaut? Ich vermute, im Allgemeinen das, was es in sich selbst erblickt. Mit anderen Worten: Die Mutter schaut das Kind an, und wie sie schaut, hängt davon ab, was sie selbst erblickt* (kursiv im Orig. Winnicott 1967, 129)

Das Gefühl der Mutter für ihr Baby drückt ihr Blick aus: liebt sie das Kind, so wird sie es liebevoll anschauen. Ist sie selbst voll Unruhe oder Depression, so blickt sie das Kind starr und ohne Gefühl an, so als ob sie durch es durchsehen würde. Der Blick des Kindes kann keine Verbindung zur Mutter herstellen, sich nicht gehalten und angenommen fühlen. André Green hat die Erfahrungen eines Säuglings einer depressiven Mutter beschrieben, deren Blick leer und ausdruckslos ist; das Kind erlebt die Mutter wie tot, die so ganz anders ist als die ihn lebhaft anblickende Mutter vor der Depression. André Green beschreibt in dem Konzept der »toten Mutter« diese Erfahrung des Säuglings oder Kindes, das die Mutter, obwohl sie physisch anwesend ist, als tot erlebt, weil sie das

1 Das Körper-Ich

Kind nicht mehr liebevoll anblickt, sondern sich ganz auf sich zurückzieht. Im Inneren des Kindes entsteht ein »seelisches Loch«, wo zuvor Platz für das geliebte Objekt (Mutter) war. Der Blick und die versuchte Kontaktaufnahme sind nicht möglich, das Kind wird auf sich selbst zurückgeworfen und muss sich selbst emotional halten, was es durch eine Pseudoselbständigkeit und eine Frühreife zu kompensieren versucht.

> *Was erblickt ein Kind im Antlitz der Mutter, das ihre eigene Stimmung oder – noch schlimmer – die Starrheit ihrer eigenen Abwehr widerspiegelt.* (Winnicott, ebenda)

Diese frühen Erfahrungen bilden die Wurzeln der Persönlichkeit des Kindes. Wir gehen davon aus, dass eine emotionale Reaktion, die das Baby hervorruft, dem Baby erst das Gefühl vermittelt »real« zu sein, wirklich zu leben. Diese Erfahrung wird dann vom Baby verinnerlicht und dient als Basis seines Selbstwertgefühls. Nur wenn wir erlebt haben, geliebt zu werden und voll Liebe und Bewunderung betrachtet zu werden, können wir uns selbst lieben. Und weiter schreibt Winnicott:

> *Wenden wir uns wieder dem normalen Verlauf der Dinge zu. Ein Mädchen, das sein Gesicht im Spiegel betrachtet, will sicher sein, dass das Mutterbild da ist, dass die Mutter es sehen kann und mit ihm in Beziehung steht.* (Winnicott 1967, 130)

Also meint Winnicott, dass das Mädchen sich nicht nur selbst, sondern unbewusst dahinter auch das Bild seiner Mutter sehen kann. Dabei ist wichtig, sich in Erinnerung zu rufen, dass keine Mutter und kein Vater ihr Baby immer liebevoll anschauen. Winnicott spricht von der »zureichend guten Mutter«, die ihrem Baby überwiegend liebevoll begegnet, aber auch oft ärgerlich, abgespannt oder genervt reagiert. In der Adoleszenz erfolgt die Ablösung vom Blick der Mutter und wird auf das Betrachten des eigenen Bildes im Spiegel und später auf das Betrachtetwerden durch die Gleichaltrigen in der Peergroup verlagert. Es ist wichtig, von den Freunden und Freundinnen für attraktiv gehalten zu werden und liebevoll und interessiert angeschaut zu werden.

Tatsächlich können sich manche autistischen Kinder nicht im Spiegel anschauen, da ihre Beziehung zur Mutter sich aus verschiedenen Gründen nicht so entwickeln konnte, dass sie mit ihr eine Beziehung eingehen, sondern sie sich in ihre private Welt zurückgezogen haben.

Schizophrene vermeiden es, ihr Bild im Spiegel zu sehen, und zerschlagen eher einen Spiegel, als sich darin zu betrachten.

Freud hat in seiner Abhandlung *Formulierungen über die zwei Prinzipien des psychischen Geschehens* (1911) in einer Fußnote auf die Funktion der Mutterpflege für die emotionale Entwicklung des Säuglings hingewiesen.

> *Er halluziniert wahrscheinlich die Erfüllung seiner inneren Bedürfnisse, verrät seine Unlust bei steigendem Reiz und ausbleibender Befriedigung durch die motorische Abfuhr des Schreiens und Zappelns und erlebt darauf die halluzinatorische Befriedigung. Er erlernt es später als Kind, diese Abfuhräußerungen absichtlich als Ausdrucksmittel zu gebrauchen. Da die Säuglingspflege das Vorbild der späteren Kinderfürsorge ist, kann die Herrschaft des Lustprinzips eigentlich erst mit der vollen psychischen Ablösung von den Eltern ein Ende nehmen* (Freud 1911, 19)

1.1 Der Körper als Objekt der Betrachtung

Wie sehr das adoleszente Mädchen sich beim Blick in den Spiegel an all die liebevollen, sorgenvollen und freudigen aber auch ärgerlichen und genervten Blick der Mutter/des Vaters erinnert, kann nur als Vermutung geäußert werden.

Ein weiteres Motiv stellt die Wiederbelebung der ödipalen Wünsche in zwei Richtungen dar: erstens wird der eigene Körper mit dem der Mutter als Rivalin verglichen und zweitens wird der eigene Körper mit dem begehrenswerten Körper der Mutter verglichen, um so zu werden wie sie (libidinöse Identifikationsfigur – als bewunderte Person, der sie gleichen will). So schreibt Lari, ein 13-jähriges Mädchen, in ihr Tagebuch Folgendes:

> *Daniel hat gesagt, dass ich die schönste Figur von allen Mädchen vom Schikurs habe! Das finde ich gut, aber eingebildet bin ich deswegen nicht .... Ich ging nach Hause: Zu Hause probierte ich Mama ihr goldenes Ballkleid, es hat mir gut gepasst. Langsam bekomme ich weibliche Formen. Und jetzt sitze ich hier und schreibe Tagebuch (...)* (Erhard 1998, 54).

Die kindliche Phantasie, das goldene Kleid der Königin/Mutter zu tragen, kann nun Dank des erwachsenen Körpers Realität werden, auch wenn sie heimlich vor dem Spiegel posiert. Gleichzeitig gewinnt man bei der Lektüre des Tagebuchs den Eindruck, dass Lari ein liebevolles Bild der Mutter verinnerlicht hat; eine Mutter, die sich freut, dass ihre Tochter heranwächst und eine Frau wird; eine Mutter, die sie bewundert. Sie scheint sich über das Kompliment ihres Klassenkollegen sehr zu freuen, der ihre Figur für die schönste aller Mädchen hält – sie kann sich als Siegerin des imaginären Wettkampfes fühlen. Und doch lesen wir zwei Tage später in ihrem Tagebuch, wie sie mit ihrem Köper unzufrieden ist.

Diese großen Stimmungsschwankungen sind – ähnlich wie in der frühen Kindheit – ein Charakteristikum der Pubertät, auf die wir im Kapitel »Entwicklung des Fühlens« (▶ Kap. 3) genauer eingehen werden. Lari schreibt:

> *(...) Ach Gott, ich bin schon wieder so dick. (51kg) und so schiach. Meine Nase wird immer größer und mein Hintern auch, meine Augen immer kleiner und verrunzelt und überhaupt ist mein Erscheinen schiach. (...)* (Erhard 1998, 54).

Die körperliche Veränderung ist zu diesem Zeitpunkt bedrohlich und erschreckend. Die Proportionen des Körpers verändern sich, es ist, als ob es nicht mehr ihr Köper wäre. Sie will sich nicht verändern, aber gleichzeitig freut sie sich, wenn ihr Daniel sagt, dass sie die schönste Figur hat, was auch die Rundungen ihres Hinterns einschließt.

Der Körper steht im Mittelpunkt der Aufmerksamkeit, sowohl der eigene als auch der der anderen Mädchen und die Körper der Burschen. Oft sitzen Mädchen zusammen und taxieren die einzelnen Körperteile, besprechen, welcher Körperteil, die Beine, die Unterschenkel, die Taille, die Hände, die Nase, der Mund, der Schnitt der Augen, die Länge der Wimpern etc. bei welcher von ihnen gut, befriedigend oder zu dick/zu dünn ist. Es verschafft dem Mädchen eine gewisse Genugtuung, diese Reihung gemeinsam mit Freundinnen vorzunehmen. Meist sagt das Mädchen, was es alles bei seinem Körper nicht so gut findet und die anderen widersprechen laut und versuchen es zu überzeugen. Auf diese Weise kann das Herzeigen und Betrachten der einzelnen Köperteile, das Einschätzen und Taxieren viel Raum einnehmen. Lari schreibt in ihr Tagebuch:

Ich schreibe jetzt eine Liste, wer mir derzeit am Besten [1] *gefällt (ich habe gerade Lust dazu):*
I Eva J.   1. *LARI P. (ha, ha)*
II Caro M.
III Babsi R.
IV Sabine M. (Erhard 1998, 59)

Die Eintragung ihres Namens erfolgt erst später, der Klammerausdruck »ha, ha« ist mit Bleistift eingetragen. Sie kann ihren narzisstischen Wunsch, die Schönste zu sein, ironisch ausdrücken, sie gibt sich eine arabische und den Anderen römische Ziffern. Sie bewertet das Aussehen der Freundinnen und ihr eigenes. Auf die besondere Qualität der Mädchenfreundschaften wird im Kapitel »Entwicklung der Gefühle« (▶ Kap. 3) näher eingegangen.

Untersuchen wir nun die Selbstbeschreibung eines adoleszenten Mädchens, wie sie die Veränderungen ihres Körpers erlebt. Katharina ist zum Zeitpunkt der Durchführung des Interviews fast 15 Jahre alt. Auf die Frage: Wie geht es dir mit den Veränderungen deines Körpers, der Regel usw. antwortet sie Folgendes:

K: »Ich bin froh, dass ich nichts bei der Regel spüre. Manche von unserer Klasse haben Schmerzen und müssen sogar Medikamente nehmen, z. B. meine Freundinnen. Manchmal finde ich es dämlich, man spürt nichts. Ich weiß nicht, wann sie kommt. Ich merke dann nur, dass meine Unterhose rot ist; dann ist es grindig, nicht hygienisch und es riecht auch.«
I: »Und sonst, mit den Veränderungen des Körpers?«
K: »Ich habe jetzt erst Achselhaare bekommen, bei mir ist die Oberweite zuerst gekommen. Mein Arzt hat gesagt, entweder kommt zuerst die Oberweite und dann die Achsel und Schamhaare. Das habe ich ganz angenehm gefunden. Ich habe mit 11 Jahren meine Periode bekommen und die anderen mit 12 oder 13 Jahren. Sie haben über Achselhaare geklagt.
Meine Taille hat sich verändert, mein Becken wurde breiter – dann schaust du aus, wie eine Frau. Das mag ich. Ich schaue mich im Spiegel an – meine Eltern sagen, es ist viel zu viel. Ich bin so unsicher. Früher war es mir schnurz egal, wie ich ausschaue. Jetzt frisiere ich mich öfter und schminke mich. Jetzt bin ich nicht geschminkt. Beim Sport ist es mir wurscht, wie ich aussehe.«
I: »Bist du zufrieden mit deinem Körper, wie er jetzt ist?«
K: »Im Großen und Ganzen bin ich zufrieden, ich bin kein Top-Model und auch nicht hässlich. Bin nicht wirklich dünn und nicht wirklich dick – eher normal. Es schaut nicht gut aus, wenn man keine weiblichen Formen hat. Ich würde gerne dünner sein, aber mir schmeckt einfach das Essen so gut. Ich will nicht unglücklich sein, da kann man nichts machen.«
I: »Was findest du nicht schön an dir?«
K: »Meine Füße finde ich grundsätzlich nicht schön.«

---

[1] Die Rechtschreibung folgt der Rechtschreibung im Tagebuch.

Diskussion

Katharina scheint recht zufrieden mit ihrer körperlichen Entwicklung zu sein, obwohl sie früher als ihre Freundinnen dran ist, bewertet sie das eher positiv. Ihre Freundinnen scheinen schon ungeduldig zu warten, auch »fraulich« zu werden und fühlen sich noch als Kinder. Sie kann ungewöhnlich ungezwungen darüber reden, ohne Schamgefühle, als natürliche Entwicklung, die ihr eher angenehm ist. Man kann gleichsam die Situation vor dem Spiegel wie eine Dreiecksbeziehung sehen. In der Vorstellung von Katharina steht ihre Mutter hinter ihr, die sie wohlgefällig betrachtet und sich freut, dass ihre Tochter den Schritt zum Frausein macht. Tatsächlich erzählt sie später, dass ihr ihre Mutter bei der Nachricht, dass sie die Regel bekommen habe, weinend um den Hals gefallen sei, und sie im Reich der Frauen willkommen geheißen habe. Sie und ihre Mutter lieben es, gemeinsam Kleider kaufen zu gehen und zu gustieren, welche jeder von ihnen am besten passt, sich zu schmücken und schön zu machen.

Ganz andere Auswirkungen hat eine ablehnende oder gleichgültige Reaktion der Mutter auf die freudig erwartete erste Regel der Tochter. Eine Patientin, Frau P., erzählt:

> »Ich hatte mit 11 Jahren die erste Regel. Ich war ganz aufgeregt und lief zu meiner Mutter und erwartete, dass sie sich mit mir freuen würde. Sie schien meiner Erzählung kaum eine Bedeutung zuzumessen, drehte sich um, kam mit einer Binde zurück, die sie mir wortlos überreichte und wegging. Ich hatte vier Jahre keine Regel mehr, sprach mit meiner Mutter nie mehr darüber. Auch als ich die Regel wieder bekam, besorgte ich mir selbst die notwendigen Dinge.«

Die Tatsache, dass Frau P. vier Jahre keine Regel mehr bekommen hat, verweist auf die traumatisierende Wirkung dieser massiven Ablehnung durch die Mutter. Es ist eine psychosomatische Reaktion auf die Zurückweisung. So als ob sie das Verhalten der Mutter so interpretiert hätte, dass sie nicht will, dass ihre Tochter auch eine Frau ist. Statt sich in der Welt der Frauen begrüßt und aufgenommen zu fühlen, wie wir es bei Katharina und ihrer Mutter gesehen haben, muss sich Frau P. selbst einen Weg suchen. Diese ablehnende Haltung der Mutter wirkt sich umso gravierender aus, weil der Vater von Frau P. als Alkoholiker, der sich jeden Freitag so sehr betrinkt, dass er das Mobiliar der Wohnung oder Küchengeschirr zerschlägt, sehr unsicher ist. Wir werden später bei der Beschreibung der Wahl des Liebesobjektes sehen, wie Frau P. sich wieder einen Alkoholiker und gewalttätigen Mann wählt und aus dieser gewalttätige Beziehung jahrelang nicht wegkommt.

Interviewerin fragt:
Wie registriert Katharina die Körper der Burschen und wie bemerkt sie, dass sie ihnen gefällt?

I: »Und wie ist das mit dem anderen Geschlecht?«
K: »... etwas hat sich verändert. Wie ich 10 war, bin ich auf der Straße gegangen, es sind Burschen gekommen und ich habe sie nicht beachtet. Jetzt kommen auch Burschen und ich schaue sie an – ich schaue sie von unten nach oben an – auch bei Mädchen – ich schaue gerne Leute an: Füße, Schuhe, ob sie mir gefallen. Ob er mein Typ ist.«
I: »Wie machst du das genau?«
K: »Wenn ein Bub mir entgegenkommt, schaue ich kurz hin, dann schaue ich und überlege, ob ich mit ihm etwas anfangen könnte, ob ich ihn gerne kennenlernen würde.«
I: »Wie registriert er es?«
K: »Manchmal schauen sie mich an – weil ich sie anschaue? Vielleicht stimmt das. Das ist ein Reflex – es klingt ein bisschen Tussi. Ich schaue kurz, nur 5 Sekunden hin und dann weg. Wenn ich mit einer Freundin bin, besprechen wir es. Es passiert einfach, da kann ich nichts dagegen machen. Ich bin wie ein Tier, das nach einem Männchen Ausschau hält.« (lacht).
I: »Und wie weißt du, ob du den Burschen gefällst?«
K: »Wenn er hinschaut oder mir nachschaut, denke ich, dass ich ihm gefalle.«

Diskussion

Katharina kann mit einer gewissen Selbstironie ihr Verhalten beschreiben, das ihr selbst verwunderlich erscheint. Nicht sie plant so ein Verhalten, sondern »es« geschieht einfach – wie ein Tier, ein Weibchen, das nach einem Männchen Ausschau hält. Auch wenn der Gedanke einer sexuellen Vereinigung noch weit weg zu sein scheint, geht es um die Überprüfung der eigenen Attraktivität. Sie kann sich auch gut beobachten, wie sie nur ganz kurz einen Blick auf den jungen Mann wirft, um dann gleich wieder wegzuschauen. Zu ähnlichen Ergebnissen sind sehr komplizierte soziologische Studien gekommen, die das nonverbale Verhalten von Mädchen und Jungen in der Disko untersuchten. Das Ergebnis war, dass die Mädchen wesentlich häufiger den ersten Blickkontakt herstellen, dann aber die Initiative zum Ansprechen den Männern überlassen. Das Gespräch mit der Freundin ist wichtig, um sich über die Kriterien, was jeweils als attraktiv eingeschätzt wird, auszutauschen.

In dieser Zeit des inneren Zerrissenseins kann die Präsentation des Körpers an verschiedenen Orten und verschiedenen Zeiten gegensätzlich sein. Eine Patientin berichtete über die gleichzeitig stattfindende provokative Zurschaustellung ihres Körpers in Diskos und in der Schule und ein schamvolles Verbergen zu Hause. Auch in der Art und Weise, wie sie darüber sprach, spiegelte sich die Spaltung wieder.

Ein Ausschnitt aus einer Analysestunde einer 30-jährigen Patientin. In der vorhergehenden Stunde sprach sie über die großen Spannungen, wie wenig Zärtlichkeit sie als Kind erfahren hat und wie grausam der ältere Bruder sie und sie ihren jüngeren Bruder behandelt hat. Sie beginnt die Stunde folgendermaßen:

P: »Bei meinem Körper passt nichts. Nichts ist richtig gebaut, die Teile passen nicht zusammen. Besonders da unten« (sie zeigt auf ihren Unterleib).
A: »Sie bleiben ganz vage.«
P: »Mein Freund, in den ich im Sommer verliebt war, bewertet jeden Körperteil: das ist gut, das ist nicht so richtig, er sagt: Dein Rücken ist schön, dein« (unverständlich).
A: »Sie wollen sehen, ob ich so wie ihr Freund bin und mich dazu bringen lasse, jeden Körperteil von ihnen zu bewerten, jeden Satz, den sie sagen. Oder kann ich sehen, dass da grundsätzlich etwas nicht stimmt. Sie denken, sie haben keinen Ort, wo sie erwünscht sind; sie sind überzeugt, dass es niemanden gibt, der ihren Körper und sie so nimmt, wie sie sind.«
P: (mit festerer Stimme) »Bei mir ist alles so schnell gegangen. Innerhalb von zwei Jahren habe ich Brüste und Hüften bekommen. Jeder in meiner Familie hat Kommentare abgegeben. Ich habe mich so geschämt und wollte meinen Körper verhüllen. Habe mir immer einen Pullover um die Taille gebunden, wenn ich in die Küche gegangen bin.«
A: »Sie waren mit drei Männern (Vater und zwei Brüder) im Haushalt.«
P: »Meine Mutter hat am meisten kommentiert und alle haben das voll lustig gefunden. Einmal war es voll arg. Ich hatte eine Hose mit einem Ölfleck an. Meine Mutter hat gesagt: Da tropft das Öl schon voll heraus. Alle haben gelacht. Ich habe drei Kilogramm zugenommen. (Pause) Wenn ich mit meinen Freundinnen weggegangen bin, war das anders. Wir haben uns voll lustig angezogen und sind losgezogen: bauchfreies T-Shirt, kurze Hose und hohe Stiefel, dazwischen war alles sichtbar.«
A: »Da hat es ihnen im Schutz der Freundinnen gefallen, ihren Körper herzuzeigen und bewundern zu lassen. Da war es provokant und lustvoll. Zu Hause haben sie ihren Körper versteckt und sich geschämt, um die Mutter nicht zu provozieren.«

Diskussion

Die Patientin, die ich Fritzi nenne, erzählt zunächst mit gebrochener Stimme in unzusammenhängenden Sätzen, wie Scham besetzt ihre körperliche Veränderung für sie gewesen ist. Vorher hatte sie sich wie ein Bub angezogen, hatte einen kurzen Haarschnitt und trug die Kleider des Bruders. Dann hat sich alles geändert. Statt ihr dabei zu helfen, ihren neuen Körper zu akzeptieren, wurde er zum Gegenstand der spöttischen Kommentare – sie wurde ausgelacht. Die hier anklingende Rivalität der Mutter, die das Heranwachsen des »lieben Mädchens« zu einer attraktiven jungen Frau vermutlich emotional bedrohlich fand, wird ausführlicher im Kapitel der psychosexuellen Entwicklung behandelt. Auffallend ist, dass Fritzi auch im Alter von 30 Jahren ihren Körper meist unter langen, wallenden Kleidern verbirgt. Als Mädchen traute sie sich nicht, ihre Rundungen zu zeigen, sondern band sich einen Pullover um. Aber in der Gruppe der Freundinnen gingen sie auf Feldzüge, ihren Körper herzuzeigen und ihn zum Gegenstand der Bewunderung zu machen; auffällig gekleidet zu sein sollte sicherstellen, dass die Jungen sie nicht übersahen. Diese beiden Verhaltensweisen sind nicht integriert, sondern existieren nebeneinander. Nun wenden wir uns der körperlichen Entwicklung des Knaben zu.

Bei **Knaben** zeigen sich die körperliche Veränderung und ihre Einstellung zu ihrem Körper unterschiedlich. Das Wachstum der sekundären Geschlechtsmerkmale wird durch die Ausschüttung des männlichen Hormons, dem Testosteron, in die Wege geleitet. Die Neuropsychiaterin Louann Brizendine vergleicht die abrupt einsetzende Veränderung im Gehirn mit einer »Baustelle«, sie sagt:

> *Zwischen dem neunten und dem fünfzehnten Lebensjahr werden die Schaltkreise des männlichen Gehirns mit einer Milliarde Neuronen und Billionen von Verknüpfungen ›zum Leben erweckt‹, weil der Testosteronspiegel ungefähr um das Zwanzigfache steigt. Wenn es nicht Testosteron, sondern Bier wäre, würde ein neunjähriger Junge ungefähr ein kleines Glas am Tag zu sich nehmen. Mit fünfzehn dagegen würde die Menge ungefähr 4 Liter entsprechen.* (Brizendine 2011, 53)

Das Testosteron sorgt für die Vergrößerung der Hoden, aktiviert das Wachstum von Muskeln und Knochen, regt die Gesichts-und Schambehaarung an, lässt die Stimme tiefer werden und verstärkt das Längen- und Dickenwachstums des Penis.

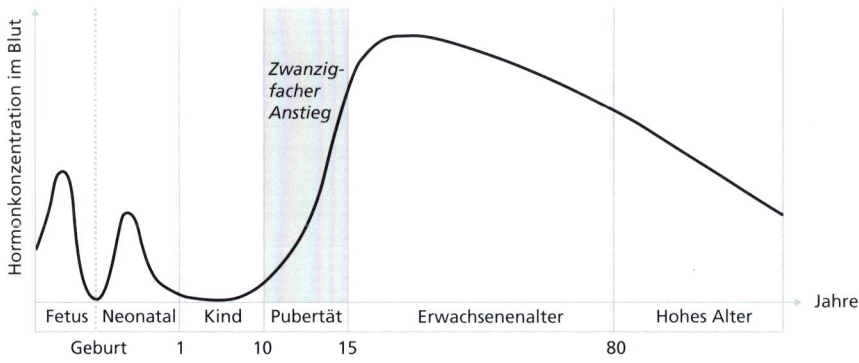

Abb. 2: Der Testosteronspiegel im Leben eines Mannes (nach Brizendine, 2011)

Das Ausmaß der Veränderung durch die hormonelle Umstellung dauert, so Brizendine, acht bis neun Jahre (▶ Abb. 2). Laut Halpern (1998) findet während der Pubertät eine starke Veränderung der sexuellen und aggressiven Gedanken statt, wofür Testosteron als Treibkraft der verstärkten Aggressionsneigung bei Jungen verantwortlich gemacht wird (vgl. Archer 2006). Auch vor Konkurrenzsituationen und Wettkämpfen steigt der Testostertonspiegel an.

1.1 Der Körper als Objekt der Betrachtung

Für das Körperschema der Burschen sind diese Veränderungen verwirrend. Anders als bei Mädchen ist das Zeichen der sexuellen Reifung, die erste Ejakulation, nicht so sichtbar wie die erste Menstruation. Das Erwachen und Wachsen der sogenannten inneren Geschlechtsorgane – der Hoden und des Hodensacks, der Samenbläschen, der Prostata und der Cowperschen Drüsen – erinnern, so meint Kaplan, den Jungen

> *nur allzu oft an die Weiblichkeit, Passivität und Schwäche (...). Die er mit der (...) Forschheit seiner vorpubertären Jahre überspielen konnte (...) Häufig betrachten Jungen die Hoden als weibliche Organe, wie Brüste oder Eierstöcke, die Bezeichnung ›Eier‹ weist darauf hin. Auch die Flaumigkeit des ersten Schamhaars droht, die unbewussten Phantasien des Jungen, in eine Frau verwandelt zu werden, ins Bewusstsein gelangen zu lassen.* (Kaplan 1991, 51)

Wie beschreibt ein 15-jähriger Knabe, Sebastian, seine körperliche Entwicklung?

I: »Wann hast du bemerkt, dass sich dein Körper verändert?«
S: »Ich weiß nicht, habe es gar nicht bemerkt, wann es begonnen hat. Ich habe es nie so richtig wahrgenommen. Früher war ich sehr klein und dann bin ich gewachsen und gewachsen. Da habe ich mich besser gefühlt. Bin immer noch kein Riese (er ist derzeit 1.75 cm GDW) und ich wollte immer sehr groß sein.«
I: »Was hast du dann bemerkt von der Pubertät?«
S: »Die Eltern haben angefangen zu nerven. Bei gewissen Sachen, sind sie mir am Orsch gegangen. Keine Ahnung. Es ist immer noch so. Weggehen war nie ein Problem. Ich weiß nicht, so beim Essenmachen, wenn ich keine Lust hatte, musste ich es trotzdem tun.«
I: »Wie hat sich dein Körper verändert?«
S: »Wie das halt so ist, in der Pubertät. Haare bekommt man, ja, wo man halt Haare bekommt, wenn man in der Pubertät ist. Keine Ahnung. Es war mir wurscht. Ich habe das immer so – ich war nicht superüberrascht, weil es nicht so rasch gekommen ist.«
I: »Ist dein Penis größer geworden?«
S: »Der Penis wächst, das stimmt, das kann man nicht so sagen. Habe es natürlich bemerkt, keine Ahnung; vergleiche es nicht. Mir ist das so wurscht, keine Ahnung.«
I: »Was hat sich sonst noch verändert?«
S: »Man hat auch mehr Interesse an Mädls, man beschäftigt sich viel mit sich selbst. Keine Ahnung. Wie man so selbst als Mensch ist. Sport, keine Ahnung. Welcher Typ von Mädchen gefällt mir? Keine Ahnung.«
I: »Hattest du ›nasse Träume‹?«
S: »Ja, das schon. Keine Ahnung.«
I: »Wie hast du das bemerkt?«
S: »Also nach dem Traum, so wie jeder normale Bursch, was man halt so tut. Es war auf einmal da.«
I: »War es angenehm?«
S: »Es war mir wurscht.«

I: »Hast du das mit deinen Freunden besprochen?«
S: »Ja, aber viel später erst. Der Körper ist größer geworden, mehr Muskeln. Ja, schon angenehm. Ich habe auch eine viel tiefere Stimme bekommen. Papi hat mir Videos gezeigt, da hatte ich so eine Piepsstimme. Die ist jetzt viel schöner. Wenn ich ur-schnell und laut spreche, geht die Stimme ur-rauf am Ende piepst sie. Es ist ganz langsam gekommen. Hab's beim Singen bemerkt, dass ich so, keine Ahnung, konnte die Tonleiter nicht mehr ganz singen.«

Diskussion

Obwohl Sebastian so froh ist, nun nicht einer der Kleinsten in der Klasse zu sein, sagt er nur ganz nebenbei, dass er gewachsen ist. Auffallend ist, dass er die Langsamkeit der Veränderung des Körpers immer wieder betont. Nur im Rückblick und im Vergleich mit der piepsenden Stimme kann er seine neue, tiefere Stimme gutheißen. Die oft verwendete Redewendung »Keine Ahnung« ist eine Art Abwehr, sie drückt aber auch aus, dass er noch keine Ahnung hat, was er mit seinem veränderten Körper alles machen wird. Er spielt als Mannschaftsspieler American Football und trainiert dort zwei Mal die Woche und er nimmt an den Spielen am Wochenende teil. Er ist sehr talentiert und wird gelobt. Diese Sonderstellung erwähnt er in seinen Ausführungen gar nicht. Er ist cool, er bemerkt gar nicht, dass er über den Sommer sechs Zentimeter gewachsen ist.

Wie erwacht sein Interesse an Mädchen und wie kann er das mit seinen Freunden besprechen?

I: »Wie ist es mit Mädchen anschauen?«
S: »Ganz anders schaue ich sie an. Zuerst schaue ich – wie jetzt – zuerst aufs Gesicht, dann überhaupt, wie ihr Körper ist. Und dann mache ich mir ein Bild von ihr, wie ihre Person ist; es ist mir dann wurscht, wie sie wirklich ist. Das passiert eh sehr schnell. Früher habe ich sie einfach angeschaut, Mhm, ein Mädl.«
I: »Besprichst du das mit deinen Freunden?«
S: »Sicher, aber wie? Keine Ahnung. ›Finde sie einfach hübsch‹. Oder: ›Hast du die gesehen, die hat eine schöne Figur‹.«
I: »Wenn du denkst, wer du bist, wie machst du das?«
S: »Zum Beispiel meine Stärken beim Sport, keine Ahnung. Wie man ist: ein Einzelkämpfer oder – jetzt habe ich bemerkt, dass ich Mannschaftssport mag. Ich mag mit anderen Leuten zusammen sein. Unter Freunden.«
I: »Wie geht es mit Papi?«
S: »Bei uns ist Familie ganz intensiv, Wochenende ganz intensiv, Fischen. Früher haben wir viel mehr unternommen, jetzt mache ich etwas mit Freunden am Wochenende.«
I: »Bist du beim Sport besser als Papi?«

S: »War nie besser, es war nie ein Konkurrenzkampf.«
I: »Du erklärst ihm manchmal, wie etwas geht?«
S: »Es ist nicht, dass ich glaube, dass ich besser bin. Ich mag es einfach, ihm zu zeigen, wie es geht. Es geht mir darum, mit Papi fischen zu gehen und nicht alleine und dass er mir das ermöglicht.«

Diskussion

Er ist eher wortkarg und beschreibt, wie er Mädchen betrachtet, aber er stellt keine Verbindung mit seinen Gefühlen her. Vielleicht ist es wichtig, das Betrachten in Distanz zu emotionalen Reaktionen zu halten.

Auffallend ist, wie Sebastian betont, dass es keine Rivalität mit seinem Papi gibt. Sebastian genießt es nur, ihm zeigen zu können, wie etwas geht. Tatsächlich ist Sebastian in fast jeder Sportart der beste, wenn drei Familien gemeinsam Surfen, Kiten oder Fliegenfischen gehen. Sebastian bastelt selbständig die Fliegen als Köder und kann sie so geschickt bewegen, dass bei ihm immer viel mehr Fische anbeißen als bei allen anderen. Vielleicht haben die zahlreichen Erlebnisse, wie leicht es ihm fällt, eine neue Sportart zu erlernen, geholfen, mehr Selbstsicherheit zu entwickeln. Er ist sehr selbständig, kann sich gut mit öffentlichen Verkehrsmitteln in Wien und Umgebung bewegen, fährt alleine mit der Bahn zu seinem Freund oder von einem Sportevent nach Hause. Nur indirekt wird die große Bedeutung seiner Freunde sichtbar, wenn er sagt, er verbringe die Wochenende meist mit ihnen. Es schwingt auch ein Bedauern mit, dass die »intensive Familie« sich jetzt verändert hat. Die genaue Beschreibung seiner körperlichen Veränderungen vermeidet er eher, es ist »wie bei allen Burschen in der Pubertät«. Es fällt ihm schwer, Worte zu finden oder noch mehr über seine sexuelle Erregung zu sprechen.

Der weibliche Körper zeigt die Reifung der Geschlechtsorgane durch ein klar sichtbares Zeichen, nämlich die monatliche Blutung, an und ist damit für junge Männer unbewusst erstrebenswert. Die erste Blutung, die Menarche, stellt eine Zäsur dar, die die Macht der Frau zeigt, Leben in sich zu tragen und ein Baby hervorbringen zu können. Die Zeugungsfähigkeit des Mannes wird durch den ersten »feuchten Traum« sichtbar, doch ist dieses Phänomen eher privat und weniger gesellschaftlich und sozial nachvollziehbar.

Abschließend soll noch auf ein Phänomen hingewiesen werden, das Bruno Bettelheim bei seinen emotional schwer gestörten Kindern in der Sonia Shankman Orthogenetischen Schule beobachtet hat.

Bruno Bettelheim hat die These aufgestellt, »dass ein Geschlecht in Bezug auf die Sexualorgane und -Funktionen des anderen Neid empfindet« (Bettelheim 1974, 24). Die Initiationsriten können als Versuche, den Neid auf die Weiblichkeit in Ritualen auszudrücken, verstanden werden. Durch Selbstverletzungen soll eine ähnliche Blutung wie bei der Frau erzeugt werden.

In der von Bettelheim gegründeten Sonia Shankman Orthogenetischen Schule der Universität von Chicago für emotional gestörte Kinder beobachteten einige Mitarbeiter, dass die Schüler ihr Genital beschädigten, um eine Blutung zu erreichen. Diese spontanen »Initiationsriten« der 12 bis 13-jährigen Knaben und Mädchen begannen als Geheimclub mit dem Plan, sich einmal pro Monat zu schneiden, um ihr Blut dann zu vermischen (vgl. Bettelheim 1975, 33). Die schizophrenen Mädchen zeigten verschiedene Reaktionen in Bezug auf ihre Menstruation: sie sahen das Blut als »ekelhaft« oder »schmutzig« an, sprachen aber fast nur noch davon und zeigten ihre Monatsbinden her. Die männlichen Jugendlichen fühlten sich als »Gauner« oder Betrüger«, weil sie keine Vagina hatten. Sie sagten: »Warum kann ich keine Vagina haben?« Ein anderer sagte über das Weinen eines anderen: »Ich weiß, warum er weint, – weil er eine Vagina haben möchte« (Bettelheim 1975, 39). »Sieht man die Menstruation nicht als etwas Schwächendes an, sondern als etwas, das außergewöhnliche magische Kräfte verleiht, so macht sie die genitale Sexualität akzeptabler«, meint Bettelheim (ebenda 68). Anhand der Analyse verschiedener Initiationsriten belegt Bettelheim seine These, dass diese als Reaktion auf die »eher verborge Faszination, die von Schwangerschaft und Geburt ausgehen«, verstanden werden kann.

Der Körper wird in der Pubertät zu allen Zeiten auch als Medium des Protests, der Provokation und der Propaganda eingesetzt. Auch wenn die Erscheinungsformen des Protests und der Abgrenzung im letzten Jahrhundert sehr unterschiedlich sind, ist der Körper etwas, über das der Jugendliche selbst zu bestimmen versucht – oft eine Provokation für die Eltern und Lehrer.

1.2 Der Körper als Medium des Protests, Provokation und Propaganda

Die Umwandlung des kindlichen in einen erwachsenen Körper verändert das Körperschema der Jugendlichen. Die damit verbundene Unsicherheit und Scham wird als Provokation nach außen gekehrt. Es erfolgt eine Verkehrung ins Gegenteil: statt seinen veränderten Körper zu verstecken und zu verbergen, wird er zum Träger des Protests, der Unterscheidung der Art, wie die Erwachsenen ihren Körper präsentieren.

Bei diesem Foto (▶ Abb. 3) präsentieren die zwei Jugendlichen ihren schönen, erwachsenen Körper aber in einer regressiven und provokativen Art. Es erinnert einerseits ein bisschen an Babys, die ihren Popo herzeigen, andererseits an einen Tabubruch. Statt sich schamhaft zu bedenken, entblößen sie ihr Hinterteil.

In jeder Generation wird die Unterscheidung zu den Erwachsenen anders dargestellt. In der Wandervogelbewegung als erste Jugendbewegung im 20. Jahrhundert wird die Rebellion der Jugend gegen die bürgerlichen Zwänge in der Kleidung ausgedrückt. Statt sich den starren Kleidervorschriften und dem militärischen Zwang unterzuordnen, wollten sie frei, im Einklang mit der Natur leben. Der nackte Körper sollte in der Freikörperkultur die Befreiung von den einengenden Vorschriften und Moralvorstellungen bringen. Mit Gitarre

1.2 Der Körper als Medium des Protests, Provokation und Propaganda

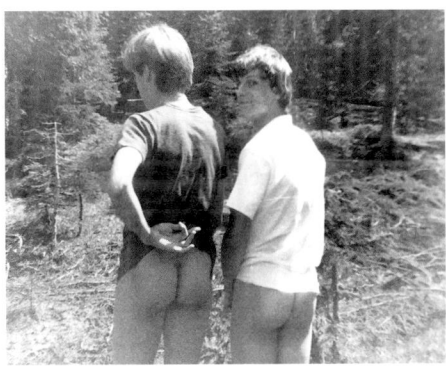

Abb. 3: John mit Freund (16 Jahre alt)

und Rucksack zogen sie durch die Wälder und sangen beim Lagerfeuer romantische Lieder.

Diese äußeren Attribute und Überzeugung der Naturverbundenheit und des Protestes gegen militärischen Zwang schützten nicht vor der Übernahme einer ganz gegensätzlichen, autoritätsgläubigen Ideologie. Nahtlos gingen die Jugendbewegungen der Zwischenkriegszeit wie die der Wandervogel, die Pfadfinder oder die Arbeiterjugend Rote Falken in die paramilitäreichen bündischen Bewegungen und später in die Nationalsozialistische Hitlerjugend über. Uniformen, Stiefel und Tücher unter strenger hierarchischer Struktur traten nahtlos an die Stelle der freiheitsliebenden individualistischen Bewegung. Wilhelm Reich hat der Disziplinierung des Körpers durch militärischen Drill ins Zentrum seiner Arbeit gestellt.

Schon um die Jahrhundertwende waren Künstler wie Egon Schiele und Gustav Klimt Vorreiter einer neuen Kleidermode. Statt sich in enge Hosen, »Vatermörder« und Krawatten oder als Frauen in Mieder und Reifröcke, hochgeschlossene Kleider und Hüte zu zwängen, soll der Körper frei von Einengungen sein. In weiten, losen Kleidern verbrachten Klimt und seine Freunde am Attersee in Oberösterreich ihre Ferien, zur Provokation der ländlichen Bevölkerung.

In den 1950er Jahren, den »Swinging Fifties« schlägt das Pendel wieder in die entgegengesetzte Richtung: Brave Petticoat-Kleider mit enger Taille und breitem Gürtel erobern die Modewelt; Mädchen verloben sich sehr früh, heiraten und bekommen rasch Kinder. Mit Ausnahme der wilden und hysterischen Fans, die Elvis Presley anhimmeln und ohnmächtig werden, gibt es keine Proteste. Junge Männer ziehen sich wie ihre Väter an und wollen ihnen nachfolgen, beruflich so erfolgreich sein wie sie.

Erst in den 1968er Jahren wird aus einer zunächst studentischen Gegenkultur eine breite Bewegung, die sich »**Hippies**« (abgeleitet von engl. *hip* ›angesagt‹) nennt. Diese Subkultur propagierte einen neuen Lebensstil, statt dem Streben nach Erfolg und Durchsetzung steht Liebe und ein Gemeinschaftserleben bei Musik im Vordergrund. Bestimmte Musikfestivals wie das legendäre Woodstock Festival waren Kristallisationspunkte. Ausgehend von den längeren

Haaren der Beatles, einer englischen Rockgruppe, trugen nun Adoleszente ihre Haare länger, was zu heftigen Kontroversen mit Eltern und Lehrern führte. Heute ist es oft schwer, die eruptive Kraft dieser etwas längeren Haarmode nachzuvollziehen, weil die Haarlänge durchaus nicht exzessiv war – damals aber auf heftige Ablehnung stieß. Die Mädchen trugen offene Haare und lange Röcke (Miles 2005). Die strenge Kleidertrennung in weibliche und männliche Formen löste sich auf; nach dem Vorbild indischer Kleider wurden Batikgewänder in bunten Farben getragen, was ein Aufbrechen der Geschlechterrollen symbolisierte. Tattoos, Piercings und Blackwork-Tätowierungen waren beliebt. Besondere Gesundheitsschuhe, die als »Jesuslatschen« bezeichnet wurden, stellten den Gegenpol zu den bürgerlichen Tweed-Jacken, Dirndln und Lodenlook der etablierten Jugendgruppen dar. Der Kern der Hippiezeit war in den Jahren von 1965 bis 1971. In den 1980er Jahren ging die Hippiekultur in alternativen Bewegungen wie den Punks und der No-Futur-Bewegung auf. Männer trugen oftmals ebenso wie Frauen lange Haare und Schmuck. »Freie Liebe« und freier Drogengenuss setzten sich durch. Der Song »All You Need Is Love« von den Beatles symbolisierte das Motto der Bewegung.

Über die Art und Weise, wie Jugendliche sich kleiden, werden heute oft Konflikte mit den Eltern ausgetragen und erfolgt die Abgrenzung.

Warum ist gerade der Körper als Ort der Provokation so wichtig? Gerade in der Zeit fundamentaler Veränderung ist der Körper das, was dem Ich am nächsten steht. »Das Ich ist immer ein körperliches«, sagt Freud (1923b, GW XIII, 253). Da alle Dimensionen der relativ ruhigen Latenzzeit sich ändern, wird der eigene Körper – dessen Veränderung Verunsicherung und Angst auslöst – zum Rückzugsort. Das Motto lautet: »Auch wenn ich nichts über mich, meine Werthaltungen, mein Begehren, meine Stellung in der Familie und der Welt weiß, so kann ich doch über meinen Körper verfügen«. So wie der Säugling die unmittelbare Bestätigung aus seinen Körpersensationen, der Erfahrung gehalten zu werden, zieht, benützt der Jugendliche nun den Körper, um massive Reaktionen der Eltern und der anderen Erwachsenen seiner Umwelt hervorzurufen. Die knapp unter dem Popo aufhörenden Hotpants, die wallenden geschmückten Haare mit Stirnband werden beachtet und oft kommentiert. Machtkämpfe darüber, wer über diesen Körper bestimmen kann, werden zwischen Eltern und Jugendlichen ausgetragen, die ich im Kapitel Entwicklung des Fühlens (▶ Kap. 3) genauer darstellen werde. Die Eltern, die durch die Pflege und liebevolle Zuwendung das Überleben und die Entwicklung des Säuglings gewährleistet haben, sollen nun eine Grenze erfahren: »Über meinen Körper bestimme ich!« Eine kränkende Zurückweisung, die eine neue Positionierung der Eltern zum Jugendlichen und eine schrittweise Übertragung der Verantwortung erfordern.

Stand in diesem Kapitel die körperliche Veränderung im Vordergrund, so soll nun auf die damit verbundene emotionale und psychosexuelle Auswirkung eingegangen werden.

2 Psychosexuelle Entwicklung in der Pubertät

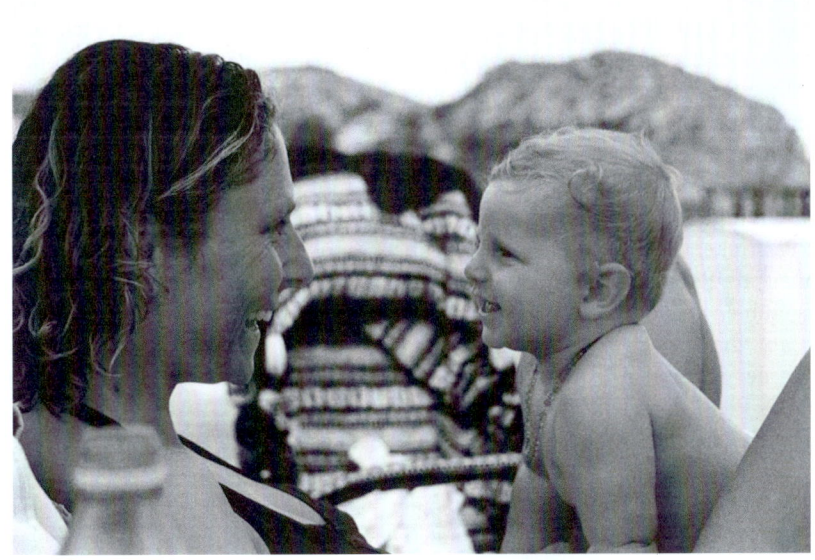

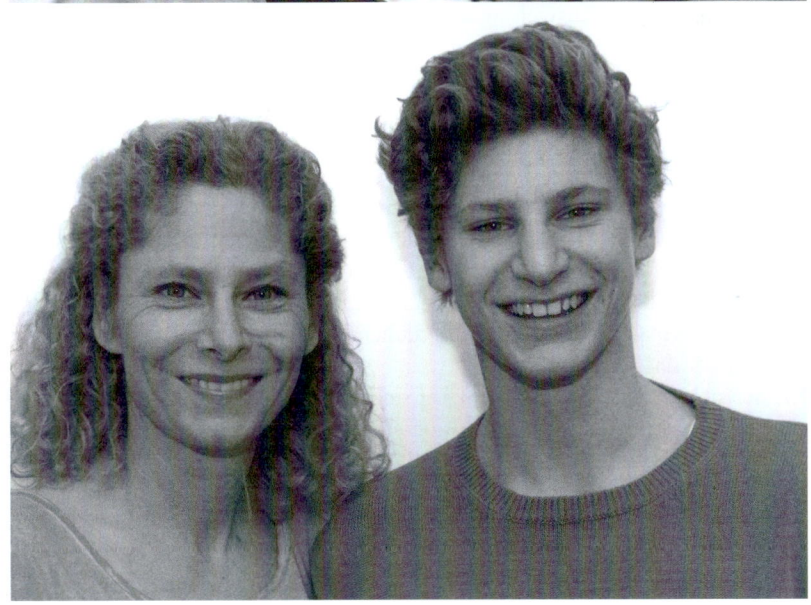

2 Psychosexuelle Entwicklung in der Pubertät

Essen ist das Zweitwichtigste im Leben.
(Honoré de Balzac)

Gesundheit ist viel schwieriger zu ertragen als Krankheit
(Donald Woods Winnicott)

Die psychosexuelle Entwicklung hat in der Adoleszenz eine besondere Bedeutung, da sie die kindliche Sexualität in seine endgültige Gestaltung führt. Es erfolgt eine »Umgestaltung«, die Freud von einer »Zweizeitigkeit der Triebentwicklung« sprechen lässt. Es gilt in dieser Lebensphase, drei Aufgaben zu bewältigen: Die erste besteht darin, die infantilen (kindlichen) sexuellen Impulse noch einmal durchzuarbeiten, um die zärtlichen Strebungen mit den sinnlichen zu integrieren. Zweitens, ein Liebesobjekt zu wählen, d. h. die Person, auf die diese Strebungen gerichtet sind, und drittens, eine stabile sexuelle Identität zu entwickeln.

Melanie Klein betont zusätzlich die Bedeutung der Krise der Adoleszenz in Bezug auf das Wachstum der Persönlichkeit und die Entwicklung des Charakters der Jugendlichen. Die psychosexuelle Umgestaltung betrifft alle Schichten der Persönlichkeit, angefangen vom frühen Gefühl der Hilflosigkeit und Geborgenheit als Baby, den heftigen und leidenschaftlichen Sehnsüchten und Rivalitätsgefühlen der ödipalen Phase, die in der Latenzphase verborgen waren. Bevor auf die psychosexuelle Entwicklung in der Pubertät eingegangen wird, sollen der weite Begriff der Sexualität bei Freud, das Konzept der Bisexualität und das Phänomen der Ambivalenz dargestellt werden.

Die Erweiterung des engen Begriffs der Sexualität auf **Psychosexualität** kann als Ausdruck der tiefergreifenden Interpretation verstanden werden, da Freud damit die Bereiche der Liebe, Erotik, der Zärtlichkeit und Körperlichkeit, der Lust und Leidenschaft einbezogen hat. Damit werden sexuelle Aspekte scheinbar asexueller Verhaltensweisen und Erscheinungen sichtbar gemacht und in systematischer Form dargestellt (vgl. Nitzschke 1976, 362). Durch diese Erweiterung des Begriffs wird die Grenze zwischen pathologischer und »normaler« Sexualität relativiert, da man die »normalen« und »abnormalen« Manifestationen der sexuellen Triebregungen nur gemeinsam verstehen könne. Es gibt, so führt Freud in den *Vorlesungen zur Einführung in die Psychoanalyse* (1916–17) aus, nur quantitative, nicht aber originär qualitative Faktoren, die für psychische Gesundheit oder Krankheit – auch auf dem Gebiet der Sexualität – ausschlaggebend sind. Besonders für die Entwicklungsphase der Adoleszenz als Phase des sexuellen Experimentierens und Erprobens ist das Wissen über die Flexibilität dieser Grenzen und des sexuellen Verhaltens für Eltern und Jugendliche enorm entlastend.

Kleidet sich ein Mädchen provokant sexy, so könnten die Eltern das als Hinweis auf promiskuitives oder exhibitionistisches Verhalten verstehen und beunruhigt sein. Es kann so sein, es kann aber auch nur ihr Versuch sein, zu erproben, zu gefallen und die Blicke der Jungen auf sich zu ziehen, um ihre sexuelle Attraktivität zu erforschen. Homosexuelle Erfahrungen können bei Jungen und Mädchen eine vorübergehende Episode, aber auch der Beginn der Festlegung auf eine homosexuelle Identität darstellen. Es wird deutlich, dass während der

Umbruchsphase der Adoleszenz ein bestimmtes Verhalten kein eindeutiges Symptom darstellt. Noch stärker als in allen anderen Lebensphasen kann ein Verhalten, das auffallend oder pathologisch wirkt, nur vorübergehend sein. Wie im Beispiel von Fritzi (▶ Kap. 3) gezeigt wird, kann schamhaftes und provokantes Verhalten abwechseln und Ausdruck tiefer Unsicherheit sein.

Der scheinbar einfachen und klaren Trennung der Geschlechter in männlich und weiblich zum Zweck der Fortpflanzung stellt Freud das differenzierte Modell der **Bisexualität** entgegen. Wilhelm Fließ und später Oskar Weininger prägten den Begriff der Bisexualität. Freud stellte die These auf, dass jeder Mensch angeborene, zugleich männliche und weibliche sexuelle Anlagen habe. Die Entwicklung der sexuellen Identität hänge von den biographischen Erfahrungen ab. »Ein gewisser Grad von anatomischem Hermaphroditismus gehört nämlich der Norm an; (...) Die Auffassung, die sich aus diesen lange bekannten anatomischen Tatsachen ergibt, ist die einer ursprünglichen Veranlagung, die sich im Lauf der Entwicklung bis zur Monosexualität mit geringen Resten des verkümmerten Geschlechtes verändert« (Freud G.W. V 40 1905; zit. nach Laplanche & Pontalis 1982, 107). Neue Forschungen in der Embryologie (Sherfey 1966) haben gezeigt, dass der menschliche Embryo primär »weiblich« angelegt ist. Erst durch das männliche Hormon Androgen differenzieren sich die männlichen Geschlechtsorgane von den weiblichen. »Die Klitoris ist von Anfang an ein Teil des weiblichen Geschlechtsapparates. Vom embryologischen Standpunkt aus ist also der Penis eine wuchernde Klitoris und nicht umgekehrt, die Klitoris ein verkümmerter Penis, wie man früher geglaubt hat.« (Fleck 1977, 26). Gleichzeitig wirkende Strebungen, nämlich die eigenen weiblichen und männlichen Anteile zu leben, faszinieren und verunsichern die Jugendlichen, die auf der Suche nach der sexuellen Ausrichtung oft unterschiedliche Praktiken ausprobieren wollen, um die eigenen Vorlieben kennenzulernen.

Ein weiteres wichtiges Phänomen stellt die »Ambivalenz der Gefühle« dar, auf die Freud erstmals 1912 in *Zur Dynamik der Übertragung* hingewiesen hat: Demselben Liebesobjekt werden Hass und Liebe entgegengebracht; dieselbe Person soll eifersüchtig gemacht werden und gleichzeitig wird Hingabe und Vertrauen erwartet. Schon in der Kindheit waren solche ambivalenten Gefühle vorhanden, doch verbunden mit der heftigen, oft überwältigenden sexuellen Spannung und dem Drang nach Befriedigung sind sie für die Jugendlichen besonders verwirrend und bedrohlich.

Die verschiedenen Stadien der psychosexuellen Entwicklung werden nun in der Adoleszenz noch einmal durchgelebt, aber mit einer neuen Intensität. Die tiefste Ebene bezieht sich auf die Erfahrung, sich in den ersten drei Lebensmonaten als eigene Existenz, von der Mutter getrennt zu erleben – verbunden mit dem Aufgeben der phantasierten Allmacht und Kontrolle über das geliebte Objekt (die Mutter). Dabei muss das Baby die verschiedenen Teilaspekte der Mutter zu einer Person integrieren, daher die in der Phantasie gespaltenen geliebten und gehassten Teile der Mutter und des Selbst als zu einer Person gehörig erleben. Die zweite Ebene bezieht sich auf die stürmischen ödipalen Wünsche nach dem gegengeschlechtlichen Elternteil bis zum sechsten Lebensjahr und die dritte

Ebene auf die Konsolidierung in der Latenzphase im Alter zwischen 7 und 11 Jahren.

Es war sehr schwierig, diesen einfachen Gedanken darzustellen, nämlich, dass alle Entwicklungsphasen in der Pubertät erschüttert werden und es sich dabei zeigt, ob sie stabil sind, modifiziert werden oder zusammenbrechen. Wochenlang versuchte ich, Wege zu finden, diesen Gedanken auszuführen. Ich war überwältigt von der Komplexität dieses Vorhabens: ich müsste ja alle vorhergehenden psychischen und kognitiven Entwicklungsphasen nachzeichnen, die beiden Erlebnisweisen der archaischen und der reifen Sicht der Welt, von den Bezugspersonen und von sich selbst darstellen und zwar die gewöhnliche und die krankhafte Form. Das schien zunächst ein Ding der Unmöglichkeit, alles müsste gleichzeitig dargestellt und in der neuen Perspektive der Adoleszenz beschrieben werden. Erst als ich erkannte, dass mein Gefühl des Überfordertseins und der Uferlosigkeit der Ausführung eines schlichten Gedankens genau die emotionale Situation einer Jugendlichen beschribt, wurde ich wieder zuversichtlich. Auch der Übergang von der Kindheit zum Erwachsenen ist alltäglich und zugleich eine riesige, emotional herausfordernde Aufgabe: simpel und unmöglich zugleich. Die Darstellung muss skizzenhaft und unvollständig bleiben und bei jedem Schritt ist bereits das Wissen über die anderen Aspekte Voraussetzung. Es ist im Folgenden im Kopf zu behalten, dass alle Ebenen gleichzeitig wirksam sind, auch wenn sie nur hintereinander beschrieben werden können.

2.1 Das Mutter-Baby-Liebespaar als Modell für die romantische Liebe

Die erste Liebesbeziehung entwickelt sich zwischen Mutter und Baby, sie sind das erste Liebespaar – eine Erfahrung, die den Grundstein für die spätere romantische Liebe legt. Das Baby sucht Liebe und Geborgenheit und wird oft unvermittelt von primitiver Wut und Hass überwältigt, wenn es seine Mutter – oder Teilaspekte der Mutter – nicht seinen Allmachtphantasien entsprechend kontrollieren kann. Sofortige Befriedigungen seiner prinzipiell unerfüllbaren (weil grenzenlosen) Wünsche führen notwendigerweise zu Frustration. Die Angst zu sterben ist so bedrohlich, dass das Baby sie ausstößt, sie nach außen projiziert. Es kommt dann darauf an, inwieweit die Mutter in der Lage ist, diese primitiven Sensationen aufzunehmen und sich emotional berühren zu lassen. Erst wenn sie in der Lage ist, diese in sie projizierten primitiven Elemente – Bion (1962) nennt sie »Beta-Elemente« – emotional zu verdauen, kann sie diese dem Baby in modifizierter Weise zurückgeben, indem die Mutter sie in Worte fasst. Dieser Transformationsprozess von primitiven Sensationen zu in Worten gefassten Beschreibungen nennt Bion »Alpha-Elemente«. Diese frühe Form der Kommunikation wird von ihm als Modell des Container-Contained bezeichnet, wobei sich die Mutter als Container für die in sie projizierten primitiven, archaischen Ängste zur Verfügung stellt. Diese Fähigkeit der Mutter, zu erahnen, was ihr Baby ängstigt, nennt Bion »Reverie«, ein träumerisches Ahnungsvermögen. Das Baby fühlt sich in Situationen von Hunger, Durst, Krankheit oder Müdigkeit von feindlichen Mächten im Inneren und Äußeren umgeben und angegriffen. Solange es noch nicht zwischen innen und außen unterscheiden kann, fühlt es sich rasch bedroht. Das Kind bedarf der Pflege und Unterstützung der Eltern, um diese Gefühlsschwankungen zwischen Glück und Verzweiflung, Geborgenheit und Verfolgung auszuhalten und zu lernen, mit Frustrationen umzugehen und Warten zu lernen. Phasen der Verzweiflung, der Wut und Ohnmacht existieren neben der Lust, der Geborgenheit und Liebe. In *Das Kleinkind und seine Eltern* schrieb ich:

> »*Die ersten Erfahrungen sind körperlich vermittelt. Die Psychoanalyse hat uns ermöglicht zu verstehen, dass es der ersten Liebe zwischen Eltern und Baby bedarf, um dann als Erwachsener zu einer romantischen Liebesbeziehung zwischen Mann und Frau fähig zu sein. In der erwachsenen Liebe erinnern wir uns an die körperlichen Erfahrungen der Liebe zur Mutter und auch zum Vater (...) Man kann nicht lieben, ohne erfahren zu haben, wie man geliebt wurde. Wenn jemand als Baby nicht geliebt wurde (von den Eltern oder einer anderen Bezugsperson), ist es schwierig, sich als Erwachsener zu verlieben; es ist nicht unmöglich, aber es wird vermutlich eine schmerzliche Liebe sein, die kein Gefühl der beglückenden Einheit zwischen zwei Personen vermittelt*«. (Diem-Wille 2009, 70)

Das besondere und einmalige Beziehungsmuster dieser Mutter-Baby-Dyade mit einem für beide relevanten Vater lässt ein Muster der inneren Welt im Baby entstehen, das die Grundlage für spätere romantischen Liebesbeziehungen darstellt.

Von der lustvollen Befriedigung beim Stillen oder Füttern, bei dem das Baby nicht nur Milch, sondern Liebe und Geborgenheit aufnimmt, wird nach dem Abstillen abgegangen. Feste Nahrung zu sich zu nehmen, bringt auch eine größere Unabhängigkeit von der Mutter und lässt diese Form der Befriedung über den Mund und die Mundschleimhäute, die Freud als die erste »erogene Zone« beschrieben hat, in den Hintergrund treten. Nun tauchen durch die sexuellen Strebungen diese frühen Befriedigungswünsche wieder auf: Der erste Kuss vermittelt die Erinnerung an die frühen Lustgefühle, die den ganzen Körper des Jugendlichen durchzucken. Es ist nicht auf den Bereich des Mundes begrenzt, sondern erfasst den ganzen Körper und lässt uns die Erregung und die Befriedigung der Babyzeit erahnen. Doch können wir nicht unmittelbar an diese frühen Wünsche anschließen, da sie ja im Prozess der Ablösung ins Gegenteil verkehrt wurden. Statt der Sehnsucht nach der oralen Befriedigung trat der Ekel vor körperlichen Kontakt: der Speichel wirkt zunächst abstoßend und bedarf des dringlichen sexuellen Verlangens, um überwunden zu werden. So beschreibt ein 14-jähriges Mädchen, die ich Beate nenne, ihre Gedanken und Vorstellungen zu Küssen. Sie beschreibt zunächst die erste Untersuchung beim Frauenarzt und geht dann unvermittelt zum Kuss über. Sie sagt:

> »Beim Frauenarzt habe ich eine Ultraschalluntersuchung gemacht. Er hat einen riesigen Stab hineingesteckt. Meine Mutter war aufgeregter als ich – Ich

> habe gesagt: ›Ich mach' es schon‹. Es war nicht schlimm, ich habe nichts gespürt. ›So ist es, wenn man mit jemanden schläft‹, sagte meine Mutter. Das wollte ich gar nicht wissen. Ich will den ersten Sex mit 18 oder 19 Jahren haben. Ich habe noch nie einen Zungenkuss gehabt – mit Spucke. Ich finde das grindig. (Äh). Es wird sich schon irgendwann ergeben. Ich habe noch Zeit, ich bin erst 14.«

Die Mutter ist mit Beate zum Frauenarzt gegangen als Vorbereitung zu der Zeit, wenn sie sexuelle Kontakte hat und dann den Frauenarzt schon kennt. Sie kann dann leichter mit ihren Fragen zu ihm kommen. Sehr verdichtet tauchen die Fragen der gynäkologischen Untersuchung, der sexuellen Vereinigung, der Ekel vor dem Zungenkuss auf. Sie betont, dass sie gar nichts über den Beischlaf wissen will, andererseits zeigt sie, wie sehr sie sich mit all diesen Fragen beschäftigt. Weit weg ist die Vorstellung, dass ein Kuss lustvoll sein kann und unerreichbar die Erinnerung an die Lust beim Saugen als Baby. All diese Zusammenhänge bleiben unbewusst aber wirken von dort, machen Angst und erzeugen gleichzeitig Sehnsucht.

Der Wunsch, sich wie ein Baby an die Mutter zu kuscheln, steht im krassen Widerspruch zum gleichzeitig vorhandenen Wunsch, erwachsen zu sein und sich körperlich von seiner Mutter abzugrenzen. Der Knabe will vor den Klassenkollegen von der Mutter nicht mehr mit einem Busserl verabschiedet werden. Diese gegensätzlichen Wünsche wechseln einander ab und sind von den Eltern nicht vorhersehbar, da sie sich abrupt ändern. Dazu eine Szene mit dem 14-jährigen Sebastian:

> Sebastian war am Vorabend mit seinen Freunden weggewesen und erst spät nach Hause gekommen. Seine Eltern sitzen seit 10.00 Uhr am Samstag beim Frühstück. Gegen 11.30 geht die Mutter nach oben, um ihn aufzuwecken. Zehn Minuten später kommt Sebastian verschlafen die Treppe herunter. Er bleibt auf der Mitte stehen und sagt mit herunter gezogenen Mundwinkel ganz leise: »So kannst du mich doch nicht aufwecken«.
> Die Mutter reagiert erschrocken und sagt mit freundlicher Stimme: Was habe ich denn gemacht, Schnupsi? Sie steht auf und legt ihm den Arm um seine Schultern.
> Sebastian: »Du reißt die Türe auf und sagst: (er imitiert ihren militärischen Ton): Halb Zwölf! Aufstehen! Kein Bussi, kein Umarmen, gar nichts«. (Er kämpft mit den Tränen.)
> Mutter: »Ach, Sebastian, das tut mir leid«. (Sie herzt und küsst ihn, was er genießt und geht mit ihm zu seinem Platz, wo für ihn aufgedeckt ist.

Die Mutter ist sichtlich überrascht, dass ihr 1,72 großer, selbständiger Sohn sich ein so kindliches Weckritual wünscht, wo er sich am Vortag energisch gegen jede Einflussnahme der Eltern gewehrt hat. Immer wieder hat er betont, dass er auf sich selbst schauen kann und alles alleine schafft, sich auskennt und pünktlich zurück sein wird. Es klingen auch während der Ablösungen die Erinnerungen an das erste Liebespaar, die Mutter und ihr männliches oder weibliches Baby, an.

Erforschen des Körpers

Nach der Geburt erforschen die Mutter und der Vater den Körper ihres Babys; mit liebevollen Bewegungen streichen sie dem Baby über die Haut, untersuchen seine Finger und Zehen, schauen den Kopf, die Augen und Ohren genau an, vergleichen es mit ihren Phantasien über das Baby, ihrem »imaginären Baby«. Diesen »Glanz in den Augen der Mutter« bezeichnet der englische Kinderarzt und Psychoanalytiker Donald Woods Winnicott als wesentlichen Bestandteil der »primären Mütterlichkeit«. Wir nehmen an, dass der liebevolle Blick und die zärtliche Berührung durch die Eltern dem Baby Halt und Geborgenheit vermitteln.

Ein Liebespaar unternimmt in ähnlicher Weise eine Entdeckungsreise am Körper des Geliebten durch Streicheln, Tasten und Erforschen. Die Berührungen rufen unbewusst dieselben wohligen Gefühle hervor, die sowohl die eigene Körpergrenze, als auch ein Du erfahrbar und die Haut und Wärme eines anderen Menschen fühlbar machen. Die tastende Hand steigert die Sexualspannung.

> »Kommt die Erregung einer anderen erogenen Zone, zum Beispiel der tastenden Hand, hinzu, so ist der Effekt der gleiche, Lustempfindung einerseits, die sich bald durch die Lust aus der Bereitschaftsveränderung verstärkt, weitere Steigerung der Sexualspannung andererseits, die bald in deutlichen Unlust übergeht, wenn ihr nicht gestattet wird, weitere Lust herbeizuführen. (...) Die Berührung (der Brusthaut der Frau GDW) ruft bereits ein Lustgefühl hervor, ist aber gleichzeitig wie nichts anderes geeignet, die sexuelle Erregung zu wecken, die nach einem Mehr an Lust verlangt« (Freud, 1905, 114f).

Anna Gavalda beschreibt in *Zusammen ist man weniger allein* dieses Kennenlernen und Verschlingen:

> *Er verschlang sie vom Kopf bis zu den Füßen (...)*
> *Zuerst machte er sich über ihre Sommersprossen her, dann knabberte, pickte, knusperte, leckte, verschlang, mampfte, futterte, biss und nagte er sie ab bis auf die Knochen. Unterwegs kam sie auf den Geschmack und zahlte es ihm heim.* (Gavalda, 2005, 467)

Jeder Teil des Körpers ist interessant und will erforscht werden, die Sommersprossen genauso wie die Schenkel oder Arme. Der Heißhunger der Liebenden, die Leidenschaft und die Dringlichkeit und Unermüdlichkeit des leidenschaftlichen Kennenlernens wird deutlich, wobei der Mund und die orale Zone eine große Bedeutung haben.

Diese Empfindungen sind für den Adoleszenten in zweierlei Hinsicht verwirrend: einmal steigen unbewusst Erinnerungen an frühen Körpersensationen auf, die bisher erfolgreich verdrängt waren, gleichzeitig drängt alles im adoleszenten Körper nach einer Steigerung der Erregung, die neu ist und Angst macht; sie ist nicht geplant, sondern ereignet sich, gleichsam ohne Willensentscheidung und oft sogar gegen den Willen der Person. Die Angst, den eigenen Körper und dessen Reaktionen nicht mehr zu kennen, mischt sich mit der Lust und der gesteigerten Erregung, die nach mehr drängt. In den Phasen der Verliebtheit ist es für beide oft wichtig, fast ununterbrochen Körperkontakt zu haben, einander an den Händen zu halten oder sich mit den Füßen unter dem Tisch zu berühren.

Blickkontakt

Die Körpersprache der Liebe drückt sich in körperlicher Nähe aus. Die Mutter kann sich an ihrem Baby nicht »satt sehen«, sie blickt es beim Wickeln oder beim Stillen an, oft versinken beide ineinander. Das neugeborene Kind ist das einzige Säugetier, das nach der Geburt sofort Blickkontakt zur Mutter sucht. Langes wortloses Schauen ist entweder Zeichen großer Intimität oder Aggression, das als Anfangsritual bei Kämpfen eingesetzt wird (Stern 2001, 219). Ein Baby, das ständig den Blickkontakt zur Mutter meidet, zeigt, dass die Beziehung fundamental gestört ist (Norman 2004, 255ff). Autistische Kinder, die sich in ihre private Welt zurückgezogen haben, vermeiden jeden Blickkontakt, weil sie gar keine Hoffnung haben, eine emotionale Beziehung zu anderen Personen herstellen zu können. Beim liebevollen Blickkontakt werden bei Mutter und Kind Partialtriebe befriedigt, das lustvolle Schauen als Voyeurismus und das Sichherzeigen als exhibitionistische Lust, was aber als Teil der normalen Entwicklung den Aufbau der emotionalen Beziehung zwischen Mutter und Baby fördert. Den anderen nicht anzuschauen, kann eine scharfe Form der Bestrafung sein und führt bei kleinen Kindern zur Desorientierung. »Ich will dich gar nicht mehr sehen«, ist eine mächtige und grausame Waffe, die tiefe Verletzungen im Kind hinterlassen kann.

Die Fähigkeit des Babys seiner Mutter mit dem Blick zu folgen, wenn sie sich im Raum bewegt, hilft ihm, die Trennung zu ertragen und emotional mit ihr in Verbindung zu bleiben. Sensible Mütter können mit ihrem Blick und mit ihrer Stimme Kontakt zum Baby aufrechterhalten, auch wenn sie andere Tätigkeiten im Haushalt erledigen.

In der romantischen Liebe kommt dem Auge eine große Bedeutung zu. Sie ist das erste Kontaktmedium: die andere Person betrachten, ihr einen Blick zuwerfen, einen Blick zu erhaschen ist ein probates Mittel beim Flirten. Die Erregung, die bei der anderen Person als Attraktivität oder Schönheit bezeichnet wird, wird über das Auge vermittelt. »Die Vorzüge des Sexualobjekts werden darum ›Reize‹ geheißen«, schreibt Freud (1905, 114). Der Begriff des »Schönen« wurzelt vermutlich auf dem Boden der Sexualerregung und meint ursprünglich das sexuell Reizende, meint Freud. Die mit der fortschreitenden Kultur einhergehende Verhüllung des Körpers hält die sexuelle Neugierde wach und wird in der Kunst sublimiert, da sie das Interesse auf die ganze Körperbildung zu lenken imstande ist. Melzer (1988) greift diesen Gedanken auf und führt ihn weiter, wenn er von der »ästhetischen Erfahrung« spricht. Er meint damit die überwältigende leidenschaftliche Liebe zu seiner Mutter, zu seiner »wunderschönen Mutter« in der all die liebevollen, zärtlichen und freudigen Erfahrungen zu einem Bild zusammenkommen. Das Bild einer wunderschönen

Mutter kann durch schmerzliche, frustrierende oder durch enttäuschende Erfahrungen unterminiert werden und das Baby skeptisch und misstrauisch machen. Isca Wittenberg, eine Pionierin der psychoanalytischen Babybeobachtung nach Esther Bick schreibt: »Beobachtungen zeigen, wie der Säugling von Moment zu Moment auf die emotional veränderten Stimmungslagen der Mutter reagiert: einem Moment ihrer liebevollen Zuwendung gefolgt von ihrem Ärger; ihre Depression und innere todesähnliche Leere, ihre Angst, Verletzlichkeit, ihre geistige Abwesenheit – all das ruft bei ihm als Reaktion Liebe, Bewunderung, Angst und auch Sorge hervor« (Salzberger-Wittenberg 2013, 28; Übers. GDW).

Wie ängstigend der erste begehrliche und bewundernde Blick für einen unsicheren Jugendlichen ist, beschreibt Turrini in seiner Gedichtsammlung *Im Namen der Liebe* (2005, 11) in dem Kapitel »Das brennende Herz«:

Ein Blick auf dich
Und ich sehe
So viel Schönheit
So viel Schüchternheit
So viel Ausgelassenheit
So viel Mut.
Was erst werde ich sehen
Wenn ich noch einen Blick
Riskiere?
(Peter Turrini, Im Namen der Liebe. Gedichte. S. 11. © Suhrkamp Verlag)

Das Risiko, von dem Turrini schreibt, ist ein doppeltes: Das Risiko, ob das Mädchen seinen Blick erwidert und Interesse an ihm zeigt, und das Risiko, was in seinem Körper und in ihm passiert, wenn die Sexualerregung stärker wird, seine Knie zittern und er sich von ihrer Schönheit überwältigt und ausgeliefert fühlt.

Sprache der Liebenden

Die Sprache des ersten Liebespaares wird als »Baby Talk«, als »Ammensprache« bezeichnet, die durch übertriebene Satzmelodie und eine hohe Stimme und Pausen zwischen den einzelnen Phrasen gekennzeichnet ist. Es handelt sich um ein kulturübergreifendes Phänomen als eine Form universalen Sprechhandelns. Auch wenn das Baby den Inhalt des Gesagten nicht erfassen kann, nimmt es die Stimmung, die emotionale Mitteilung und die dialogische Grundstruktur auf und erwidert mit mimischen Reaktionen oder Tönen und Lauten. »Der forschende Blick des Säuglings ist auch eine Äußerung. Seine freudige oder unmutige Erregung beim Auskleiden ist auch eine Information. Der Schrei mit seiner Modalität von Herbeirufen oder Leiden ist ein Zeichen, das zur Mutter spricht« (Lebovici & Stoléru 2003, 254). Der gesamte Körper des Säuglings dient als Kommunikationsmedium.

Auch in der romantischen Liebe entwickelt das Liebespaar eine eigene Sprache, wobei bestimmte Worte und Gesten eine besondere Bedeutung annehmen können, die mimische Ausdrucksweise wird übertrieben, einer reagiert auf das

Verhalten des anderen. Es ist, als ob sie ganz aufeinander bezogen wären. Auch Liebende bewegen sich gerne synchron zueinander, wobei sie sich aufeinander zu und auseinander bewegen, also in symbolischer Weise auf die Trennung und das Zusammenkommen eingehen (vgl. Person 1988). Scharfe Laute oder eine laute Stimme mit einem ärgerlichen Ton kann ein Baby oder einen Liebenden erschrecken und zum Weinen bringen.

Die Unfähigkeit zu lieben, die auf Mangelerfahrungen oder auf die Unfähigkeit in Harmonie mit dem Baby zu sein, zurückgeht, führt viele Menschen in Therapie. Sich zu verlieben und eine dauerhafte Liebesbeziehung einzugehen, sind unterschiedliche Phänomene. Hinter dem Don Giovanni, der damit prahlt 2.064 Eroberungen gemacht zu haben und unwiderstehlich zu sein, steht die Unfähigkeit eine dauerhafte, beglückende Beziehung einzugehen. Der psychische Schmerz darf nicht gefühlt werden, sondern wird hinter einem zwanghaften Getriebensein nach neuen sexuellen Abenteuern verdeckt. Sobald diese Personen ihr dringendes Bedürfnis nach Nähe erfüllt haben, fühlen sie panische Angst, eingesperrt zu sein. Die erste Liebe zur Mutter ist zugleich ekstatisch und unmöglich, kann von Liebe in Hass umschlagen.

Sich verlieben und lieben, im Englischen »falling in love« und »being in love«, »tomber amoureux« im Französischen verweist auf einen gravierenden emotionalen Unterschied. Sich verlieben impliziert wie das Fallen in »falling in love« ein außerhalb unserer bewussten Kontrolle liegendes Geschehen, also eine Form von Hilflosigkeit.

Die frühen Erfahrungen sind in jedem von uns sein ganzes Leben lang aktiv und lebendig. Erik Erikson (1979, 241ff) spricht von dieser Zeit als Phase des Urvertrauens oder des Urmisstrauens. Ist es auf dieser fundamentalen Ebene gelungen, das primitive Selbst, das Bion das »psychotische Selbst« nennt, mit einer anderen Person in einer liebevollen Beziehung zu erleben, so ermöglicht das, eine lebensbejahende Haltung zu entwickeln. Sind diese Grundfesten der Persönlichkeit nicht stabil, so kann es in der Adoleszenz unter den Erschütterungen der neu hervorbrechenden Triebentwicklung zu psychischen Zusammenbrüchen kommen. Das Urmisstrauen geht auf Mangelerfahrungen in der frühen Kindheit zurück und kann sich in verschiedenen Formen zeigen. So erzählte eine Patientin, dass ihre Mutter sie öfter als Baby beim Heimkommen im Kinderwagen vergessen hatte. Ihr lautes Schreien wurde oft über eine halbe Stunde nicht gehört und sie schrie so heftig, dass sie das Bewusstsein verlor. Die Mutter zog sich immer wieder für Stunden in die Badewanne zurück und vergaß alles. Dieses Verlorengehen ihrer Bedeutung für die Mutter wirkte sich in tiefer Verwirrung und Unsicherheit aus, ein Zweifel, ob Verbindungen entstehen können, statt Vertrauen dominierte das Misstrauen.

Manchmal stehen in der inneren Welt zwei widersprüchliche Überzeugungen einander gegenüber. Die Hoffnung, von jemanden (Mutter oder Vater als Primärobjekt) geliebt zu werden, jemand zu haben, der will, dass man lebt und die felsenfeste Überzeugung oder der Zweifel, ob das eigene Leben für eine andere Person eine Rolle spielt oder es gleichgültig ist, ob man existiert. »Nothing matters« lautete der Abschiedsbrief einer Jugendlichen. Sie hatte nie das Gefühl gehabt, von ihren Eltern erwünscht zu sein. Sie hatte jede Hoffnung aufgege-

2.1 Das Mutter-Baby-Liebespaar als Modell für die romantische Liebe

ben, für einen anderen Menschen eine Bedeutung zu haben. Auch ihr Analytiker, der zum Begräbnis gekommen war, konnte ihr tiefes Misstrauen nicht überwinden.

Eine Zeitlang kann diese tiefe Verletzlichkeit bei narzisstischen Persönlichkeiten hinter einer arroganten Überheblichkeit verborgen bleiben. Bion bezeichnet in seiner Schrift *On Arrogance* (1957a, 86) diese innere Struktur als Desaster. In der Fallgeschichte von Mark (Diem-Wille 2003) wird so eine narzisstische Abwehr zum Schutz seiner Verletzlichkeit bei einem Adoleszenten beschrieben. In der Mehrzahl der Fälle stellt die Arroganz in der Pubertät nur eine dünne Fassade dar, hinter der sich große Unsicherheit, Verletzlichkeit und sexuelle Ängste verbergen. Werden in der Therapie die dahinterliegenden Gefühle angesprochen, so bricht diese Fassade zusammen und der/die Jugendliche bricht in verzweifeltes Weinen aus. Technisch gesehen ist der Zusammenbruch der labilen Abwehr keine günstige Entwicklung. Das plötzliche Zusammenbrechen der schützenden Abwehr (Arroganz oder Provokation) liefert den Jugendlichen seinen massiven Gefühlen aus und ängstigt ihn noch mehr. Meist bleiben die Jugendlichen dann weg und brechen die Therapie ab.

Der/die Analytiker/in muss sich dann wohl fragen, ob hinter der »richtigen Deutung«, die offensichtlich ins Schwarze getroffen hat, nicht unbemerkt eigene Gefühle ausagiert wurden. Ist diese »richtige Deutung« nicht eher Ausdruck der heftigen, neidischen Affekte des Analytikers auf das Aussehen oder die Provokation des Jugendlichen? Er müsste sich dann fragen, wie gehe ich mit meinem älter werdenden Körper und dem Altern um? Wie kann er/sie den wunderschönen, aufblühenden Körper und die frische Anmut der jugendlichen Bewegungen ertragen?

Bei narzisstische Persönlichkeiten wird diese Unsicherheit, ob ihre Eltern sie gewollt hatten, überhöht und die eigene Unsicherheit wird hinter einer arroganten Haltung verborgen. Dann werden alle Menschen abgewertet und das eigene Selbst arrogant und distanziert präsentiert. »Ich brauche niemanden«, ich kann mir selbst genug sein, mich sexuell befriedigen – denn dann bin ich unverletzlich und von niemanden abhängig, lautet das Motto. Auch bei kranken Personen gibt es einen – oft kleinen – gesunden Teil, mit dem ein Therapeut ein Arbeitsbündnis herzustellen versucht. Die große Spannung zwischen Abhängigkeit und Verletzlichkeit, die immer mit Liebe verbunden ist – und die arrogante lebensfeindliche Distanz und Selbstgenügsamkeit stehen im Streit. Kann ich Nähe zulassen, wenn ich dadurch so verletzlich und zerbrechlich werde? Kann ich den seelischen Schmerz ertragen, wenn meine Liebe nicht erwidert wird?

Krasse Reaktionen auf eine fehlende Herstellung einer Verbindung (»Attacks on linking«, wie Bion 1959 es nennt) führen zu extremen Rückzugsreaktionen: Im Autismus schafft sich die Person eine eigene Welt, die als Rückzugsort Sicherheit vor Verletzung und Frustration verspricht; es gibt keine Verbindung mit der äußeren Realität (Alvarez & Reid 1999). Oder die fragmentierten Teile konnten nicht durch ein Containment einer liebevollen Beziehung in Gedanken umgewandelt werden, so herrschen paranoid-schizoide Mechanismen vor. In der Psychopathologie kann man das Fehlen des Herstellens von stabilen emotionalen Beziehungen bei schizophrenen Kindern beobachten, deren bizarres und ablehnendes Verhalten das unbewusste Streben zeigt, durch Abtasten der Grenzlinien zwischen den Sinnen und der Realität, zwischen den Worten und ihrer sozialen Bedeutung das Erleben des sozialen Miteinander wieder zu gewinnen. Alle unerwünschten Gefühle und Gedanken werden nach außen projiziert.

Im wilden Aufwallen pubertärer leidenschaftlicher Wünsche, sexueller Phantasien werden auch frühe ungelöste Konflikte der Loslösung von der Mutter oder ödipale Wünsche aktualisiert und wirken bedrohlich und erscheinen unlösbar. Können die Herausforderungen der adoleszenten Entwicklung nicht erfüllt werden, so kann es zu einem psychischen Zusammenbruch kommen. Erfährt der Jugendliche in dieser Zeit der psychischen Umgestaltung eine therapeutische Hilfe, so können die in der frühen Kindheit liegenden Ursachen des Zusammenbruchs erforscht und neu geordnet werden. Nach Meinung des erfahrenen Psychoanalytikers Laufer, der das Brent Adoleszenten Zentrum in London leitete, stellt dies die letzte Gelegenheit dar, um lebenslange Charakterdeformationen zu vermeiden. Denn die Erscheinungsform einer psychotischen Erkrankung im Erwachsenenalter ist bei einem Jugendlichen »eher Zeichen eines temporären, obwohl schweren Bruchs mit der Realität als die Manifestation einer etablierten und irreversiblen psychotischen Erkrankung« (Laufer & Laufer 1997, XII). Eine therapeutische Hilfe zu diesem Zeitpunkt kann den Jugendlichen helfen, diesen Entwicklungsprozess wieder aufzunehmen, der wegen zu großer Angst zusammengebrochen ist.

Diese frühen Erfahrungen, die sich in den tiefsten Schichten der Persönlichkeit niederschlagen, sind am schwersten nachzuvollziehen, da sie archaische Organisationsformen der Psyche betreffen. Die Fähigkeit, sich als von der Mutter getrennte Person zu erleben und die einzelnen Teile der Mutter als zu einer Person gehörig zu sehen, legen die Basis für eine Integration der Teilaspekte und zu einer verhältnismäßig sicheren Realitätsbeziehung. Einen weiteren wichtigen Entwicklungsschritt stellt die Lösung des ödipalen Konflikts dar.

2.2 Aufflammen der ödipalen Wünsche

Die ödipale Situation stellt einen besonders wichtigen Kristallisationspunkt der kindlichen Entwicklung dar, dessen Bewältigung das Denken und Fühlen des Kindes strukturiert. In seiner zentralen Bedeutung kann man sie mit der kopernikanischen Wende vergleichen. Seine Abkehr von der Vorstellung, dass die Erde der Mittelpunkt des Universums sei (geozentrisches Weltbild), und die Hinwendung zu der Idee, dass sich die Erde um die Sonne drehe (heliozentrisches Weltbild), bringt eine Veränderung der Stellung des Menschen als Beobachter. Die Erde und damit der Mensch sind nun nicht mehr der Mittelpunkt der Welt, sondern Teil eines größeren Systems (Kuhn 1980). In ähnlicher Weise wird das egozentrische Weltbild des Kindes durch das immer stärker wirksam werdende Realitätsprinzip verändert, dass nämlich nicht das Kind sondern die Eltern das Zentrum der Familie, als ein sexuell aktives Paar, darstellen. In seiner Phantasie hat sich das Kind als Zentrum der Welt erlebt, von der Mutter und dem Vater geliebt und umsorgt. In seiner omnipotenten Phantasie sah es sich als Herrscher der Welt, im Zentrum der Aufmerksamkeit stehend: »ihre Majestät das Baby«. Es kann durch sein mächtiges Weinen die Eltern herbeirufen, sie durch sein Lächeln und sein Gedeihen belohnen. Oder es erlebt sich als ohnmächtig ausgeliefert, wütend und voller Angst zu sterben. Die bedrohlichen Empfindungen versucht das Baby auszustoßen, um die idealisierte Sichtweise erhalten zu können.

Tatsächlich stellen die Erfahrungen des Kindes der teilweisen Erfüllung seiner omnipotenten Wünsche im Versorgt- und Geliebtwerden eine wichtige Grundlage der Persönlichkeitsentwicklung, des Selbstwertgefühls und des Denkens dar. Melanie Klein betont die Bedeutung der realen positiven Umweltbedingungen für das Kind, das liebevolle Umsorgtwerden von der Mutter und vom Vater. Im liebevollen Verstehen kann die Mutter die primitiven Ängste des Babys aufnehmen (Klein 1940, 20). Hinter diesem Bild der idealen Welt des omnipotenten Babys lauert das gegensätzliche Gefühl der Ohnmacht, des Ausgeliefertseins in einer feindlichen Welt, in der es alleine nicht überleben kann. Der rasche Wechsel vom Gefühl des Kleinkindes, allmächtig oder ohnmächtig zu sein, stellt hohe Anforderungen an die Eltern.

Nur ansatzweise ist die Beziehung zwischen den Eltern für das Baby und Kleinkind sichtbar, in seiner Phantasie können die Eltern als sexuelles Paar auch bedrohlich wahrgenommen werden. Es schwankt zwischen zwei Stimmungen: Einmal denkt es, die Eltern seien nur deshalb zusammen, um sich besser um es kümmern zu können – wie Winnie der Bär denkt, die Bienen sammeln nur deshalb Honig, damit er Honig schlecken kann. Daneben gibt es die bedrohliche Sichtweise, dass die Eltern nur deshalb ein Paar seien, um das Kind auszuschließen. Freud nimmt an, dass jeder Mensch ein Konzept der »Urszene«, d. h. der sexuellen Vereinigung von Mutter und Vater habe, von der das Kind ausgeschlossen ist und es nur die Rolle des Beobachters hat. Freud (1939, 102) geht in *Der Mann Moses und die monotheistische Religion* von einer unbewussten, »primitive[n] Vorstellung der Urszene« aus, die durch frühe Beobachtungen gefestigt worden ist. Es handle sich dabei um ein archaisch angeborenes Wissen, um eine »Urphantasie«. Um diese langsam klarer werdende reale Beziehung der Eltern nicht wahrhaben zu müssen, entwickelt das Kind nach Melanie Klein die ödipale Phantasie. Im Alter von 3 bis 5 Jahren werden die Eltern zunehmend als sexuelle Wesen und als mögliche Partner sichtbar. In Fortsetzung seiner allmächtigen Phantasien sieht sich der Knabe nun als Liebhaber der Mutter und will neben der »Königin« die Position des mächtigen Königs einnehmen. Die Mutter, die der Knabe bereits als erstes Liebesobjekt in seiner Vorstellung in Besitz genommen hat (allerdings auch oft als frustrierend und versagend erlebt hat), wird nun in einer reiferen Form als sexuelle Frau begehrt. Er bildet in seiner Phantasie mit ihr ein Paar. Gleichzeitig weiß er im Hintergrund auch, dass er mit seinem so viel kleineren Penis als sein Vater nicht wirklich mit seiner Mutter Babys machen kann – aber dieser frustrierende und zugleich entlastende Gedanke wird (in die Peripherie) verdrängt.

Zugleich mildert dieses diffuse Wissen aber auch seine große Angst vor der Vergeltung des Vaters. In seiner Vorstellung wird der Vater zum mächtigen Rivalen, den er beseitigen will, der aber gefährlich seine Entmachtung rächen wird, indem er dem Knaben den Penis raubt – eine Vorstellung, die Freud »Kastrationsangst« genannt hat. Da der Knabe gleichzeitig aber seinen Vater auch liebt, entstehen heftige innere Konflikte, Schuldgefühle und Selbstvorwürfe. Manchmal findet der Knabe auch eine schonende Lösung:

> Der fünfjährige Sohn eines Therapeuten, der seinem Vater liebevoll zugetan ist, hatte ihn immer wieder aus den ehelichen Bett zu vertreiben versucht, indem er meinte, der Vater solle gehen und Freud lesen. Eines Tages meinte der Sohn beim Spielen, er wolle für sich und seine Mama ein großes, schönes Schloss bauen, um darin zu herrschen. Der Vater fragte seinen Sohn: »Und wo soll ich dann sein?« Der Fünfjährige dachte angestrengt nach und meinte dann: »Im Garten gibt es ein kleines Häuschen für den Gärtner, da kannst du dann drinnen wohnen.«

Der Vater, der theoretisch mit dem Konzept der ödipalen Situation vertraut war, war trotzdem überrascht, wie deutlich sein Sohn diesen Wunsch ausdrückte. Er fühlte sich ausgegrenzt, war aber froh, dass sein Sohn in seiner inneren Welt doch noch einen Platz für ihn im Gärtnerhäuschen gefunden hatte. Im Vater wurden heftige Gefühle des Ausgeschlossenseins, die aus seiner Kindheit stammten, aktualisiert. Auch die Tatsache, dass er mit seinem Sohn so darüber sprechen konnte, rief schmerzliche Gefühle hervor, da er mit seinem strengen Vater nie so etwas hätte besprechen oder ein Verständnis hätte erwarten können.

In der Adoleszenz jedoch entdeckt der Knabe, dass er einen mächtigen Penis hat, und ist besorgt und ängstlich, was sein Penis mit seiner Mutter tun könnte. Er ist ängstlich, weil er sich destruktiv und verwirrt fühlt.

In dieser turbulenten Entwicklungsphase phantasiert sich der Knabe mehr oder weniger ausgeprägt auch in eine andere Paarbeziehung. Er ordnet sich dem »König« unter und wählt ihn als Liebesobjekt. Die Mutter wird dann in der Phantasie verstoßen oder getötet, es gibt dann nur mehr ihn und den Vater, die beiden beherrschen die Welt. Diese Konfiguration nennen wir mit Freud den »negativen Ödipus«. Die bisexuelle Ausstattung des Menschen macht beide Konstellationen möglich und legt auch den Grundstein späterer gleichgeschlechtlicher Liebes- oder Freundschaftsbeziehungen.

Das Mädchen befindet sich in dieser Entwicklungsphase in einer komplexen und komplizierteren Situation. Auch das Mädchen bildete mit der Mutter das erste Liebespaar und muss nun diese Priorität ändern, wenn es sich dem Vater als gegengeschlechtlichem Liebesobjekt zuwendet. »Ich möchte den Papa heiraten«, denkt oder sagt das Mädchen und spielt dann, dass es viele, viele Babys (mit dem Vater) bekommt. Diese Spiele werden selten mit der Mutter, sondern eher mit einer Tante oder Großmutter gespielt, die dem Mädchen den »König« eher gönnen, als die als eifersüchtig phantasierte Mutter.

2.2 Aufflammen der ödipalen Wünsche

Freud nahm an, dass sich das Mädchen von seiner Mutter abwendet, wenn es entdeckt, dass die Mutter sie nicht mit dem ersehnten Penis ausgestattet hat. Der Kinderwunsch wurde von Freud als Ersatz für den vorenthaltenen Penis interpretiert. Heute geht die Psychoanalyse davon aus, dass Mädchen sehr wohl über ihre Vagina Bescheid wissen und dass der Wunsch, wie die Mutter, ein Baby zu bekommen nicht nur für Mädchen, sondern ebenso für Knaben von großer Bedeutung ist. Melanie Klein (1945) spricht vom »Gebärneid« und bezeichnet diese Phase beim Knaben als »feminine Phase«. Aber die emotionale teilweise Abwendung von der Mutter als primäres Liebesobjekt lässt beim Mädchen tiefe Schuldgefühle entstehen (Chasseguet-Smirgel 1974). Der Wunsch, die mütterliche Rivalin zu beseitigen, kann viel schwerer als beim Knaben auftreten, da sie auch die geliebte Person der frühen Kindheit ist. Diese Wünsche werden oft verdrängt, abgespalten und nach außen projiziert: Die Mutter ist dann die neidische Person, die dem kleinen Mädchen ihren Triumph in Bezug auf den Vater nicht zugesteht. Sie gönnt dem Mädchen nicht ihre Schönheit und Attraktivität, will sie vergiften und töten wie die böse Königin bei Schneewittchen. Es sind dann nicht die Wünsche des Mädchens, die Mutter alt und bedürftig, nörgelnd und unattraktiv erscheinen zu lassen, sondern die Mutter verfolgt die wunderschöne Prinzessin. Auch im Kopf des Mädchens dämmert eine vage Erkenntnis im Hintergrund, dass sie mit ihrem kleinen Körper ohne Brüste nicht wirklich in der Lage ist, ein Baby mit dem Vater zu bekommen. Diese Ahnung ist traurig aber auch beruhigend. Das ändert sich schlagartig mit der ersten Regel, nun verfügt das Mädchen über die dafür notwendige biologische Ausstattung, was enorme Angst macht – sowohl dem Vater als auch dem Mädchen. Das plötzliche Beenden aller physischen Kontakte zwischen dem adoleszenten Mädchen und ihrem Vater ist auf diese unbewusste Angst zurückzuführen. Die Teenagerschwangerschaft, auf die noch ausführlich eingegangen wird, stellt eine Form des Agierens und Verschiebens dieser konflikthaften Wünsche dar. Die Mutter-Tochter-Beziehung ist durch diese frühe notwendige Ablösung viel konfliktbelasteter als die des Knaben zu seinem Vater. Das Mädchen fühlt sich unzureichend und macht sich Vorwürfe, solche Wünsche gegen die geliebte Mutter zu haben, der es so viel verdankt, was oft zu einer Hemmung des Selbstwertgefühls führen kann.

Wählt das Mädchen hingegen seine Mutter als Liebesobjekt, so muss es sich nicht von ihr abwenden und es erlebt sich als Teil eines Liebespaares, als weibliche Einheit, die keinen Mann braucht und ihn ausschließt. Die negativen, rivalisierenden unbewussten Gefühle der Mutter gegenüber werden auf alle Männer übertragen und dort massiv bekämpft.

Die Bewältigung des Ödipuskonflikts verläuft bei beiden Geschlechtern ähnlich und strukturiert als zentrales Konfliktmuster die Impulse, die Phantasie, die Ängste und die Abwehrformen. Sie besteht in der schmerzlichen Anerkennung der Eltern als sexuelles Paar, deren Beziehung sich grundlegend von der Liebe zum Kind unterscheidet und so eine klare Generationengrenze schafft. Auch wenn das Mädchen und der Knabe in ihrer kindlichen Sexualität sich als Partner phantasieren, tritt die Realität der unterschiedlichen Qualität der Sexualität immer stärker in den Vordergrund. Im günstigen Fall führt diese schmerzliche Erkenntnis zu einer Akzeptanz der Eltern als liebevolles, sexuelles Paar, das in kreativer Weise etwas Neues, ein Baby, hervorbringen kann. Diese Anerkennung birgt auch eine Wiedergutmachung und eine Abkehr von den feindseligen Impulsen gegen den jeweiligen Rivalen. Das Kind verzichtet auf seine sexuellen Wünsche und identifiziert sich mit dem gleichgeschlechtlichen Elternteil. Es ist nun Teil einer triadischen Beziehung, Vater-Mutter-Kind. Aus der sexuellen Beziehung sind das Mädchen und der Knabe jedoch ausgeschlossen. Erst wenn das Kind erwachsen sein wird, kann es mit einer anderen Person ein sexuelles Paar werden, und ein Baby bekommen, seine sexuelle Identität wird gefestigt, die mit 1 ½ Jahren bereits grundgelegt worden war. Erst mit diesem Verzicht auf die allmächtigen ödipalen Wünsche akzeptiert das Kind eine Dreipersonenbeziehung. Es entsteht ein »trianguläler Raum« (Britton 1998) im Kind, das nun erkennen kann, dass die Eltern nicht nur miteinander beschäftigt sind, sondern auch in liebevoller Weise über ihr Kind nachdenken können. Die Hineinnahme (Internalisierung) eines positiven ödipalen Paares legt im Kind den Grundstein zur Selbstreflexion und der Gewissensbildung: es kann nun zu sich und seinen Handlungen oder Gefühlen in Distanz treten und so über sich nachdenken, wie seine Eltern es getan haben. Das Kind wurde zum Gegenstand des Nachdenkens und des Sorgens und nun erwirbt das Kind schrittweise die Kompetenz, selbst über sich nachzudenken. Das Kind verinnerlicht die Wertvorstellungen der Eltern und bildet ein Gewissen, ein reifes »Über-Ich« aus (Freud betont vor allem die väterlichen Wertvorstellungen, aber die mütterlichen wurden später ebenso bedeutsam eingeschätzt). Kann sich das Kind nicht von seinen (positiven oder negativen) ödipalen Wünschen lösen, so erfolgt eine Fixierung auf dieser Entwicklungsstufe.

Auf eine weitere Auswirkung der Bewältigung der ödipalen Situation haben Melanie Klein und Hannah Segal hingewiesen. Der trianguläre innere Raum ermöglicht eine Weiterentwicklung der Symbolisierungsfähigkeit. Das Kind kann nun klar zwischen dem Symbol und dem, was es symbolisiert, und sich als denkende Person unterscheiden; es entsteht eine Dreierbeziehung im Denken. »Die triadische Beziehung zwischen Ich, Symbol und Objekt findet eine Entsprechung in der triangulären Situation, in der sich das Kind mit den Eltern zugleich als verbunden und getrennt erlebt«, fasst Weiß (2014) die Analogie zusammen. Gibt es statt einer Akzeptanz unbewusste Angriffe auf das Elternpaar so kommt es auch häufig zu Störungen der Symbolbildung (Segal 1991).

Michael Feldman führt diesen Gedanken des triangulären Raums weiter, wenn er darauf hinweist, wie das Kind nun mit seinen eigenen Gedanken umgeht. Kann es zwischen seinen Gedanken Verbindungen herstellen, so wie die Eltern sich sexuell verbinden, dann darf auch in den Gedanken des Kindes Neues, Kreatives entstehen. Die Art und Weise, wie das Kind das ödipale Paar verinnerlicht hat, ob es als schöpferisch oder destruktiv, als lebendig oder starr gesehen wird, stellt das Modell für das Erleben der eigenen Gedanken und ihrer Verbindungen dar (Feldman 1998, 106). Statt der Allmachtsphantasien entsteht eine Zuversicht in die eigenen kreativen Fähigkeiten.

Diese klare Unterscheidung zwischen der Elterngeneration und den Kindern ist ein wichtiger Schritt im Bewusstsein des Kindes und bringt Klarheit des Denkens und Unterscheidens.

In der Latenzphase tritt eine Beruhigung der emotionalen Turbulenzen ein, es erfolgt eine Phase der Konsolidierung und relativen Sicherheit. Das Kind entwickelt seine physischen, emotionalen und kognitiven Fähigkeiten weiter und wendet sich der äußeren Welt zu (Diem-Wille 2015). Die Werte der Eltern werden weitgehend übernommen und bilden eine zuverlässige innere und äußere Ordnung, das Kind fühlt sich seiner Familie fraglos zugehörig. Das Kind zwischen 7 und 11 Jahren (Latenz) hat eine Art Gleichgewicht erreicht, aber dieses Gleichgewicht hängt sowohl von einer relativ stabilen inneren als auch äußeren Realität ab. Es lebt in relativer Harmonie in der inneren und äußeren Welt der Eltern und Schule (vgl. Anderson 1998, 3). Diese Welt ändert sich radikal und wird nie wieder so sein, wie sie im Rückblick verklärt wurde. Die Krise der Adoleszenz lässt nichts unberührt. Nicht nur die Welt ist nicht mehr dieselbe, sondern auch der Jugendliche ist nie mehr derselbe, der er war, mit seinen kindlichen Empfindungen, Wünschen und Ängsten. Aber die Psychoanalyse hat gezeigt, dass der Kern der kindlichen Persönlichkeit in seiner Struktur erhalten bleibt und die Art und Weise der Bewältigung der Krise bestimmt. Darin liegt eine Quelle großer Spannungen:

> »Dieser Teil von uns will niemals die frühen Sehnsüchte und die Art der Befriedung aufgeben und jetzt wird dieser Teil konfrontiert mit Veränderungen, die damit in Konflikt stehen. Manchmal im schroffen Gegensatz zu vertrauten Gratifikationen und anderen, die bedrohlich sind, weil sie dem kindlichen Ich die Macht zur Erfüllung seiner gefährlichsten Wünsche ermöglicht – sowohl sexuelle als auch gewalttätige« (Anderson 1998, 2; Übers. GDW).

All dies wird durch den adoleszenten Entwicklungsschub verändert: Es entsteht ein Druck von zwei Seiten. Durch die sexuelle Entwicklung werden frühe ödipale Wünsche wiederbelebt, und gleichzeitig erfordert die Identitätsfindung eine fundamentale Auseinandersetzung mit den Werten und Idealen der Eltern. Die Suche nach einem sexuellen Partner erfordert auch die Aufgabe der früheren, elterlichen Liebesobjekte als Liebesobjekt.

Die paradoxe Situation besteht darin, dass der gegengeschlechtliche Elternteil in einer neuen Heftigkeit begehrt wird und gleichzeitig eine weitgehende Ablösung erfolgen soll, um für ein gleichaltriges Liebesobjekt frei zu werden. Die heftigen ödipalen Wünsche erfolgen jedoch nun in einem geschlechtsreifen Körper. Der Jugendliche, der mit seiner Mutter Babys machen will, wäre physisch dazu in der Lage, was enorme unbewusste Angst auslöst. Aus einem harmlosen, kindlichen Wunsch wird nun ein bedrohliches Vorhaben. Diese Angst des Jugendlichen führt oft zu gewaltsamen Handlungen, um den inneren Druck abzulassen.

Ebenso wird der Wunsch des Mädchens, ein Baby mit dem Vater zu bekommen, eine reale Möglichkeit. Auch wenn die Inzestscheu die Realisierung des Wunsches verhindert, so wird sie in der Verschiebung auf andere Personen in den Teenagerschwangerschaften Wirklichkeit.

Diese widersprüchlichen Anforderungen erzeugen große Spannung, die zu selbstschädigendem Verhalten wie Schneiden und Verletzen, Selbstmordgedanken oder psychischem Zusammenbruch oder Rückzug aus der Realität führen können. Die Bedrohlichkeit der hereinbrechenden körperlichen Veränderung wird in Kafkas Novelle *Die Verwandlung* (1915) nachempfindbar. In dieser Metamorphose erkennt ein junger Mann, Gregor Samsa, beim Aufwachen, wie sein Körper langsam die Gestalt eines Käfers annimmt und seine Hoffnung, dass dies nur vorübergehend sei, wird enttäuscht, bis er erkennt, dass er immer in diesem Körper weiterleben muss. Auch der Jugendliche muss jeden Aspekt seines Verhältnisses zu sich selbst, seine Ansichten, Wünsche und Zielsetzungen, des Lebens, wie es bis jetzt war, ändern, – was wir den Prozess der Adoleszenz nennen. Das Gleichgewicht der Latenzjahre geht verloren. »Es scheint, dass jene Jugendliche, die die innere Kraft und Ressourcen haben, es als normale Entwicklung zu ertragen, aus der Balance zu kommen und die eine Umfeld haben, die diese Haltung unterstützt, die beste Anpassung (adjustment) an das erwachsene Leben haben« (Anderson 1998, 3). In einer Familie, bei der die Eltern sich und die Kinder auf die stürmische Zeit der Adoleszenz vorbereiten, kann der jüngere Bruder einer bereits in heftigen Kämpfen mit den Eltern verwickelten Schwester, fragen: »Wann komme ich endlich in die Pubertät?« Das tatsächliche Erleben der Verwandlung seines Körpers ist wohl erwartet, aber in seiner Intensität vorher nicht vorstellbar.

Es herrschen unterschiedliche Auffassungen darüber, ob der Ödipuskomplex eine allgemeine Entwicklungsphase darstellt und deshalb notwendig oder ein pathologisches Element ist. Britton (2014) betont, dass die Art und Weise der Bewältigung dieser Entwicklungsphase im Besonderen das individuelle Muster der Persönlichkeit beeinflusst. Er behauptet,

> *»wenn die ödipale Situation im Laufe des Lebens in jeder neuen Lebenssituation in jeweils modifizierter Form erfahren wird, dann ist die Erfahrung der ödipalen Situation der psychischen Entwicklung und dem seelischen Wachstum dienlich und förderlich. Wenn hingegen jede neue Erfahrung einer triangulären Situation regressive Tendenzen auslöst, um zu früheren, das heißt, in der Vergangenheit unbewältigt gebliebenen und infolgedessen zu einer Fixierungsstelle gewordenen Version des Ödipuskomplexes zurück zu kehren, dann darf man davon ausgehen, dass bei dem betreffenden Individuum eine pathologische Tendenz vorliegt«.* (Britton 2014, 61)

Die Adoleszenz erfordert eine Neuordnung der frühkindlichen und ödipalen Beziehungsmuster, wobei auf gelungene Bewältigungsformen zurückgegriffen werden kann oder unbewältigte Konflikte auftauchen und unter günstigen Bedingungen neu geordnet werden können. Nun sollen die besonderen Formen der Wiederbelebung früherer Wünsche dargestellt werden.

Sehnsucht nach Verschmelzung mit dem primären Liebesobjekt

Die Sehnsucht, dem mütterlichen Körper ganz nahe zu sein oder in die Geborgenheit der Gebärmutter zurückzukehren, wird nicht bewusst erlebt, sondern tritt in verschiedenen Formen auf, wie zum Beispiel im Versinken in der lauten Musik. So wie das Baby in der Gebärmutter den Herzschlag der Mutter mit ca. 90 Dezibel hört, was dem Geräusch eines Sportwagens entspricht, so wird in der Disco oder im Raum laute Musik fast wie ein Rausch erlebt; man versinkt und schwebt zugleich. Der Rhythmus des Schlagzeugs erfordert es fast, sich im

Takt der Melodien zu wiegen. Diese Bewegung birgt Erinnerungen an das Getragenwerden im Fruchtwasser. Beim langsamen engen Tanzen kommt die sinnliche Attraktion dazu, ein ungewohntes Berühren, das Erinnerungen an das Streicheln und Kuscheln mit den Eltern wachruft; eng an einander geschmiegt erleben beide Jugendliche die Erinnerung und die Angst, Aufregung, Erregung und Lust der neuen Qualität der erotischen Spannung, die nach mehr verlangt. Im Text der Schlager werden diese Phantasien in Worte gefasst und ausgesprochen, nämlich, ganz zu einer Einheit zu verschmelzen, und im Hintergrund lauert die unvermeidliche Angst vor Trennung und der Schmerz darüber. Zugleich kommt es beim Tanzen eines Tangos oder eines Wiener Walzers zu engem Körperkontakt, wenn der Partner die Beine zwischen die des Mädchens positionieren muss. Ein Text lautet:

> **All of Me (gesungen von Frank Sinatra)**
> *All of me*
> *Why not take all of me*
> *Can't you see*
> *I'm no good without you*
> *Take my lips*
> *I wanna lose them*
> *Take my arms*
> *I'll never use them*
> *Your goodbye left me with eyes that cry*
> *How can I get along without you*
> *You took the part that once was my heart*
> *So why not, why not take all of me.*
> (Writer(s): Marks Simon, Gerald Marks, Carl Strommen, Miles Davis, Seymour Simons)

Und ein ähnliches Thema:

> **Heaven, I'm in Heaven**
> *Heaven, I'm in heaven*
> *And my heart beats so that I can hardly speak*
> *And I seem to find the happiness I seek*
> *When we're out together dancing cheek to cheek*
> *Heaven, I'm in heaven*
> (Lyrics by Irving Berlin)

Wenn diese Liedtexte beim Tanzen vom verliebten Knaben ins Ohr des verehrten Mädchens geflüstert werden, reagiert ihr ganzer Körper auf seine Hingabe. Diese Erlebnisse sind aufregend und werden Stoff für weitere Tagträume. Der Wunsch, sich ganz hinzugeben, hat auch eine andere Seite, sich lustvoll auszuliefern: »mach mit mir, was du willst«, »Ich will dein Sklave sein« gehen in Richtung einer lustvollen, sexuellen Abhängigkeit oder Hörigkeit. Ein bisschen davon steckt in jeder Verliebtheit, Freud (1905) bezeichnet die erste Phase der Verliebtheit als etwas außerhalb der Normalität. In den Phantasien kann das Wiedererleben der totalen Abhängigkeit des Säuglings von der Mutter auch den Kern einer masochistischen Unterwerfung oder in der anderen Rolle als sadistisches Ausüben der Macht bedeuten – ein häufiges Thema von Onaniephantasien.

Musik ist für Jugendliche ein Ausdrucksmittel ihrer Wünsche und Sehnsüchte nach Auflösung der Ich-Grenzen und sie erzeugt auch beim Hören ein schwebendes Gefühl. Musik kann als Zufluchtsort dienen, wenn sich Jugendliche einsam und verloren fühlen; sie ziehen sich zurück und hören laute Musik. Neben dem Sichverlieren in der Musik bildet sie den Hintergrund zu Tagträumen. Die nostalgische Dimension von Musik wird deutlich, wenn auf Festen oder Partys der Jugendlichen in den frühen Morgenstunden Lieder aus der in der Kindheit geliebten TV-Serien erklingen, und voll Sentimentalität die Kennmelodie von »Wicki und die starken Männer«, »Heidi, Heidi, deine Welt sind die Berge« oder »Biene Maja« gesungen werden, schwingt die Trauer um diese vergangene Lebensphase mit.

2.3 Tagträume mit ödipalen Themen

Unter »Tagträumen« verstehen wir Phantasievorstellungen und Imaginationen im wachen Bewusstseinszustand, bei der die üblichen Zensuren des Realitätsdenkens ausgeschlossen sind. Der Jugendliche malt sich erotische oder ehrgeizige Wünsche aus und lässt sie im Traum in Erfüllung gehen. Dabei wird alle Aufmerksamkeit von der äußeren Welt abgezogen, es gibt nur kurze Szenen, lustvolle, erwartungsvolle, die dann in der Phantasie immer wieder erlebt und den eigenen Vorstellungen gemäß ausgemalt werden. Oft werden erotisch aufregende Szenen immer und immer wieder in Erinnerung gerufen, wie ein Film oder eine Platte, die auf »Wiederholung« gestellt wird. »Diese Tagträume werden mit großem Interesse besetzt, sorgfältig gepflegt und meist sehr schamhaft behütet, als ob sie zu den intimsten Gütern der Person zählten«, schreibt Freud (1908). Auf der Straße erkenne man an dem abwesenden Lächeln oder am Selbstgespräch den bei offenen Augen Träumenden. Es werden »Luftschlösser« gebaut, die große Befriedigung geben. Oft wird mit berühmten Personen, Sängern, Schauspielern oder Popstars ein zärtliches Verhältnis phantasiert; er, der Berühmte, wählt das noch unreife Mädchen als seine Geliebte.

> Ein junges 14-jähriges Mädchen träumte – nachdem sie »Vom Winde verweht« (1939) gesehen hatte – viele Wochen in viele Variationen von Rhett Butler (gespielt von Clark Gable) so geküsst zu werden, wie er Scarlett O'Hara (gespielt von Vivien Leigh) im Film geküsst hat, sie schwungvoll nach hinten beugend. Später traute sie sich zu träumen, dass Rhett Butler sie nach Hollywood eingeladen hatte und sie gleich beim Begrüßen am Flughafen leidenschaftlich in die Arme nahm. Er flüsterte ihr – so wie Scarlett O'Hara – ins Ohr: »You should be kissed and often, and by someone who knows how«. Sie würde sich mit ihm versöhnen und noch ein Baby bekommen, da das erste Kind bei einem Reitunfall gestorben war. Sie wäre die bessere und verständnisvollere Frau als die selbstsüchtige und eitle Scarlett O'Hara.

Hier wird der ödipale Wunsch deutlich, das träumende Mädchen setzt sich an die Stelle der Mutterfigur. Das Idol tritt an die Stelle, die früher der gegengeschlechtliche Elternteil eingenommen hat. Das bewunderte Idol ist ein Mittelding zwischen einer realen und einer phantasierten Figur. Sie ist so distanziert, dass es sicher ist, sich in diese Person zu verlieben und sie anzuhimmeln. Sie ist für den »Vater«, das ist Rhett Buttler, die bessere, verständnisvollere Frau. Die Bewunderung der schönen Mutter wird gemischt mit Konkurrenz und Eifersucht. Die Tagträume stellen wie das kindliche Spiel einen »Übergangsraum« (Winnicott) dar. Sie enthalten Elemente der Vergangenheit, haben einen Auslöser in der Gegenwart und beziehen sich auf die Zukunft. Meist bleibt die Phantasie beim Küssen stehen, selten wird ein Baby phantasiert.

Bei Jungen bestehen die Tagträume im Erleben von gefährlichen Situationen, die sie meistern und für ihre Heldentaten dann belohnt werden. Der Heranwachsende gibt das kindliche Spielen auf und muss so auf eine bekannte Lust verzichten. Als Ersatz baut er Luftschlösser, was wir Zeit unseres Lebens tun. Gleichwohl verbirgt der Erwachsene dieses Luftschlösserbauen, weil er es als kindlich einschätzt und sich dafür schämt. Die Tagträume passen sich der jeweiligen Lebenssituation an und verknüpfen Vergangenes, Gegenwärtiges und Zukünftiges, »wie an der Schnur des durchlaufenden Wunsches aneinandergereiht«, schreibt Freud in *Der Dichter und das Phantasieren* (1908e). Die seelische Arbeit knüpft an einen aktuellen Anlass an, greift auf kindliche Erinnerungen zurück, um zukünftige Wünsche zu erfüllen. Ein schlechter Schüler kann sich den Triumph, der Beste zu sein, vorstellen, das Mädchen, die Schönste des Festes zu sein, die Prüfung glänzend zu bestehen oder die schnellste Läuferin zu sein.

> Monika erzählt, dass sie und ihre Schwestern sich nach dem Sonntagsmittagessen zur »Mittagsruhe« zurückzogen. Sie verdunkelten ihr gemeinsames Zimmer, legten eine ihrer Lieblingsplatten auf und zogen sich beide zum Träumen unter Tags in ihr Bett zurück. Jede versank in ihre Phantasiewelt, sie genossen es aber, das gemeinsam zu tun – über den Inhalt ihrer Tagträume sprachen sie nie. In Monikas Tagtraum gab es eine gefährliche Situation, einige Soldaten traten ihr aggressiv und erotisch nahe, drohten sie zu vergewaltigen. Da erschien deren Offizier, rettete sie vor den Soldaten und geleitete sie zu ihren Eltern zurück. Er verliebte sich beim ersten Anblick in sie und auch sie erwiderte seine Zuneigung. Ganz behutsam und vorsichtig, berührte er ihren Arm und küsste sie. Dann brach sie den Traum ab.

Monikas Angst vor einer Vergewaltigung hat vermutlich ihre Wurzel in der phantasierten gewaltsamen sexuellen Verbindung ihrer Eltern, gleichzeitig wird sie von einer väterlichen Figur gerettet und beschützt; die Soldaten stellen wohl die sexuellen, eindringenden Impulse dar, die sie sich wünscht und vor denen sie gleichzeitig Angst hat. Beim Hinlegen wählt sie diese Bilder – es handelt sich um eine oft wiederkehrende Phantasie.

Wie Freud in der Traumdeutung beschrieben, werden im Traum Teile des Selbst in verschiedenen Personen untergebracht und durch eine Zensur in

Traumbildern dargestellt, verändert, komprimiert, ins Gegenteil verkehrt oder in verschiedene Personen aufgespalten. Alle Träume gehen aus der Entbehrung der Befriedigung unerfüllbarer Wünsche und der Sehnsucht hervor. In einer Art Probehandeln wird im Tagtraum die eigene Person zum Akteur, zum Helden oder zur begehrenswerten Frau.

Diese Tagträume sind Teil der normalen Entwicklung solange sie nicht an die Stelle realer sozialer Beziehungen treten. Führen Tagträume jedoch zu einem immer größeren Rückzug, so verweist das auf große Ängste, die den Jugendlichen hindern, zu seiner Peergroup Kontakt aufzunehmen. Zu einer Flucht in eine phantasierte Ersatzwelt neigen Kinder, die familiäre Problem oder gewalttätige Eltern haben bzw. unter großer Einsamkeit leiden. In Japan hat das Phänomen des totalen Rückzugs von Jugendlichen einen Namen erhalten: Als »Hikikomori« werden in Japan Personen bezeichnet, die sich weigern, das Haus ihrer Eltern zu verlassen, sich in ihrem Zimmer einschließen und den Kontakt zu ihrer Familie auf ein Minimum reduzieren. Die Dauer variiert. Manche verbringen bis zu fünfzehn Jahre oder länger als Eingeschlossene. Wie viele Hikikomori es gibt, liegt allerdings im Dunkeln, da viele von ihnen aus Angst vor Stigmatisierung verschwiegen werden. Schätzungen zufolge dürften an die 100.000 bis 320.000 vor allem junge Menschen davon betroffen sein. Als hauptsächlicher Grund gilt der große Leistungs- und Anpassungsdruck in Schule und Gesellschaft (Flasar 2014).

Auch sexuelle Ängste können in Tagträumen und Träumen untergebracht werden. Die zentrale unbewusste Angst der Jungen besteht darin, in einem dunklen Ort eingesperrt zu sein, in eine Falle zu geraten oder seinen Penis oder seinen Geist zu verlieren. Die Phantasie, von einer strengen Herrin gefesselt zu werden, verweist auf die sexualisierte Hilflosigkeit des Säuglings, der ohne Hilfe eines Erwachsenen nicht weggehen oder zu jemanden gehen kann. Die Ausstattung der Sexgeschäfte und die Annoncen der Prostituierten illustrieren diese Dimension der sexuellen Phantasien, die durch eine Sexualisierung früher Erfahrungen von Leid in Lust umgewandelt wurde und die dann in der Phantasie oder real ausgelebt werden.

Mädchen fürchten sich vor einem Eindringen, einer körperlichen gewaltsamen Bedrohung, die ihren Körper beschädigt. Die sexuelle Urangst vor der zerstörerischen Kraft der sexuellen Vereinigung stammt aus frühkindlichen Phantasien, wenn das Kind die Urszene als aggressiven Akt wahrnahm; Lustschreie und Stöhnen der Eltern werden vom Kleinkind als bedrohlich und als Gefahr interpretiert (Klein 1928). Dass sexuelle Liebe gefährlich ist und nicht gut ausgehen kann, liegt dem großen Liebesdrama »Romeo und Julia« von Shakespeare zugrunde. Schon von Anfang an bestimmt das Thema des Todes, der Familienfehde und das Trennende die Grundstimmung. Es handelt sich um eine aufwühlende Geschichte, die nicht gut ausgehen kann. Zentral ist die Frage: »Kann man Sex haben, ohne zu sterben?«, d. h. Sexualität ist eine gefährliche Sache. Im Französischen heißt der Orgasmus »der kleine Tod«. In der primitiven frühkindlichen Phantasie wird der Beischlaf als etwas Tödliches gesehen, als eine gewaltsame sexuelle Vereinigung, die gegen das Kind gerichtet ist. Wie der Jugendliche zu Sexualität steht, hängt auch davon ab, ob in der Familie über Gefühle gesprochen werden kann. Darf man in der Familie über Liebe, Eifersucht, Sehnsucht und Konkurrenz sprechen oder sind Gefühle tabuisiert? Können die Eltern ein positives Vorbild eines Paares vermitteln, das liebevoll miteinander umgeht und auch mit den Kindern über sexuelle Fragen sprechen kann? Hat die Mutter eine ablehnende Haltung gegenüber ihrer Sexualität und gibt es keine sexuelle Beziehung zwischen den Eltern, so bedeutet das eine Bestätigung der Angst vor der tödlichen Vereinigung: der Vater würde der Mutter etwas antun und sie muss sich schützen. Ein Traum von Sebastian im Alter von 12 Jahren lautet:

> »Ich und meine Freundin waren auf einen Boot. Wir haben Fangen gespielt. Da kam ein riesiges Monster und hat uns gefangen. Das Monster wollte, dass meine Freundin in sein Maul springt und er wollte uns schlucken. Wir sind weggelaufen. Dann kam das Monster von der anderen Seite. Wir sprangen beide über die Reling ins Meer. Ich wachte auf.«

Als Assoziation meint Sebastian, er hat im Traum gedacht: »Das kann nicht sein, dass sie stirbt. Ich will sie retten«. Dann erzählt er, dass er gerade ein Buch liest, in dem ein Monster mit einem riesigen Maul vorkommt. Es ist kein »reales« Buch, meint Sebastian, kein Geschichtsbuch, sondern es sind Geschichten von einem Monster. Im Buch gibt es ein Himmelsdorf, ein Schiff und ein Wäldchen, in dem viele Monster leben. Der Junge, 16 Jahre alt, wird im Buch nie als Mann bezeichnet. Er will beweisen, dass er ein starker Mann ist. Er fährt mit dem Schiff zu dem Wald und begegnet einem Monster. Dann tötet er das Monster und bringt es nach Hause. Er ist ein Held und wird als Mann gefeiert. Er soll noch andere Monster besiegen, aber da habe er, Sebastian, nicht mehr weitergelesen. Melanie Klein erforschte in ihrer analytischen Arbeit mit sehr kleinen Kindern die kindlichen Phantasien über Monster. Sie stellen ein aus Eifersucht und Neid verzerrtes Bild aus Teilen des elterlichen Körpers dar, die miteinander in gefährlicher Weise verbunden sind. Diese »Vereinigte-Eltern-Figur« (Klein 1952, 92) kann als idealisierte oder bedrohliche Form auftauchen und als Monster im Spiel der Kinder dargestellt werden.

Sebastian zeigt, dass er mit diesem Helden des Buches identifiziert ist, aber seine Ängste vor dem Monster sind viel zu mächtig; er kann das Buch nicht weiterlesen und im Traum erscheint das Monster. Er kann es nicht besiegen, er fühlt sich nicht stark genug, sondern kann nur mit der Freundin gemeinsam fliehen. Er fühlt sich den Gefahren nicht gewachsen und flieht in den sicheren Hafen der Kindheit.

Katharina erzählt ihren Zustand beim Träumen untertags im Alter von 15 Jahren:

> »Seit drei Wochen bin ich immer so müde und fertig. Ich setzte mich dann einfach vor den Fernseher oder ich lege mich ins Bett. Dann vergeht die Zeit so schnell; ich döse nur- und versuche an nichts zu denken, alles auszuschalten. Nur zu schweben. Dann rotiere ich, wenn ich an Hausübung machen denke. Ich denke an Liebe. Es ist so irrsinnig schön. Ich fühle mich so gebor-

gen bei N. Wir verstehen uns ur-gut, wir lachen viel. Er ist der Erste, dem ich mich traue, alles zu sagen und was mich an ihm stört. Mich stört nichts an ihm. Ich bin nicht perfekt – er ist urperfekt – zu gut für mich. Wir haben urlustige Diskussionen über Sex. Er ist fast zwei Jahre älter als ich, also 1 Jahr + 1 Monat +1 Tag. Beide sind wir noch zu jung, noch nicht bereit.«

Katharina spricht nur indirekt über ihre Tagträume. Sie ist müde und sie legt sich dann ins Bett und döst, d. h. sie begibt sich in einen Zustand zwischen Wachen und Schlafen. Mit diesen aufregend schönen Gedanken vergeht die Zeit so schnell. Ohne Übergang erzählt sie von dem Jungen, N, in den sie verliebt ist. Beide sind sie noch zu jung, um sexuelle Erfahrungen zu machen, aber sie sprechen darüber und das ist ur-lustig. Ihren Eltern fällt auf, wie sie wie in Trance durchs Leben schwebt, mit einem abwesenden Lächeln. Auch Katharina spricht darüber:

»Das einzig Uncoole ist, dass ich mit meinen Eltern so oft streite. Was meinen Vater ärgert, ist, dass ich beim Essen so langsam bin – weil ich müde – weil ich so glücklich bin. Das versteht mein Vater nicht, das hängt mir beim Hals heraus. Ich weiß nicht, wie ich ihm das erklären soll. Ich mache alles so langsam und lächle still vor mich hin. Ich kann nichts tun, wenn ich Scheiße drauf bin oder so glücklich bin. Es wechselt so rasch. Ich bin deprimiert oder glücklich. Es wechselt jede Stunde. Besonders, wenn ich Musik höre, werde ich traurig, obwohl ich glücklich bin. Ich kenne mich selbst nicht aus – ich bin verliebt – das ist, was mein Leben jetzt ausmacht... Am liebsten würde ich den ganzen Tag nur schlafen.«

Sehr eindrucksvoll beschreibt Katharina wie wenig sie diese Stimmungsschwankungen beeinflussen kann. Sie ist zugleich glücklich und traurig, beim Träumen ist alles gut, aber die Eltern sind genervt und kennen sich nicht aus. Die Tagträume sind so etwas wie ein Niemandsland – nicht mehr in der Geborgenheit der Familie sein, aber auch noch nicht im fremden Land der Erwachsenen.

Die erotischen und sexuellen Spannungen drängen auf Entladung, was durch physische Manipulation der Geschlechtsteile und den sie begleitenden Masturbationsphantasien gesteigert wird.

2.4 Masturbation und Masturbationssphantasien

Eine Befriedigung der sexuellen Spannung erfolgt durch Masturbation, die durch Stimulation der Genitalien erfolgt und von besonderen Phantasien begleitet wird. Die häufig auftretenden Schuldgefühle haben nicht nur mit religiösen Einschränkungen, sie als Sünde zu bezeichnen, zu tun, sondern hängen mit der Qualität der Phantasien zusammen. Sie tragen oft aggressive, masochistische

2.4 Masturbation und Masturbationsphantasien

oder perverse Züge, die den Jugendlichen verstören und ihm fremd und doch Teil von ihm sind. Diese Erfahrungen und die Lust sind intensiv und zugleich alarmierend genussvoll. Oft sind sie mit Angstsituationen und Druck verbunden. Es geht um Schlagen oder Geschlagenwerden, jemanden quälen, bedrängen, überwältigen und einsperren oder in der masochistischen Version sich als lustvolles Opfer dieser Handlungen zu sehen. Früher wurde Masturbation als Sünde bezeichnet und musste gebeichtet werden. Es wurden Angst einflößende schreckliche Folgen angedroht, Akne oder Zersetzung des Hirns als Strafe heraufbeschworen. Heute gibt es auf Facebook »Masturbationshilfen«, wo Masturbationspraktiken ausgetauscht, aber auch bange Fragen diskutiert werden, wie: Kann man an Masturbation sterben? Ist Onanie gesund? Was mache ich, wenn mein Sohn auf dem Polster onaniert? Im Internet werden »Domina-Workshops« angeboten. Generell herrscht heute weitgehend Konsens, dass Masturbation ein normales Phänomen ist, gleichzeitig scheint es den Eltern schwer zu fallen, mit ihrem Sohn darüber zu sprechen. (Bei Mädchen bleiben keine sichtbaren Spuren.) In diesem Bereich hat die Psychoanalyse einen wichtigen Beitrag geleistet, das Onanieren zu enttabuisieren. Früher gab es Demütigungsrituale, wenn die Mutter z. B. das Leintuch nach einem »nassen Traum« beim Frühstück allen Familienmitgliedern zeigte, um den Jungen zu beschämen. Die Angst vor Gehirnzersetzung wegen der verbotenen sexuellen Praktiken war weit verbreitet.

Martin Walser schreibt in *Die Verteidigung der Kindheit* (2015, 54) über die besondere Qualität des nicht offen über Selbstbefriedigung Sprechens, was große Schuldgefühle erzeugt.

Klara war nie böse oder hart oder auch nur streng. Sie war immer nur da, wenn etwas Schlimmes verhütet werden musste: ein Sturz, eine Verletzung, eine Selbstbefriedigung. Du verstehst mich hoffentlich! Damit wollte die Mutter jetzt sagen, wenn er in der Selbstbefriedigung Maß gehalten hätte, von Anfang an, dann hätte er bessere Nerven, also schliefe er besser, also brauchte er auch keine Tabletten, und was Migräne ist, wüsste er gar nicht. Von Anfang hatte man ihm doch beigebracht, dass Selbstbefriedigung etwas Übles sei. Schädlich und hässlich und böse. Obwohl weder der Vater noch die Mutter je mit ihm darüber gesprochen hatten, wusste er genau, wie Vater und Mutter über Selbstbefriedigung dachten. Und er würde, das wusste er auch, bis an sein Lebensende denken, wie es ihm die Eltern, ohne je mit ihm darüber zu sprechen, beigebracht hatten. (...) Bei anderen kann man tolerant sein. Nur bei sich selbst erlebt man ja den ganzen Verlauf plus installierter Beschämung. Dass man wieder einmal versagt hat. Dass es sich rächen wird. Wenigstens bis nach der Prüfung sollte er sich beherrschen. (...) Und wenn er unterlag, wusste er, dass er die Prüfung nie bestehen würde. Die Nerven! Jemand, der sich so hemmungslos selbst befriedigt, ist ein Nervenwrack. (Walser, 2015, 54)

Dieser innere Druck, sich zu beherrschen, steigert noch die Spannung und damit die Lust. Es wird ein innerer Kampf zwischen Verlangen und Selbstkontrolle gesteuert von einem grausamen, intoleranten Über-Ich. All diese Andeutungen, die so unklar waren, erzeugten einen tiefen Eindruck, der Scham und Abwertung erzeugte.

Wird die Selbstbefriedigung jedoch ein Ersatz für reale soziale Kontakte mit anderen weiblichen und männlichen Jugendlichen, so kann das ein Zeichen von psychischen Problemen darstellen. Der Jugendliche braucht dann Hilfe und Ermutigung, sich zu trauen, reale soziale Kontakte einzugehen, auch wenn sie schmerzliche Erfahrungen und verwirrende Gefühle hervorrufen. Der freie Zugang zu Webseiten mit pornographischen, sadistischen und grausamen sexuellen Praktiken kann verwirrende Erfahrungen vermitteln; günstiger ist es, wenn Jugendliche mit anderen darüber sprechen und ihre Wünsche im darüber Sprechen »üben«. In dieser Phase des Erforschens der erwachsenen Sexualität kann die Sexualität der eigenen Eltern nur schwer akzeptiert werden. Sie denken, dass ihre Eltern bereits jenseits dieser Fragen stünden und sind dann schockiert, wenn ihre Mutter noch einmal schwanger wird.

Was von den Eltern in dieser Phase oft unterschätzt wird, ist die emotionale Reaktion auf das notwendige Aufgeben der Eltern als wichtigste Liebesobjekte. Ein wichtiger Teil ihres Selbstwertgefühls war mit der Tatsache verbunden, die Tochter oder der Sohn dieser bewunderten Mutter oder beschützenden Vaters zu sein. Die Eltern zu entthronen, bringt oft eine Verminderung des eigenen Selbstwertgefühls – eine Leere und ein Abgrund, den so viele Jugendliche beschreiben. Die Jugendlichen sind hauptsächlich an sich selbst interessiert, in dieser Übergangsphase von der Kindheit zur Erwachsenenwelt stellen sie ihr »Selbst« in den Mittelpunkt.

In dem Aufsatz »Ein Kind wird geschlagen« führt Freud (1919e) genau aus, wie einige seiner Patientinnen sich kaum von einem Tagtraum losreißen konnten, in dem ein Kind geschlagen wird. Die schrittweise Deutung dieser sich immer wieder ändernden Phantasie beschreibt Freud folgendermaßen:

Zunächst wird der schlagende Erwachsene in der Analyse als der Vater sichtbar, der geheime Wunsch lautet: »Der Vater schlägt *das mir verhasste* Kind« (Freud 1919e, 236). In einer weiteren Entwicklungsphase wird das phantasierende Kind selbst geschlagen, was unzweifelhaft masochistischen Charakter hat. Die Bedeutung lautet: »*Ich werde vom Vater geschlagen*« (ebenda 237). Diese lustvollen Phantasien werden Freud von einer Patientin erzählt, die sich an keine physische Bestrafung durch den Vater erinnern kann. In der dritten Phase wird ein anderes Kind von einem anderen Erwachsenen, wie einem Lehrer, geschlagen und Phantasien werden von einer starken, unzweifelhaften sexuellen Erregung begleitet und vermitteln so eine onanistische Befriedigung. Als Erklärung, warum diese zuerst sadistischen Strebungen zu einem dauernden Besitz der libidinösen Strebungen des adoleszenten Mädchens geworden sind, nennt Freud folgenden Zusammenhang. Die Wurzeln reichen in die Kindheit zurück, wo das kleine Mädchen vermutlich alles getan hat, um die Liebe des Vaters zu erringen und damit den Keim zu einer Hass- und Konkurrenzsituation zur Mutter gelegt hat. Ein jüngeres Geschwisterchen erregt ihre Eifersucht, sodass die erste Phase des Schlagens des kleineren Kindes einfach zu erklären ist. Es heißt: »Der Vater liebt das andere Kind nicht, *er liebt nur mich*« (ebenda 238). Der Wunsch des Mädchens, mit dem Vater ein Baby zu haben, wird enttäuscht, wenn ein neues Geschwisterchen geboren wird, ja die Inzestwünsche rufen Schuldgefühle hervor, die zu einer Umkehrung des Triumphes drängen: »Nein, er liebt dich nicht, denn er schlägt dich« (ebenda 240). »Meines Wissens ist es immer so, jedes Mal ist das Schuldbewusstsein das Moment, welches den Sadismus zum Masochismus umwandelt«, meint Freud (ebenda). Das Ge-

2.4 Masturbation und Masturbationssphantasien

schlagenwerden der dritten Phase ist nun ein Zusammentreffen von Schuldbewusstsein und Erotik; »*Es ist nicht nur die Strafe für die verpönte genitale Beziehung, sondern auch der regressive Ersatz für sie,* und aus dieser letzten Quelle bezieht es die libidinöse Erregung, die ihm von nun an anhaftet und in onanistischen Akten Abfuhr finden wird.« (Freud 1919e, 240f). Damit wird das Wesen des Masochismus deutlich; der Koituswunsch wird also durch das Geschlagenwerden auf das Gesäß ersetzt, ist Lustbefriedigung und Strafe in einem. Diese ausführliche Darstellung einer häufigen Phantasie des Geschlagenwerdens, das auch in der Pornographie häufig dargestellt oder in der Phantasie mit Prostituierten oft durchgespielt wird, kann also verschiedene Bedeutungen haben. Die Suche nach Lust durch realen oder phantasierten Schmerz ist schwer zu verstehen. Freud kämpfte um eine begriffliche Konzeption des Sadomasochismus sowie des komplexen Zusammenhangs zwischen bewussten und unbewussten Phantasien. Kulturelle Phänomene wie die S&M-Bars für Homosexuelle sowie Bestseller wie »50 Shades of Grey« weisen auf die Verbreitung dieser Thematik hin. Weltweit wurden 70 Millionen Exemplare verkauft ... Die Trilogie schildert die Beziehung einer Studentin zu einem sechs Jahre älteren Unternehmer, der sie zu Bounding- und Sadomasopraktiken motiviert[2]. Bei einer Befragung eines S&M-Geschäftsinhabers sagte dieser, dass 90 % seiner Klienten Heterosexuelle seien (Person 1997, XI). Es ist unschwer nachzuvollziehen, dass die Entdeckung dieser Art von Tagträumen und Onaniephantasien für Jugendliche bedrohlich ist.

Die Verknüpfung von frühen, meist verdrängten ödipalen Wünschen und deren Bearbeitung im Licht der erwachsenden genitalen Sexualität führt zu diesem inneren Muster, das zu einer Fixierung werden kann oder nur vorübergehend ist: Reale Erlebnisse von Erwachsenen, als Strafe geschlagen worden zu sein, werden sexualisiert und können die bewussten und unbewussten Masturbationsphantasien prägen. Die menschliche Sexualität ist plastisch und nicht durch den Willen oder die Vernunft beeinflussbar, sondern geht auf libidinöse Impulse zurück; auch Angst wird sexualisiert, was dazu führt, dass gefährliche oder beängstigende und demütigende Situationen herbeigeführt werden, um diese Spannungslust zu erleben. So beschreibt Jean Jaques Rousseau in seinen *Bekenntnissen* (1782), wie er von seiner Erzieherin auf den nackten Popo geschlagen wird. Erst als sie bemerkt, welche heimliche Lust sie ihm bereitet, hört sie abrupt mit diesem Schlagen auf. Rousseau aber bleibt, wie er beschreibt, ein Leben lang auf diese erotisierten Rituale fixiert.

In der Novelle von Leopold Sacher-Masoch *Venus im Pelz* (1870) werden extreme Wechselbäder der Gefühle beschrieben; die Hauptfigur, Severin von Kusiemski, möchte die reiche Witwe Wanda von Dunajew zu seiner Herrin machen, die seine geheimsten Wünsche nach vollständiger Unterwerfung und Demüti-

---

2 Der Autorin gelingt es nicht, die spezifische Verstrickung von masochistischen Wünschen darzustellen. Die masochistische Person gibt dem anderen »Aufträge«, wie die quälerischen Interaktionen zu gestalten seien, um Lust zu bringen. Der/die Masochist/in und Sadist/in können abwechselnd die Kontrolle haben, oft ist es unklar, wer wessen Wünsch erfüllt, da der »Zwang« auf Aufforderung Teil des Arrangements ist.

gung durch eine dominante, strenge Herrin befriedigt und ihn in verschiedenen Formen seelisch und körperlich quält. Die Spannung erhöht sich, da sie immer wieder aus ihrer Rolle fällt und stundenweise die liebende, zärtliche Geliebte ist. Hinter dieser Phantasie ist unschwer die strenge Mutter der Kindertage zu erkennen, die den kleinen Buben bestraft, beschimpft und demütigt. Der Protagonist muss sich immer für das Geschlagen- oder Gedemütigtwerden bedanken – eine damals übliche Praxis der Kindererziehung. Der Psychiater Richard von Krafft-Ebing prägt den Begriff »Sadismus« und »Masochismus«, der auf die Erzählung *Venus im Pelz* zurückgeht und von Freud aufgegriffen wurde (Ammerer 2006). Die Verbindung zwischen sexueller Lust und Schmerz ist für Jugendliche verwirrend und erschreckend, deshalb werden diese Themen geheim gehalten oder verdrängt. Diese Art von Tagträumen kann Suchtcharakter annehmen und beim Jugendlichen starke Schuldgefühle hervorrufen. Freud versuchte in *Jenseits des Lustprinzips* (1920), dieses Phänomen des Sadomasochismus zu verstehen, das seine Grundannahme der Vermeidung von Unlust als Grundlage des psychischen Apparats widersprach. Er sah sich im Weiteren dazu veranlasst, seine Grundannahme zu erweitern und neben dem allen Menschen innewohnenden Lebens- auch einen Todestrieb in seine Theorie des Psychischen einzuführen.

Wie stark Onanieren mit Schuldgefühlen belastet war, zeigt die Schrift *Selbstversuche* von Han Henny Jahnn:

> (...) *All dies war Ausdruck dafür, dass sich in mir ungeheure Sexualspannungen angehäuft hatten. Ich war ein vollkommen exaltierter Mensch; eine geprägte Persönlichkeit, aber eine abscheuliche. Nur dass in allem eine riesige Potenz wirksam war. Welche Torheiten habe ich damals begangen. Es war die Zeit der ersten sexuellen Erlebnisse, das heißt die Zeit, in der ich onanierte. Ich hielt das für eine Sünde und litt furchtbar daran; viel später erkannte ich, dass meine Exzesse in dieser Richtung recht harmlos gewesen waren. Nun hatte ich mir die These gebildet, dass die Sünde »lässlich«, das heißt in der Grenze des Vergebbaren sein könne. Lässlich war es, wenn ich jedes halbe Jahr nur einmal onanierte. Dafür bestrafte ich mich, indem ich mir für jede Sünde eine Wunde beibrachte. Ich kann jetzt noch an meinen Schenkeln abzählen, wie oft ich in einem gewissen Jahr onaniert habe.* (Jahnn 1974, 12)

Im Alter von 16 Jahren führt Jahnn diesen, wie er es nennt, »Kampf um Tod und Leben« durch und er bleibt Sieger. Für die vielen Sünden fügt sich Jahnn zahlreiche Wunden zu, er richtet die sexuelle Spannung als Aggression gegen sich, um sich zu bestrafen. Aber die ganze Zeit, während er gegen diese Versuchung ankämpft und leidet, beschäftigt er sich mit diesen Wünschen. Es ist schwer zu sagen, wie verwirrt ihn dieser innere Kampf machte, da er auch von einer »Erscheinung des gekreuzigten Christus an der Wand« schrieb, also sich Anzeichen einer religiösen Wahnidee zeigten. Doch ist die Adoleszenz eine Zeit des Aufruhrs, in der die Frage auftaucht, ob das Benehmen des Jugendlichen normal oder Zeichen einer gegenwärtigen oder zukünftigen Pathologie ist. Jedes Individuum muss seine eigene Adoleszenz durchleben. Moses Laufer (1995, 4), der gemeinsam mit seiner Frau Eglé Laufer das Brent Adoleszenten Zentrum in London aufbaute, fasst seine jahrzehntelangen Erfahrungen zusammen:

> *There is only one cure for adolescence and that is the passage of time and the passing of the adolescent into the adult state.*

Eine andere psychische Verarbeitungsform des Durcharbeitens frühkindlicher und adoleszenter Wünsche stellen künstlerische Produkte, wie Filme oder Novellen, dar. Aus einer großen Fülle möchte ich einen Kultfilm und zwei Novellen heranziehen und interpretieren.

2.5 Durcharbeiten frühkindlicher und pubertärer Themen in der Kunst

Auf die Ähnlichkeit zwischen Tagträumen und der kreativen Arbeit der Dichter hat Freud (1908a) in der Schrift *Der Dichter und das Phantasieren* hingewiesen. Schon im kindlichen Spiel wird eine Phantasiewelt geschaffen, indem das Kind verschiedene Rollen darstellen und so seinen großen Wunsch, erwachsen zu werden, und seine Konflikte und Vorstellungen emotional durchspielen und befriedigen kann. In ähnlicher Weise erschafft der Dichter im »Lustspiel« oder im »Trauerspiel« Personen, die miteinander handeln. »Schauspieler« verkörpern diese Handlungen im Theater oder im Film – was in den Worten die Anlehnung an das kindliche Spiel zeigt. In den Romanen, Novellen und Geschichten werden Helden geschaffen, mit denen sich der Leser identifizieren und mit ihm oder mit der Heldin Abenteuer bestehen und auf wunderbare Weise gerettet werden kann. Trotz großer Gefahren behält der Leser das Gefühl der Sicherheit für den Helden, da der Roman sonst keine Fortsetzung hätte. »In der Unverletzlichkeit des Helden (...) erkennt man ohne Mühe – Seine Majestät das Ich, den Helden aller Tagträume wie aller Romane«, schreibt Freud (1908a, 176). Freud zitiert den beruhigenden Ausspruch des österreichischen Dichters Anzengruber »Es kann dir nix g'schehen«, da der Held immer gerettet wird. Der Unterschied zwischen den Tagträumen und der poetischen Schöpfung besteht im ästhetischen Lustgewinn. Bei der Lektüre eines beeindruckenden Werkes geschieht ein Durcharbeiten der Spannungen in unserer Seele, was Freud »Verlockungsprämie« oder »Vorlust« nennt (Freud 1908a, 179). Der Zuschauer identifiziert sich mit dem Werk und der inneren Welt des Künstlers, die im Werk repräsentiert ist.

Hanna Segal führt den Gedanken weiter, indem sie als Ursprung aller Formen der Kreativität eine Wiedergutmachung annimmt. Ästhetische Erfahrung des Schönen und der Harmonie versteht sie als gelungenen Versuch, die zerstörten inneren Objekte wiederherzustellen und mit der Realität in Verbindung zu stellen (Quinodoz 2008, 22). Um die Frage, wie zerstörte innere Objekte entstehen, beantworten zu können, ist ein kurzer Exkurs notwendig.

> **Exkurs**
>
> Bereits in der Darstellung der frühen Mutter-Baby-Erfahrungen wurde angeführt, dass sich das Baby von Geburt an mit widerstreitenden inneren Kräf-

ten, dem Lebenstrieb und der grundlegenden Destruktivität, als Todestrieb, auseinandersetzen muss. Die innere Fähigkeit zu lieben wird von den dunklen Kräften in Balance gehalten. Es herrscht die Angst, welche Auswirkungen die Hassgefühle und destruktiven Phantasien auf jene Personen haben, die wir lieben und hassen. In der Phantasie beschädigt das Baby jene Teile der Mutter, die ihm sofortige Befriedigung vorenthalten: die Stimme oder die Brust der Mutter; sie werden angegriffen und zerstört. Wir nehmen mit Melanie Klein an, dass diese phantasierten Angriffe auf die als böse erlebten Teilaspekte der Mutter abgespalten und ausgestoßen werden. Wie Bion gezeigt hat, kann eine einfühlsame Mutter diese in sie projizierten Elemente aufnehmen, sie mental verdauen und sie in liebevoller Weise wieder dem Baby zurückgeben. Dieses Modell nennt Bion (1962) »Container-Contained«, da die Mutter wie ein Container die primitiven Gefühle und Ängste des Babys aufnimmt. Das Baby fühlt sich mit seinen dunklen Gefühlen von einer starken und liebevollen Mutter gehalten und verstanden, was zu einer Stärkung seiner liebevollen Aspekte führt. So können abgespaltene Aspekte integriert werden und es entsteht ein Gefühl der Ganzheit aber auch Trauer und Bedauern über all das, was es der Mutter oder dem Vater in Gedanken angetan hat. Aber wenn das Kind sehr starke aggressive Impulse hat, so fällt es schwer, sie zu integrieren. Sie bleiben erhalten und bedrohen das emotionale Gleichgewicht. In jedem Menschen bleiben diese kindlichen Aspekte mehr oder weniger lebendig, sowie die verinnerlichten beschädigten mütterlichen oder väterlichen inneren Objekte. Künstler, so meinen Freud, Melanie Klein und Hanna Segal, haben einen besonders lebendigen Zugang zu ihrem kindlichen Teil der Psyche, weil sie sich die kindliche Aufnahmefähigkeit und Neugierde bewahrt haben. Wie ein Kind können sie frisch und unvoreingenommen Szenen oder Eindrücke aufnehmen und Verbindungen mit ihrer inneren Welt, ihren inneren Objekten herstellen. Der Wunsch, die in der Phantasie verübten Angriffe wiedergutzumachen, ist der mächtige Antrieb, diese Themen in symbolischer, künstlerischer Art darzustellen. In den Kunstproduktionen wird sichtbar, in welcher primitiven oder reifen Qualität die Verarbeitung und Integration der frühen Ängste und Wünsche erfolgt. Auch in eher gewalttätigen Produkten überwiegen die libidinösen Kräfte über die destruktiven, da beim Produzieren neue Verbindungen (»links«) geschaffen werden und etwas Neues entsteht, wie bei dem verinnerlichten kreativen sexuellen Elternpaar. (Bion, 1957)

Die besondere Umgestaltung der inneren Welt des Heranwachsenden soll nun anhand eines Films, »BAD TASTE«, und zweier berühmter Jungendromane, nämlich Goethes *Die Leiden des jungen Werther* und Raymond Radiguets *Den Teufel im Leib* diskutiert werden. Alle drei Kunstwerke wurden zur Zeit ihrer Entstehung als Provokation empfunden, verboten oder zensuriert – eine durchaus erwünschte und passende Reaktion des rebellischen jungen Künstlers.

Darstellung sexueller Themen der Adoleszenz in Kunstwerken

Die Leiden des jungen Werther (1774) gilt als erster Roman, der die stürmischen Gefühle der Jugend zum Thema hat. In Form eines Briefromans lässt Goethe den Leser Anteil an der aussichtslosen Liebe des jungen Werthers zu einer gebundenen Frau, Lotte, nehmen. Er zeichnet seine Kränkungen, Hoffnung, Liebe und Verzweiflung bis zu seinem Suizid nach. Der Leser wird gleichsam zum Mitwisser von intimen Gefühlen, die ein scheinbar authentischer Briefschreiber dem ihm am nächsten stehenden Menschen offenbart.

Der große Erfolg vor allem bei jugendlichen Lesern zeigt, dass Goethe mit diesem Roman die Stimmung der Zeit, die als »Sturm und Drang« (Storm and Stress) bezeichnet wird, getroffen hat. Sie entspricht auch der Besonderheit der Adoleszenz.

Inhalt

Der junge Rechtspraktikant Werther verlässt seine Heimatstadt, um seine unglückliche, platonische Liebe zu vergessen und die Erbschaftsangelegenheiten seiner Mutter zu regeln. Er genießt die Befreiung von den täglichen Pflichten und macht ausgedehnte Spaziergänge in der freien Natur, die er auch in Bildern festhält.

Eine wunderbare Heiterkeit hat meine ganze Seele eingenommen, gleich denen süßen Frühlingsmorgen, die ich mit ganzem Herzen geniesse. Ich bin so allein und freue mich so meines Lebens, in dieser Gegend, die für solche Seelen geschaffen ist, wie ich meine. Ich bin so glücklich, mein Bester, so ganz in dem Gefühl von ruhigem Daseyn versunken, dass meine Kunst darunter leidet. Ich könnte jetzo nicht zeichnen, nicht einen Strich, und bin niemalen ein grösserer Mahler gewesen als in diesem Augenblicken, wenn ich das Wimmeln der kleinen Welt zwischen Halmen, die unzähligen, unergründlichen Gestalten, all der Würmgen, der Mückgen, näher an meinem Herzen fühle (...) (Goethe 1774, 9)

Durch Freunde lernt er Lotte kennen, die älteste Tochter des verwitweten Amtsmannes. Besonders eindrucksvoll ist die Szene beschrieben, wie Lotte sich um ihre sechs jüngeren Geschwister kümmert und Werther sie dabei beobachtet.

Als ich (...) in die Türe trat, fiel mir das reizendste Schauspiel in die Augen, das ich jemals gesehen habe. In dem Vorsaal wimmelten sechs Kinder, von elf bis zwey Jahren um ein Mädchen von schöner mittlerer Taille, die ein simples weißes Kleid mit blaßrothen Schleifen an Arm und Beinen anhatte. Sie hielt ein schwarzes Brod und schnitt ihren Kleinen rings herum jedem sein Stück nach Proportion ihres Alters und Appetites ab, gabs jedem mit solcher Freundlichkeit, und jedes rufte so ungekünstelt sein: Danke! indem es mit den kleinen Händchen lang in die Höh gereicht hatte, eh es noch abgeschnitten war, und nun mit seinem Abendbrode vergnügt entweder wegsprang, oder nach seinem stillen Charakter gelassen da(stand.) (Goethe 1774, 21)

Beim Tanzfest kommen sie einander näher, doch Lotter teilt Werther mit, dass sie mit Albert so gut wie verlobt sei – ein Versprechen, das sie ihrer Mutter am Totenbett gegeben habe. Werther sucht Lottes Nähe, da er in ihr eine verwandte Seele gefunden hat. Erst die Rückkehr von Lottes Verlobten verändert die Situation. Obwohl zunächst das Zusammensein von Lotte und Werther von Albert toleriert wird, führt die wachsende Zuneigung zu der unerreichbaren Frau zu großer Schwermut und Niedergeschlagenheit. Der Gegensatz zu dem emotionalen und stürmischen Werther und dem vernünftigen und verlässlichen Albert wird deutlich.

Werther flieht und nimmt eine Stellung bei einem Gesandten am Hofe an, kehrt dann nach Waldheim, wo Lotte wohnt, zurück. Aber die Pedanterie seines Vorgesetzten und die bornierte Enge der höfischen Etikette richten sich gegen ihn als Bürgerlichen, der nicht als standesgemäß gesehen wird. Diese tiefe Kränkung und seine Außenseiterrolle führen zu einem Abbruch der Beziehungen. Als er auch noch erfährt, dass Lotte Albert inzwischen geheiratet hat, wird beim Besuch von Lotte die leidenschaftliche Zuneigung fühlbar, die aber zugleich aus Rücksicht auf ihren Mann nicht lebbar ist, beschließt Werther zu sterben. In bewegender Weise nimmt er Abschied vom Leben und der Schönheit der Natur, bevor er sich erschießt.

Diskussion

Die stürmischen Gefühle, die Werther in sich entdeckt und die er in Briefen seinem einzigen engen Freund Wilhelm anvertraut, erinnern an Tagebucheintragungen von Jugendlichen. Überschwänglich genießt er die Schönheit der Natur, er ist der Mittelpunkt der Welt, der größte Maler, auch wenn er im Moment nur schauen und nicht zeichnen kann. Hoffnungslos ist seine Liebe zu Lotte, weil sie schon gebunden ist. Hier wird in der Grundstruktur bereits die ödipale Situation der Eltern, die das Kind aus ihrer sexuellen Beziehung ausschließen, deutlich. Werther fühlt sich Lotte (die für seine Mutter steht) viel näher, als der rationale Nebenbuhler (der für den Vater steht). Dieses heftige Werben um die bereits gebundene Frau wird ins Zentrum des Romans gerückt und eroberte die Welt der Leser im Sturm. Goethe legt es Lotte in den Mund, dass sie eben als Besitz eines anderen für Werther interessant ist, also in der Dreieckssituation, um sie einem anderen Mann wegzunehmen.

> *Sie hielt seine Hand. Nur einen Augenblick ruhigen Sinn, Werther, sagt sie. Fühlen sie nicht, dass sie sich betrügen, sich mit Willen zu Grunde richten? Warum denn mich! Werther! Just mich! Das Eigentum eines anderen. Just das! Ich fürchte, ich fürchte, es ist nur die Unmöglichkeit mich zu besitzen, die ihnen diesen Wunsch so reizend macht.*
> (Goethe ebenda)

Lotte thematisiert die ödipale Konkurrenz: es geht nicht um die Frau, sondern darum, dem anderen Mann (Vaterfigur) die Frau wegzunehmen. Emotional stellt dieser Wunsch, die Mutter zu besitzen, aber einen notwenigen Schritt zur Selbständigwerdung des Sohnes dar.

Die Rebellion richtet sich auch gegen die gesellschaftlichen Schranken, die rigiden politischen und gesellschaftlichen Regeln, gegen die sich Werther auflehnt. Diesen starren Vorschriften setzt Goethe mit dem Werther den Wert der leidenschaftlichen Gefühle, der genialen Begabung, die Originalität sowie der Liebe und Hingabe an die Natur entgegen. Statt nur die Vernunft gelten zu lassen, wird Intuition, Gefühl und Leidenschaft zu einer quasi-religiösen Haltung, die den Menschen mit seinem göttlichen Schöpfer verbindet. Es klingt auch die Unzufriedenheit des Adoleszenten mit den erdrückenden Regeln und dem Gefühl der Unterdrückung an.

In seiner autobiographischen Schrift *Aus meinem Leben. Dichtung und Wahrheit* (1811–1814) betont Goethe, dass er sich im Werther auf autobiographische Erfahrungen stützt. Seine eigene unglückliche Liebe und der Tod eines guten Freundes Jerusalem, »versetzte mich in leidenschaftliche Bewegung« wegen der Ähnlichkeit. Er zog sich zurück und schrieb den Werther in vier Wochen (Goethe 1811, 344). Freud geht in seiner Schrift *Eine Kindheitserinnerung aus Dichtung und Wahrheit* (1917) auf die Beziehung Goethes zu seiner Mutter ein. Die Szene, die Goethe beschreibt, besteht darin, dass er als kleiner Junge, Schüssel und Töpfe später auch einen schweren irdenen Krug aus dem Fenster wirft. Unter dem Beifall und der Ermutigung der Nachbarn wirft er immer mehr Geschirr hinunter und freut sich, dass es so lustig zerbricht. Das aus dem Fenster Werfen von Schüsseln und Töpfen versteht Freud als Ausdruck des unbewussten, eifersüchtigen Wunsches, seine Geschwister hinauswerfen zu wollen. »Dies ›Hinaus‹ scheint aber ein wesentliches Stück der magischen Handlung zu sein und den verborgenen Sinn derselben zu entstammen. Das neue Kind soll *fortgeschafft* werden (...)« (Freud 1917, 262). Der schwere irdene Krug verweist jedoch eher auf die durch eine fortgeschrittene Schwangerschaft schwer gewordene Mutter, die der kleine Junge symbolisch aus dem Fenster wirft, aus Erbitterung über den neuen Rivalen im Körper der Mutter. So drückt er seinen Groll gegen die Mutter aus (ebenda 265). Goethe war der älteste von sechs Geschwistern; nur er und seine Schwester Cornelia überleben, die vier anderen Geschwister sterben nach sechs Jahren (Hermann), einem Jahr (Katharina), zwei Jahren (Johanna) und acht Monaten (Georg). Besonders liebevoll wird im Werther die Szene geschildert, bei der Lotte ihre sechs jüngeren Geschwister versorgt – so als ob Goethe im Roman die verstorbenen Geschwister wieder zum Leben erweckt. Man kann vermuten, dass der kleine eifersüchtige Johann Wolfgang gemischte Gefühle hatte, als seine mörderischen Wünsche Wahrheit geworden waren und die Geschwister tatsächlich beerdigt wurden. »Auch der kleine Goethe hat sein Brüderchen nicht ungern sterben gesehen«, schreibt Hitschmann (zit. nach Freud 1917, 261). Wir können annehmen, dass im kreativen Akt des Schreibens die phantasierte Schuld am Tod der Geschwister wieder gut gemacht wird. Die sechs Geschwister von Lotte im Werther stehen vermutlich für die toten und lebenden Kinder, insgesamt sechs, die von Lotte versorgt werden. In der Phantasie sind alle lebendig und essen gemeinsam. Der potentielle Eindringling sucht den Freitod. Goethe war ja bei der Geburt nur schwer zum Leben zu bringen gewesen, zuerst wie tot gewesen. Goethe fühlte sich vermutlich einerseits als »Glückskind«, als unbestrittener

Liebling der Mutter, wie Freud betont. Aber er fühlt sich auch als schwer mit Schuld Beladener für seine Todeswünsche den Geschwistern gegenüber, die in magischer Weise Wirklichkeit geworden sind und nun in Gestalt von Werther gesühnt werden.

Nun zu einem 150 Jahre nach dem Werther entstandenen Werk, das die unglückliche Liebe eines jungen Mannes zu einer verheirateten Frau beschreibt.

Der siebzehnjährige Raymond Radiguet veröffentlichte 1923 den Roman **Den Teufel im Leib**, der von der Kritik als geschmacklose Provokation bezeichnet wird. Drei Jahre später stirbt der Autor an Typhus.

Inhalt

Die Geschichte handelt von der Leidenschaft eines 16-jährigen Knaben, François, zu der 18-jährigen, verheirateten Frau, Marthe, deren Mann als Soldat an der Front im Ersten Weltkrieg kämpft. François ist mitten in der Adoleszenz, die junge Frau ist schon erwachsen, aber sehr einsam. Aus der Perspektive des jugendlichen Liebhabers wird die Geschichte des Ehebruchs eindrucksvoll beschrieben, wie er vor Liebe fast den Verstand verliert. Er experimentiert mit seinen und ihren Gefühlen. »Den Teufel im Leib« hat sozusagen die böse, verführerische Frau. François denkt über sich nach, »etwas treibt mich«, meint er. Sein Rivale Jacques ist Frontsoldat und verteidigt sein Vaterland, während François, ein verwöhnter Knabe, weder in die Schule geht noch arbeitet. Ihn beschäftigt die Liebe, seine Geilheit, sein aufflackerndes schlechtes Gewissen und seine Grausamkeit gegenüber Marthe, die er genau beobachtet und beschreibt.
Der Höhenflug der Seele, das gemeinsame Träumen wird ebenso beschrieben wie der körperliche Rausch der Leidenschaft einer durchliebten Nacht. Trotz der Heimlichkeiten und Lügen können sie die Affäre nicht lange geheim halten. Marthe bekommt ein Kind, es ist nicht klar, ob es von François oder von Jacques ist. Bei der Geburt stirbt Marthe, doch nennt sie ihren Sohn François.

Diskussion

Hellsichtig zeichnet Radiguet die inneren Widersprüche von François, seine jugendliche Leidenschaft und das Experimentieren mit seinen und Marthes Gefühlen. »Glück macht egoistisch«, lautet das Motto (Radiguet 2009, 27). Jedes Detail des beiderseitigen Verführens wird beschrieben, aber auch die eigene Widersprüchlichkeit und Angst des jungen Mannes:

> ›Vor Marthe habe ich keine Scheu‹, dachte ich immer wieder. ›Nur dass ihre Eltern und mein Vater da sind, hindert mich daran, mich über ihren Hals zu beugen und sie zu küssen‹.

Aber tief in mir drin war ein anderer Junge heilfroh über diesen Spielverderber. Er dachte:
›Zum Glück bin ich nicht mit ihr allein! Denn dann würde ich mich genauso wenig trauen, sie zu küssen, aber ich hätte keine Ausrede!‹
Das ist der Selbstbetrug des Schüchternen. (Radiguet 2009, 26)

Genau beobachtet François, wie er seine Vorsätze bricht, wenn er Marthe nicht vor dem verabredeten Tag besuchen will, seine Sehnsucht ihn aber hinzieht. Er nennt eine Ausrede für »seine Schwäche«. Er nimmt sich vor, nicht an sie zu denken, »was natürlich dafür sorgt, dass ich nur noch an sie dachte« (ebenda 29). Die Phantasieebene ist genauso wichtig wie die Realität, wenn François mit Marthe die Möbel für das eheliche Schlafzimmer, das Marthe mit Jacques bewohnen wird, aussucht und sicher ist, dass sie dann in ihrer Hochzeitsnacht an ihn und nicht an ihren Mann denken wird.

Der Geschmack des ersten Kusses hat mich enttäuscht, wie wenn man zum ersten Mal von einer Frucht kostet. Nicht das Neue, sondern das Vertraute schmeckt am köstlichsten. Wenige Minuten später war ich mit Marthes Mund nicht nur vertraut, sondern konnte nicht mehr ohne ihn leben. Und sie wollte ihn mir für immer verbieten. (Radiguet 2009, 47f)

Obwohl Marthe nur zwei Jahre älter ist als François, wird sie als »ältere Frau« beschrieben. Sie gehört einem anderen. Die erwachende Sexualität bestimmt das Leben von François. Da er der Schule fernbleibt, kann er sich ganz auf sich und seine Stimmungsschwankungen und inneren Widersprüche konzentrieren. Er erforscht seine Gedanken, Phantasien und Handlungen. Mit großer Aufrichtigkeit zeichnet er die Überlegungen des 16-Jährigen nach, der die Geliebte ins Netz der Leidenschaft verstricken will und bemerken muss, dass er selbst immer mehr in den Bann der Leidenschaft gezogen wird. Es fehlt hier das Regulativ der Peergroup und der Eltern, die sich um die Entwicklung ihres Sohnes kümmern. Beide Eltern dulden und übersehen die Gefahren und lassen damit die beiden Jugendlichen allein.

Das tragische Ende entspricht der dramatischen Inszenierung von Tagträumen. Der rasche Wechsel von Glück und Verzweiflung, von Lust und Einsamkeit, von Gier und Verzicht kennzeichnet die adoleszente Suche nach Identität. Der Traum, ganz in der Liebesbeziehung aufzugehen, wird zum Alptraum. Ohne Beistand und Hilfe verständnisvoller Eltern, ohne äußerer Grenzen und Rahmenbedingungen zerbrechen François und Marthe an den Schwierigkeiten. Das ödipale Muster wird am Ende des Romans noch einmal deutlich, wenn sich François wünscht, dass das Kind, das Marthe erwartet, sein Kind ist. Im Roman lässt er Marthe, die »treulose Mutter« sterben. Hier wird der mörderische Hass auf die Mutter deutlich, die den Vater vorzieht und den kleinen Sohn ausschließt. Als kläglichen Triumph nennt die sterbende Marthe das Kind nach ihm.

Raymond Radiguet hat den Roman nach eigenen Aussagen nach seinen eigenen Erfahrungen konzipiert. Auch Radiguet brach mit 15 Jahren die Schule ab, verliebte sich in eine ältere verheirate Frau. Diese schmerzliche Erfahrung der Trennung bildet das Thema seines Romans und veranlasste ihn, nach Paris zu gehen und eine enge Beziehung zu Jean Cocteau aufzunehmen.

Als drittes Beispiel der Thematisierung einer künstlerischen Bearbeitung der adoleszenten Ablösung von der Familie als Zentrum wird der Film BAD TASTE dargestellt und diskutiert.

BAD TASTE wurde 1987 von Peter Jackson, einem neuseeländischen Regisseur, als sein erster Film gedreht. Er eignet sich ausgezeichnet zur Illustration der primitiven Erlebnisweisen, konkretistischer Spaltungsprozesse und wahr gewordene Phantasien, die darin bestehen, in den Körper der Mutter einzudringen. Peter Jackson ist inzwischen mit seiner Trilogie *Der Herr der Ringe* und der *Hobbit*-Verfilmung weltberühmt geworden und gewann einige Oscars.

Inhalt

Eine Gruppe Aliens von einem anderen Stern landen in einer neuseeländischen Küstenstadt Kaihoro. Sie wollen alle Menschen töten und Teile ihrer Körper als Kostprobe zu ihrem Stern bringen. Sie töten die Einwohner, bis auf einen Spendensammler, auf brutale und lustvolle Weise. Sie durchschneiden ihre Körper, zerschlagen die Köpfe mit einem großen Hammer und schieben das austretende Hirn wieder in den Kopf zurück.
Vier Agenten der neuseeländischen Regierung sollen die Aliens stoppen. Es kommt zu wilden Blutorgien, bei denen die Aliens mit Messern, Panzerfäusten und automatischen Waffen niedergemacht werden. Durch massiven Gewalteinsatz siegen schließlich die Regierungsagenten.

Diskussion

Die besondere Qualität der ironischen Slapstick-Grausamkeit hat diese Produktion zu einem Kultfilm gemacht, sozusagen ein neues Genre, eine Parodie auf einen »Splatterfilm« oder »Gore« geschaffen. Als »Splatterfilm« bezeichnet man einen Horrorfilm, bei dem exzessive Gewalt und Blut im Mittelpunkt stehen und die Handlung in den Hintergrund tritt. Das Wort »to splatter« bedeutet »spritzen« und »Gore« ist die Bezeichnung für geronnenes Blut. In Fan-Kreisen avancierte der Film wegen der Vielzahl blutiger Effekte mit skurrilem Humor zum Kultobjekt. Der Film gewann mehrere Auszeichnungen.
Peter Jackson selbst spielte eine Doppelrolle als irrer Wissenschaftler und als ein Außerirdischer. Die Masken wurden in der Küche seiner Mutter mit Salzteig selbst geformt und im Ofen gebacken, die Waffen sind billige Spielzeugwaffen. Der Film wurde an Wochenenden gemeinsam mit Freunden als Darsteller in den Jahren 1983 bis 1987 gedreht.
Was ist nun der Bezug zur Verarbeitung emotionaler früher Konflikte in der Adoleszenz? Der Hauptmechanismus der Wirkung besteht darin, bedrohliche und abstoßende innere Vorstellungen so darzustellen, dass die Zuschauer das Grauen und den Ekel erleben. In dieser Weise werden unverdaubare Impulse ausgestoßen und in eine andere Person hineinprojiziert, ein psychischer Mecha-

nismus, den Melanie Klein Projektive Identifizierung genannt hat. Es ist jetzt nicht mehr das Grauen des Protagonisten, sondern der Zuschauer soll es erleben. Man kann vermuten, dass es sich um primitive, archaische Vorgänge handelt: Der Wunsch des Kleinkindes, in den Körper der Mutter einzudringen, um dort die neuen Babys zu zerstören oder den phantasierten Penis des Vaters zu finden, wird im Film in ganz konkreter Weise dargestellt, wenn der Bauch aufgeschlitzt und die Gedärme herausgezogen werden. Da der Wunsch, den mütterlichen Körper auszuräumen, so groß ist, werden im Film nur männliche Körper gezeigt, es kommt keine einzige Frau vor. Damit soll die verbotene Aggression gegen den mütterlichen Körper verdeckt werden, da nur männliche Körper zerschnitten werden. Die Idee, durch kannibalische Aktionen die Stärke des Vaters oder der Mutter zu erwerben, wird durch das Essen des Gehirns der getöteten Menschen durch die Aliens verwirklicht. Die Aliens sind der abgespaltene Teil des Selbst, der dem Jugendlichen fremd ist (Alien bedeutet fremd). Zugleich kann sich der Jugendliche durch skurrilen Humor von seinen Ängsten distanzieren und ergötzt sich am Schrecken und dem Ekel der Erwachsenen. Er ist den Erwachsenen überlegen. Die Angst vor den hirnzersetzenden Folgen des Onanierens wird im Film dargestellt, wenn das Gehirn der Dorfbewohner krank oder kaputt gemacht wird, aber aktiv als Täter, statt es zu erdulden. Alles, was an Bestrafung im Alptraum befürchtet wird, wird in diesem Horrorfilm aktiv in Szene gesetzt.

Diese skurrilen Szenen erinnern an die von Wilfried Bion beschriebenen bizarren Objekte aus den Phantasien der psychotischen Patienten, die diese nicht als Produkte ihrer Phantasie, sondern als real existierende Objekte sehen und sich von ihnen verfolgt fühlen. Der Unterschied zwischen psychotischen und nicht-psychotischen Persönlichkeiten wird von Bion in folgenden Dimensionen beschrieben: 1. Die Dominanz der destruktiven Impulse ist so stark, dass selbst Liebesimpulse betroffen sind und in Sadismus umgewandelt werden. 2. Der Hass auf die äußere und innere Realität und deren Wahrnehmung dominiert. 3. Von diesen beiden Dimensionen abhängig existiert eine Angst vor einer unmittelbaren Vernichtung. 4. Es kann nur eine dünne, frühreife Beziehung zu anderen Personen hergestellt werden, da die ganze Energie auf den unlösbaren Konflikt zwischen Destruktivität und Sadismus konzentriert ist (Bion 1956, 36).

In dem Film BAD TASTE werden alle diese Dimensionen der psychotischen Persönlichkeit von den Aliens verkörpert, während die Agenten der Regierung gleichsam den nicht-psychotischen Teil der Persönlichkeit darstellen. Das Leitmotiv ist der Wunsch zu töten und alle Menschen zu vernichten, angereichert mit kannibalischen Wünschen; wie in *Totem und Tabu* geht gleichsam die Stärke der Menschen durch das Verschlingen des Gehirns auf die Aliens über. Es gibt keine Realität, die Alien dominieren das Dorf. Zwischen den Alien existieren keine emotionalen Beziehungen; die Handlung schwankt zwischen Vernichtung und Sadismus, zuletzt werden alle Alien ausgelöscht.

In der Pubertät werden eben alle frühen und primitiven Vorstellungen lebendig und bedrohen das Denken. Durch die kreative künstlerische Darstellung können sie bewältigt und integriert werden, oft mit Hilfe der emotionalen Prozesse der Zuschauer.

Im nächsten Schritt sollen zwei Therapien mit Jugendlichen beschrieben werden, wo es gelang, die frühe Verleugnung der Sexualität bei Elfi und die gewalttätigen Phantasien bei James durchzuarbeiten und psychischen Raum für die Entwicklung der sexuellen Wünsche zu eröffnen. Wir können von der Adoleszenz als zweiter Chance sprechen.

2.6 Adoleszente in Therapie

Besonderheiten der Therapie mit Adoleszenten

Die Arbeit mit Adoleszenten erfordert ein besonderes Verständnis der psychischen Übergangssituation. Das klinische Setting ist einfach und stabil; die Therapiestunden finden immer in demselben Raum zur vereinbarten Zeit statt. Es werden noch Gestaltungselemente wie in der Kinderanalyse angeboten: Papier und bunte Stifte zum Zeichen, vielleicht auch eine Schere, Kleber und Lineal. Der Schwerpunkt liegt jedoch beim gesprochenen Wort.

Bei Kinderanalysen wird das Erstgespräch meist mit den Eltern ohne das Kind durchgeführt; bei Adoleszenten richtet sich das Vorgehen nach dem individuellen Fall. Manchmal nehmen die Adoleszenten selbst Kontakt zum Therapeuten oder einer Klinik auf, dann werden sie zu einem Erstgespräch eingeladen. Es wird mit dem Jugendlichen besprochen, wie der Kontakt zu den Eltern aussehen soll, ob es regelmäßige Elterngespräche geben soll oder nur eine minimale Information. Möchte der oder die Jugendliche keinen Kontakt des Therapeuten zu den Eltern, so wird sich der Therapeut bemühen, die Gründe dafür zu besprechen, um zumindest einen schriftlichen Kontakt mit Zustimmung des Jugendlichen zu ermöglichen.

Die besondere Situation der Adoleszenz, nämlich die emotionale Ablösung von den Eltern, macht es oft schwer, wirklich eine verlässliche Beziehung zum Therapeuten herzustellen. Die Suche nach Selbständigkeit wird oft im Wegbleiben von den vereinbarten Stunden agiert. Das schwankende oder beschädigte Selbstwertgefühl begünstigt eine trotzige Reaktion, was von Seiten des Therapeuten einen achtsamen Umgang und viel Fingerspitzengefühl erfordert. Melanie Klein spricht von den besonderen Hemmungen und Schwierigkeiten im Pubertätsalter (1922), da die »verstärkte widerspruchsvolle Gefühlseinstellung dem Vater gegenüber auch auf den Lehrer als Ersatzperson übertragen wird (…) der Lehrer wird das Objekt von überschwänglicher Liebe und Bewunderung, aber auch – und häufig nebeneinander – von unbewussten Hass- und Aggressionsgefühlen« (Klein 1922, 96). Das gilt nicht nur für Lehrer, sondern auch für Psychotherapeuten. Das Fernbleiben von vereinbarten Stunden stellt den Therapeuten vor eine heikle Aufgabe, die Privatheit des analytischen Prozesses zu schützen und die Kooperation mit den Eltern zu ermöglichen. Manche Jugendliche kommunizieren durch zu spät oder gar nicht zur Therapiestunde kommen. Es gibt keine allgemeine Richtlinie. Ich halte es so, dass ich ein Zuspätkommen – auch wenn es 20, 30 oder 40 Minuten beträgt, als Mitteilung des Patienten verstehe und zu deuten versuche. Es ist jedoch sehr wichtig, die gesamte Zeit anwesend zu sein und den jungen Patienten auch für 5 oder 10 Minuten zu sehen. Oft ereignen sich in dieser kurzen Zeit wichtige Entwicklungen und Einsichten. Bleibt der Jugendliche ohne Nachricht eine Stunde fern, so erwarte ich ihn ohne weitere Aktion zu seiner nächsten Stunde am nächsten Tag und achte aufmerksam auf Hinweise in analytischen Material. Bleibt er zwei Stunden ohne eine Mitteilung fern, so setze ich mich schriftlich – als SMS oder brieflich – mit ihm in Verbindung: Ganz beiläufig halte ich fest, dass er heute und gestern nicht zu seiner Stunde erschienen ist und ich ihn am (Datum) zu seiner nächsten Stunde erwarte. In den Stunden vorher habe ich bereits besprochen, dass ich bei dreimaliger Abwesenheit die Eltern benachrichtigen müsse. Einem Jungen mit Asperger-Syndrom, der sehr häufig zu spät oder gar nicht kam, war es möglich, meine schriftlichen Mitteilungen in den fünf Jahren seiner Analyse immer wieder so in Empfang zu nehmen, dass seine Eltern nichts davon erfuhren. Er schien immer wieder meine schriftliche Einladung zur nächsten Stunde zu brauchen.

Das Ziel des Therapeuten, dem Jugendlichen zu helfen, über seine inneren Konflikte und Ängste in ungewohnter Weise nachzudenken, steht im Widerspruch zum Impuls, zu handeln statt zu denken. Waddell beschreibt die Situation folgendermaßen:

> *Innere Konflikte und Ängste werden wach, die viele möglichst zu vermeiden suchen. Manche scheinen unabhängiges Denken völlig einzustellen und tauchen entweder in die gemeinsame Mentalität des Gruppenlebens ein oder überlassen sich Aktivitäten, die buchstäblich gedankenlos sind – etwa Drogen-, Alkohol-, Arzneimittelmissbrauch. Andere versuchen sich auf ihre Intelligenz als Abwehr zu verlassen, um sich nicht turbulenten und oft widersprüchlichen Gefühlen auszusetzen und darüber nachdenken zu müssen – als Flucht vor Intimität (...)* (Waddell 2005, 199)

Erst wenn diese Abwehrsysteme scheitern, wendet sich der Jugendliche oder seine Eltern an einen Therapeuten um Hilfe. Ich halte es für sehr wichtig, dass der Jugendliche selbst zur Therapeutin Kontakt aufnimmt, auch wenn er oder sie es nur tut, »weil die Eltern es wollen«, oder wenn die Eltern neben dem Telefon stehen. Der Jugendliche erhält so die Botschaft, dass seine Meinung, sein Wunsch zählt. Auch nach einer Krise wie einem Suizidversuch, Panikattacken, Selbstverstümmelung, Ess-, Arbeits-, und Beziehungsproblemen ist die Einsicht des Jugendlichen zentral, dass er Hilfe in Anspruch nehmen will. In einer Abklärungsphase bis zu vier Sitzungen gilt es, den Motivationsgrad des Hilfesuchenden zu erforschen, die Fähigkeit zu erproben, den forschenden Blick zu ertragen, mögliche Entdeckungen auszuhalten und Veränderungen zu wagen. Ist es möglich, das gemeinsame Denken zu ertragen, seine Ängste und Ambivalenzen zu erforschen und darüber nachzudenken? – nach Bions Bemerkung »Leiden ist leichter zu ertragen, wenn es gedacht werden kann«, als Prozess der »Entgiftung«.

Besondere Aufmerksamkeit gilt den Gefühlen, die der Jugendliche bei diesen Gesprächen im Therapeuten auslöst (Gegenübertragung). Anderson weist darauf hin, dass *die Therapeuten sich in Erstgesprächen oft in einer elternähnlichen Rolle als Adressat dieser Projektionen sehen. Das ist für sie unangenehm und zeitweise entnervend, doch auch sehr informativ und lässt sie ein Gefühl dafür bekommen, was gerade geschieht.* (Anderson 2005, 224)

Emotional belastend ist die analytische Arbeit mit Jugendlichen dann, wenn sie selbstschädigendes Verhalten androhen und es schwierig ist, das Risiko abzuschätzen. In ähnlicher Weise wie Jugendliche neidische Reaktionen bei ihren Eltern provozieren wollen, versuchen sie auch Therapeuten zu involvieren.

Der Versuch, über sich nachzudenken, kann dann schon wie ein Rückzug auf die kindliche Abhängigkeit, der sie entkommen wollen, erlebt werden.

It is particularly difficult when they are put in touch with their infantile and childhood longings. They can feel as if they have lost their often fragile grip on adulthood and collapsed back into a child world from which they will never escape. For this reason, we attach great importance to how we open a dialogue with our young patients. We try to show them, that we respect their fragile sense of separation from their parents often by asking them to contact us themselves even after they have been referred by a parent or a professional. (Anderson 2005, 4)

Die Betonung liegt darauf, dass die jungen Patienten selbst ein Interesse an ihrer inneren Welt entwickeln können, um Verantwortung für ihr Leben zu übernehmen. Sie zu ermutigen, in sich selbst die Fähigkeit zu finden, nicht passive Opfer ihrer Entwicklungsphase und der Umstände zu sein, sondern ihre Schwierigkeiten meistern zu können – das Privileg und die Bürde der Adoleszenz.

Jede seelische Störung hat eine Entsprechung in der Psychosexualität der Person, sagt Freud. In der analytischen Arbeit mit Kindern ist die psychosexuelle Störung oft hinter massiven akuten Problemen verborgen. Anhand von zwei Falldarstellungen soll gezeigt werden, wie die verschiedenen Ebenen der inneren Welt im therapeutischen Prozess sichtbar und bearbeitbar werden.

Fallbeispiel von Elfi

Elfi war im Alter von acht Jahren wegen großer emotionaler Probleme und Lernschwierigkeiten zu mir in Analyse gekommen. Zunächst war nicht klar, ob die Lernprobleme durch ihre emotionalen Probleme bedingt waren, oder ob auch eine Intelligenzminderung vorhanden war. Sie besuchte eine Privatschule, wo sie die schlechteste Schülerin war. Zunächst war sie eher eine Außenseiterin und wurde gehänselt und verspottet. Sie konnte nicht lesen, erfand einfach Geschichten und Worte statt die Buchstaben zu lesen. Sie konnte keinen vollständigen Satz sprechen, verwechselte häufig das Geschlecht der Hauptwörter, sprach wenig und war sehr ängstlich.

Familienhintergrund

Elfi war das jüngste Kind und hatte zwei ältere Brüder; sie lebte mit ihrem Vater, einem erfolgreichen Unternehmer, und ihrer Mutter, die mit Hilfe eines Au-Pair-Mädchens den Haushalt führte, in einem großen Haus mit Garten. Hinter den Kulissen einer vollständigen Familie war die Ehe seit vielen Jahren zusammengebrochen. Die Mutter hatte sich vom Vater zurückgezogen, bei einem ungeplanten Geschlechtsverkehr war sie mit Elfi schwanger geworden – danach war die sexuelle Beziehung der Eltern beendet worden; seither lebten sie nur noch im selben Haus. Die Mutter hält aber den Anschein aufrecht; jeweils ein Sohn schläft mit dem Vater im Ehebett und die Mutter in dem Zimmer dieses Sohns oder bei Elfi auf einer Matratze am Boden. Der Vater kümmert sich sehr um seine drei Kinder. Auch die Mutter bekräftigt, dass er ein sehr guter Vater sei. Als der Vater die Mutter kennengelernt hatte, war sie ein verängstigtes 18-jähriges Mädchen aus aristokratischen Kreisen, das sich im Leben überhaupt nicht zurechtfand. Ihre Mutter starb als sie 10 Jahren alt war und sie hatte zur Stiefmutter immer ein gespanntes Verhältnis. Sie und ihr Bruder wurden von verschiedenen Kindermädchen betreut. Der Vater hat sich bis zur Geburt der Kinder väterlich um sie gekümmert, sie gefördert.

Die Analyse von Elfi bis zur Adoleszenz, die drei Mal pro Woche stattfand, möchte ich kurz zusammenfassen[3].

Elfi war sehr ängstlich, traute sich zunächst das für sie bereitgestellte Spielzeug kaum berühren, sie wollte das tun, was ich von ihr verlangte. Ihre Impulse und ihre Neugier waren zunächst total gehemmt. Sie fragte immer wieder, was sie spielen sollte. Sie vermittelte den Eindruck, unerwünscht zu sein und alles tun zu müssen, um geduldet zu werden. Sie versuchte zu erahnen, was ich von ihr erwartete. Zu Hause war sie die Stütze ihrer Mutter, sie machten alles gemeinsam. Elfi konnte die depressive Mutter immer wieder durch lustige Gesichter und Turnübungen wie ein Clown aufheitern. Dahinter verbarg sich aber Elfis große Verzweiflung und Einsamkeit. Sie war eine geduldige und freundliche, sehr hübsche Puppe, die sich von ihrer Mutter umsorgen ließ. Eigentlich wollte sie nicht in die Schule gehen, sie wollte ein Kind bleiben und weiter in den Kindergarten gehen. Niemand ahnte, wie verzweifelt sie war.

In den regelmäßigen Elterngesprächen wurde die Situation der Mutter klarer. Elfis Mutter war von der dritten Schwangerschaft mit Elfi überrascht worden und nicht erfreut gewesen. Ihre tiefe Religiosität ließ sie nicht einmal den Gedanken eines Schwangerschaftsabbruchs in Erwägung ziehen, unbewusst lehnte sie aber dieses unerwünschte Kind ab. Sie ist depressiv. Sie ist in ihrer Ehe unglücklich, möchte aber nichts ändern, sondern die Fassade einer guten Familie aufrechterhalten. Ihre eigenen ambivalenten Gefühle Elfi gegenüber sind ihr kaum bewusst. Elfi fühlt sich für die schlechte Beziehung ihrer Eltern verantwortlich. Sie ist tief überzeugt, dass die Eltern ohne ihre Existenz besser miteinander leben könnten. Für die Mutter ist Elfi ein fröhliches, unbekümmertes Kind, das die Mutter zum Lachen bringen kann. Zu den depressiven und verzweifelten Gefühlen der Tochter hatte sie vermutlich nie Zugang, sodass Elfi sich von ihrer Mutter abgelehnt und nicht verstanden fühlt. Elfi teilt die Ablehnung aller Männer mit ihrer Mutter, sodass sie am Beginn der Analyse nichts

---

3 Im Buch »Latenzjahre – das goldene Zeitalter« ist der analytische Prozess mit Elfi im Alter von 8 bis 11 Jahren ausführlich beschrieben.

mit dem Vater unternehmen wollte. Der Vater, der selbst eine Psychoanalyse macht, versucht Elfi, diese fehlenden Erfahrungen durch eine achtjährige Analyse zu ermöglichen.

Alle sexuellen Gedanken und Impulse waren am Anfang verpönt. Wenn ich in Deutungen Worte, die ihren Körper betrafen, verwendete, wollte sie nicht hören. Begriffe wie »Baby«, Beine, Berührung waren schmutzige Worte. Sie hat Angst vor ihrer Lebendigkeit. Das einzige Wesen, dem sie sich nahe fühlte war ihr geliebter Hund »Baxi«, den sie oft zeichnete und mit dem sie zärtlich kuschelte, dann fühlte sie sich nicht mehr so alleine. Nur »Baxi« darf lebendig sein. Niemand kann hören, wie hart das Leben für sie ist. Sie hat Angst vor dem Leben, vor ihren Gefühlen und vor ihrer Sexualität. Sie lehnt ihren Körper ab und zeigt mir das, indem sie im Spiel mit den Holzfiguren das grunzende, ekelhafte Schwein ist.

Langsam fasst Elfi Vertrauen zu mir und zeigt mir ihre Situation im Spiel. Im Rollenspiel bin ich die Dumme, die nichts kann. Sie kann als kleine rosa Holzfigur herrlich durch die Luft fliegen, kunstvolle Loopings machen und mir sagt sie, dass ich mit meiner kleinen blauen Figur kläglich versage. Ich soll weinen, weil ich so unglücklich bin. Gönnerhaft tröstet sie mich dann.

Oder sie will meine blaue Figur entführen und einsperren. Ich soll die Angst und die Hilflosigkeit fühlen, die sie fühlt, wenn sie ausgeschlossen und ausgelacht wird und niemand ihr zu Hilfe kommt. Im Spiel ist sie die Große, Starke und alle hören ihr zu. Meine Deutungen nimmt sie an oder korrigiert sie, wenn sie zu mir sagt, ich müsse noch mehr weinen und größere Angst zeigen.

Sie macht mich zur Puppe, die nur kleine Schritte machen kann und keine eigenen Ideen hat. Dann füttert sie mich und sagt mir, wie brav ich bin. Später droht sie mir, mich an eine fremde Person zu verschenken. Sie zeigt mir, dass sie sich als unerwünschtes Kind fühlt und kann meine Deutung zulassen.

Hinter der Fassade eines dummen, fröhlichen Mädchens zeigen sich dann ihre Wut und ihre Hoffnung, ich könnte sie in ihre Einsamkeit und Verzweiflung begleiten. Sie will sehen, ob ich die Wahrheit erkennen will und darüber mit ihr sprechen kann.

In der Gegenübertragung werde ich immer wieder von den Gefühlen überschwemmt, die Elfi nicht fühlen kann: Ich werde von heftigen Zweifel erfüllt, ob ich ihr wirklich helfen könne, und meinte, als Analytikerin völlig zu versagen, es ethisch nicht vertreten zu können, für das Spielen mit dem Kind ein Honorar zu verlangen, wo ich ihr doch nicht helfen konnte. Erst als ich mich hinsetzte und diese Gefühle niederschrieb, wurde mir klar, dass das genau die Beschreibung von Elfis Gefühlen war.

Es ist, als ob es verboten wäre, ihren Verstand zu benützen. Sie ist klug genug zu wissen, dass sie anders als die anderen Kinder ist. Das macht sie wütend und hilflos.

Rasch zeigen sich große **Veränderungen**. Elfi kann ganze Sätze sprechen, sie beginnt, sich gegen den größeren Bruder und wilde Kinder in der Klasse zur Wehr zu setzen. Sie gibt die Verweigerung des Lernens auf und bemüht sich, so gut sie kann, zu lesen und zu schreiben. Sie kann die Mutter nach einem Jahr überzeugen, dass sie alleine von der Schule zur Analyse kommen kann und ist sehr stolz darauf. Es gibt ihr Selbstvertrauen, dass sie mit öffentlichen Verkehrsmitteln alleine zu mir kommen kann.

Erst im zweiten Jahr der Analyse zeigt sich dramatisch, dass Elfi nicht nur große emotionale Probleme, sondern auch eine verminderte Intelligenz hat. Für die Eltern aber auch für mich ist es schmerzlich, die Realität anerkennen zu müssen, dass ich Elfi nicht durch die Bearbeitung ihrer Ängste ein befriedigendes Lernen ermöglichen kann, wie bei anderen Analysekindern. Ich wollte auch mein Handicap nicht sehen, als Analytikerin behindert zu sein, wenn ich weder bei mir noch bei meiner Patientin sehen kann, wie krank oder eingeschränkt sie ist. Meinen Ehrgeiz, wunderbare Erfolge bei meiner analytischen Arbeit zu haben, muss ich zurückstecken und im Rahmen des Möglichen mit Elfi arbeiten. Kann ich ihr helfen, ihre bescheidenen Fähigkeiten zu entwickeln? Immer wieder überrascht mich Elfi mit ihrer realistischen Einschätzung ihrer Beschränkung. Sie kann als einzige in der Familie Probleme beim Namen nennen. Sie fragt ihren Vater, ob er ihre Mutter überhaupt noch liebe – was den Vater total überrascht, da die beiden älteren Söhne sich das nie anzusprechen trauen.

Analyse während der Adoleszenz

Ganz langsam und vorsichtig begannen sich bei Elfi, Anzeichen von erotischen und libidinösen Strebungen zu zeigen. Die pubertären Veränderungen des Körpers empfand sie zum Teil positiv, wie die Entwicklung der Brüste, der Taille und der Hüfte. Die erste Regel empfand sie als negativ. Die Mutter behandelte Elfis erste Regel wie eine Krankheit und ging mit ihr zum Arzt. In der Analyse blieb es bei vagen Andeutungen, meine Versuche, Worte dafür zu finden, lehnte sie kategorisch ab. In den Elterngesprächen konnte der Vater darauf eingehen, die Mutter wollte nicht darüber sprechen.

Sie begann ihre Kleider selbst zu kaufen und nicht mehr die kindlichen Kleider zu tragen, die ihre Mutter für sie ausgesucht hatte. Sie kam und trug ein witziges T-Shirt mit einer großen Eule; die Augen befanden sich genau an der Stelle der Brustwarzen, es war unmöglich, das nicht zu sehen. Sie wünscht sich diese Aufmerksamkeit und gleichzeitig beklagte sie sich, wie die Knaben sie genau anschauten.

In der Übertragung zeigte sich Elfis sexuelle Neugierde. Sie war sehr daran interessiert, etwas über meinen Mann und meine Familie herauszufinden, sie beobachtete und kommentierte jede körperliche Veränderung bei mir, einen neuen Haarschnitt, einen neuen Ring, den sie als Geschenk meines Mannes phantasierte. Sie beginnt, mit mir zu rivalisieren – ein wichtiges positives Zeichen der adoleszenten Entwicklung. Elfi sah mich als robustes mütterliches Objekt, das ihre Rivalität aushält.

Gegen den Willen ihrer Mutter aber mit Unterstützung des Vaters kaufte sie sich von ihrem Taschengeld Jugendmagazine wie Bravo, Xpress, Yam! oder Hey! In den Analysestunden las sie mir – die früher nicht lesen wollte – die verschiedenen Artikel vor und kommentierte sie. Später las sie mir Anzeigen für Briefpartnerinnen vor. Es kamen nur Mädchen in Frage, die genauso alt waren wie sie; waren sie ein oder zwei Jahre jünger oder älter, wurden sie ausgeschieden. Sie traute sich allerdings nie, wirklich einen Brief zu schreiben.

In der Schule hatte Elfi nun zwei gute Freundinnen, mit denen sie gemeinsam Dinge unternahm, sehr zum Leidwesen der Mutter. Die Mutter hätte am liebsten Elfi wie ihre Freundin betrachtet und litt an dem Verlassenwerden. Obwohl in den Elterngesprächen immer wieder die Frage vom Vater angesprochen wurde, ob die Mutter eine soziale oder karitative Aktivität ergreifen wollte, kam es zu keiner Lösung.

Verehrung von Pop-Stars

Heftig erwachte die Verehrung von Pop-Stars wie Justin Bieber und Madonna. In der Phantasie sah sie sich als Freundin von Justin Bieber, sie lud hunderte Bilder von ihm aus dem Internet und zeigte sie mir. In der Adoleszenz wird der Vater für das Mädchen wichtiger, diese Liebe wird auf einen fernen Star verschoben. Elfis Vater konnte das verstehen und tolerieren; er setzte sich auch gegen die Mutter durch. Elfi teilte ihre Schwärmereien mit mir. Ich war gleichsam für sie eine analytische Mutter, die sagte: »Du kannst eine liebevolle Beziehung zu meinem Mann (Stellvertreter Justin Bieber) haben, ich erlaube es dir, mit deinem Vater zusammen zu sein«. Elfis Vater begann dann auch, mit Elfi gemeinsam ins Museum zu gehen. Bei der Fahrt konnten sie manchmal miteinander sprechen. Er bewunderte ihr Aussehen und war stolz, was für ein hübsches Mädchen sie geworden war. Elfis Mutter fiel es schwer, diese Entwicklung zu fördern. Sie neigte dazu, ihre Tochter mit ihrer negativen Haltung allen Männern gegenüber zu belasten.

Ich möchte ein Beispiel bringen, wie Elfi im Alter von 14 ½ Jahren in eindrucksvoller Weise ihre Hoffnung auf eine beglückende Beziehung in einer langen Geschichte, die sie und ich gemeinsam schrieben, entwickelte. Es ist wichtig, ihr zu ermöglichen, mich an ihrer Seite in ihre Phantasiewelt zu führen. Meine Gegenübertragung ist, dass ich sie ermutige, ihre Phantasien zu entwickeln, ohne sie zu stimulieren. Ich freue mich, dass bei ihr zunehmend mehr Gedanken an eine gesunde Sexualität sichtbar werden. Ich helfe ihr, ihre sexuellen Phantasien zu entwickeln, und sie kann diesen Raum nützen. Am Beginn einer Stunde schlägt Elfi vor, gemeinsam eine Geschichte zu schreiben, indem sie und ich abwechselnd einen Satz schreiben. Elfi schreibt die Überschrift, dann schreibe ich den ersten Satz. (Die von mir geschriebenen Sätze sind kursiv gedruckt.) (Originaltext ▶ Abb. 4)

Meine Sommerferien (Geschichte)

A: *Heuer im Sommer fuhr ich mit meinen Eltern nach Ägypten.*
Elfi: Da nahm ich meinen Kumpel mit und war sehr froh, dass er mitkam. Ich hätte ihm nie zugetraut, dass er mitkommt (korr. Mitkommen würde). Es wird dort mit ihm sicher lustig und schön und wir werden hoffentlich Spaß haben.

A: Am ersten Abend gab es eine Party am Sandstrand.
Elfi: Es war echt cool, wir blödelten und tanzten lustig. Es sah so komisch aus, weil wir nicht tanzen konnten und tanzten irgendwie, ganz wackelig und cool. Wir machten auch Hip-Hop, weil ich und er in eine Hip-Hop-Tanzschule gehen.
A: Uns wurde richtig heiß und wir wollten ins Meer schwimmen gehen, doch leider hatten wir keine Badesachen mit.
Elfi: Dann gingen wir schlafen, jeder in sein eigenes Zimmer. Ich hatte die Zimmernummer 3045 und er 3047. Er hatte ein Zimmer nur für sich, unfair. Wir machten eine Freundschaftsumarmung und sagten uns Gute Nacht.
Weiter
Geht es
Am Dienstag
Den
Blablabla
Irgendwas

Diskussion

In dieser Sequenz der Analysestunde versuche ich, meine Beiträge so offen zu formulieren, um Elfi die Gelegenheit zu geben, ihre Wünsche, Hoffnungen und Ängste deutlicher und ausführlicher auszudrücken. Es ist wichtig, darauf zu achten, nicht eigene Ideen – auch wenn sie gut gemeint sind – in die Geschichte einzubringen; es geht darum, Elfis innere Welt zu explorieren. Sie vertraut mir Gedanken an, die sie sich selbst kaum zu formulieren wagt. Vermutlich kann sie eher in der Gegenwart ihrer Analytikerin, die sie als in einer glücklichen Beziehung lebende Frau phantasiert, ihrer Hoffnung auf Interesse eines Jungen formulieren. Elfi, die wegen ihrer intellektuellen Schwächen Probleme mit der Rechtschreibung hatte und daher nie schreiben wollte und einen Widerwillen gegen Lesen hatte, schrieb nun mehrere Stunden lang ausführliche Sätze – oft in einer Phantasierechtschreibung, aber klar verständlich.

Sie kann ihre Phantasie ausdrücken, sie nimmt einen »Kumpel« mit und zeigt, dass sie denkt, Jungen und Mädchen sind gut füreinander. Sie kann sich ein gutes, fröhliches Zusammensein, eine gesunde **Sexualität** vorstellen und weiß, dass ihre Analytikerin das zulassen kann, ohne sie zu beneiden. Sie interessiert sich für die entstehende Beziehung zwischen ihr und dem »Kumpel«, was ein gutes Zeichen für ihren erwachenden Lebenstrieb ist, der so gehemmt war.

Elfi zeigt mit den Zeilen am Schluss, wie gerne sie die gemeinsame Geschichte in der nächsten Stunde fortsetzen will. Noch braucht sie ihre Analytikerin an **ihrer** Seite, um diese Gedanken denken und diese Gefühle fühlen zu können. Am nächsten Tag (sie kommt 3 x pro Woche) beginnt sie, an der Geschichte weiterzuschreiben. Da sie den letzten Satz in der letzten Stunde geschrieben hat, ersucht sie mich, den ersten Satz zu schreiben.

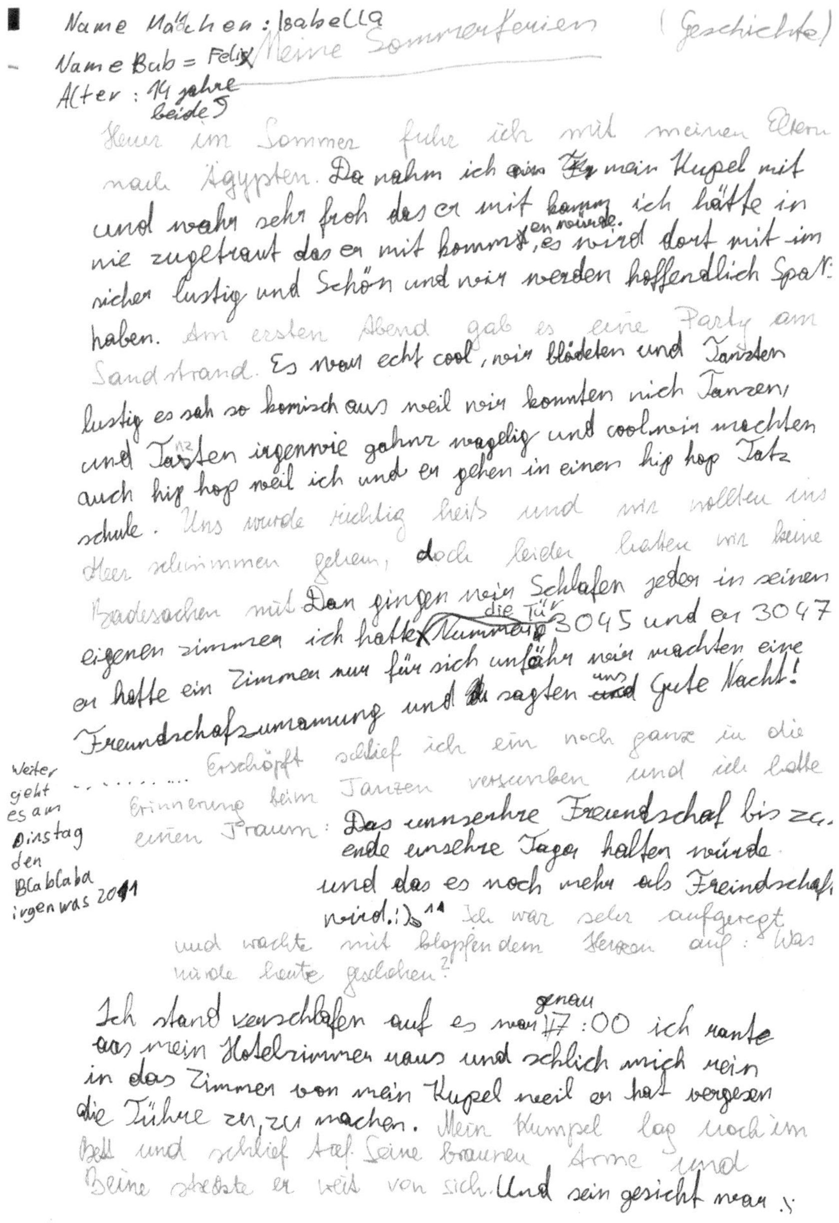

2 Psychosexuelle Entwicklung in der Pubertät

■ Name Mädchen: Isabella
- Name Bub = Felix   Meine Sommerferien   (Geschichte)
  Alter: 14 Jahre beide

Heuer im Sommer fuhr ich mit meinen Eltern nach Ägypten. Da nahm ich ~~ein Fg~~ mein Kumpel mit und war sehr froh das er mit ~~kommt~~ en nourde, ich hätte ihn nie zugetraut das er mit kommt, es wird dort mit ihm richtig lustig und schön und wir werden hoffentlich Spaß haben. Am ersten Abend gab es eine Party am Sandstrand. Es war echt cool, wir blödelten und tanzten lustig es sah so komisch aus weil wir konnten nicht tanzen, und tanzten irgendwie gahnz wagelig und cool wir machten auch hip hop weil ich und er gehen in einer hip hop Tatz schule. Uns wurde richtig heiss und wir wollten uns Meer schwimmen gehen, doch leider hatten wir keine Badesachen mit. Dan gingen wir Schlafen jeder in seinen eigenen Zimmer ich hatte ~~Nummer~~ die Tür 3045 und er 3047 er hatte ein Zimmer nur für sich unfähr wir machten eine Freundschaftsumarmung und ~~du~~ sagten ~~und~~ uns Gute Nacht! Erschöpft schlief ich ein noch ganz in die Erinnerung beim Tanzen versunken und ich hatte einen Traum: Das unnsere Freundschaf bis zu ende unsere Jage halten würde. und das es noch mehr als Freundschaf wird.) Ich war sehr aufgeregt und wachte mit klopfenden Herzen auf. Was würde heute geschehen?

Ich stand verschlafen auf es war ~~17~~ genau 7:00 ich ~~ras~~ rante ~~aus~~ mein Hotelzimmer raus und schlich mich rein in das Zimmer von mein Kumpel weil er hat vergesen die Türe zu zu machen. Mein Kumpel lag noch im Bett und schlief tief. Seine braunen Arme und Beine streckte er weit von sich. Und sein gesicht war

Weiter geht es am Dinstag den Blablabla irgenwas 2011

Abb. 4: Originaltext: Anfang der Geschichte von Elfi und ihrer Analytikerin

Die Geschichte wird gleich zu Beginn der nächsten Stunde weitergeschrieben
A: …Erschöpft schliefen wir ein, noch ganz in die Erinnerungen beim Tanzen versunken und ich hatte einen Traum:

Elfi: Dass unsere Freundschaft bis zum Ende unserer Tage halten würde und dass es noch mehr als Freundschaft wird. (Smiley)
A: Ich war sehr aufgeregt und wachte mit klopfenden Herzen auf: Was würde heute geschehen?
Elfi: Ich stand verschlafen auf, es war genau 7.00 Uhr. Ich rannte aus meinem Hotelzimmer raus und schlich mich rein in das Zimmer von meinem Kumpel, weil er hatte vergessen, die Türe zuzumachen.
A: Mein Kumpel lag noch im Bett und schlief tief. Seine braunen Arme und Beine streckte er weit von sich.
Elfi: Und sein Gesicht war so putzig ur süß lag er da. Am liebsten wollte ich ihn nicht aufwecken, aber ich konnte nicht anders, ich war zu aufgeregt, was heute passieren würde.
A: Wie sollte ich ihn aufwecken? Sollte ich ihm etwas ins Ohr flüstern? Sollte ich ihn kitzeln? Sollte ich ihn beim Namen rufen? Ich überlegte lange und ich betrachtete ihn genau.
Elfi: Ja, genau, ich rüttelte ihn zuerst, dann kitzelte ich ihn – er ist nämlich sehr kitzlich und er fing schon an zu zappeln und zu kichern.
A: Ich kitzelte ihn weiter und fing auch selbst zu lachen an, wie ich sah, dass er herumzappelte.
Elfi: Er sagte: »Lass mich weiter schlafen«. Ich sagte: »Nein, bist du nicht aufgeregt, was wir heute erleben?« Wie er das hörte, sprang er auf und genierte sich, weil er hatte nur eine lange Unterhose an, die sehr putzig war. Da stand drauf I love you, and I love you too und viele Gesichter und Herzchen und ich lachte.
A: Er wurde ganz rot, weil ich ihn so liebevoll ansah. Dann schaute er auf seine lange Unterhose und er wusste nicht, was er tun sollte. Er lief rasch ins Badezimmer.
Elfi: Er nahm sein Gewand und sperrte die Türe zu und zog sich um. Dann kam er heraus und hatte immer noch ein rotes Gesicht. Er sagte zu mir: »Sorry, dass du mich so gesehen hast«. Ich sagte: »Macht doch nichts, das ist doch eine herzige Unterhose. Und außerdem sehe ich meine Brüder auch mit Unterhose herumgehen«.
Es geht
Wieder weiter
Morgen
Um 15.00 Uhr
Keine Angst. (Smiley)

Diskussion

In der zweiten Stunde, in der sie die Geschichte weiterschreibt, ist sie viel mutiger. Sie hat sich schon auf die Fortsetzung gefreut und beginnt sofort, zur Lade zu gehen und ihren Block herauszunehmen.

Elfi projiziert ihr Gefühl der Peinlichkeit in den Jungen: er schämt sich für seine ursüße Unterhose, sie ist die Souveräne, die zwei Brüder in Unterhosen gesehen hat. Sie ist interessiert an seinem Körper, sie berührt und kitzelt ihn und es entsteht ein gutes Gefühl, es ist aber leichter, wenn ich in die Geschichte eingebaut bin. Ich versuche keine inhaltlichen Vorgaben zu geben, sondern ihre Gefühle zu erforschen und sie zu ermutigen, diese auszudrücken. Ganz deutlich zeigt sie, dass sie diese Phantasie gerne auslebt, mit einem Kumpel zusammen zu sein und Spaß zu haben, was für ihre Entwicklung Anlass zu Hoffnung gibt. Es ist deutlich, dass ich diese Phantasien nicht durch Deutungen unterbrechen will, da ich befürchte, dass sie dann sofort abbricht.

In der Gegenübertragung bin ich über diese Geschichte erfreut, habe Angst, dass dann, wenn ich interpretiere, sie abbrechen wird. Es gelingt die Lebendigkeit zu halten, ohne dass die Geschichte zu »schwer« wird. Es geht um eine delikate Balance, diese sexuellen Phantasien weiter zu explorieren und behutsam zu sein. Ich hatte den Eindruck, es Elfi wie einem scheuen Tier zu ermöglichen, ihren psychischen Rückzugsort zu verlassen und in die freie Phantasiewelt hinein zu schnuppern, sich zu zeigen. Es war möglich, sie erleben zu lassen, wie es ist, sich gemeinsam mit ihrer Analytikerin eine erotische und sexuelle Erfahrung mit einem Jungen lustvoll und spielerisch auszumalen. Dieses spielerische Ausleben verweist auf eine Hoffnung, sich vorstellen zu können, später eine liebevolle Beziehung zu einem Jungen eingehen zu können.

In der nächsten Stunde geht Elfi sofort zu ihrer Lade, nimmt ihren Block heraus. Sie liest die Geschichte laut vor, korrigiert Fehler, die ihr auffallen und gibt mir den Block. Wir sollen wieder abwechselnd einen Satz der Geschichte schreiben. Sie sagt:
Elfi: »Du bist dran.«
A: (schreibt) Er sagt: Was machen wir jetzt? Möchtest du frühstücken oder lieber gleich zum Strand gehen?
Elfi: (schreibt) Gehen wir groß frühstücken. Er: O.K., gehen wir etwas essen und schauen wir, wer zuerst dort ist.
A: Beide laufen los ...
Elfi: Später nach dem Frühstück entdeckte Felix einen Pfad. Er entdeckt acht Wasserrutschen, die ur-cool und gefährlich sind. Daneben war ein Strand mit Bananenboote, Surfbretter und Wasserschier.
A: Er zeigt ihr, was man am Strand alles machen kann. Sie sagt: Das IST EIN RICHTIGES Wasserparadies; das habe ich gestern nicht gesehen. Wo fangen wir an?
Elfi: Er sagt: Beginnen wir bei den Rutschen, die sind ur-geil. Oh Gott, du hast Recht, die Rutschen mit einer U-Form sind richtig geil. Sie rutschten zusammen und hatten viel Spaß. Sie hatten beide ein komisches Gefühl dabei. Felix sagte:
A: (schreibt) Geil. Beim Rutschen habe ich so ein aufregendes Gefühl in meinem Körper. Rutschen wir noch einmal.
Elfi: Ich habe auch so ein komisches Gefühl aber eher unangenehm aber auch ein lustiges Gefühl. Wir rutschten drei Mal herunter und gingen dann noch zu einer anderen Wasserrutsche.

Diskussion

Elfi beschäftigt die Frage, ob sie in der Lage sein wird, einen Partner zu finden, der sich liebevoll um sie kümmert. In der Geschichte will Felix dasselbe tun wie sie. Wenn die Analytikerin die Zusammenhänge herstellt, traut sich Elfi die Geschichte weiterzuentwickeln. Ihre sexuelle Phantasie ist in den Wassersportgeräten untergebracht. Ins Wasser rutschen oder fallen steht für die sexuelle Erregung und Berührung, die beide Kinder in der Geschichte aufregend und lustig finden. Die Tatsache, dass die Analytikerin mit ihr gemeinsam diese Geschichte entwickelt, hilft Elfi ihre gesunde Sexualität und ihre Wünsche darzustellen. Sie erforscht, was sie und Felix gemeinsam tun können, sie genießt es, etwas gemeinsam mit einem Jungen zu erleben, was Anlass zur Hoffnung gibt. Die Analytikerin gibt ihr die Freiheit, ihre unbewussten Wünsche auszudrücken und zu erforschen. Sie ist vorsichtig und ich bin vorsichtig, nicht zu viel zu interpretieren, um sie nicht zu stoppen. Elfi ist sehr lebendig und voller Engagement. Am Ende der Geschichte gehen Felix und das Mädchen ins tiefe Wasser und das Mädchen wird am Fuß verletzt; es ist nicht klar, ob es von einem Tier gebissen wurde. Für kurze Momente wird ihre Vorstellung von einer befriedigenden, fröhlichen sexuellen Beziehung sichtbar.

Bei Elfi taucht bei der normalen und gesunden Vorstellung, die sexuelle Bühne für sich in Anspruch zu nehmen und die Eltern an die Peripherie zu drängen, auch ein ängstigendes Gefühl auf. Die Frage, wer wird sich dann um meine Mutter kümmern, klingt an, – dann fühlt sie sich schuldig. Ihr Vater wird sich nicht um ihre Mutter kümmern. Darf sie glücklich sein? Elfi findet es entlastend, dass sie denkt, ich habe einen Mann und eine Familie, ich kann sie gehen lassen.

Diese Entwicklung ist umso bemerkenswerter, als Elfie während vieler Jahre sofort die Ohren zugehalten hat, wenn »sexuelle« Worte von mir verwendet wurden: so war das Wort Baby schon verpönt, ihre körperliche Entwicklung, ihre erste Menstruation wurden schamhaft angedeutet. Es war oft so, dass sie Zusammenhänge andeutete und ich es stellvertretend für sie formulieren sollte und sie sich dann abwenden und sagen konnte, darüber wolle sie nicht sprechen. In der Geschichte ist sie diejenige, die die erotische Ebene einführt und die Geschichte weiterführt. Elfi kann sich vorstellen, sich wie ihre Brüder zu entwickeln, die beide eine sexuelle Beziehung haben. Sex kann so lustvoll wie die geliebten Wasserrutschen sein. Darf sie glücklich sein, wenn ihre Mutter so ein eingeschränktes Leben hat? Es ist, als ob ich sie ermächtige, ihre adoleszenten Sehnsüchte zu entwickeln, wie eine Blüte, die sich langsam öffnet. Sie entdeckt gleichsam ihre Stimme. Sie kann ihren Körper auch so kleiden, dass er attraktiv ist – als Ausdruck ihres neuen Körpergefühls. Dieses Beispiel eines analytischen Containments soll zeigen, wie wichtig es ist, dass Kinder, deren Eltern ihnen diese grundlegenden Erfahrungen eines verstehenden Aufgreifens ihrer rohen Gefühle nicht oder nicht zureichend ermöglichen konnten, diese Erfahrungen in der Analyse nachholen können.

Aber es gibt auch ihren **kritischen** »Griechischen Chor«, der sie niederreden und entmutigen will: sie soll klein und unselbständig bleiben. In den Ferien, wenn ihre Mutter sie nicht zu den Freundinnen lässt, bleibt sie den ganzen Tag im Pyjama. Sie ist im Bett oder bei ihrer Mutter.

Anhand eines Stundenausschnitts einer schmerzlichen und ergreifenden Szene will ich beschreiben und zeigen, welche Gefühlszustände in der Übertragung und der Gegenübertragung entstehen (Sandler, 1993).
Eine Analysestunde im Mai:

> Elfi wartet schon vor der Türe auf mich. Sie kommt herein, geht mit langsamen Bewegungen zur Couch, setzt sich hin und schweigt.
> A: »Was bringst du mir?« (Nehme meinen Sessel und setze mich zu ihr zur Couch.)
> Elfi: »Es ist dasselbe. Ich verstehe nicht.« (Lange Pause)
> A: »War es heute besonders schwierig?«
> Elfi: (schaut traurig vor sich hin)
> A: »Kannst du mir ein Beispiel geben?«
> Elfi: (schweigt. Sie wirkt, als ob sie eine unendliche Last tragen würde. Sie setzt zu sprechen an, bricht dann aber ab und sagt): »Nein.«
> A: »Vielleicht kannst du ein Beispiel erzählen, wo du etwas nicht verstanden hast?«
> Elfi: »Ich sage fast gar nichts, weil ich nichts zu sagen habe. Ich bin nur müde.« (Sie legt sich hin.)
> A: »Es ist auch wirklich scheußlich, wenn du denkst, alle deine Gedanken sind falsch.«
> Elfi: (schweigt)
> A: »Du kannst gar nicht sprechen, weil alles so schlimm ist.«
> Elfi: »Es wird schon lange immer schlimmer. Für mich gibt es keine Hoffnung.« (Setzt sich wieder auf.)
> A: (Ich habe auch Tränen in den Augen und würde am liebsten mitweinen oder sie in den Arm nehmen. Sie wirkt so einsam und verloren, sie hat so einen hoffnungslosen, verzweifelten Gesichtsausdruck.): »Es ist schwierig, mit diesen Gedanken ganz alleine zu sein. Du hast sie vermutlich noch niemanden erzählt, sondern hast versucht, fröhlich zu wirken.«
> Elfi: »Ja.« (Schweigen.)
> A: »Es tut ganz gut, wenn du es hier mit mir teilen kannst. Denkst du, dass ich dich ernst nehme und dich verstehe?«
> Elfi: »Ja. Beim Turnen habe ich mich nicht an den Ringen festhalten können. Wir sollten die Beine in die Ringe geben, das konnte ich nicht und ich bin gesteckt, das hat wehgetan.«
> A: »Es fällt dir schwer, dich festzuhalten und deine Kraft zu spüren. Du weißt nicht, ob deine Kraft blockiert ist oder ob zu wenig da ist. Manchmal hast du auch Hoffnung?«
> Elfi: »Für mich gibt es keinen Ausweg.«

A: »Dann ist es besonders traurig, dass du in dieser Woche am Freitag keine Stunde hast, weil ich abgesagt habe.«
Elfi: »Es ist immer dasselbe. Ich spüre nichts« (mit ganz leiser Stimme).
A: »Du denkst, dass es auch für mich schmerzlich ist, zu sehen, wie weh es dir tut und wie traurig du bist. Du denkst, Papa und Mama wollen nichts von deiner Verzweiflung hören. Du hast lange nicht darüber sprechen können, weil du überzeugt warst, dass ich auch nichts davon wissen will.«
Elfi: »Ja, schon.« (Pause) »Es tut so weh.« (Sie schaut mir tief in die Augen).
Ende der Stunde.

Diskussion

Elfi fühlt sich emotional am Ende, innerlich wie tot. Wenn sie aber mithilfe der Analytikerin erkennt, dass sie durch eine schwierige Phase geht, kann sie sich erholen. Sie kann ihre Verzweiflung zu mir in die Stunde bringen und sie erlebt, dass ich zuhöre. Ich bin jemand, der es ertragen kann, dass sie sich so schrecklich fühlt. Sie nimmt an, dass ich in meinen Gedanken nicht glaube, dass sie am Ende und ohne Hoffnung, sondern dass sie entwicklungsfähig sei – was tatsächlich der Fall ist. Sie hat sich zu einem sehr hübschen, lebendigen jungen Mädchen entwickelt, das neugierig ist und sich für Musik, Stars und Filme interessiert. Sie ist klug genug, zu wissen, dass sie sich am unteren Ende der Schüler in ihrer Klasse befindet. Sie weiß, dass sie nicht wie die anderen Kinder ist – dann denkt sie, sie sei nichts, und hasst sich selbst. Auch die Fähigkeiten, die sie hat, lässt sie dann nicht gelten und beraubt sich so selbst der Möglichkeiten, die sie hat. Das ist eine Form der sekundären Deprivation. Und das ist ein schreckliches Gefühl. Wenn sie ihre Mutter betrachtet, denkt sie, dass diese ebenso unglücklich und am Ende ist wie sie selbst. Ist das Bild ihrer Analytikerin das einer Frau, die voll Leben ist, ihre Sexualität lebt und die auch Hoffnung und Zutrauen hat, dass Elfi eine liebevolle Beziehung zu einem Mann wird eingehen können? Die Qualität dieser traurigen Stunde hat auch etwas von einem Trauerprozess. Wenn Elfi um das, was sie nicht haben kann, zu trauern imstande ist, zeigt das, dass sie innere Kräfte hat. Ihre permanente Müdigkeit verweist auf eine depressive Stimmung; sie ist mit ihrer Mutter identifiziert. Wenn sie innerlich in Kontakt zu mir bleiben kann als jemandem, der sich gut mit ihr fühlt, ihr zutraut, etwas zu tun, fühlt sie sich leichter. Nur in der Analyse existiert dieser Glaube an ihre Potenz und Kraft. Kann sie das Bild ihrer Analytikerin verinnerlichen? Kann sie die Qualitäten, die sie hat, entwickeln?

In der Gegenübertragung ist es wichtig, nicht dem Impuls zu folgen, diesen psychischen Schmerz und die Verzweiflung zu vermeiden, das Mädchen zu trösten, statt es bei diesem traurigen Weg der Selbsterkenntnis zu begleiten und seinen Schmerz auszuhalten, ohne die Hoffnung und das Vertrauen in die analytische Arbeit aufzugeben. Sich von dieser Verzweiflung emotional berühren zu lassen, sie aufzunehmen und Elfis Gefühl in Worte zu fassen, ist viel belastender, als mitzuweinen oder Elfi zu trösten.

Wie wichtig diese gemeinsame Erfahrung war, zeigt die Entwicklung der nächsten Woche. Elfi ist gut gelaunt, in einen Jungen verknallt und richtet es so ein, dass er sie während der Analysestunde am Handy anruft. Sie hat dann aber so viel Angst, dass sie sofort auflegt und das Handy versteckt. In den folgenden Wochen ist Elfi diejenige, die mich über die Stars und Sänger, über die sie alles weiß, liebevoll belehrt. Sie zeigt mir 100 heruntergeladene Bilder von Justin Bieber in jeder Pose. Sie beginnt ganz vorsichtig, über ihre erwachende Sehnsucht und ihr Interesse an Jungen zu sprechen.

Bei dem hier vorgestellten Protokoll handelt es sich um eine Stunde, in der Elfi mich hinter die Fassade eines fröhlichen, dummen Mädchens schauen ließ und ich sie in ihre Einsamkeit und tiefe Verzweiflung begleiten sollte. Sie wollte sehen, ob ich die Wahrheit sehen oder sie, wie ihre Mutter, über diese Gefühle hinwegtrösten und sie beschwichtigen wollte. Tatsächlich war dies eine schmerzliche Stunde, die auch mich tief bewegte. Es war nicht leicht, eine analytische Haltung aufrechtzuerhalten.

Es gab Momente, in denen ich fürchtete, als Analytikerin völlig zu versagen. Das war genau die emotionale Situation von Elfi. Sie fühlte sich unerwünscht und als Versagerin, die anders war als alle anderen Kinder und sie war davon überzeugt, langweilig und uninteressant zu sein. Statt mitzuagieren, nutzte ich meine »verdauten« Gefühle, um Elfi ihre Situation, die sie in mich projiziert hatte, zu deuten und sie ihr damit verständlich zu machen.

Im Folgenden bringe ich Ausschnitte aus einer Freitagsstunde.

> Elfi kommt, mustert mich aufmerksam, bemerkt meine roten Fingernägel und meine Frisur, frisch vom Friseur, und blickt mich anerkennend lächelnd an: »Wie geht es dir?« Nach einer Pause fährt sie fort: »Du wirst mir, wie üblich, nicht antworten.«
> A: »Du schaust mich genau an und denkst dir einiges, das du aber nicht mit mir teilen willst.«
> Elfi: (Sie nimmt ihren Block aus der Lade und setzt sich zum Tisch. Lange betrachtet sie den Namen des Films, den sie mit großen Buchstaben auf das Papier geschrieben hat: Breathless. Sie hatte mir in der letzten Stunde ausführlich darüber erzählt. Der Film handelt von einem Jungen, der im Internet das Bild eines verschleppten zweijährigen Jungen sieht und auch ein zweites Bild erblickt, das zeigt, wie dieser Junge heute aussehen würde. Dieses Bild sieht wie ein Portrait von ihm aus. Er findet heraus, dass er als Kind tatsächlich seinen Eltern geraubt wurde, versucht, sie zu finden, und erfährt, dass sie tot sind. In den darauffolgenden Stunden konnte sie über ihre Phantasie sprechen, wie es wäre, das Kind anderer Eltern zu sein – Eltern, die fröhlich sind und etwas miteinander unternehmen).

Nach einiger Zeit sage ich, dass sie den Titel des Films lange anblickt und sich daran erinnert, was wir besprochen haben. Nachdenklich meint sie, wie es wäre, wenn sie woanders lebte.

A: »Vielleicht denkst du manchmal darüber nach, wie es wäre, wenn du bei mir und meinem Mann leben würdest, um zu sehen, wie wir miteinander umgehen, wie sich das anfühlt.«

Elfi: »Dann wäre ich ja schon viel älter.« (auf den Altersunterschied anspielend. Während sie spricht, malt sie folgende Worte):
Ich will nicht
all mein Leben herkommen.

Ohne zu sprechen, schreibt sie weiter: einige Worte, die ich nicht lesen kann. Als ich sie frage, was sie schreibt, dreht sie den Block so zu mir, dass ich lesen kann: Ich will schon lange nicht mehr kommen – Gott sei Dank habe ich meine Freunde. NICHTS HILFT.

A: (Ich lese dies laut vor und sie kommentiert, dass das eine »Killerschrift« sei. Ich habe starke Gegenübertragungsreaktionen, fühle mich ausgeschlossen, weggestoßen und werde ärgerlich und traurig). »Wenn du mir das zu lesen gibst, möchtest du mir zeigen, wie es ist, sich unerwünscht zu fühlen. Du möchtest nicht zur Therapie kommen, sondern lieber zu mir nach Hause, um zu sehen, wie ich lebe.«

Elfi schreibt langsam weiter:
Ich will nicht kommen müssen.
Warum?
Es hilft nicht und ist Zeitverschwendung und Geldverschwendung.
Wenn ich nicht will, warum muss ich kommen?
Meine Freundinnen, wollen nicht, dass ich herkomme.

A: (Ich lese mit und meine, dass sie mir immer und immer wieder sagt, dass sie nicht kommen und nicht mit mir sein will, dass ich ihr nicht helfen kann). »Du willst, dass ich verstehe, wie es ist, sich ungeliebt und störend zu fühlen. Vielleicht denkst du manchmal daran, wie es einem Kind geht, das sich von seinen Eltern nicht erwünscht fühlt.«

Elfi (reagiert stark, schaut mich an und sagt überrascht): »Wie kannst du meine geheimsten Gedanken erkennen?« Dann schüttelt sie den Kopf.

Nach einer kleinen Pause fahre ich fort: »Du zeigst mir, wie überrascht du bist, dass ich deine geheimsten Gedanken erkenne und verstehe, dass du dich fragst, ob du erwünscht warst.«

Nachdenklich nickt sie.

A: »Und dann bist du ängstlich, wie es wäre, wenn du nicht mehr kommen würdest und niemand das Erkennen würde, und du fragst dich, wie du ohne Stunden überleben kannst.«

Mit großen Buchstaben schreibt sie: DEINE GROSSE CHANCE und fragt mich, wie man das schreibt.

A: (Ich sage, dass sie ausdrückt, sie denke, die Stunden stellten eine große Chance für sie dar, mehr von sich zu verstehen, ihre Gefühle auszudrücken und verstanden zu werden.) »Du möchtest sehen, ob ich Hoff-

nung für dich habe, dass du dich weiterentwickeln kannst und fähig bist zu denken.«
Elfi: »Meine Entwicklung hat nichts mit hier zu tun, es ist eben meine Entwicklung« (sagt sie ohne Überzeugung).
A: »Du bist hin und her gerissen zwischen der Meinung, die dein Vater hat, dass die Analyse dir hilft, und der Meinung deiner Mutter, dass alles nichts bringt.«
Elfi: (Sehr klar) »Ja, das ist wahr!«
A: »Du bist froh, dass deine Stunden hier noch nicht zu Ende sind. Auch wenn es schmerzlich ist, können wir der schmerzlichen Wahrheit gemeinsam ins Auge schauen.«
Beim Verabschieden blickt sie mich dankbar an und geht.

Diskussion

In der Stunde war es sehr bewegend, diesmal bei zwei zentralen Themen statt der so oft gezeigten Abwehr und Ablehnung auf Einsicht zu stoßen. Ein Thema ist ihr geheimer Gedanke – ihr Wissen –, dass sie von der Mutter zutiefst abgelehnt worden ist und dass diese sie nur aus religiösen Gründen ausgetragen hat. Diese Ablehnung durch die Mutter ist für das Kind besonders belastend, weil es nie klar ausgesprochen wurde und dennoch das Leben bestimmt – jedes Kind kann auch eine schmerzliche Wahrheit ertragen, wenn darüber gesprochen werden kann – ein Beschönigen verdoppelt die emotionale Belastung. Das zweite Thema ist das gemeinsame Erleben der in die Analytikerin projizierten Verzweiflung. Wenn die verdrängten oder geheim gehaltenen Aggressionen in der Übertragung wiederbelebt und gedeutet werden, dann kann auch Hoffnung entstehen. In der Übertragung muss die Analytikern das Gefühl, abgelehnt zu werden, psychisch ertragen, es selbst »emotional verdauen« und dann in Worte fassen. So erlebt das Kind/der Patient, wie eine Projektion als psychischer Schmerz in ein Verstehen umgewandelt wird, das dann vom Kind als das eigene Gefühl reintrojiziert werden kann. Durch diesen Transformationsprozess kann die Trauer gemeinsam gespürt werden. Die heftige Ablehnung und das Unerwünschtsein werden auf mich projiziert – ich spüre diese massive Ablehnung, unter der sie ein Leben lang leidet und die sie niederdrückt. Dieses schmerzliche Gefühl auszuhalten und darüber nachzudenken, hat es ermöglicht, es zu entgiften und es ihr dann als Gedanke wieder zurückzugeben, sodass nun sie darüber nachdenken kann. Es kommt darauf an, Elfi anhand eines Modells zu zeigen, dass es möglich ist, zu fühlen, im Moment abgelehnt zu sein. Sie kann die Projektionen dann zurücknehmen und sie als zu sich gehörig erkennen. Sie ist überrascht und geschockt, dass ich über ihre Probleme und ihre geheimen Gedanken sprechen kann. Es taucht auch ihre Angst auf, dass ich sie (wie ihre Mutter) nie gehen und ein eigenes Leben führen lassen könnte. Sie sehnt sich nach Liebe und nach einem echten Jungen. Erlaube ich ihr einen »Boyfriend«? Traut sie sich wirklich, einen Freund zu haben?

2.6 Adoleszente in Therapie

Ich schlage ihr vor, von der Kinderpraxis in die Praxis für Erwachsene zu wechseln. Elfi ist sofort einverstanden und kann es kaum erwarten. Sie möchte nur ganz wenig von dem für sie zur Verfügung gestellten Materialen mitnehmen, nur den Zeichenblock und die Stifte. Sie erforscht den neuen Raum. Als ich interpretiere, dass sie ihre Kindheit zurücklassen will und erwachsen sein will, meint sie: Am besten ist es, eine Jugendliche zu sein:

> Elfi: »*Kind sein ist langweilig, als Erwachsene muss man arbeiten und schuften, sich um die Kinder kümmern. Als Jugendliche kann man auf Partys gehen. (Pause) Wenn man selbst Geld verdient, kann man sich seine Wünsche erfüllen. Ich möchte mir einen Hund kaufen.*«

Elfi beginnt sich zu trauen, für einen richtigen Jungen zu schwärmen. Dazu ein Ausschnitt aus einer Stunde.

> Elfi nimmt ihren Block und zeichnet: I (Herz) him.
> A: »Du möchtest mich neugierig machen, wer ›er‹ ist.«
> Elfi: »Er heißt Marcel, seine Eltern sind aus Frankreich. Ich bin schon sechs Monate in ihn verknallt. Doch einmal habe ich in der Straßenbahn mit ihm gesprochen. Er hat sich neben mich gesetzt, wie alle anderen ausgestiegen sind. Von draußen hat er dann ein Herz gezeichnet und meinen Namen geschrieben. Ich war so aufgeregt, dass ich aufstehen und weggehen wollte.«
> A: »Du bist ganz froh, dass du hier zu mir von ihm sprechen kannst und weißt, dass das alles hier bei mir vertraulich bleibt. Was gefällt dir an ihm?«
> Elfi: »Er ist innerlich und äußerlich schön. Es wissen schon fünf Personen …
> Einen Buben, der mich ›Dicke‹ genannt hat, habe ich umgeschmissen. Bin richtig stolz darauf.«
> A: »Du bist froh, dass du dich nun wehren kannst.«

Elfi hat Angst vor ihren Gefühlen, traut sich aber nun, ihrem Impuls wegzulaufen zu widerstehen. Sie hat genug Vertrauen zu ihrer Analytikerin, um darüber zu sprechen. Zugleich drückt sie aus, dass sie nicht mehr in Analyse kommen will. Sie denkt, die Analyse beenden, heißt, erwachsen zu werden. Zugleich ist sie von ihren heftigen Gefühlen des Verliebtseins überwältigt, sie fühlt sich dann schwindelig und bleibt zwei Tage zu Hause. Sie kann ihre Erlebnisse mit Marcel erzählen, aber nicht darüber nachdenken, was es für sie heißt, wie erfreut und ängstlich sie ist. Als ob sie liebeskrank ist. Meine Deutung weist sie zurück, sie möchte lieber körperlich krank sein, wie es ihr die Mutter bestätigt. Sie ist eher krank vor Sehnsucht, Marcel sagt, er mag sie, aber es ist noch nichts geschehen. Sie ist skeptisch, ob ihre Mutter ihr gestattet, geliebt zu werden. Marcel ist liebevoll und aufmerksam, so wie sie ihre Analytikerin empfindet. Den adoleszenten Übergang verbindet sie mit der Frage, ob ich sie gehen lasse. Traue ich ihr zu, ohne Analyse ihr Leben zu meistern? Ihr Wunsch einer Beendigung hat auch manische Qualität, so als ob sie damit alle Kräfte, die sie behindern, bei mir zurücklassen könnte.

Ihre adoleszente Entwicklung in Richtung Selbständigkeit drückt sich in versäumten Stunden aus. Sie beginnt, sich besser zu kleiden, und sie sieht tatsächlich auch besser aus; sie hat ein positives Körpergefühl und kann sich locker bewegen. Sie hat einen ausgeprägten Sinn für die Realität und kann ihre eigene, intellektuell sehr bescheidene Leistung richtig einschätzen. Auch für mich ist es wichtig, bei allen Fortschritten die reale Begrenzung durch ihre Intelligenzminderung zu sehen und zu akzeptieren. Mit großer Mühe und täglicher Nachhilfe erreicht sie den Hauptschulabschluss. In den Analysestunden hingegen ist sie nicht langsam; sie kann sich sehr gut in andere Leute hineinversetzen, betrachtet Models und kann die Unterschiede zu ihrem eigenen Körper klar benennen. Sie lässt sich auch nicht mehr, wie ihre Mutter, in eine Depression fallen. In ihrer Identifikation mit der Analyse kann sie ein positives Gefühl von sich selbst entwickeln und ihre Wünsche formulieren (sie will mit Tieren oder Pflanzen arbeiten). Es bleibt jedoch eine innere Stimme, die ihre Wünsche unterdrücken will. Die Beziehung zu ihrem Vater, den sie früher ganz abgelehnt hat, verbessert sich, und sie unternehmen gemeinsame Museumsbesuche. Dem Vater fällt es schwer, sich einfach mit ihr zu unterhalten. Die Mutter, die massiv gegen die Analyse gewesen ist, kann am Ende zu mir sagen: »Es hat doch etwas gebracht, danke!«

Fallgeschichte von James Frost

Die zweite Fallgeschichte eines Jugendlichen, der sich in einer psychischen Krise befand, wird nicht aus der Perspektive der Therapeutin dargestellt, sondern aus der Perspektive einer Lehrerin, die wesentlich zu seiner Genesung beigetragen hat. Die Begleitung des Jugendlichen, der James Frost genannt wird, kann zeigen, wie wichtig – zusätzlich zu einer therapeutischen Hilfe – eine Begleitung durch eine psychoanalytisch geschulte Lehrerin ist. Dazu ein Exkurs zum Begriff einer psychoanalytisch geschulten Lehrerin.

> **Exkurs**
>
> Die Lehrerin H. nahm an dem Master-Universitätslehrgang »Psychoanalytic Observational Studies« an der Universität Klagenfurt teil, der nach dem Tavistock-Modell in London entwickelt wurde. Ziel des Lehrgangs ist es, eine psychoanalytische Haltung und ein psychoanalytisches Verständnis zu erwerben, die sich durch eine Offenheit im Wahrnehmen, Reflektieren und Gestalten von zwischenmenschlichen Prozessen auszeichnen. Dabei wird das Augenmerk nicht nur auf bewusste, sondern auch auf unbewusste Motive, Wünsche, Hoffnungen und Ängste von Lehrern und Schülern gelegt. Die unbewussten Abläufe sind somit der unmittelbaren Wahrnehmung und auch der bewussten Kontrolle entzogen, sodass es besonderer Methoden bedarf, um einen Zugang dazu zu gewinnen. Es geht darum, die Sensibilität zur Wahrnehmung unbewusster Prozesse bei sich selbst und bei anderen Perso-

nen im pädagogischen Feld zu schulen. Es gilt zu verstehen, welche Gefühle ein Kind unbewusst auf seine Lehrer und andere Personen überträgt (»Übertragung«) und welche Gefühle im Lehrer wachgerufen werden (»Gegenübertragung«). Ganz kurz soll auf diese Methoden eingegangen werden, die ausführlich nachzulesen sind bei Bick (1964), Bion (1962), Miller u. a. (1989) und Diem-Wille und Turner (2012).

Der Universitätslehrgang stützt sich auf drei Vermittlungsformen erfahrungsorientierten Lernens (Bion 1962): Auf die Methode der psychoanalytischen Beobachtung in drei verschiedenen Feldern, auf die Reflexion der eigenen Berufspraxis in »Work Discussion Gruppen« und auf die Vermittlung psychoanalytischer Theorie. Die Studierenden führen die psychoanalytische Beobachtung nach Esther Bick im ersten Semester in einem Kindergarten durch, im zweiten, dritten und vierten Semester wird ein Baby im Kontext seiner Familie und im fünften Semester die Interaktionen und unbewussten Ängste in einer Institution wöchentlich für eine Stunde genau beobachtet. Die unstrukturierte Beobachtung der Interaktionen sowie der in der beobachteten Person wachgerufenen Gefühle werden anschließend an die Beobachtung detailliert schriftlich festgehalten. In einem Seminar unter der Leitung einer Psychotherapeutin werden anhand der Beobachtungsprotokolle Hypothesen über die bewussten und unbewussten psychischen Prozesse der Akteure entwickelt. Anhand der weiteren Beobachtungen kann die Hypothese modifiziert oder weiterentwickelt werden, sodass die Entstehung der Persönlichkeit des Babys bis zum ersten Lebensjahr miterlebt werden kann. Diese einfache und geniale Methode macht es möglich, frühe, archaische Gefühle, Abhängigkeit, Sehnsucht nach Geborgenheit und Liebe sowie Angst verloren zu gehen zu verstehen. Es werden Erfahrungen über frühe Interaktionen eines Babys in seiner Familie, eines Kindes im Kindergarten und in Arbeitsbeziehungen gesammelt, beschrieben und in der Gruppe reflektiert.

In Work Discussion Seminaren versuchen die Teilnehmer, konkrete Szenen ihrer pädagogischen Praxis zu beschreiben und in der Seminargruppe zu reflektieren. Die Reflexion der Praxiserfahrungen macht es möglich, bei sich und bei anderen diese tieferen Schichten der Persönlichkeit wahrzunehmen und deren störenden Einfluss zu vermindern sowie deren produktive und kreative Potenz zu nützen. Die Situation des Schülers, den Frau H. James Frost nannte, wurde in der Work Discussion und später in einer Einzelsupervision besprochen (Rustin et al. 2008).

Die pädagogische Erfahrung der Lehrerin H. mit James in den ersten beiden Jahren wurde in meinem Buch »Latenz« (2015) ausführlich behandelt. Hier soll diese Erfahrung zusammengefasst werden, um dann die psychosexuellen inneren Konflikte und deren Bearbeitung zu beschreiben. Im Anschluss wird die weitere Hilfestellung der Lehrerin H. mit James während der Jahre seiner Pubertät dargestellt. Besonderes Augenmerk möchte ich auf die psychoanalytische Haltung legen, die ihrer pädagogischen Praxis zugrunde liegt, aber gleichzeitig eine klare Abgrenzung zur Therapie darstellt. In der Arbeit mit den Eltern bzw. der Großmutter kann die Lehrerin Frau H.

> sehr klar auf die Notwendigkeit einer therapeutischen Hilfe für das Kind hinweisen, sodass James schließlich gleichzeitig eine Psychotherapie macht.

Familiärer und schulischer Hintergrund von James

James Eltern trennten sich, als James drei Jahre alt war. Über seinen Kontakt zu seinem leiblichen Vater ist nichts bekannt, zum Zeitpunkt des Eintritts in die Schule besteht kein Kontakt zu ihm. Zu seiner Mutter hatte James ein sehr enges Verhältnis; sie klammerte sich an ihn und erlaubte James, im Ehebett zu schlafen, bis sie – als James sieben Jahre alt war – eine neue Beziehung einging. James war auf seinen Stiefvater sehr eifersüchtig und versuchte, ihn zu provozieren. Als die Mutter James erzählte, dass sie ein neues Baby erwartete, reagierte James wütend. Er nahm ein Küchenmesser und wollte die Mutter angreifen. Sein Stiefvater konnte ihm das Messer entwenden und seine Frau schützen. Die mütterliche Großmutter erklärte sich bereit, James bei sich und dem Großvater aufzunehmen.

Mit 10 Jahren wechselte James von der Volksschule in die Hauptschule. Nach einem halben Jahr kam es zu einem gewalttätigen Ausbruch von James: Nach einem Streit attackierte er einen Mitschüler und würgte ihn. Als ein Lehrer eingriff, bedrohte James den Lehrer. Die Polizei wurde gerufen und James wurde in einer psychiatrischen Klinik untergebracht. Er blieb fünf Monate in stationärer psychiatrischer Behandlung, was für ihn eine schreckliche Erfahrung darstellte. Er drohte, sich umzubringen, wenn er wieder in eine psychiatrische Klinik käme. Damals konnte er für einige Zeit Psychotherapie annehmen.[4] Er brach diese jedoch bald ab und weigerte sich seither, zum Psychiater oder zu einem Psychotherapeuten zu gehen.

Wegen seiner emotionalen und sozialen Probleme, wurde bei ihm ein »sonderpädagogischer Förderbedarf (SPF)« festgestellt; für Kinder mit einem SPF wird eine Beratungslehrerin als zweite Lehrerin in der Klasse eingesetzt. Frau H. kümmert sich in der Klasse um fünf Kinder mit SPF.

Diskussion

Diese erste Information über die frühen Lebensjahre von James verweist darauf, dass die Wurzeln seiner psychischen Probleme in den frühen Lebensjahren liegen dürften. Er scheint sich als Kind emotional nicht von seiner Mutter als getrennte Person erlebt zu haben. Vermutlich war er überzeugt, dass seine allmächtigen Phantasien, die Mutter ganz zu besitzen, in Erfüllung gegangen seien, da er der einzige Mann in der Familie war und er bei ihr im Bett schlief. Diese kindlichen Wünsche scheitern in einer gewöhnlichen Familie an der Rea-

---

4 Die von Martha Harris entwickelte Form der Work Discussion will psychoanalytisches Denken für Prozesse der Arbeitssituation fruchtbar machen (Rustin & Bradly 2008).

lität, wenn die Mutter und der Vater als sexuelles Paar erlebt werden und so eine gesunde Ablösung erfolgen kann. Als die Mutter eine neue Beziehung aufnahm, war James sieben Jahre alt. Plötzlich und ohne sein Zutun wurde er grausam aus dem ehelichen Bett vertrieben. Wir wissen keine Details seiner inneren Welt, da wir keine Daten aus der therapeutischen oder psychiatrischen Diagnose haben. Seine Unfähigkeit, sich als eigene Person zu erleben, führt zu einer psychotischen Episode, die seinen Gewaltausbruch und seine Einlieferung in die Psychiatrie nach sich zogen.

Die Lösung, bei seinen Großeltern zu leben, war einerseits hilfreich, weil er aus der für ihn provokanten neuen Familie entfernt wurde. Sein Groll und seine Verzweiflung dürfte aber dadurch vergrößert worden sein: er war jetzt nicht nur ein vaterloses Kind, sondern eines, das seine phantasierte Position bei der Mutter plötzlich und – wie er meinte, für immer – verloren hatte. Er wurde – aus seiner Perspektive – tatsächlich »abgeschoben«.

In der Überlegung in der Seminargruppe, ob sich Frau H. in der Betreuung von James engagieren könne, war klar, dass dies nur dann möglich sei, wenn die massiven psychischen Probleme von James mit Hilfe einer Psychotherapie bearbeitet werden würden.

Zusammenfassung der psychoanalytisch-pädagogischen Hilfestellung bis zur Pubertät

Ausgangspunkt der Besprechung von James in der Work Discussion Gruppe war seine Weigerung, in die Schule zu gehen, über die die Großmutter mit der Lehrerin H. sprach. Da die Lehrerin die einzige Person war, mit der James sprechen wollte, besuchte sie ihn zu Hause bei den Großeltern, wo er wohnte. Sie war überrascht, dass er bereitwillig mit ihr sprach, Blickkontakt herstellte und ihr einiges erzählte. Kurz nach ihrem Besuch von James bei den Großeltern kam es zu einer weiteren Eskalation: James griff seine Großmutter mit einem Messer an. Da James sich weigerte, in die Psychiatrie zu gehen und mit Selbstmord drohte, entschlossen sich die Mutter und der Stiefvater, James wieder zu sich in die Familie aufzunehmen. Der enge Kontakt zwischen der Mutter und der Lehrerin H., die täglich anrief, um mitzuteilen, dass James wieder nicht in die Schule gehen wollte, stellte eine wichtige Unterstützung (ein Containment) für die Mutter dar. In der Work Discussion Gruppe wurde über eine Möglichkeit nachgedacht, James einen Anschluss an den Lernprozess in der Schule zu ermöglichen. Der Vorschlag, James anzubieten, seine drei ausstehenden Arbeiten per E-Mail zu schicken, wurde von der Lehrerin mit der Mutter besprochen und von James aufgegriffen. Schon nach drei Tagen sandte er seine drei Arbeiten, die mit sehr gut beurteilt wurden und einen Abschluss der Schulstufe ermöglichten. Die Themen seiner Arbeiten hatte er selbst wählen dürfen, sie zeigen die turbulente Verfassung seiner inneren Welt. In Biologie schrieb er über Haie, in Geschichte über Pompeji und in Geographie über Vulkane. Zur Zeugnisverteilung erschien James überraschend in der Schule.

Im folgenden Schuljahr besuchte James den Unterricht. Er konnte gute Leistungen erbringen. Er war oft krank, hatte starke Kopfschmerzen, Blasenentzündungen und Verkühlungen. Wenn James den Eindruck hatte, es in der Klasse nicht auszuhalten, durfte er die Klasse verlassen. Oft war er emotional nicht in der Lage, die gestellten Aufgaben zu erfüllen, sondern legte seinen Kopf auf die Bank. Frau H. gelang es – oft mit unkonventionellen Mitteln –, ihn zur Mitarbeit zu bewegen. So forderte sie ihn in der Zeichenstunde, als er sagte, er mache »nichts«, auf, »NICHTS« zu zeichnen. Er und sein Sitznachbar nahmen den Vorschlag begeistert auf und so entstand eine wunderschöne graphische Darstellung eines »NICHTS« (▶ Abb. 5). Die Zeichnung wurde mit sehr gut beurteilt und ausgestellt (Diem-Wille 2015, 104f). Sie stand ihm immer wieder für Gespräche zu Verfügung, hielt engen Kontakt zur Mutter. Der Stiefvater kümmerte sich sehr um James; sie betreiben miteinander Sport. Der Stiefvater ging auch beim Wandertag und beim Klettern mit der Schulklasse mit, sodass es für James leichter war, daran teilzunehmen.

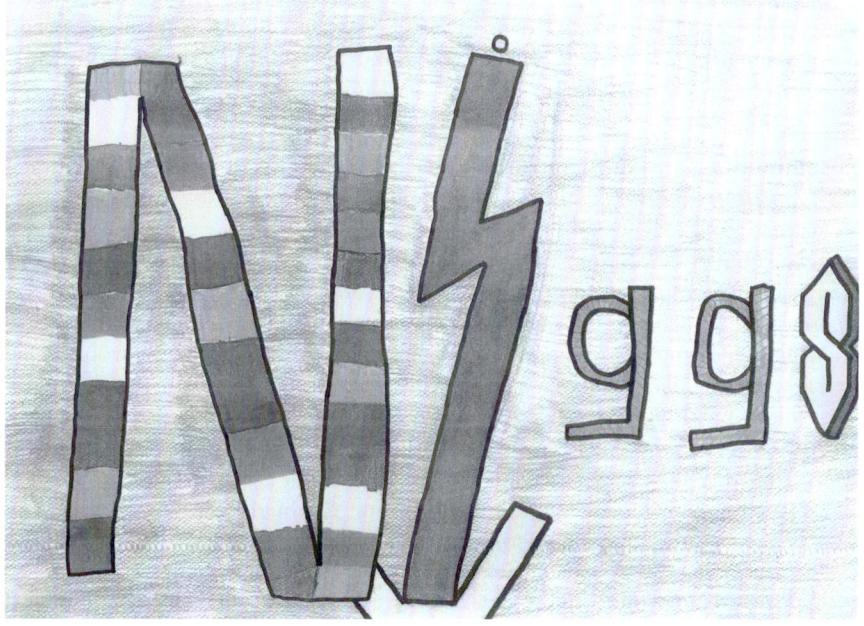

Abb. 5: Zeichnung von James: NIGGS (NICHTS)

James als Adoleszenter

Der Zustand von James hat sich stark verbessert, aber es gibt verschiedene Stimmungen und schwierige Zustände. So wie viele früh gestörte Kinder empfindet James einen physischen Kontakt bedrohlich; James kann zwar Blickkontakt herstellen, nicht nur zu seinen Eltern, sondern auch zu Frau H. Oft hat sie jedoch den Eindruck, sehr vorsichtig sein zu müssen, um ihm nicht zu nahe zu treten. Er vermeidet körperliche Nähe und weicht zurück, wenn jemand ihm nahekommt.

Wenn er von heftigen Gefühlen überschwemmt wird, kann er sich nicht auf die geforderte Aufgabe konzentrieren, oft muss er den Raum verlassen. Da James bereits einmal ein Kind in der Schule gewürgt hat, ist es wichtig, ihn die Möglichkeit zu einem physischen Rückzug aus der Klasse zu ermöglichen. Es ist eine wichtige Aufgabe von Lehrerin H., den anderen Lehrern verständlich zu machen, dass das Verhalten von James, wenn er nicht mitarbeitet, oder den Kopf auf den Tisch legt, weder ein Zeichen von Desinteresse noch ein Angriff auf den Lehrer sei, sondern ein Ausdruck seiner Verzweiflung und seines Unglücklichseins. Sein Widerstand dem Lernen gegenüber hängt mit seinem inneren Druck zusammen, wenn er von Vorstellungen oder Affekten überschwemmt wird. Dann gibt es wieder Stunden, in denen James gut mitarbeiten kann; er ist ein sehr guter Schüler.

Nun ein Auszug aus einem Work Discussion Protokoll:

> Heute arbeitet James im Werkunterricht klaglos. Er lässt sich Tipps geben, fragt, wie das Werkstück zu behandeln ist. Er erträgt meine körperliche Nähe. Er schaut mir beim Näherkommen in die Augen und signalisiert, wie mir scheint, Interesse. Er schreckt nicht zurück, als meine Finger seine berühren, weil wir das Werkstück entsprechend fest halten müssen. Er hört aufmerksam zu, als ich Hinweise über den Gebrauch des Werkzeugs gebe, und versucht anschließend, das Gehörte umzusetzen. James sucht meinen Blick und erwartet offensichtlich mein bestätigendes Nicken. Es gibt keine Reibereien unter den Burschen, sie lassen sich gut motivieren und freuen sich über den Fortgang der Arbeit .... Wir vergleichen die Werkstücke und ich hebe lobend das eine oder das andere Merkmal hervor ... Die beiden Stunden vergehen rasch, James arbeitet, ohne dass man ihn auffordern muss.

Diskussion

Lehrerin H. scheint überrascht, dass James nun ohne Druck selbständig arbeitet. Er stellt gleich von sich aus Kontakt her, indem er sie anschaut. Obwohl er körperliche Berührung üblicherweise vermeidet, kann er in dieser Stunde die Berührung der Finger der Lehrerin tolerieren. Das ist ein riesiger Entwicklungsschritt und es ist oft erstaunlich, wie beiläufig diese enormen Verbesserungen geschehen. Sich Berührenlassen drückt symbolisch aus, dass er sich von Lehrerin H. auch emotional berührt fühlt und Vertrauen entwickelt hat. Seine felsenfeste Überzeugung, unerwünscht, von seinem Vater verlassen und aus der Familie entfernt worden zu sein, ist von einer vorsichtigen Zuversicht dazuzugehören, abgelöst worden. Von großer Bedeutung ist, dass James nun wieder zu Hause bei seiner Mutter, dem Stiefvater und seinem Bruder lebt und sich von der Familie aufgenommen fühlt.

James hat sich äußerlich sehr verändert. Statt seiner schwarzen Kleidung trägt er nun eine hellgraue Hose mit einem schwarz-blau-weißen Sweater. Er ist in den letzten beiden Jahren 13 cm gewachsen und schaut wirklich gut aus, sportlich mit einem raschen Schritt gehend.

Die Entwicklung von James ist jedoch nicht so geradlinig, wie es hier erscheinen könnte. Trotz all der positiven Entwicklungen lauern im Untergrund gefährliche Affekte. Es gibt Aufwärts-und Abwärtsbewegungen. In der Work Discussion Gruppe wurden Vermutungen darüber angestellt, welche massiven Aggressionen James abwehren muss, wenn er die Mitarbeit verweigert oder den Kopf auf die Bank legt. Es wurde angeregt, James zu ermutigen, jene Aufgaben, die seine Gefühle betreffen, durchzuführen, ohne sie einer schulischen Bewertung zu unterziehen. In einer Deutschstunde sollten die Schüler die Gefühle einer abgebildeten Person beschreiben. James weigerte sich zunächst mitzuarbeiten. Lehrerin H. ermutigte ihn, einfach spontan hinzuschreiben, was ihm einfalle, was er zögernd tat. Das Ergebnis schockierte Lehrerin H. James beschrieb zwei abgebildete Personen, deren Gefühle die Schüler erkennen sollten.

Das erste Arbeitsblatt zeigt das Gesicht eines wütenden jungen Mannes.
Die erste Frage lautet: Wie fühlt sich diese Person?
James schreibt folgende Antwort: Ich würde sagen, das sie wütend ist, da mich diese Schaiss Gefühls-Wäsche aber einen Scheissdreck interessieren, sag ich nur SMD! (suck my dick!)
Die zweite Frage lautet: Was ist passiert, dass sich diese Person so fühlt?
James: SMD
Dritte Frage: Was sagt diese Person?
James: SMD
Das zweite Arbeitsblatt:
Vierte Frage: Was können wir machen, damit es dieser Person besser geht?
James: Ihr einen Arschtritt verpassen, ihre gesamte Generation ausrotten, Schwefelsäure in ihre Augen spitzen,
Scheiße in ihre Haare schmieren!
Und dann ersäufen wir sie in ihrem eigenen Blut! Weil ich scheißen kann!!
Als dritte Aufgabe ist ein »Innerer Monolog« zu formulieren.
James schreibt:

Eine kleine Katze ...
Miau! Jetzt warte ich schon eine halbe Stunde auf meine Mutter! Und dann kommt sie auch noch mit der Ausrede, sie habe selber Hunger! Ach! Endlich nimmt sie eine Futter Schüssel. Miau! Das hat gut geschmeckt. Oh! War das nicht gerade eine Libelle da draußen? Vielleicht krieg ich sie! Eine schmackhafte Nachspeise würde mir nicht schaden. Gm – und schon ist sie weg! Ach, egal, klettere ich auf den Baum, dort werde ich schon ein paar Insekten finden. Puh ... das ist aber höher, als ich dachte, aber bin eh schon oben. Mhm! Tatsächlich! Eine Fliege, eine Spinne und ein Käfer! Ach Gott! Da kommt die Alte angerauscht. Wieso hat sie immer Sorgen, wenn ich auf den Baum klettere? Nein danke, ich bin satt und will jetzt auch noch nicht runter! Puh, sie geht wieder zurück ... doch zu früh gefreut? Jetzt kommt sie mit der Leiter ... Eine Etage höher, und schon außer Reichweite! Haha! ... Sie kann die Leiter ausfahren ...?! Na Super! Wieso muss ich denn schon wieder runter? Naja, vermutlich mag sie nicht, dass ich noch draußen bin,

> wenn es schon dunkel ist. Aber egal! Leg ich mich drinnen vor den Kamin ...

Diskussion

Wir sehen hier eine Spaltung zwischen seiner mörderischen Aggression, mörderischer Scheiße und Gedanken an Tod und Blut einerseits und andererseits seiner Sehnsucht. Im Aufsatz ist er die kleine Katze, die von der Mutter gesucht wird. Lehrerin H. versprach James, seine Arbeitsblätter nur privat zu verwenden, sodass er frei schreiben konnte, was ihm einfiel. Sie war entsetzt über die massive Aggression und erahnte erst, welche enorme psychische Last ihn niederdrückt. Eine begleitende Therapie ist essentiell, um ihm zu ermöglichen, über seine bedrohlichen aggressiven Phantasien zu sprechen, sie im Spiel darzustellen und durchzuarbeiten. Frau H. besprach diese Arbeitsblätter nicht mit ihm, da sie keine therapeutischen Aufgaben übernehmen wollte und konnte. Es war für sie und die Mitglieder der Work Discussion Gruppe jedoch wichtig, hinter der Abwehr durch Passivität und Kopfschmerz die Verzweiflung und die Vernichtungswünsche zu sehen.

In derselben Stunde ist James das kleine Kätzchen, das Nahrung sucht und von seiner Mutter am Abend heimgeholt wird. Das Kätzchen ist tapfer genug auf die hohen Baum zu klettern. Seine orale Aggression ist in der Suche nach Nahrung integriert oder taucht als Wunsch auf, eine Fliege, eine Spinne und einen Käfer zu fangen und zu essen. Später erfahren wir, dass James zu Hause zwei Katzen hat. Auf die Frage der Lehrerin, ob er Fotos von seinen Katzen hat, antwortet er »Ich habe hunderte! Die ganze Wand ist voller Katzenfotos«.

In der Schule zeigt er seine freundliche Seite und es ist anzunehmen, dass es dem Therapeuten gelingt, die dunklen und bedrohlichen Gefühle in der Therapie durchzuarbeiten und neu zu ordnen. Nun ein Auszug aus einem weiteren Work Discussion Protokoll:

> Zum ersten Mal keine Fehlstunden. Ganz im Gegenteil: Er nimmt aktiv am Unterricht teil, pflegt Sozialkontakte zu seinen Klassenkameraden und zeigt für mich als Beobachterin keine Auffälligkeiten.
> Seine Kleidung ist zurzeit vorwiegend dunkel bis schwarz, doch sein Verhalten erscheint alles andere als finster zu sein: er lacht, bewegt sich für mein Empfinden ungezwungen und mit jugendlicher Grazie. In den Pausen ... scherzt er mit G., I., St. Und fallweise auch mit einem anderen Buben. Um Mädchen kümmert er sich noch gar nicht ...
> Er scheint sogar am Turnunterricht, den er bisher vermieden hat, Gefallen zu finden. Obwohl die Spiele durch ihren Wettbewerbscharakter und mancherlei Grobheiten der Burschen untereinander Anlass zu aggressiven Reaktionen geben könnten, fällt James, wenn er in ein Gerangel verwickelt ist, nicht auf. Auch er akzeptiert die Entscheidungen des Schiedsrichters ohne besondere Reaktion.

Seit zwei Wochen kommt er am Morgen sogar äußerst pünktlich zum Unterricht. Bisher konnte man seine Uhr beim Eintreffen von James stellen: Punkt 8. Er zeigte dann auch keine Eile … zog sich gemächlich die Schuhe und Jacke aus. Oftmals betrat er die Klasse sogar nach dem unterrichtenden Lehrer. In den letzten beiden Wochen erscheint er jedoch bereits eine Viertelstunde vor Unterrichtsbeginn. Er nimmt in seiner Stammklasse Platz und beteiligt sich an Gesprächen mit seinen Freunden. Ich kann mich des Eindrucks nicht erwehren, dass James in die Gemeinschaft hineingewachsen ist. … Arbeitsaufträge erfüllt er flott und unverzüglich, ohne sich durch Schwätzen abzulenken. Bis vor Kurzem ließ er sich leicht ablenken.

In den letzten beiden Zeichenstunden sollten die Kinder Ideen für ein bizarres Objekt sammeln. James kann sich offensichtlich nicht auf ein bizarres Objekt konzentrieren, denn er klebte fünf verschiedene kleine Montagen auf sein Blatt. Sie spiegeln meiner Meinung nach keine friedliche Innenwelt: Ein Bild zeigt einen Menschen, einen Gulliver bei den Zwergen, dem das Schwert einer Kettensäge an der Wange trifft. … Das Gesicht der Person lächelt absurderweise. Darunter befindet sich ein Holzstempel, der die schwarzen Großbuchstaben ABSCHIEBEN trägt. Rechts unten wird eine Zeichentrickfigur durch ein Maschinengewehr beschossen. Die Kombination der Bilder lässt mich frösteln, ich habe kein gutes Gefühl, wenn ich sie anschaue. Sie stehen in diametralen Gegensatz zu James' Verhaltensweisen und seiner Ausstrahlung, die ich wahrnehme. Sie stimmen mich nachdenklich und erfüllen mich mit Vorsicht.

Diskussion

Zunächst ist ersichtlich, wie sehr sich Frau H. über die Fortschritte von James freut. Sie ist fast stolz, dass er nun pünktlich zum Unterricht kommen kann, Freunde hat und sich in der Klasse gut integriert hat. Seine schulischen Leistungen waren immer gut, deshalb werden sie nicht weiter erwähnt. Beunruhigt ist sie aber, als in der kreativen Arbeit dunkle, aggressive und destruktive Gefühle sichtbar werden. Wir können das jedoch auch positiv sehen, nämlich, dass James sich traut, seine destruktiven Phantasien in der kreativen Arbeit zu zeigen und zwar in der passenden Form einer Collage. Melanie Klein (1944) und Hanna Segal (1952, 1991) haben Freuds Gedanken, dass künstlerische Darstellung als eine »Befreiung von Spannungen in unserer Seele« (Freud 1908e, 223) sei, weiter ausgeführt. In der befriedigenden künstlerischen Darstellung ist es dem Künstler gelungen, sich mit seinen inneren destruktiven und beschädigten Objekten auseinanderzusetzen und eine künstlerische Lösung zu suchen, die eine Wiedergutmachung des Beschädigten darstellt. Die bewusste und unbewusste Konfrontation mit dem psychischen Schmerz, Hässlichkeit und Tod in der inneren Welt des Künstlers führt zu einer Wiedergutmachung (Reparation) und damit zu einer ästhetischen Erfahrung. Wichtige belastende Themen des Künstlers, die oft nicht in Worten ausdrückt werden können, werden künstlerisch ausgedrückt. Auch die Darstellung von James möchte ich als künstlerische Ausdrucksweise verstehen und interpretieren.

Die kreative Form des Sichtbarmachens von Gefühlen im Zeichenunterricht ist für James sehr hilfreich, auch wenn seine Darstellung für die Lehrerin bedrohlich wirkt. Das Bild eines Jungen, der von Liliputanern mit Stricken am Boden festgehalten und von einer großen Kreissäge bedroht wird, wird durch ein darunter geklebtes Bild ergänzt, das drei Soldaten mit einem Maschinengewehr zeigt. Die Darstellung verweist auf »legale« Aggressionen in Form von Soldaten, die im Krieg kämpfen. Der Titel »BORN TO BE WILD« drückt vermutlich einen Aspekt von James' Lebensgefühl aus, der die schützende Familie lange Zeit vermisste und »wild« wurde. Der Stempel mit »ABSCHIEBEN« kann ein Hinweis auf sein Abgeschobenwerden zu den Großeltern und das Abgeschobensein von seinem Vater ausdrücken. Wir sehen, dass James seine Gefühle nun in durchaus gewöhnlicher Weise ausdrücken kann, es sind nicht mehr explosiv psychotische Teilobjekte, die von Mord und Scheiße handeln, sondern sozial akzeptable Darstellungsweisen.

Die Lehrerin akzeptiert diese Zeichnung. Wie gehen die Mitschüler mit James' Collage um? Sind sie ähnlich besorgt wie Lehrerin H.? Wir lesen weiter in den Protokollen:

> Zu Beginn der Zeichenstunde werden die bizarren Objekte an die Schauwand gehängt. Zuerst versuchen die »Zuschauer«, das fremde Objekt zu interpretieren. Zuletzt äußert sich der Künstler selbst. Die Schüler finden das m. E. düstere, blutrünstige Bild von James erheiternd; sie lachen über die Soldaten, von denen einer in einer Unterhose zu sehen ist. Der Überschrift »Born to be wild« widmen sie keine Aufmerksamkeit. Homer, die Zeichentrickfigur, kann ohnehin nicht abgeschossen werden, schließen sie messerscharf. Alles in allem wird das Werk von James mit Belustigung quittiert.
> James gibt auf meine Fragen hin zu, dass er sich nichts gedacht hat, als er die Fotos auswählte und sie in Kombination zueinander brachte. Ich lasse nicht locker und frage nach, wer die Kettensäge in der Hand hätte. Ob sie ein Instrument der Befreiung sein könnte? Oder würde eine der Miniaturfiguren sie führen? James verneint ein ums andere Mal. Als es ganz still in der Klasse ist, alle auf eine Deutung warten, sagt er mit Lachen in der Stimme: »Die steckt halt ganz einfach in seinem Hals!« Die Knaben der Klasse, die in meinem Blickfeld sitzen, lachen amüsiert, wie mir scheint. »Was bedeutet der Stempel? Ist das ein Stempel über der Figur?«, frage ich nach. »Den habe ich gefunden ... und weil mir nichts eingefallen ist, habe ich ihn halt hingeklebt«; meint James. »Soll er mit der Person etwas machen?«, insistiere ich. James denkt nach, den Kopf zur Seite geneigt. »Nein, mir ist nichts eingefallen«. Ich möchte der Arbeit von James nicht zu viel Aufmerksamkeit zukommen lassen, also trage ich ein Sehr Gut in meinen Katalog ein und lenke die Aufmerksamkeit auf ein anderes Werk.

Diskussion

Die Schüler können den unbewussten Gehalt der Gewalt und Bedrohung mit Lachen quittieren. Mit ihrem Lachen wehren sie die bedrohliche Aggression und Zerstörung, die sie manchmal auch selbst erleben, unbewusst ab. Wir könnten auch spekulieren, was James mit der phallischen Aggression des Schießens und Kämpfens der Soldaten ausdrückt, die alle männlichen Jugendlichen mehr oder weniger in dieser Lebensphase bewegt. James kann bei den Fragen der Lehrerin erstmals Stellung beziehen, vorher hätte er nur kommentarlos mit den Schultern gezuckt und den Blickkontakt vermieden. Etwas naiv meint Lehrerin H. die unbewusst arrangierten Themen des Abschiebens und der Vernichtung könnten von James auch in Worte gefasst werden. Es tauchen dann sofort Hemmungen auf; James sagt, es habe keine Bedeutung, d. h. diese Gefühle werden auf der bewussten Ebene abgewehrt. Doch die Kettensäge steckt in seinem Hals, sagt er. Wir erinnern uns, dass James einen Mitschüler am Hals gewürgt hat und danach in die Psychiatrie eingewiesen wurde. Mit der Äußerung »Mir ist nichts eingefallen« wird die Bedeutung wegzuschieben versucht, ist aber in der Gestaltung des Kunstwerks deutlich sichtbar und kann damit als Ventil für diese schmerzlichen Gefühle des Abgeschobenwerdens dienen. Insgesamt kann man diese Form der Gestaltung unbewusster Konflikte als wichtigen Beitrag verstehen, wie James nun auch Teile seiner dunklen Seite kreativ darstellen und teilweise besprechen kann. Die Mitschüler gehen einfühlsam mit ihm um, die Mädchen beteiligen sich gar nicht.

Oft verschwinden in Kinderanalysen die Symptome und Schwierigkeiten in der Schule oder in der Familie rasch, was jedoch nicht heißt, dass die innere Welt des Jugendlichen nun schon geordnet und stabil geworden ist. Es ist eben notwendig, dem Kind weiterhin in der Therapie einen Raum zu eröffnen, wo es seine Konflikte im Spiel ausdrücken kann.

Auch in kleinen Szenen gelingt es James mit Lehrerin H., über seine dunklen bedrohlichen Erinnerungen und Gedanken zu sprechen.

> James hat mit einer Sozialarbeiterin eine Sonderpädagogische Einrichtung besichtigt und die Lehrerin spricht mit ihm darüber: »Wie sieht es dort aus«, frage ich. »Es gibt dort Zweibettzimmer, schauen neu aus«. »Hast du den Schulbetrieb auch gesehen?«, frage ich. »Ja, kurz. Ist so wie bei uns« antwortet James. »Darf man dort hinaus?« greife ich meinen ursprünglichen Gedanken wieder auf und wiederhole meine Frage: »Was hast du dir gedacht, als du den Betrieb dort gesehen hast?« Er macht große Augen, zieht die Schultern etwas hoch, lässt sie in dieser Position und sagt gedehnt: »Ich weiß nicht«. Es entsteht eine Pause, er schaut in die Klasse, was ich als Zeichen interpretiere, dass er das Gespräch abbrechen will. »Vielleicht hast du es ok gefunden und gedacht ›Ganz in Ordnung‹ oder ›Nichts wie weg‹«. Rasch dreht er seinen Kopf wieder in meine Richtung und sagt: »Genau! Nichts wie weg!« Seine Aufmerksamkeit ist wieder ganz auf unser Gespräch gerichtet. »Über eine psychiatrische Einrichtung weiß ich noch weniger, darum würde ich dich gerne fragen, wie das in der Klinik war. Durftest du

dort auch hinaus?« James schüttelt den Kopf: »Nein. In der ersten Woche war ich in der grünen Abteilung, die ist geschlossen. Dann gibt es noch eine rote, eine orangefarbene und eine gelbe. Aber da kenne ich mich nicht aus, welche Unterschiede es gibt. Nach einer Woche bin ich dann in die rote Abteilung gekommen«.

»Gut, dass du das hinter dir hast«, sage ich in seine Augen blickend. Er grinst ein bisschen schief und nickt ... »Du kannst sicher sein, dass ich nichts weiter sage. Ausnahme ist natürlich, wenn ich Sorge hätte, dass Gefahr für deine Gesundheit bestünde ... James nickt, murmelt »MHHHM!« und knabbert wieder an seinem Weckerl.

Diskussion

Zunächst ist es erstaunlich, dass James mit der Sozialarbeiterin die Sozialpädagogische Einrichtung besichtigt. Er scheint felsenfest davon überzeugt zu sein, dass sie ihn nicht dort behalten werden. Er weiß, dass seine Mutter und sein Stiefvater ihn nicht gegen seinen Willen dort einliefern werden. Trotzdem dürfte James unter großen Stress gestanden sein. Lehrerin H. hilft ihm, seine aufregenden Erfahrungen zu besprechen und einzuordnen. Sie kann zunächst seine Abwehr, die sich im »Ich weiß nicht« ausdrückt, akzeptieren und eine kurze Pause zulassen. Sie gibt ihm dann die beiden Alternativen vor, es o.k. zu finden oder weg zu wollen. Dass sie damit ins Schwarze getroffen hat, zeigt seine spontane nachdrückliche Antwort: genau, nichts wie weg. Seine Aufregung, die Gefahr wieder in eine geschlossene Abteilung in eine Institution gebracht zu werden, sind für Frau H. nachvollziehbar. Sie bohrt jedoch nicht weiter, interpretiert auch nicht, sondern drückt ihren Wunsch aus, mehr über die Klinik zu erfahren. Diesen Wunsch kann James erfüllen und er beginnt erstmals mit ihr darüber zu sprechen. Wie froh er ist, dass diese Zeit vorbei ist, kann Lehrerin H. für James in Worte fassen. Er fühlt sich verstanden und unterstützt (contained). Auch die Mutter hat berichtet, dass James nun mit ihr von selbst über seine schrecklichen Erfahrungen in der Psychiatrie sprechen kann. Da wir von der parallel zu den Schilderungen des Verhaltens von James in der Schule stattfindenden Psychotherapie keine Informationen haben, können wir nur vermuten, dass es dem Therapeuten gelungen ist, diese traumatischen Erfahrungen mit James zu bearbeiten. Die Lehrerin erfährt von James' Mutter, dass sie ihn täglich in der Psychiatrie besucht hatte, er sie aber kein einziges Mal sehen wollte. Er lehnte damit die Mutter so ab, wie er sich von ihr abgelehnt gefühlt hat. Gleichzeitig ist es aber vermutlich sehr wichtig gewesen, dass er erlebt hat, wie wichtig er für die Mutter ist, die nicht aufgibt und ihn weiter täglich besucht.

Immer wieder brechen jedoch auch Verzweiflung und Suizidgedanken durch, wie etwa in der folgenden kurzen Szene. James war aus der Klasse gegangen:

James saß alleine auf der Stufe, sah ganz niedergeschlagen aus. Ich deute ihm, mir zu folgen und wir setzten uns beide nieder. Er schaut mich an und dann schaut er zu Boden. »Wie geht es dir, James«, frage ich. Er zuckt mit den Schultern und sagt: »Nicht gut ...« »Warum fühlst du dich schlecht?« sage ich mit sanfter Stimme. »Irgendwie hat alles keinen Sinn. Ich will, dass alles aufhört. Ich will nicht mehr hier sein. Dann würde alles aufhören«, er schüttelt seinen Kopf. Nach einer kurzen Pause, nachdem ich nachgedacht habe, wie ich reagieren soll, frage ich ihn: »Bist du sicher? Wie weißt du, ob es da drüben besser ist. Dass alles aus ist?« Ich versuche eine ruhige Stimme zu haben. »Vielleicht ist es drüben ärger als hier.« James schaut mich ungläubig an. »Solange du hier bist, kannst du Dinge verändern und sie kontrollieren. Vielleicht nur ein bisschen. Wir wissen Nichts über das da drüben. Aber wir wissen, was wir hier erwarten können«.

In diesem Moment öffnet sich die Türe und ein Lehrer kommt herein und fragt etwas über den Schikurs.

Diskussion

Lehrerin H. hat von der Mutter schon öfter gehört, dass James gedroht hat, sich das Leben zu nehmen, wenn er wieder in eine psychiatrische Klinik kommen muss. Es hat aber eine andere Dringlichkeit, seine Verzweiflung hautnah mitzuerleben. In der Supervision haben wir schon vorher darüber gesprochen, wie wichtig es ist, suizidale Mitteilungen nicht zu übergehen, sondern sie todernst zu nehmen. Es ist wichtig, der häufig präsentierten Idealisierung des Todes als ruhiger, friedlicher Ort einer Erlösung vehement und ernst entgegenzutreten. Es gibt nichts danach, keine Beobachtung, wie alle traurig sein werden, was sie über den aus dem Leben getretenen sagen. Es ist aus. Aber solange der Jugendliche lebt, kann er sich und die Welt in einigen Bereichen ändern. James schaut auch tatsächlich ungläubig, als Lehrerin H. seine Sichtweise, dass der Freitod alles gut macht, nicht teilt. Ihr bestimmtes Auftreten zeigt James, wie wichtig es für Frau H. (und für seine Mutter und den Stiefvater) ist, dass er lebt. Sie will, dass er es hier auf dieser Welt weiter versucht, auch wenn es für alle mühsam und anstrengend ist. Vielleicht klingt auch mit, dass James meint, er sei für alle eine Belastung und vielleicht wären sie froh, wenn er nicht mehr da wäre. Obwohl Frau H. so ruhig klingt und bestrebt ist, eine sanfte aber bestimmte Stimme zu haben, ist sie tief aufgewühlt und macht sich Sorgen, ob es möglich sein wird, James zu halten.

Die Entwicklung von James kann man mit einer Wellenbewegung vergleichen, stetig aufwärts, aber mit Wellentälern. Wenn James sich von inneren Vorstellungen überwältigt fühlt, nimmt er – und er darf das als einziger in der Klasse – seine Kopfhörer und hört Musik.

Wenn James sich dem Verhalten eines Adoleszenten annähert, rebellisch und provokant ist, betrachten Psychoanalytiker das als großen Fortschritt. Es zeigt, dass er innerlich so gefestigt ist, dass er die Autorität des Lehrers auf die Probe stellen will. Für die Lehrer, die aber bereits drei Jahre James immer wieder eine Sonderstellung eingeräumt haben, viel Geduld mit ihm hatten und ihn auch fachlich sehr gefördert haben – James ist nach wie vor ein ausgezeichneter Schüler – ist das dann kaum zu ertragen. Es eskaliert dann rasch. Dazu ein Beispiel, wie es Lehrerin H. gelingt, vermittelnd und einfühlsam auf die Emotionen der Kollegen und auf die emotionale Situation von James einzugehen.

Aus einem Work Discussion Protokoll:

> Als ich um 12.45 ins Konferenzzimmer komme, scheine ich schon erwartet zu werden. Ich habe die Türschnalle noch in der Hand, als eine Kollegin, die in meiner Klasse keinen Unterricht hat, auf mich zugeht und in verärgerten Tonfall fragt: »Was glaubst du, hat der Frost heute zu mir gesagt, als ich sagte, er solle die Füße vom Tisch runtergeben?« (Freistunde während des Religionsunterrichts.) »Was hat er denn gesagt?«, frage ich, wie von mir erwartet. »›Was wollen sie machen, wenn ich sie nicht runtergebe?‹ sagt der doch glatt. Ich habe dann fünf Minuten mit ihm diskutiert, bis er endlich die Füße vom Tisch genommen hat«.
> »Der glaubt doch, er kann machen, was er will!«, stimmt eine zweite Kollegin ein, »so etwas haben wir lange nicht gehabt!«... »War James alleine?«, frage ich Frau K. »Nein, eine ganze Gruppe deiner Schülerinnen ist um den Tisch herum gesessen und hat blöd gelacht! Wie komme ich dazu, über so eine Banalität zu diskutieren! Was machen wir wirklich, wenn er nicht tut, was man von ihm verlangt?« Ihre Stimme klingt gereizt, ihre Augen funkeln, als sie auf mich einredet. Frau E. schlägt in die gleiche Kerbe. »Wir sind doch keine Klapsmühle! Solche Schüler haben bei uns nichts verloren« Ich spüre, wie Ärger in mir hochsteigt, ich fühle mich in Verteidigungsposition. Ich lasse mir Zeit und wähle meine Worte sorgfältig. Dabei versuche ich, Abstand von meinen Emotionen zu gewinnen. Ich überlege mir, dass ich offensichtlich den Ärger meiner Kolleginnen auffange und es somit nicht mein eigener Ärger ist. Langsam atme ich aus ... Wenn sie mit James in ähnlichen Tonfall verfahren ist, wundert mich sein Verhalten und das der Gruppen nicht, denke ich mir. »Offensichtlich befindet sich James mitten in der Pubertät und legt wie viele andere aufsässiges Verhalten an den Tag. Ich werde mich umgehend mit seiner Mutter in Verbindung setzen und mit ihr über das Verhalten von James reden ... Im Übrigen wäre es leichter zu ertragen, wenn man das Verhalten von Schülerinnen nicht mit der eigenen Person in Verbindung bringen könnte. Pubertierende wollen ihre Grenzen ausloten und speziell in der Gruppe fühlen sie sich stark. Wenn ich mich recht erinnere, war das auch in unserer Zeit genauso .... Aber abgesehen von diesen Zusammenhängen, werde ich jetzt Frau Frost anrufen«. Ich bilde mir ein, zufriedene Mienen bei beiden Kolleginnen und der Direktorin zu sehen.
> Frau H. vereinbart für den nächsten Tag ein Gespräch mit der Mutter.
> Die Wogen scheinen sich etwas geglättet zu haben, deshalb erwarte ich mehr Aufmerksamkeit als vorher und sage: »Wenn man das Verhalten von James vor einem Jahr und jetzt vergleicht, sind etliche Fortschritte zu bemerken: er besucht den Unterricht regelmäßig, hat keine einzige Schularbeit versäumt und in den Realien kann er auch ohne Schwierigkeiten beurteilt werden. Außerdem pflegt er regelmäßig Sozialkontakte zu seinen Schulkameraden, was im Vorjahr nicht der Fall war. Alles in allem hat sich sein Bild zu seinem

Vorteil verbessert, über das provokante Verhalten werde ich morgen mit seiner Mutter sprechen«. Sowohl die Direktorin als auch eine Kollegin ... pflichten mir kopfnickend bei.

Beim Gespräch mit der Mutter betont Frau H. die Fortschritte von James, macht aber klar, dass er sich an die Regeln halten müsse, andernfalls wären die Lehrer an ihrer Grenze. Die Mutter meint, dass sie mit dem Hausbau sehr beschäftigt wäre und sie nicht darauf geachtet habe, dass James regelmäßig in Therapie ginge, darauf wolle sie nun schauen.

Diskussion

Die Lehrerin H. muss immer wieder einen schwierigen Balanceakt ausführen: James seine Grenzen zu zeigen und von ihm zu verlangen, dass er wie die anderen Schüler die Regeln der Schule einhält und gleichzeitig bei den Lehrern für seine besondere Situation Verständnis erwirken. Der gewählte Weg ist eine kluge Doppelstrategie: Der Anruf bei James' Mutter ist ein indirekter Hinweis, dass Schule und Elternhaus kooperieren, was im hohen Maß bei James der Fall ist. Der Hinweis auf die große Verbesserung vom Zustand von James ist indirekt ein Lob an die Kollegen, die James diese Entwicklung ermöglicht haben. Es war nicht umsonst, es hat sich ausgezahlt, sich so zu engagieren, lautet die Mitteilung. Die Erinnerung an die eigene Adoleszenz kann helfen, ein bisschen Distanz zu schaffen und vielleicht Erinnerungen an die eigene turbulente Zeit wachzurufen.

Tatsächlich kann Lehrerin H. der Mutter von James klarmachen, dass er die Grenzen respektieren muss, was er dann auch einhalten kann. Wenn wir die soziale Situation von James betrachten, so ist er von einem in der letzten Bank sitzenden Außenseiter zu einem integrierten Mitschüler geworden, der sich vor seinen Mitschülern frech zu sein traut, d. h. seine Aggressionen sind nicht mehr verdrängt und bedrohlich, sondern können ausgedrückt werden.

Auch Konflikte kann er mit seinen Mitschülern austragen, ohne gewalttätig zu werden oder sich eingeschüchtert zurückzuziehen. James beginnt, sich mit 15 für ein Mädchen zu interessieren, das zu ihm nach Hause zum Lernen kommt, da er ihr Mathematik so gut erklären kann.

Zum Abschluss des letzten Schuljahres vor dem Übertritt in eine Technische Höhere Schule, ist ein Kletterausflug geplant. James möchte zuerst nicht mitgehen. Sein Stiefvater, Ch. erklärt sich bereit mitzukommen. Die Besprechung beschreibt Frau H. folgendermaßen:

»Ich möchte mich für deine Hilfe bedanken, Ch. Du warst eine unverzichtbare Hilfe. Ich bin nicht sicher, ob ich es alleine geschafft hätte«, sage ich. Er bedankt sich mit einem scheuen Lächeln. »Wie waren deine Eindrücke von der Kletteraktion?«, frage ich. Ch. lässt sich mit seiner Antwort etwas Zeit, dann sagt er: »Es war eine ganz neue Erfahrung für mich. Außerdem war ich beeindruckt, wie sich die Burschen gesteigert haben. Die Anfänge waren zuerst zögerlich – sie haben auch unumwunden zugegeben, dass ihnen das Ganze nicht geheuer war – und dann haben sie innerhalb von wenigen Minuten so viel Bewegungserfahrung gesammelt, dass sie wie »alte Hasen« wirkten. Ich war echt überrascht! Es war ein tolles Erlebnis für mich.« »Das freut mich«, gebe ich zurück. »Wie hast du den Tag erlebt, James«, frage ich. Seine Stimme klingt lebhaft, als er antwortet: »War echt toll! Ich war ganz überrascht, dass die Zeit so rasch vergangen ist, ich hätte gerne noch eine große Runde gemacht!« »Leider ist sich das nicht mehr ausgegangen. Ihr fünf hattet einen eigenen Kletterexperten. Die anderen haben sich ja da nicht hinaufgetraut«, gebe ich zurück.

Durch das Mitkommen des Stiefvaters ist James einer der fünf besonders tüchtigen Kletterer gewesen, der sehr stolz auf seine Leistung war. Er ist der Sohn dieses guten Kletterers; er ist nun kein vaterloser Junge mehr, sondern einer, der so werden will wie sein Vater.

James möchte die Aufnahmeprüfung für eine anspruchsvolle höhere technische Schule machen. Nachdem er die Aufnahmeprüfung geschafft hat, schlagen Lehrerin H. und der Mathematiklehrer James vor, anspruchsvolleren Stoff zu lernen, um bessere Chancen in der anspruchsvollen Schule im nächsten Jahr zu haben. James nimmt das Angebot an und erledigt die zusätzlichen Aufgaben ausgezeichnet.

Abschließende Bemerkungen

In dieser Falldarstellung können nur Rückschlüsse auf die innere Welt von James und seine inneren Konflikte gezogen werden, da die Daten aus den therapeutischen Sitzungen nicht bekannt sind. Es sollte gezeigt werden, wie wichtig für James und seine Familie die klare Positionierung von Lehrerin H. gewesen ist. Die besondere Fähigkeit, sich in James einzufühlen, sich von seinem psychischen Schmerz berühren zu lassen, sie mental zu verdauen und dann mit James darüber zu sprechen, war ein entscheidender Halt für ihn. Er hat sich – vielleicht zum ersten Mal in seinem Leben – verstanden und gehalten gefühlt, aber gleichzeitig die Erwartung an ihn erlebt, seine Aufgaben zu erfüllen und sich an die Regeln halten zu können. Lehrerin H. ist es gelungen, für sich ein Unterstützungssystem aufzubauen: in der Work Discussion und in der Einzelsupervision konnte sie über ihre Gefühle, Befürchtungen und Hoffnungen sprechen, sie fühlte sich nicht alleine. Es gelang ihr auch, die volle Unterstützung der Direktorin zu nützen und sie über die einzelnen Schritte zu informieren. Besonders schwierig war es, die Mitarbeit der anderen Lehrerkollegen sicherzustellen.

Es ist nicht klar, wie sehr sich die Entscheidung, James an der Schule zu behalten, auch der Mutter Mut gegeben hat, James wieder zu sich zu nehmen. Die engen – in schwierigen Situationen der Schulverweigerung – täglichen Kontakte der Mutter zu Lehrerin H. waren vermutlich für beide Seiten hilfreich und haben eine enge Kooperation ermöglicht, die viele Eskalationen verhindert hat.

Dramatische Entwicklungen, die schlecht ausgehen, wenn ein Jugendlicher immer tiefer fällt, mit dem Gesetz in Konflikt gerät, gewalttätig wird oder in die Psychiatrie eingeliefert wird, werden in vielen Falldarstellungen beschrieben. Positive Entwicklungen sind nicht weniger dramatisch und berührend, äußern sich aber in kleinen, oft winzigen Szenen und Sequenzen. Wichtige Entscheidungen fallen in Pausengesprächen, Gespräche über Leben und Freitod finden zwischen anderen Ereignissen statt. Kleine Ermutigungen können Gefühle der Einsamkeit und Verzweiflung zum Verschwinden bringen, wenn es gelingt, sich wirklich von dem psychischen Schmerz des Jugendlichen berühren zu lassen. Es sind schwierige, aber oft lebensbestimmende Hilfestellungen und wirken rückblickend ganz einfach und beiläufig.

Abschließend soll eine Würdigung der psychoanalytisch-pädagogischen Arbeit von Frau H. durch die Eltern zitiert werden. Nach all den kritischen Stimmen über die Lehrer in Österreich und Deutschland, zeigt dieser Bericht, dass das Engagement der Lehrerin James geholfen hat, seinen Weg zurück in die Schule und in die Klasse zu finden. Frau H. schreibt:

> Wie bereits erwähnt, waren James Mutter und ich verabredet. James war mit seiner HTL-Klasse in Krakau, dafür begleiten Frau Frost Timon, James' jüngerer Bruder und sein Stiefvater Christian. Zunächst plaudern wir über Allgemeines, dann berichtet Frau Frost erfreut über die Entwicklung von James: seine Erfolge in der HTL seien sehr zufriedenstellend, er organisiere sein Leben größtenteils selbständig. Zwar ginge er wenig aus, hätte wenige Freunde, sitze stundenlang am Computer, dafür wäre er aber sehr umgänglich mit seinen Familienmitgliedern und hätte so gut wie keine »Aussetzer« mehr.
>
> Erfreut höre ich zu, um im Anschluss zu berichten, wie ich James als Neuzugang in meiner Klasse erlebt hätte.
>
> Dann erzähle ich die Episode, als ich James im Anschluss an eine Deutschschularbeit einen Cartoon von Simon's Cat zeigte; wie wir beide beim Zusehen amüsiert gekichert hätten und James vor lauter Begeisterung vergessen hatte, nach Hause zu gehen, weil er zuvor über Kopfschmerzen geklagt hatte. Ganz lebhaft schildert nun Frau Frost, dass James zu Hause eben diese Cartoons aufgerufen hätte und seine Mutter dazu gebeten hatte, um mit ihm gemeinsam die Filmchen anzusehen. Dies wäre der Anfang einer neuen Beziehung zwischen ihr und ihrem Sohn gewesen, sagt sie gerührt. Von da an wäre es schrittweise bergauf gegangen in ihrem familiären Miteinander.
>
> Sie erinnert sich auch lachend an die Begebenheit in einer Zeichenstunde, als ich James vorschlug ein »Nichts« zu zeichnen. Er hätte Zeichnen nie richtig gemocht, aber diese Idee hatte er so spaßig gefunden, dass er von da an öfters verschlungene Buchstaben, wie sie es nennt, zeichnete und nie mehr über den Gegenstand Bildnerische Erziehung jammerte. Er hätte aber von dieser Zeit an mehr über die Schule erzählt, er hätte aktiv die Kommunikation mit der Mutter gesucht.
>
> In einer kleinen Pause wirft Christian ein, dass sie alle ein Riesenglück gehabt hätten, dass James zufällig in meine »Hände« gelangt wäre. Seine Augen schimmern ein wenig feucht, wie mir scheint. Ich freue mich sehr über diese anerkennenden Worte und entgegne, dass wir – James und ich, soweit

es die Schule betrifft und ich dies überblicken kann – einen enormen Lernprozess bewältigt hätten. So wie ich es in meinem Abschiedsbrief an James am Ende der 4. Klasse bereits ausgedrückt hatte (Damals erhielt jeder/jede SchülerIn meiner Klasse gemeinsam mit dem Zeugnis einen persönlichen aufmunternden Abschiedsbrief, in dem ich mich unter anderem auch für die Chance eines gemeinsamen Lernprozesses bedankte).

Mit einem kleinen Lächeln sagt Frau Frost, dass er diesen Brief sofort – noch vor dem Präsentieren des Zeugnisses – vorgelesen und dann wohl gut aufbewahrt hätte. Auch drüber freue ich mich sehr...

Ich hoffe, dass diese Zeilen die weitere Entwicklung James' verdeutlichen.

3   Entwicklung des Fühlens

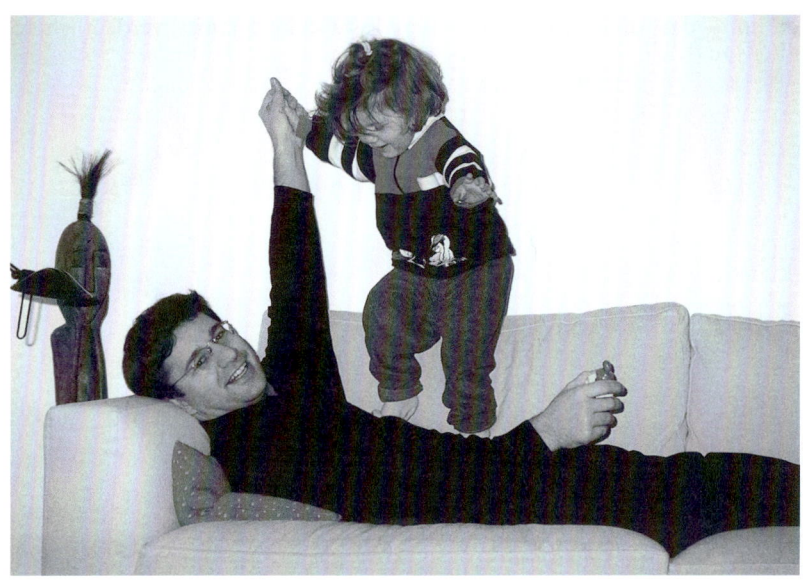

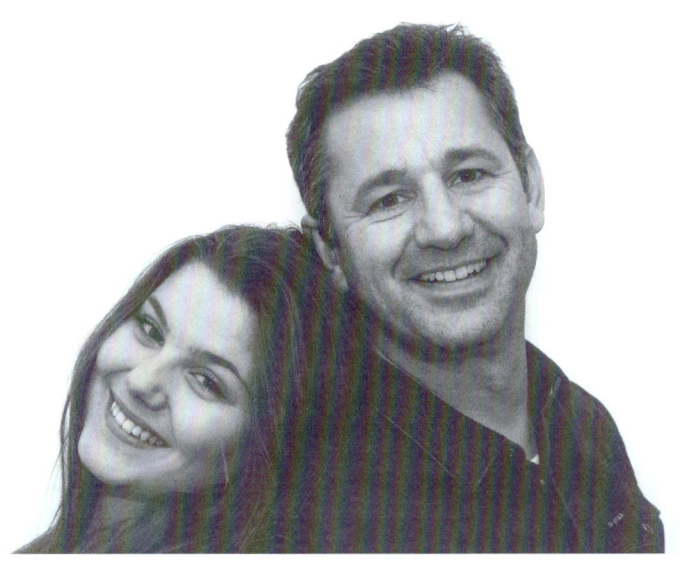

Ich wollte, es gäbe gar kein Alter zwischen zehn und dreiundzwanzig, oder die jungen Leute verschliefen die ganze Zeit: denn dazwischen ist nichts, als den Dirnen Kinder schaffen, die Älteren ärgern, stehlen, balgen.
(Shakespeare, Ein Wintermärchen)

Dieses Zitat von Shakespeare spricht vielen Eltern aus der Seele, die sich fragen, warum diese Zeit so mühsam ist, sie den Eindruck haben, nichts richtig machen zu können. Es ist für Eltern schwierig einzusehen, dass die Lösung der Probleme der Adoleszenz Zeit braucht und nicht rasch geschehen kann. Gerade in dieser Lebensphase brauchen die Jugendlichen die emotionale Begleitung durch die Eltern dringend.

Eltern und Erzieher wissen, dass mit dem Eintritt ins Pubertätsalter bei Kindern oft ganz auffallende Charakterveränderungen und psychische Schwierigkeiten auftreten. Es gibt Kinder, die bis dahin heiter und zutraulich waren und als Jugendliche verschlossen und trotzig werden, sich gegen die Eltern auflehnen. An die Stelle der Bewunderung der Eltern tritt Kritik und Abwertung ihres Lebensstils; ein ehrgeiziges und lernfreudiges Kind kann die Schule ablehnen, während andere von krankhaftem Ehrgeiz und Lernlust ergriffen werden – beide Verhaltensweisen deuten – in ihrer Extremform – auf ein schwankendes oder beschädigtes Selbstwertgefühl hin. Weder Milde noch Strenge der Eltern können diese Verhaltensveränderungen zum Verschwinden bringen. Hilfreich ist es, wenn Lehrer und Eltern verstehen, welche psychische Dynamik hinter diesen Veränderungen steht. Viele Eltern spornen an, wo gerade Zurückhaltung dringend notwendig wäre, zeigen Mangel an Vertrauen in die Fähigkeiten ihres Sohnes oder ihrer Tochter, wenn diese dringend einer Ermutigung bedürfen. Bei guten schulischen Erfolgen wird angenommen, alles sei in Ordnung. Die Konzentration auf den Schulerfolg lässt die viel wichtigere Dimension, welche Nöte hinter den Lernproblemen und dem Versagen stecken, im Dunkel. Die Jugendlichen wissen meist selbst nicht, warum sie sich nun anders verhalten. M. Klein (1922) weist darauf hin, dass es sehr hilfreich ist, wenn den Eltern die unbewussten Entwicklungstendenzen, die die Psychoanalyse aufzeigen kann, verständlich sind.

Die körperliche Veränderung bringt eine Veränderung der psychischen Balance. Die bis dahin zureichenden Stabilisierungsmaßnahmen halten dem Ansturm der Veränderung nicht stand. Wichtig ist es, sich in Erinnerung zu rufen, dass »die Grenzen zwischen ›normal‹ und ›anormal‹ nur quantitativ sind, nicht solche der seelischen Struktur sind«, meint Melanie Klein (1922, 93). Sie führt aus: »So erklärt sich auch die Tatsache, dass viele, die bis dahin sich selbst und anderen als leidlich gesund, oft nur als mehr oder weniger ›nervös‹ erscheinen, plötzlich – mitunter zufolge nicht einmal sehr großer Belastungen – zusammenbrechen und dann schwer krank sind« (ebenda). Die Erkrankungsursachen gehen auf Eindrücke und Entwicklungen der frühen Kindheit zurück, in der die Grundsteine der Charakterbildung gelegt werden.

Die Psychoanalyse sieht diese massive Veränderung der Persönlichkeit in der Pubertät im Kontext der tiefsten, das heißt aus der frühen Kindheit stammenden Schichten der Persönlichkeit. Die frühe Sehnsucht des Kindes richtete sich auf den Wunsch, geliebt, umsorgt und ernährt zu werden, sowie den Wunsch, diese Quelle der Liebe und Nahrung ganz zu besitzen, sie zu kontrollieren oder selbst diese Quelle zu werden. Das Aufgeben dieses starken Begehrens ist schwierig und wird oft heimlich – indem es etwa krank wird, um versorgt zu werden – beibehalten. In der normalen Entwicklung steht diesem Wunsch ein entgegengesetztes Streben, nämlich erwachsen zu werden, entgegen; sich von der Mutter weg zu anderen, interessanten Plätzen zu bewegen. In den Jahren bis zur Pubertät ist meist eine Balance zwischen diesen beiden Strebungen entwickelt worden. Die körperlichen hormonellen Veränderungen und die physischen Veränderungen führen im Unbewussten zu einer Intensivierung dieses Konflikts. Das relativ stabile Selbstbild in der Phase der Latenz – auch bei jenen Jugendlichen, die später große Probleme haben – wirkt dann eher wie ein brüchiger Waffenstillstand zwischen zwei gegensätzlichen Wünschen und Prioritäten, die nur halten, da die Spannung nicht zu groß war: Etwa zwischen dem Wunsch, umsorgt zu werden und selbständig zu sein.

Der Kompromiss besteht nicht in einer einzigen Identität, wenn das Mädchen den Wunsch hat, so zu sein wie die Mutter und zugleich anders sein will und beim Jungen der Wunsch, wie sein Vater werden und doch ein ganz anderer Mann werden zu wollen. Wir sprechen daher von einer »Kollektion von Identitäten« (Anderson 2009, 3). Bion (1957) hat in Anlehnung an Melanie Klein die beiden inneren Funktionsweisen der Psyche den primitiven den »psychotischen« und den reifen den »nicht-psychotischen« Teil der Persönlichkeit genannt; und zwar bei jedem Menschen. Aus diesen beiden Funktionsweisen bildet sich die Persönlichkeit. Wie diese Persönlichkeit strukturiert ist, hängt von der besonderen Form der Balance zwischen diesen beiden Funktionsweisen ab. Die Persönlichkeit ist dann eher dominiert von den integrativen Kräften, die innere Ordnung zu ermöglichen – in Richtung auf eine Ganzheit –, Personen als ganze Objekte zu sehen, die miteinander kooperieren können wie das elterliche Paar. Bion spricht dann von der Bewegung in Richtung auf die »depressive Position«. Oder es dominiert ein primitiver desintegrierender Druck zur Spaltung und zur Ausscheidung, um die Konflikte zu bewältigen. Bion spricht von einer Bewegung in Richtung auf die »paranoid-schizoide Position«. In einer gesunden Entwicklung wird die Störung der vorher existierenden Balance in der Adoleszenz durch starke Stimmungsschwankungen und unruhiges Verhalten sichtbar, das aber von dem integrativen Teil der Persönlichkeit dominiert wird. Die pubertäre Veränderung kann die Ängste so vergrößern, dass die innere Balance sich verändert und der psychotische Teil der Persönlichkeit dominant wird, um sich zu schützen.

Die körperlichen Veränderungen konfrontieren die Jugendlichen mit neuer realer Macht, die ihnen ein berauschendes oder beängstigendes Machtgefühl geben: Die Macht, physisch stark zu sein, eine Erektion zu haben, zu zeugen, ein richtiges Baby machen zu können beim Jungen. Die Macht, ein Baby bekommen zu können, Brüste zu haben, die Milch produzieren können, einen attraktiven Körper zu haben, der andere anzieht beim Mädchen. Diese neuen Möglichkeiten sind einerseits faszinierend andererseits sind sie aber – meist unbewusst – mit den aus der frühen Entwicklung stammenden Gefühlen der Allmacht verwoben, um dem Gefühl der Hilflosigkeit des Kleinkindes oder Babys zu entkommen. Der primitive Wunsch, zu besitzen und zu kontrollieren, blieb als Kind nur eine Phantasie, doch nun wäre der Jugendliche in der Lage, diese Phantasien tatsächlich durchzuführen. Es geht also nun darum, die frühe Form der Identität, die frühen Formen der Entwicklung noch einmal neu zu ordnen und durchzuarbeiten.

> The very physicality of the changes, their concreteness (the fact of male potency, the reality of real pregnancy and a real baby) is a reassurance to the more normal (neurotic) part of the personality; but for the more primitive parts of the self, these changes are the means of realizing primitive and often destructive phantasies. Intercourse is not a longed-for act of procreation (and pleasure), but the means of getting inside the other: at the benign end of the spectrum, to become totally cared for; and at the negative end, to overpower and destroy, all in the service of very infantile wishes. It is these concrete desires which cause disturbance in those who cannot contain them, and great anxiety about the fate of the object and the self who cannot contain them, and great anxiety about the fate of the object and the self in those adolescents who are coping but fear that they won't. (Anderson 2009, 4).

Anderson beschreibt eine psychische Organisation des Adoleszenten, in der frühe Abwehrmechanismen wie Spaltung und projektive Identifikation zum Vorschein kommen. Die Veränderungen der Adoleszenz drohen also, die frühen, primitiven Beziehungen zu den ersten Bezugspersonen, die verdrängt und abgespalten waren, lebendig zu machen; sie streben an die Oberfläche, ins Bewusstsein. Diese unintegrierten mächtigen primitiven Wünsche stellen eine Bedrohung für den Jugendlichen dar. Eine mögliche Erfüllung droht das Denken mit Erregung oder Aggression zu überschwemmen, die als Katastrophe eingeschätzt wird. Als Abwehr gegen das Bewusstwerden dieser Wünsche setzen dann mächtige Abwehrhandlungen ein, wie Selbstbeschädigung durch Schneiden, Drogenkonsum, Anorexia, Teenagerschwangerschaft etc. Es sollen hier nur zwei kurze Beispiele angeführt werden, eine ausführlichere Behandlung erfolgt später. Die psychoanalytische Sichtweise hilft zu verstehen, dass diese besorgniserregenden Handlungen dazu dienen, den Jugendlichen vor noch bedrohlicheren inneren Wünschen zu schützen.

Dorothy, 15 Jahre

Nach dem Ende der Beziehung zu ihrem ersten Freund begann sie, sich stark zu schneiden. Es waren keine besonders dramatischen Umstände und die Eltern waren in großer Sorge.
In der Therapie sprach Dorothy von der Zeit als kleines Mädchen, als ihr Vater eine Affäre mit einer anderen Frau hatte und die Mutter und sie verließ. Er beendete aber diese Beziehung, versöhnte sich mit seiner Frau, der Mutter von Dorothy und kam wieder zur Familie zurück. Dorothy hatte vor kurzer Zeit das Tagebuch der Mutter aus dieser Zeit gefunden und darin gelesen. Ihre Mutter war zu der Zeit, wo sie ein kleines Kind gewesen war, sehr unglücklich gewesen war und hatte sich nur wenig über ihr Baby freuen können.
Wir verstehen den aktuellen Zusammenbruch beim Verlassenwerden durch ihren ersten Freund als Wiederbeleben der frühen traumatischen Erfahrun-

gen. Sie hatte sich nicht nur vom Vater verlassen gefühlt, sondern auch mit der verlassenen Mutter mitgelebt. Auch die Mutter hatte sie mehr oder weniger in dieser schwierigen Zeit abgelehnt.

Wenn wir nun verstehen wollen, warum sie als Ausdrucksform ihrer inneren Konflikte die Form des Schneidens als selbstschädigendes Verhalten gewählt hatte, so bedarf es einer weiteren Überlegung. Der Vater war in ihrer Vorstellung der starke und mächtige, sie und die Mutter waren hilflos und seiner Willkür ausgeliefert. Sie identifizierte sich unbewusst mit dem starken und grausamen Vater, der ihr Schmerz bereitet – so wie sie sich mit dem Messer Schmerz zufügt (Vater). Zugleich war sie die hilflose Mutter, der dieser Schmerz zugefügt wird. Sie ist also auch Akteurin, sie schneidet sich und verspürt deshalb ein Gefühl der Erleichterung, der Stärke und der Potenz, gemischt mit Schuldgefühlen. In ihrer Phantasie stellt sie die elterliche Vereinigung dar – sie ist die Gebende und die Empfangende, die Arena ist ihr Körper. Auf der bewussten Ebene hatte sie nur das Gefühl, dass nach dem Schneiden die innere Spannung nachlasse.

Selbstschädigendes Verhalten kann unterschiedliche Ursachen haben, bei jedem Jugendlichem muss aus seiner Lebensgeschichte der Zusammenhang erforscht und durchgearbeitet werden. Wir können aber annehmen, dass die wahren Ursachen den Jugendlichen ohne therapeutische Hilfe nicht zugänglich sind. Der Schmerz beim Schneiden kann auch der Gefahr, sich als Nichts zu fühlen, entgegenwirken, da Schmerz zu spüren eine reale Erfahrung ist, und das Gefühl vermittelt, wirklich zu existieren.

Ganz anders als bei Dorothy liegt der Fall bei Rosalin.

Rosalin, 15 ½ Jahre

Rosalin ist 15 ½ Jahre alt als ihre ältere Schwester, zu der sie eine sehr enge Beziehung hat, heiratet. Sie hat drei ältere Schwestern, ihre Eltern haben eine harmonische Beziehung. Als ihre ältere Schwester nach dem Abschluss ihres Studiums eine feste Beziehung eingeht, reagiert Rosalin mit heftigem Weinen, Rückzug und Niedergeschlagenheit. Sie beginnt sich mit Mädchen in ihrer Klasse anzufreunden, die die Schule ablehnen. Durch diese Mädchen lernt sie drei Jungen kennen, die sich weigern, in die Schule zu gehen. Sie kommt immer stärker in den Sog dieser Gang, die auch mit Drogen handele. Die Eltern versuchen, mit Rosalin zu sprechen, aber sie weist alle Hilfe zurück, beschuldigt die Eltern konservativ und Mittelklasse zu sein, andere zu verachten, die sozial unter ihnen stehen.

Diskussion

Martha Harris (2007) beschreibt die Hintergründe dieser adoleszenten Krise, die die Eltern veranlasste, Hilfe bei einer Therapeutin zu suchen. Der akademische Erfolg und die romantische Beziehung ihrer älteren Schwester scheinen bei

Rosalin ein verzweifelter Versuch zu sein, aus der Abhängigkeit von der Familie auszubrechen und einen eigenen Weg zu finden. Rosalin lehnt die Werte der Familie, gute schulische Leistungen zu erzielen, ab. Sie kritisiert ihre Eltern. Dahinter aber steckt die Unsicherheit und Panik, die Teenager häufig fühlen, im Wettkampf zu unterliegen und zurückgelassen zu werden.

Rosalin ist die Jüngste von vier Geschwistern, alle sind wesentlich älter als sie. Sie hatte die Rolle des Nesthäkchens, das durch ihr hübsches Aussehen und freundliche Art viel Zuwendung bekam und von allen verwöhnt wurde. Psychisch hatte sie mehr durch ihre Schwestern gelebt, sich mit ihnen identifiziert und vermieden, mit Gefühlen wie Eifersucht, Neid, Frustration in Berührung zu kommen. Indem sie nun einen Freundeskreis wählte, dessen Werte denen der Familie diametral entgegengesetzt waren, zeigte sie ihre Verachtung und Abwertung dieser Familienwerte. Rosalin hatte in der Position als verwöhntes Nesthäkchen eine ausnützerische (parasitäre) Rolle gespielt. Allerdings hat sie in der Gruppe der Gleichaltrigen (Peergroup) der halb verwahrlosten Jugendlichen wieder eine Sonderrolle: sie stammt aus gut bürgerlichen Verhältnissen, sie verfügt über ein großes Taschengeld – kann also in der Rolle der Gebenden sein.

Für Rosalin ist es wichtig, dass ihre Eltern klare Grenzen für den Kontakt zu dieser Gang setzen. Sie müssen damit rechnen, dass es heftige Auseinandersetzungen und Schreierei geben wird. Helfen sie Rosalin, die Konflikte offen auszutragen, so kann sie zeigen, dass sie gemein und böse sein kann, ohne aber die grundlegende Akzeptanz ihrer Eltern zu verlieren. Wenn die Eltern ihre oft ungerechten Anschuldigungen anhören können, ohne sich zu sehr verletzt zu fühlen, werden sie bemerken, dass Rosalin versucht, sie und sich selbst zu überzeugen, dass die Eltern sie schlecht behandelt haben statt zu erkennen, dass sie sich selbst schlecht fühlt. Für ihr Selbstwertgefühl ist es wichtig, dass sie ihr Lernen wieder aufnimmt, um ihre Prüfung zu bestehen, die eine Berufsausbildung ermöglicht. Können die Eltern ihr Zuversicht vermitteln und an ihre Fähigkeit glauben, selbst einen Weg zu finden? Sehr ungünstig ist es, aus tiefem Verletztsein den Kontakt zum Sohn oder zur Tochter abzubrechen. Das drängt den Jugendlichen noch mehr zu der Drop-Out-Gruppe und macht eine Rückkehr schwierig.

3.1 Probleme der Eltern mit den heranwachsenden Kindern

Er freut sich, weil er jung ist,
Ich war auch einmal jung,
vielleicht jünger als er.
(Karl Valentin)

Wie schwierig es ist, seine Kinder wirklich Erwachsen werden zu lassen und selbst älter zu werden, zeigt Karl Valentins Ausspruch. Er, der Vater, ist immer besser, kompetenter – er will auch jünger sein als sein Sohn. Wunderbar ad absurdum geführt und doch so treffend die Grundhaltung der Eltern beschreibend. Es findet – von der Seite der Jugendlichen initiiert und von der Seite der Eltern erduldet – eine radikale, meist nicht intendierte und oft schmerzliche Umkehr oder Neuorientierung statt. Von den bewunderten Eltern, denen das Kind nacheifern will, werden sie jetzt zu Personen, die kritisiert, provoziert und abgewertet werden und zwar nicht als geplante Aktion, sondern »es passiert« einfach. Die Paradoxie besteht darin, dass dieser emotionale und reale Ablösungsprozess von den Eltern theoretisch als wünschenswert betrachtet wird, gefühlsmäßig aber als sehr schmerzlich empfunden wird.

In der Reifungsphase der Pubertät steht der Jugendliche vor der Aufgabe, sich von den Eltern als primäre Liebesobjekte abzulösen, um innerlich Raum für die Partnersuche unter Gleichaltrigen zu haben. Zugleich werden aber auf der unbewussten Ebene gegensätzliche Strömungen aktiviert, es kommt nämlich phasenweise zu einer Wiederbelebung der frühen ödipalen Wünsche, den gegengeschlechtlichen Elternteil als Geliebte/Geliebter zu erringen. Das ist so, als ob ein Auto maximal beschleunigt und gleichzeitig immer wieder rasante Bremsmanöver einleitet. Diese Situation erinnert mich an ein Erlebnis im öffentlichen Bus in Havanna, Kuba. Der Busfahrer beschleunigte jeweils vor der roten Ampel, um dann kurz vorher scharf abzubremsen. Die Passagiere, die Großteils standen, wurden durcheinandergewirbelt, hielten sich aneinander fest, kamen in Körperkontakt, lachten und entschuldigten sich gleichzeitig. Niemand schien überrascht oder verärgert zu sein. So wurde aus einem Routineereignis des Anhaltens vor der Ampel ein intensives soziales Gruppenerlebnis. Eltern und Jugendliche werden ebenso zu- und auseinander geschleudert. Diese Naturgewalten werden dann verständlich, wenn wir verstehen, dass nicht nur in der inneren Welt der Jugendlichen massive Umgestaltungen vor sich gehen, sondern auch in der inneren Welt der Eltern tiefe Schichten der Persönlichkeit aufgewühlt, frühe Sehnsüchte und Enttäuschungen aktualisiert werden. Gleichzeitig müssen sich die Eltern mit realen Änderungen im Zusammenleben mit ihren heranwachsenden Kindern auseinandersetzen: Die Geschlechtsreife und körperliche Veränderung demonstriert die erwachende Sexualität ihrer Tochter oder ihres Sohnes und erinnert sie an ihr Älterwerden. Es geht um eine Generationenablöse, d. h. die junge Generation drängt ins Zentrum der Bühne und versucht, die Älteren zurückzudrängen. Oft fällt die sexuelle Reifung der Kinder mit dem Nachlassen der sexuellen Potenz und dem Ende der Gebärfähigkeit in der Menopause zusammen. Die Adoleszenten haben etwas, worum die Eltern sie beneiden. Winnicott (1984, 203) schreibt: »Der kostbare und flüchtige Besitz der Jugend ist ihr unerschöpfliches Potential. Das löst beim Erwachsenen, der in seinem eigenen Leben an die Grenzen der Realität stößt, Neid aus«. Auf einer tieferen oft unbewussten Ebene tauchen bei den Eltern Ängste, Hoffnungen und Erfahrungen ihrer eigenen Adoleszenz auf sowie die Grundmuster ihrer eigenen Trennungserfahrungen. Alle früheren mit Trennung verbundenen Erlebnismuster von der Geburt, dem Abstillen als Aufgeben der Brust, dem Abschiednehmen der Illusion der Geliebte der Mutter und die Prinzessin des königlichen Vaters zu sein, werden virulent. Es ist sehr schwierig, sich mit all diesen unvermutet hereinbrechenden Gefühlen auseinanderzusetzen, sie wahrzunehmen, darüber nachzudenken und sie als Teil von sich zu akzeptieren. Es ist leichter, sie nicht bei sich wahrzunehmen, sondern ähnliche Tendenzen beim Sohn oder bei der Tochter zu kritisieren. Diese Tendenz, eher die Probleme bei anderen und nicht bei sich zu sehen, finden wir auch bei den Jugendlichen.

Ein wichtiges Charakteristikum der Adoleszenz ist die Tendenz, nicht nachzudenken, sondern seine Gefühle auf andere zu projizieren, lieber zu handeln statt zu reflektieren. Die Jugendlichen wollen unbewusst in den Eltern jene Gefühle hervorrufen, die sie bei sich nicht sehen wollen. Die heimliche Bewunderung für die Eltern wird ins Gegenteil verkehrt, über die Eltern wird abschätzig gesprochen, sie werden lächerlich gemacht. Die sexuelle Attraktivität wird offensiv demonstriert, um Neid in den Eltern hervorzurufen. Das bedeutet, dass die Eltern eine doppelte Last zu tragen haben: Einmal werden sie von den Projektionen der Jugendlichen bombardiert, gleichzeitig müssen sie sich mit ihrem unbewussten Neid herumschlagen. Bion verglich das Bild, die Projektionen aushalten zu müssen, mit den Erfahrungen als Soldat an der Front im ersten Weltkrieg: Fähig zu sein zu denken »under fire«. Bions Bemerkung (2005) »the intelligence one has must be available for use ›under fire‹«, gilt nicht nur für Analytiker, sondern auch für Eltern pubertierender Kinder.

Katharina, 15 Jahre

Ein 15-jähriges Mädchen, deren körperliche Entwicklung bereits deutlich zu sehen ist, kommt nach dem Bad nur leicht bekleidet, mit dem Handtuch um die nassen Haare geschlungen in die Küche. Der Vater, der in der Küche gemeinsam mit der Mutter das Abendessen zubereitet, schaut in eine andere Richtung. Die Mutter schaut sie an und meint, sie solle sich etwas anziehen. Die Tochter ignoriert diese Aufforderung. Sie hilft mit tänzelnden Bewegungen aufdecken. Nach einiger Zeit sieht der Vater sie nun doch an, ihr Anblick entlockt ihm eine wertschätzende Miene, was ein zufriedenes Lächeln bei der Tochter hervorruft. Dann meint er barsch: Katharina, zieh dir endlich etwas an! Die Tochter hat erreicht, was sie wollte, und sie geht sich nun umziehen.

In diesem Beispiel zeigen sich verschiedene Aspekte: Der Wunsch der Tochter, ihren Körper herzuzeigen und an der Reaktion des Vaters zu sehen, wie attraktiv ihr Körper ist. Sie will gleichsam den Vater verführen, sie anzuschauen, was er in Anbetracht ihres Alters eigentlich nicht tun will. Die Mutter scheint in einer Sekunde ihren Körper mit dem knospenhaft aufblühenden Körper der Tochter zu vergleichen, sich teilweise mit ihr zu identifizieren und sich darüber zu freuen, aber auch Trauer um ihre vergehende Jugend zu empfinden. Mit dem barschen Ton wehrt der Vater die Attraktivität der Tochter ab und zeigt ihr, wie sie sich im allgemeinen Teil der Wohnung benehmen soll, nämlich bekleidet zu sein.

Betty, 14 Jahre

Ein 14-jähriges Mädchen Betty, deren Mutter seit zwei Jahren eine neue Beziehung zu einem liebevollen Mann eingegangen ist, läuft nach dem Bad nackt durch das Speisezimmer in ihr Zimmer. Der Stiefvater blickt von seinem Buch auf und ein bewunderndes Lächeln huscht über sein Gesicht: »Ludwig«, ruft das Mädchen empört. »Du schaust ja!«. »Ja«, erwidert der Stiefvater, »wenn so ein hübsches Mädchen verbeiläuft, schaue ich«.

Wieder sehen wir die kindliche Zurschaustellung des wunderschönen Mädchenkörpers und den Wunsch, vom (Stief-)Vater bewundert zu werden, und gleichzeitig der Vorwurf, eine Grenze zu überschreiten und sie anzuschauen. Auch die Parallele zum dreijährigen Mädchen, das lustvoll vor den Eltern spärlich bekleidet tanzt, um sich bewundern zu lassen, ist unschwer zu erkennen.

Die gleiche Situation, des Herumlaufens des jungen Mädchens vor dem neuen Partner der Mutter, kann eine ganz andere Bedeutung haben, wenn die Eltern anders reagieren und die Ausgangssituation eine andere ist. Beim Beispiel von Christine führte dieses Verhalten zur Androhung, ausziehen zu müssen.

Christine, 15 Jahre

Christine kam zur Therapie in die Tavistock Clinic, weil sie die Mutter und Großmutter bestahl.
Zur Mutter war vor kurzem ihr neuer Freund Paul gezogen; vorher hatte die alleinerziehende Mutter mit Christine gelebt, da der Vater die Familie verlassen hatte, als Christine ein Baby gewesen ist. Kurz nachdem Paul eingezogen war, begann Christine zu stehlen. Besonders wütend wurde Paul, als Christine leicht bekleidet durch die Wohnung lief. Er soll voll Ärger gedroht haben: »Wir müssen dich rauswerfen, wenn du so weitermachst«.
Im Gespräch mit der Therapeutin meinte Christine, sie habe keine Probleme, die Mutter sei nur eifersüchtig auf ihren schönen Körper, sie verstand nicht, warum die beiden sich so aufregten. (Waddell 1998, 155)

Christine und ihre Mutter hatten eine sehr enge Beziehung gehabt, aus der Christine sich durch Paul vertrieben gefühlt hatte. Ihr Stehlen – eine häufige Form des Agierens in der Pubertät – kurz nachdem Paul eingezogen war, hatte vermutlich die Bedeutung, ihr das wiederzugeben, was ihr weggenommen worden war. Sie stahl den Ehering der Mutter und Schmuck der Großmutter. Nicht sie beneidete die Mutter, sondern sie projizierte ihren Neid in die Mutter. Paul ließ sich von Christine provozieren, vielleicht wurde er auch vom Anblick ihres Körpers erregt, musste diese Gefühle abwehren und wurde ärgerlich. Er drohte der Stieftochter, sie aus der Wohnung zu werfen.

Warum ist ein Thema, das in einem Fall eine amüsante Szene darstellt, die mit Humor gelöst werden kann, im anderen Fall eine Bedrohung für die Familie? Im Unterschied zu Christine und ihrer Mutter, die früh von ihrem Vater verlassen worden waren, hat Betty zehn Jahre in einer zureichend guten Familie verbracht, mit einem Vater, der sie gerne hatte und einer Mutter, die diese Nähe zwischen Vater und Tochter zuließ. Ihre Rivalität zur Mutter war durch eine herzliche Beziehung gemildert. Der neue Partner wurde zunächst auch abgelehnt und kritisch betrachtet, doch zunehmend konnte durch die freundliche Zuwendung des neuen Partners das Herz von Betty und ihrer Schwester gewonnen werden. Bald wurde der neue Partner von allen als Bereicherung erlebt. Der neue Stiefvater von Betty hatte selbst drei erwachsene Kinder und fühlte sich von der »Verführung« nicht bedroht, sondern eher geschmeichelt.

Für Eltern – aber auch Lehrer und andere Pädagogen – ist es nicht leicht, sich einzugestehen, dass tatsächlich neidische Gefühle auftauchen, verbunden mit Trauer um die verlorene Jugend und um den Verlust des jugendlich, straffen Körpers. Oft führt diese emotionale Last zu einem Agieren der Eltern. Wenn der Vater sich eine junge Geliebte – oft im Alter seiner Tochter – zulegt, um sich zu beweisen, dass er noch attraktiv und potent ist. Oder die Mutter eine leidenschaftliche Beziehung zu einem jugendlichen Liebhaber eingeht. Oder sich die Eltern genauso jugendlich in der Sprache oder der Kleidung geben wie ihre Kinder.

Für diese in den Eltern auftauchenden Impulse schämen sich die Eltern dann oder sie werden verdrängt und hinter heftigen Angriffen und moralischen Vorhaltungen verborgen: wegen unpassender Kleidung, einem extravaganten Haarschnitt oder provokantem Verhalten werden die Kinder dann zur Rede gestellt und abgekanzelt. Teilweise sind die Ermahnungen gerechtfertigt und teilweise stammen sie aus unbewussten neidischen Reaktionen. Hilfreich ist es, wenn die Eltern gemeinsam über ihre ambivalenten Gefühle sprechen können und einander verstehen und unterstützen. Manchmal gelingt es den Eltern in der Phase, in der sich das familiäre Nest langsam leert, gemeinsam Aktivitäten zu unternehmen, die sie während der Zeit der Kindererziehung zurückstellen mussten: gemeinsam Tanzen zu gehen, Bergtouren zu machen, Auslandsreisen und Sportaktivitäten zu unternehmen.

Perspektive der Jugendlichen

Wir wollen diesen komplexen Zusammenhang zunächst aus der Perspektive der Jugendlichen beleuchten.

Auf die Frage an Sebastian: Wann hast du bemerkt, dass du in der Pubertät bist, antwortet er wie aus der Pistole geschossen: Die Eltern beginnen zu nerven!

Nicht er ist schwierig, sondern die Eltern nerven ihn mit Forderungen, die sich auf die Übernahme seiner Pflichten im gemeinsamen Haushalt beziehen. Wie in der frühen Kindheit betrachtet sich der Adoleszente als Mittelpunkt der Welt, die Egozentrik des Kleinkindes feiert ein Revival. Die wieder erstarkten ödipalen Wünsche werden wie in den ersten drei Lebensmonaten in einem abrupten Wechsel von Gefühlen des Alleinseins zu einem Gefühl des Geborgenseins erlebt.

Sebastian kann nicht über seine Handlungen nachdenken, er empfindet die Reaktion der Eltern auf sein rebellisches Verhalten als Zumutung, nervig.

Im Weiteren beschreibt er, wie widerwillig er sich an den Haushaltsaufgaben beteiligt, aber wie die Eltern darauf bestehen, dass er auch seinen Teil beiträgt.

Über seinen Vater spricht Sebastian mit großer Hochachtung und Respekt, freut sich sehr, dass sie so viel gemeinsam mit der ganzen Familie unternehmen. Gleichzeitig beschreibt er, dass sich in den letzten zwei Jahren so viel geändert hat:

> Ich interessiere mich mehr für Mädchen, schaue sie nur an ... Ich treffe mich mehr mit Freunden, wir treffen uns am Abend und gehen z. B. ins Kino. Wir sind 4 oder 5 verschiedene, die ich aus der Klasse oder vom Sportcamp kenne. Einige haben Ideen und es gibt andere, die mitmachen. Wir streiten nur selten.

Das Wissen, dass er öfter am Abend und am Wochenende mit seinen Freunden unterwegs ist, hindert ihn nicht, es traurig zu finden, dass sie nun als Familie so selten etwas gemeinsam machen.

Um diese Reaktion zu verstehen, ist es wichtig, zu berücksichtigen, dass das Kind (oder der Patient in der Psychoanalyse) die Tatsache, nicht mit der Mutter oder dem Vater (Analytiker) zu sein bzw. seine Stunde zu haben – auf der kindlichen Ebene – immer als ein Verlassenwerden durch die Erwachsenen erlebt. Auch wenn der Jugendliche (oder der Patient) auf der erwachsenen Ebene weiß, dass er mit seinen Freunden weg war (dass der Patient eine Stunde abgesagt hat), macht er emotional die erwachsene Person dafür verantwortlich und fühlt sich zurückgewiesen. Viele Eltern hören von ihren Heranwachsenden ein vorwurfsvolle Klage »Nie bist du da!«, »Nie hast du für mich Zeit«. Die Eltern müssen oft nachdenken, um dann diese Klage mit der Realität zu vergleichen, dass sie etwas mit ihrem Sohn/Tochter unternehmen wollten, aber diese keine Lust, keine Zeit gehabt hatten.

Kaum wird durch das emotionale Abrücken von den Eltern ein psychischer Raum eröffnet, so entstehen erste Liebesgefühle und Erfahrungen.

Sebastian (13 Jahre) berichtet von seiner ersten »richtigen« Liebe.

> I: »Wie ist die erste ›richtige‹ Liebe?«
> S: »Ein Gefühl, das ich nicht gut beschreiben kann, weil es sich auf Verschiedenes bezieht. Ich kann mich nicht bewegen, das Herz und der Puls schlagen auf 1000 ...«
> I: »Wie war das beim ersten Kuss?«
> S: »Sie hat mich ins Kino ›Brautalarm‹ eingeladen und ihre Freundin und mein Freund sind mitgekommen. Wir waren zu viert. Während des Films schrieb sie mir ein SMS: ›Bist du noch in mich verliebt?‹ Sie zeigte es mir. Ich antwortete auf meinem iPhone: ›Ja!‹
> Sie schrieb: ›Vielleicht bin ich auch noch in dich verliebt!‹
> Ich schrieb: ›Du hättest mit dem Schlussmachen warten sollen‹.

> Sie las es und schrieb: ›Ich hätte es nie tun sollen‹.
> Ein paar Minuten später fragte sie mich per SMS: ›Und was jetzt?‹
> Ich schrieb: ›Das hier!‹ und ich küsste sie auf den Mund. Sie war überrascht und glücklich.«

Beide Jugendliche/Kinder werden zwischen ihren heftig aufwallenden Gefühlen und der Angst vor dem Neuen, dem Unbekannten hin und her gerissen. Kaum sind sie beisammen, will das Mädchen Iris, wieder Schluss machen – nicht weil sie ihn nicht mag, sondern **weil sie ihn so mag**. Aber die heftigen Gefühle lassen ihr keine Ruhe, sie will wissen, ob er noch in sie verliebt ist. Er erklärt sich ihr und überrascht sie und wohl noch eher sich selbst mit einem stürmischen Kuss auf den Mund. Die Verfremdung der Mitteilungen über ein elektronisches Medium scheint die Angst zu verringern. Obwohl sie nebeneinandersitzen, nützen sie die Dunkelheit des Kinos, um den ersten Kuss zu erleben.

Das drängende Sehnen und die Angst vor dem Hin-und-Her-Geworfensein durch neue und unbekannte Regungen wird im Weiteren sichtbar. Iris schreibt Sebastian um Mitternacht des nächsten Tages:

> Weißt du, wie es ist, wenn der wichtigste Mensch nicht da ist? Weißt du, es ist als ob ein Teil von mir nicht da ist. Wie du meine Hand gehalten hast, fühlte ich mich sooo wohl, wie du mich geküsst hast, ist mir ein ewiger Wunsch in Erfüllung gegangen und ich liebe dich über alles. (Smiley) Ich will dich nie verlieren (Herz). Als du mich angelächelt hast, da wusste ich – du bist es, mit dir will ich für immer zusammen sein (Herz und zwei traurige Smileys, zwei Sterne als Küsse).

Es ist für Erwachsene schwer, die Dringlichkeit und Intensität dieser nie gespürten Empfindungen (oder als Erinnerung an die heftigen und intensiven Gefühle des ersten Liebespaares Mutter – Baby) zu erahnen. Die tief verdrängten »Erinnerungen im Gefühl« der ersten Lebensjahre drängen an die Oberfläche. Der erste Kuss bringt die seligen, lustvollen Erinnerungen der oralen Befriedigung an der Mutterbrust zurück – verdrängt, aber wirksam. Nach der schmerzlichen Trennung des Abstillens, soll nun diese neue Liebe ewig sein. So ein Ganzkörpergefühl der Lust und Geborgenheit in der ersten erotischen Liebe wird wie ein Einswerden erlebt – ein Teil von dem Mädchen fehlt, wenn Sebastian nicht bei ihr ist.

In der ersten Phase des Verliebtseins der 13- bis 15-Jährigen spielt immer eine dritte Person eine Rolle – ein Rivale, ein anderes Mädchen, der frühere Freund. Im Fall von Sebastian schrieb der Ex-Freund auf Facebook:

> Behandle sie gut, weil sie ist etwas Besonderes.
> Sebastian antwortet: Sie ist nicht nur etwas Besonderes, sondern das Beste auf der Welt.

Unschwer erkennen wir hier die frühen Muster des Erlebens in der – wie Melanie Klein es nennt – »Paranoid-schizoiden Position«, der archaischen Form der

Spaltung in gute, idealisierte und böse Welt. So wie die Mutter, ihre Brust die befriedigt, die beste der Welt ist, so ist auch Iris ideal. Auch im Alltag wird das Babyhafte sichtbar.

> Wenn es nach dem Frühstück nichts gibt, was Sebastian interessiert, legt er sich (da Ferien sind) wieder ins Bett, schläft oder schaut TV.

Das Bett ist ein sicherer Ort, der auch ein Träumen und Tagträumen erleichtert. Tagsüber bei Regenwetter schaut sich Sebastian Comics, Filme oder Soap Operas im TV an oder Dokumentationen wie etwa »Männer des schwarzen Goldes« oder »Tiefsee – Baumforellen am Amazonas«. Beim Heimkommen lässt er die Kleidung, die er auszieht, einfach auf den Boden gleiten. Nach ein paar Tagen weist ihn die Mutter auf die Notwendigkeit hin, Ordnung zu machen. Widerwillig bringt er die schmutzige Wäsche zum Waschen.

Die Liebe zu Iris findet ein rasches Ende. Da sie in einer Kleinstadt in der Nähe von Wien lebt, schreibt sie ihm per Handy nach dem ersten Besuch einen Abschiedsbrief per SMS. Die Entfernung sei zu groß, sie müsse ihn daher frei geben. Er ist traurig und akzeptiert es.

Wichtig ist zu verstehen, dass die Ablösung von den Eltern und der Annäherung (eine »emotionale Besetzung«, wie Freud es nennt) an ein gleichaltriges Mädchen/gleichaltrigen Jungen im Wechsel erfolgt. Lockert sich die Bewunderung für den Vater, der dem Knaben als großer König, edler Meister und bedrohlicher Rivale und Gefahr erschienen ist, so ist mehr psychischer Raum für eine neue Beziehung frei. Der geliebte und bewunderte Vater wird nun abgewertet, wird Ziel des Spottes, wenn der Vater das aushält und »mitspielen« kann, so kann daneben eine liebevolle Beziehung bestehen bleiben.

Kompliziert ist die Situation zwischen Jugendlichen und Eltern, da sich der Jugendliche nicht bewusst entscheidet, sich jetzt wie ein Kleinkind oder ein rebellischer Teenager zu benehmen, sondern etwas in ihm – was er selbst nicht steuern kann, ein biologischer Trigger – veranlasst ihn, sich in einer gewissen Weise zu verhalten. Oft ist er selbst überrascht, schuldbewusst und fühlt sich überschwemmt.

Die vertrauten Muster des Umsorgens zwischen Eltern und Jugendlichen sind nicht mehr selbstverständlich. Statt eines freudigen Annehmens der liebevollen Handlungen der Eltern, schlägt ihnen nun Ablehnung oder Gleichgültigkeit entgegen, die sehr schmerzlich zu ertragen ist. Dazu ein Beispiel:

> Die Familie mit einem 13-jährigen Sohn und einer 15-jährigen Tochter kommt um 21.00 Uhr nach Hause. Die Eltern haben die Jugendlichen vom Sportcamp abgeholt. Die Mutter kocht Kasnocken, Vater schlägt vor, noch scrambled eggs zu machen. Er holt vom Eiautomaten frische Eier, schneidet Tomaten und die Großmutter holt frische Petersilie aus dem Garten. Der Vater schlägt 6 Eier auf und meint, sein Sohn Sebastian liebe seit seiner Reise in die USA diese Speise. Die Tochter deckt auf – bekleidet mit einem engen, knappen T-Shirt, langen Ohrringen, Minirock und einem lustigen Tuch auf den Kopf. Die Mutter stellt die Kasnocken auf den Tisch, die Tochter setzt

sich, nimmt sich zwei Stück und beginnt zu essen. Die Mutter setzt sich auch und ruft ihren Sohn, der im Garten mit Kopfhörer Musik hört und mit der großen Taschenlampe spielt. Sebastian kommt herein, behält seine Mütze auf dem Kopf und schaut. Die Mutter blickt ihn streng an, daraufhin nimmt er die Kopfhörer ab und hängt sie sich um den Hals. Nach einer Minute des Abwartens, sagt die Mutter:
»Du weißt, Sebastian, dass du bei Tisch die Mütze und die Kopfhörer abnehmen sollst«. Langsam und lässig mit ausdrucksloser Miene nimmt Sebastian die Mütze ab und legt die Kopfhörer neben sich, den ausgestreckten Arm der Mutter nicht beachtend. Er wird von der Schwester gefragt, ob er Kasnocken will, die er üblicherweise nicht isst.
Heute sagt er: »Ja, zwei Stück«.
»Dann hat Papa keine«, meint die Schwester.
Der Vater steht noch am Herd und bereitet die Eierspeise zu. Er nimmt sich ein Kasnocken und etwas von den gerührten Eiern. Auch die Mutter und die Tochter essen davon und loben sie. Dann fragt der Vater seinen Sohn, ob er auch etwas davon will. Sebastian schaut sehr skeptisch. Die Schwester lässt ihn einen Biss kosten. Er verzieht den Mund und rümpft die Nase, weil es ihm nicht schmeckt.
Der Vater reagiert ärgerlich: »Du sollst nicht so abschätzige Grimassen schneiden, wenn es dir nicht schmeckt. Du kannst dir selbst etwas zum Essen machen«, schließt er.
Sebastian: »Ich habe doch gar nichts gesagt. Ich habe mich beherrscht, nichts Negatives zu sagen«, verteidigt er sich.
Der Vater ist gekränkt.
Sebastian: »Ist Käse da?«
Vater: »Du kannst dir ein Butterbrot machen.«
Sebastian steht auf, schneidet sich ein Stück Brot ab und streicht Butter drauf.
Vater: »Es gibt noch Eier, du kannst dir noch eine Eierspeis machen«, was Sebastian macht und genüsslich isst.

Statt das liebevolle Verwöhntwerden vom Vater zu genießen, weist Sebastian die eigens für ihn zubereitete Speise zurück. Nur widerwillig befolgt er die Regeln der Eltern, beim Essen die Kopfhörer und die Mütze abzulegen. Er will sich seine eigenen Regeln machen; was den anderen schmeckt, schmeckt ihm nicht. Seine Reaktion ist unerwartet und nicht vorhersagbar. Statt liebevoll das Heimkehren vom Sportcamp zu feiern, herrscht Spannung. Das Thema der Mütze geht weiter:

Die Großmutter fragt, ob die Enkel im Unterreicht die Mütze aufbehalten dürfen.
Sebastian, sagt »Nein«.
Großmutter: »Warum tragt ihr sie?«
Enkelin: »Das ist ur-cool.«
Der Vater sagt, er habe auch immer gerne eine Mütze getragen.

Die Tochter sagt ironisch: »Aber du hast sie ganz anders getragen«.
Auch Sebastian meint, das könne man gar nicht vergleichen. Er demonstriert, wie der Vater seine Mütze trägt, nämlich wie ein Landjunge, die Mütze tief über die Augen gezogen – mit seinem Körper imitiert er einen mental beeinträchtigten Mann. Alle lachen. Nun nimmt auch die Tochter die Mütze und zeigt es auch. Alle lachen. Dann setzt Sebastian sie wieder auf, aber so, dass die vordere Haarpartie frei bleibt, aber die Ohren bedeckt sind. Er wendet sich zu seiner Schwester, als sie sich wegdreht, zeigt sie ihren nackten Bauch. Er schaut übertrieben überrascht, imitiert einen sexuell interessierten Mann, der sie genauer betrachten will. Die Schwester lacht und sie zieht sich das T-Shirt herunter, wodurch der Busen und der BH sichtbar werden. Alle lachen. Der Bruder neckt sie weiter, beide lachen und sie zieht das T-Shirt mal nach oben und mal nach unten. Dann beschließen beide, draußen mit dem iPhone Fotos zu machen. Sie bleiben lange draußen, man hört sie lachen. Dann kommen sie zurück und schauen sich vergnügt die Fotos an.
Die Mutter meint wehmütig, dass jetzt mit 45 Jahren eine neue Lebensphase beginne. Nach dem Aufbruch nach der Matura, dem Studium, den Babys und dem Aufbau des Berufs, sei jetzt alles erreicht. Vater meint, es passiere immer etwas Neues.

In diesem Beispiel der Familie von Sebastian erleben wir eine milde Form des Verspottens des Vaters und der Normen der Familie. Die Eltern bemühen sich, den Kindern ein ausgewogenes Maß an Grenzsetzung und Toleranz entgegenzubringen. Aber es ist deutlich sichtbar, wie schmerzlich es ist, etwas Liebevolles für den Sohn vorzubereiten und zurückgewiesen zu werden. Diese wortlose Ablehnung, die mimische Abscheu prallt gegen die Erwartung des Vaters, seinem Sohn sein Lieblingsgericht vorbereitet zu haben. Es erfordert eine hohe Frustrationstoleranz, diese permanenten Zurückweisungen auszuhalten. Jeder Vergleich zwischen Eltern und der neuen Generation wird zurückgewiesen. Was die Eltern früher getan haben, ist uncool, und kann in keiner Weise mit den neuen Kleiderusancen verglichen werden.

Die Kritik an den Eltern und Erwachsenen ist von einer Idealisierung und Überschätzung der eigenen Möglichkeiten getragen. Darin besteht der innovative Zugang: alles kann neu gedacht werden, nichts ist selbstverständlich. Es gibt eine neue Perspektive, weil alles infrage gestellt wird. Der weite Weg zum Erwachsenwerden besteht darin, Abstriche vom Alles-oder-Nichts-Denken zu machen, die realen Einschränkungen zu sehen und Kompromisse zu machen. Wie ein Patient es ausdrückte: »Es ist viel schwerer selbst König zu sein« – und, so könnte man fortsetzen, selbst Verantwortung für eine Familie und ein »Königreich« zu tragen.

Weniger als eine Stunde später beim Fernsehen schauen sich die Eltern die Nachrichten über den tropischen Wirbelsturm »Irina« in New York an. Sebastian zwängt sich zwischen die Eltern, schmiegt sich eng an die Mutter an, die sich auf der Chaiselongue ausgestreckt hat. Wenn die Eltern zu einem anderen Kanal wechseln wollen, darf Sebastian die Fernbedienung drücken. So eine Szene hat sich schon vor zehn Jahren abgespielt, als er erst fünf war, groß genug, die Fernbedienung zu schalten. Alle drei genießen die Reminiszenz an die frühere Gemeinsamkeit und Nähe.

> Sebastian sitzt am Frühstückstisch. Er hat sich das iPhone seiner Mutter genommen und er versucht, verschiedene Programme zu öffnen. Seine Mutter will nicht, dass er immer mit ihrem iPhone spielt und alles verstellt. Sie fordert es von ihm zurück, er zieht es aber weg, weil er wieder aus dem Programm aussteigen will. Sebastian versucht Verschiedenes, aber es gelingt ihm nicht. Seine Mutter wird ärgerlich. »Jetzt hast du es wieder verstellt und dann komme ich nicht raus. Lass das, Sebastian, ich habe es dir schon so oft gesagt«.
> Sebastian: »Ich kann es, ich kann es.« (Er versucht verschiedene Knöpfe zu drücken, aber es gelingt nicht). Sein Vater mischt sich ein und sagt: »Gib es mir!«
> Sebastian: »Nein, ich kann es.« (Er versucht wieder einige Knöpfe zu drücken).
> Vater (hält die Hand hin): »Sebastian, gib es mir!«
> Widerwillig gibt er dem Vater das iPhone. Während der Vater sich bemüht, aus dem Programm auszusteigen, fällt Sebastian die Lösung ein: »Lange auf die Sperrtaste und dem Home-Button drücken«. Der Vater versucht es drei, vier Mal, dann gibt er Sebastian das iPhone. Sebastian drückt die Knöpfe und es geht. Zufrieden meint er »Ich kann es eben!«

Sebastian ist überzeugt, alles gehört ihm; er weiß besser als die Eltern, wie diese neuen Geräte funktionieren. Tatsächlich ist das spielerische Ausprobieren eine exzellente Form, diese neuen Programme zu erforschen. Zugleich aber soll demonstriert werden, wir sind die neue Generation – uns gehört die Welt! Sebastian will zeigen, dass er es besser kann als seine Mutter und sein Vater.

Aus der Perspektive der Großeltern schwingt ein melancholisches Erinnern an die Zeit mit, wie die Eltern damals als Heranwachsende dieselben Kämpfe mit ihnen ausgetragen haben. Nun erleben sie als Eltern von der anderen Seite, wie es sich anfühlt, aus der zentralen Position verdrängt zu werden.

Die Situation des Mädchens bei der Ablösung von den Eltern ist nach der psychoanalytischen Theorie schwieriger als die des Knaben: Das Mädchen musste sich in der ödipalen Phase vom ersten Liebesobjekt, nämlich der Mutter, abwenden und sich dem gegengeschlechtlichen Elternteil, dem Vater, zuwenden. Dadurch sind Mädchen und Frauen eher anfällig für Schuldgefühle wegen dieses ersten »Verrats« an der Mutter, wie es Chasseguet-Smirgel (1974, 139) bezeichnet. In der Adoleszenz muss dieses in der Phantasie mehr oder weniger errungene väterliche Liebesobjekt aufgegeben werden. In einer reifen Entwicklung hat das Mädchen die andere, sexuelle Beziehung zwischen Mutter und Vater akzeptiert und sich mit der Mutter identifiziert. Das Mädchen tröstet sich damit, später selbst eine attraktive Frau zu werden, die einen Mann wählt und mit ihm Kinder bekommen kann. Innerlich stellt die neuerliche Loslösung eine turbulente Zeit dar. Das Mädchen will einerseits vor allem von der wichtigsten männlichen Person in ihrem Leben, nämlich dem Vater, als attraktiv und sexuell erstrebenswert eingestuft werden, gleichzeitig will es sich aber ablösen und die Anerkennung der gleichaltrigen Jungen erringen. Diese widersprüchlichen Gefühle machen diese Entwicklungsphase für alle beteiligten Personen sehr schwierig. Die häufig beobachtete große Eifersucht des Vaters auf die Verehrer seiner heranwachsenden Tochter dürften einerseits aus dem für ihn schwierigen Verzicht auf seine Tochter stammen, zum Teil handelt es sich auch um unbewusste Projektionen der Tochter auf den Vater. Sie will ihn nicht wirklich endgültig ihrer Mutter überlassen. In jeder neuen Lebensphase muss die ödipale Situation erneut durchgearbeitet und modifiziert werden, um Neues integrieren zu können (vgl. Britton 2014, 71). Die besondere Art der ödipalen Situation mit den damit verbundenen Wünschen, Phantasien, Ängsten und Wut über das Ausgeschlossensein ist bei jedem Individuum einzigartig und bildet das Grundmuster der Persönlichkeit. »Wenn jedoch eine bestimmte (…) Version der Ödipussituation überbesetzt (emotional besonders bedeutsam) wird, sei es infolge von traumatischen Erfahrungen in der Kindheit oder aus Gründen der Abwehr (…), dann kann diese libidinös überbesetzte alte Auflage zu einer Fixierstelle werden (…) und es zu einer Regression im Sinn eines Rückzugs von der Realität kommen« (Britton 2014, 77). In einer normalen Entwicklung wird die Gegenwart durch die Wiederbelebung früher ödipaler Situationen bereichert, bei einer Fixierung wird sie nicht bereichert, sondern durch eine stereotype Reinszinierung ersetzt und immer wiederholt statt modifiziert.

Bei der Adoleszenz des Mädchens geht es auch um den Prozess der Bewältigung des seelischen Schmerzes, der Verwirrung und der bewussten und unbewussten Konflikte, die durch die körperlichen Veränderungen hervorgerufen werden. Viele Verhaltensweisen zielen darauf ab, sich mit inneren Problemen auseinanderzusetzen. Die Verhaltensweisen dienen als Abwehr, um das Selbst vor Gefühlen zu schützen, die extrem verwirrend und aufwühlend sind. Diese Handlungsimpulse lauten: lieber handeln als denken, sich lieber in Gruppen oder Gangs zu bewegen als zu riskieren, eigenständig zu denken, körperlich krank zu werden statt den psychischen Schmerz zu fühlen (Somatisierung), die Welt, sich selbst und die anderen in extremer Weise zu sehen (Spaltung in Gut oder Böse), Drogen, Alkohol oder andere Suchtsubstanzen zu nehmen, neue Medien exzessiv zu nützen, die den Geist vernebeln. Eine andere nicht so leicht erkennbare Abwehr ist das »Pseudoerwachsensein«, bei der erwachsen scheinende Haltungen gezeigt werden, die aber nicht in die Persönlichkeit integriert werden. Die Intellektualisierung stellt eine weitere, von Anna Freud (1964, 123) beschriebene Abwehrform dar, bei der totes Wissen angesammelt wird, um ein Lernen aus Erfahrung zu vermeiden. Oft werden philosophische Diskussionen geführt, in der Gruppe Liebesgedichte von Ovid übersetzt, um nicht über die eigenen Gefühle – vielleicht sogar zu den anwesenden Gruppenmitgliedern – nachdenken zu müssen.

Wie schaut die Perspektive des Mädchens **Lucy** (14 Jahre) aus? Auf die Frage, wann warst du das erste Mal verliebt, antwortet sie:

Mit 12 Jahren. Ich war mit einem Burschen zusammen, Bussi, Bussi und Umarmungen. Eigentlich hatte ich noch nie einen Freund. (Beim Sprechen fällt ihr die Wolle, die sie in der Hand hat, in den Tee – es spritzt.)
Es gibt Burschen in meiner Klasse, mit denen ich SMS schreibe, bei mir klappt es nicht so. Ich habe eine Telefonphobie. Egal, ob ich den Friseur anrufe oder einen Knaben. Ich habe Angst, dass ich etwas Falsches sage. SMS ist leichter – oder Facebook schreiben. Ich bin kein Mädchen, das alle Burschen annehmen. Ich kann nicht sagen, wenn ich ihn einmal gesehen habe, dass ich in ihn verliebt bin. Ich mag Typen, wenn sie lustig sind.
Mit Jonathan war es nett. Wir haben uns super verstanden. Beide waren wir verliebt. Er hat mir Komplimente gemacht: »Du bist das hübscheste Mädchen der Schule« – er ist 10 Tage älter als ich. Die meisten Knaben fragen die Mädchen: »Willst du mit mir gehen?« Das finde ich unnatürlich. Entweder es passiert oder es passiert überhaupt nicht. Ich wusste nicht, was ich sagen soll. Er hat gesagt: »Überlege es dir«. Ich wusste nicht, was ich tun soll. Er war der beste Freund meiner besten Freundin. Seine Freunde wollten, dass ich mit ihm gehe. Sie sprachen mich an: »Du passt zu Jonathan«. Sie denken, dass ich urcool bin.
Es war dann sehr traurig. Ich habe eine Woche nichts gesagt. Ein halbes Jahr haben wir dann nicht miteinander gesprochen. Er hat es von einer anderen Seite gehört und war gekränkt. Ich wollte nicht meine beste Freundin verlieren. Erst jetzt haben wir uns ausgesprochen, wir haben uns zu zweit getroffen und sind essen gegangen. Wir wollen Freunde bleiben – ich habe ihn gern.

Zwei Wochen später:

Jetzt habe ich meinen Freundinnen gesagt, dass ich ihn getroffen habe. Sie waren richtig bös auf mich, weil ich mich fast für ihn entschieden hätte. Waren sie eifersüchtig? Elisabeth hat gesagt: Dann mochte er gar nicht mehr mit mir telefonieren. Obwohl Jonathan und Elisabeth nicht zusammen waren, haben sie sich getrennt. Er wollte nicht, dass sie mich beeinflusst. Ich wusste nicht, was ich machen soll. Habe – nicht so genau wie jetzt – eher kurz mit meiner Mutter darüber gesprochen. Was soll ich machen, wenn er so böse und enttäuscht ist?
Beim Verabschieden nach der Aussprache haben wir uns fast geküsst – umarmt – eigentlich fest geküsst – ich habe sein Herz schlagen gehört.
Im Jänner hat mein Herz urschnell geschlagen. Er wechselt Schule. Er will Polizist werden. Er ist 1,80 groß, hat eine urcoole Figur, schaut aus wie Justin Bieber (ein Jugendidol) in blond. Das war's.
Ich wollte Schule wechseln. Sie sind so kindisch und führen sich auf wie Kinder. Die Buben raufen viel. Wenn ich Schule wechsle, dann habe ich keine Freunde mehr. Ich bin nicht so gut in Freunde finden, weil ich so schüchtern bin.

Interpretation

Auf der Oberfläche scheint nichts geschehen zu sein. Jonathan möchte mit Lucy gehen, sie findet ihn auch nett, will aber aus Loyalität zu ihrer Freundin diese Freundschaft nicht aufs Spiel setzen. All diese Fragen und Überlegungen halten Lucy im Bann, ihre Gedanken kreisen immer wieder um diese Fragen. Unbewusst werden auch die frühen Rivalitätsgefühle mit der Mutter wieder aktualisiert. »Wer ist die Schönste im ganzen Land« fragt die böse Stiefmutter in Schneewittchen. Aber hier ist es das »Schneewittchen – Lucy-Mädchen«, das glücklich ist zu hören, dass sie die Schönste in der ganzen Schule ist. Vielleicht ist es nicht nur Freude, sondern auch ein Triumph über die anderen Mädchen und dahinter über die Mutter. Ihr Traum, dass eigentlich sie für den Vater die bessere Frau wäre, sie ihn verstehen und viel liebevoller behandeln könnte als die alte Mutter schwingt mit. Auch in dieser Episode verzichtet Lucy auf den wunderschönen Jonathan, so wie sie auf den Vater verzichtet hat. Eifersüchtig wachen alle anderen Freundinnen über Lucy, der Neid ist deutlich sichtbar. Es ist nicht genug, dass Lucy auf ihn verzichtet hat, schon die Tatsache, dass sie darüber nachdenken musste, nehmen sie ihr übel. Aber eigentlich können sie ihr nicht verzeihen, dass Lucy und nicht jede der Freundinnen von Jonathan auserwählt wurde. Wenn Lucy ihr Dilemma auch ihrer Mutter erzählt, verstehen wir das einerseits als Vertrauensbeweis; es ist aber für Lucy auch die Möglichkeit ihrer Mutter von ihrem Triumph zu berichten.

Vermutlich handelt es sich bei Lucys Zurückhaltung nicht nur um Loyalität, sondern auch ihre Angst, sich mit einem Knaben einzulassen, dürften im Hintergrund wirksam sein. Wie heftig sie zwischen Glück und Verzweiflung oszilliert, wird aus ihrer weiteren Darstellung deutlich:

> Wenn ich im Bett liege, heule ich einfach. Wenn mein Bruder (zwei Jahre jünger) mit mir schimpft, dann weine ich mich aus. Ich brauche Zeit für mich alleine.
> Mir ist alles zu viel. Was kann ich mit meinem Problem machen, Streit mit Freundinnen, Leute, die Fehler haben. Ich möchte dann ganz für mich alleine sein, will nicht bei meiner Freundin übernachten. Ich will Zeit für mich alleine haben.
> Einmal pro Monat weine ich, weine, weil ich nicht sterben will.
> Finde den Tod beängstigend. Was ist dann? Was passiert dann? Denkst du auch über den Tod nach? Jetzt habe ich seit drei Monaten nicht mehr geweint. Es gibt immer etwas, was mich stört. Versuche, immer fröhlich zu sein. Es ist gut, wenn man sich ausweint. Das Leben ist zum Sterben da – es ist deprimierend. Ich will nicht sterben. Habe Angst davor. Ob es Sinn macht zu leben? Es gibt gute Argumente, du verliebst dich, hast Glücksgefühle. Wenn ich sterbe, dann kommt jemand anderer statt mir auf die Welt. Habe vermutlich 80 Jahre zu leben – dann bin ich wieder fröhlich. Es macht KLICK und ich weiß, dass ich mein Leben genießen muss.
> Alle haben diese Gedanken an den Tod. Alle haben Angst vor dem Sterben. Was danach passiert? Es kommt ein Licht – ein weißes Licht. Ich frage alle

Leute, ob sie Angst vor dem Tod haben. Wenn man geboren wird, ist es eine Bewegung hin zum Sterben.

Interpretation

Gedanken an den Tod, an die Angst oder die Sehnsucht nach dem Tod sind in der Adoleszenz häufig. Die Psychoanalyse versteht diese Beschäftigung mit dem Tod als Ausdruck eigener unbewusster destruktiver und mörderischer Wünsche und in Zusammenhang mit Trennungsängsten sowie der Angst, ausgeschlossen und fallengelassen zu werden. In diesen ersten Annäherungen der Jugendlichen wird ein buntes Bild von Anziehung, Ausgrenzung, Ausschließen und dem Wunsch nach Nähe und Geborgenheit gelebt. Die Gruppe übernimmt oft die haltende Funktion eines mütterlichen bzw. väterlichen Schutzes. Deshalb ist es sehr bedrohlich, von der Gruppe der Gleichaltrigen ausgeschlossen zu werden. Ein Rückzug oder ein Sich-nicht-Einlassen auf engere Beziehungen stellen einen Schutz dar.

Der Rückzug und das Bedürfnis, Zeit alleine zu verbringen, dienen dazu, innerlich in verschiedene Richtungen schwingen zu können. 25 % der Jugendlichen sagen, sie brauchen mehr Zeit alleine. Diese Zeit verbringen sie alleine in ihrem Zimmer mit geschlossener Türe; zunächst fühlen sie sich schwach, einsam und traurig aber nach einiger Zeit bessert sich ihre Stimmung. Larson und Richards (1994 in: Arnett & Huges 2012, 226) sprechen von der Selbstreflexion und der Fähigkeit ihre Stimmung zu managen (»Mood management«). Die Jugendlichen hören Musik, betrachten sich im Spiegel, sie grübeln und phantasieren. Wenn ihre Niedergeschlagenheit vorbei ist, fühlen sie sich erleichtert, bereit, die Freuden und Leiden des Alltags zu meistern. Jugendliche, die diese Fähigkeit haben, sich im Alleinsein wieder zu ordnen und Zuversicht zu entwickeln, verfügen über ein gutes inneres Mutterobjekt. D. h. sie haben eine liebevolle Mutter oder sich sorgende Eltern verinnerlicht und können nun so über sich nachdenken, wie sie denken, dass die Eltern über ihr Kind nachdenken. So beschreibt auch Lucy ihren Rückzug in die Einsamkeit ihres Zimmers, um allein sein zu können. Winnicott (1958) hat die »Fähigkeit zum Alleinsein« als wichtigen Entwicklungsschritt verstanden, der dann möglich ist, wenn das Kind sich als getrennte Person von der Mutter fühlt, aber in liebevoller Verbundenheit bleibt. »Die Fähigkeit in der Gegenwart der Mutter alleine zu sein«, schreibt Winnicott (1958, 41). Im Gegensatz dazu steht das Gefühl der Einsamkeit. Einsamkeit bezieht sich auf ein inneres Gefühl, nicht dazu zu gehören, und kann auch manchmal sogar besonders auftreten, wenn dieser Jugendliche unter anderen Jugendlichen ist.

Einige Monate später, Lucy ist nun 15 Jahre alt, erzählt sie:

L: »Ich kenne mich selbst nicht aus – ich bin verliebt – das ist das, was mein Leben jetzt ausmacht.

3 Entwicklung des Fühlens

Wenn ich bei ihm bin, bin ich in einer anderen Welt. Alle Dinge, die schlecht sind – das klingt wie im Film – sind weg. »Wenn du da bist, dann bin ich in einer anderen Welt – halt die Schnauze, das ist so kitschig« Aber es ist wirklich so – sein Anblick ist urschön.«

I: »Du lernst dich selbst erst so richtig kennen?«

L: »Ja, ich bin verwirrt in letzter Zeit, nicht im negativen Sinn, weil ich einerseits so viel vergesse. Manche Dinge, die nicht wichtig sind, z. B. schreibe ich Facebook. Meine Eltern wollen, dass ich Hausübung mache. Manchmal habe ich keine Lust. Manchmal habe ich Phasen, da will ich mein Zimmer aufräumen. Warum kann es nicht immer so sein? Ich sage zu Mama, wenn sie schimpft: ›Mami, ich habe selbst keine Ahnung, warum es so ist‹!

Träume? Manchmal denke ich am nächsten Tag, das war ein cooler Traum oder ein Alptraum. Manchmal merke ich mir nur Stichworte, manchmal träume ich in einer anderen Sprache. Sexphantasien? Hallo, ich bin 15 Jahre alt – in den Träumen stelle ich mir vor, was ich machen würde – manchmal grauslich und ängstigend.

Meine Welt dreht sich gerade um – vorher so friedlich und jetzt so turbulent. Meine Eltern kommen damit nicht zurecht, ich gewöhne mich daran. Manchmal bin ich urfrech.

Nico, in den ich verliebt bin – er könnte jede haben, wenn er will. Ich frage mich, warum er mit mir sein will? Bin ich attraktiv? Ein bisschen muss ich attraktiv sein, sonst würde Nico nicht mit mir sein wollen. Manchmal denke ich, was machst du hier?

Er mag mich, glaube ich. Sonst würde er nicht sagen, er will mich nicht verletzen – falls wir einmal Schluss machen, was wir beide nicht wollen. Es ist gerade so schön. Letzte Woche haben wir uns eigentlich fast jeden zweiten Tag gesehen. Diese Woche nicht mehr. Seine Eltern sind urcool. Wir haben schon über Sex geredet. Er möchte es auf uns zukommen lassen. Ich muss ihn erst gut kennen, um ihm vertrauen zu können. Ich kenne ihn schon 6 Monate, aber erst seit 4 Wochen können wir offen miteinander reden. Jetzt ist mein Leben cool – es hat sich total verändert. Ich lerne neue Leute kennen, seine Freunde, wir werden als Paar gesehen. Meine Freundinnen finden ihn attraktiv und lustig.

Alles ist irrsinnig aufregend, z. B. haben wir uns das erste Mal am Sonntag getroffen und sind essen gegangen. Da haben wir uns zum ersten Mal geküsst. Wir haben geredet, wie es weitergehen soll in der Schule. Am nächsten Tag haben wir uns in der Schule geküsst – alle haben es gesehen. Alle sind auf uns her gestürzt – fragten: Seit wann seid ihr zusammen? Niemand hat mitbekommen, dass wir schon so lange ineinander verknallt sind. Jemand hat eine Geldbörse gefunden, hat es in die Bäckerei gebracht. € 600 Finderlohn – so ein Glück ist es mit Nico. Will gar nichts den Freundinnen erzählen, sondern es für mich behalten – es ist mein Glück. Auch bei Tag träume ich von ihm, von unseren schönen Momenten, die wir erlebt haben.

Ich habe eine Telefonrechnung von € 100, ich habe so viele SMS geschrieben. Mein Vater hat sich ur-aufgeregt. Weil ich Angst hatte, etwas Falsches zu sagen, habe ich nicht telefonieren können. SMS sind leichter. Jetzt reden wir und telefonieren.«

8 Tage später erzählt sie:

L: »Am Mittwoch hat Nico mit mir Schluss gemacht. Er ist zu mir nach Haus gekommen und hat gesagt, dass er die Beziehung beenden will. Er hat nicht so viel Zeit, er möchte seine Energie lieber dem Sport widmen. Ich war sehr traurig und habe sehr geweint. Ich habe ihn gefragt, ob wir Freunde bleiben können, er hat aber nein gesagt. Das war sehr traurig. ...«

Besser als jede theoretische Beschreibung vermittelt die spontane Erzählung von Lucy die Suche, die Sehnsucht und die Zerrissenheit der frühen Beziehungen. Es geht um so viel gleichzeitig. Um das Erforschen der eigenen Attraktivität, die Beantwortung der bangen Frage: Wird mich je ein Junge lieben, kann ich jemanden so gern haben? Wie kann ich meine Angst und meine Begierde in Einklang bringen? Lucy und Nico scheinen ähnliche Ängste und Sehnsüchte gehabt zu haben, was sie zu einer vorsichtigen und behutsamen Annäherung geführt hat. Sie schicken so viele SMS, weil diese die »eigene« Gestaltung der behutsamen Annäherung ersetzen. Die Attraktivität des Partners hängt stark von der Gruppe der Gleichaltrigen ab. Erstmals zeichnet sich so etwas wie eine Intimität des Paares ab, wenn Lucy die Details der Beziehung nicht mit den Freundinnen besprechen, sondern für sich behalten will. Doch rasch – innerhalb von 10 Tagen – scheinen die Ängste die Oberhand zu bekommen und Nico widmet sich lieber dem Sport und Lucy widmet sich dem Lernen in der Schule. Der seelische Schmerz des Verlassenwerdens ist von außen oft nicht so gut sichtbar. Am Tag nach dem Beenden geht sie mit ihrer Freundin schoppen, um sich abzulenken. Am Tag darauf mit ihrer Familie in ein Musical »Singing in the Rain«, wobei sie fröhlich wirkt. Man darf aber nicht den Fehler machen zu denken, die Kränkung und der Schmerz seien nur oberflächlich, da bei diesen aktuellen Trennungen frühere schmerzliche Trennungserfahrungen wiederbelebt werden.

Es ist wichtig, dass die Eltern von Lucy sie Fehler machen lassen, ihr die Möglichkeit geben, Beziehungen auszuprobieren und selbst Erfahrungen zu machen. Ihre gemischten Gefühle muss Lucy selbst erforschen, sie weiß selbst nicht, warum sie solche Gefühlsschwankungen hat. Die »beste Freundin«, die in Lucys Erzählung immer wieder auftaucht, wird aus psychoanalytischer Sicht als Ersatz eines mütterlichen Liebesobjekts verstanden. Das Mädchen kann sich einer Gleichaltrigen zuwenden. Das Austauschen der Erfahrungen ist wie eine Verlängerung der eigenen Erfahrungen, der Wunsch, alles zu testen, wobei die Freundin stellvertretend Erfahrungen machen soll. Es bedarf einer großen Toleranz der Eltern, die Jugendlichen Fehler machen zu lassen. Ein Satz, den Kinder häufig in der Auseinandersetzung mit den Eltern als Kampfruf verwenden: »Lass mich selbst Fehler machen!«

Das Kind aus eigener Erfahrung lernen zu lassen, bedeutet oft, zuschauen, wie das Kind schmerzliche Erfahrungen macht. Die Eltern leiden manchmal mehr als das Kind und es ist eine große Leistung, wenn sie den Jugendlichen von den Folgen ihrer Handlung lernen lassen, ohne noch eine zusätzliche Strafe zu verhängen oder Vorwürfe zu machen. Dazu ein Beispiel von Lucy. Ihre Eltern wollten den Alkoholkonsum nicht fördern und gaben den Kindern nur alkoholfreie Getränke zu trinken. Lucy erzählt von ihrem ersten Schulball:

Mein erster Ball – eine Katastrophe

»Eigentlich ungewollt, das wollte ich einmal ausprobieren. Eigentlich ging alles so schnell, dass ich überhaupt nichts bemerkt habe. Ich war so schnell betrunken. Ich habe erst zwei Mal ganz wenig Alkohol getrunken und deshalb halte ich nichts aus. Im Nachhinein finde ich es ziemlich peinlich, dass ich mich nicht erinnern kann. Jeder spricht davon in der Schule, weil ich so dumme Sachen gemacht habe. Ich habe mich aufgeführt, mit zwei Burschen geknutscht, mit Sven und mit seinem besten Freund.
Zuerst hat er mich geküsst und ich dachte, es sei Sven. Erst als eine Freundin mich aufmerksam gemacht hat, dass ich aufhören soll und mich Sven angebrüllt hat, habe ich es bemerkt. Als Sven gesagt, er will mich nie wiedersehen, habe ich ihm eine Ohrfeige gegeben. Er fand das aber sehr sexy, wie er mir dann gesagt hat. Ich schrie ihn an, er soll nicht so eifersüchtig und wütend auf mich sein soll. Er ist nicht verliebt und wir sind nur Freunde. Ich sagte: ›Willst du etwas von mir?‹ Er sagt: ›Nein‹. Sie gibt ihm die Ohrfeige. Er: küsst sie fünf Minuten lang und wir versöhnen uns.«

Lucy hat die Einladung zu zwei Mixgetränken angenommen, die ihr gar nicht geschmeckt haben, die sie aber aus Höflichkeit getrunken hat. Dann war sie wie benommen, hat wild getanzt, gelacht und hat sich ganz drüber gefühlt. Alles verschwimmt, die Musik, die Nähe des Tänzers, ihre Stimmung, das Hochgefühl. Alles ist verschwommen und sie kann sich kaum daran erinnern. Diese Szene ist ihr teilweise peinlich, teilweise findet sie sie super. Sprachlich drückt Lucy das aus, indem sie den »Höhepunkt« der Eifersucht und der Ohrfeige wie ein Filmdrehbuch mit »sie« / »er« darstellt. Aber die anderen haben alles beobachtet und sprechen in den nächsten Tagen darüber:
Die Eltern zeigen Verständnis, dass sie die Wirkung des Alkohols auf diese Weise erfahren hat. Sie ändern darauf ihre Strategie und erlauben ihr, bei Festen ein halbes Glas Sekt zu trinken. Weder ihr Vater noch ihre Mutter schimpfen mit ihr, da ihr durch die Erfahrung eine Lehre erteilt wurde. Durch so eine Erfahrung kann Lucy den Schritt von der Autorität der Eltern zur Selbstdisziplin machen. Auch das strikte Alkoholverbot der Eltern war für ihre Entwicklung wichtig.
Mark Twain fasst diese veränderte Beziehung zu den Eltern nach einer überkritischen Phase zu einer erwachsenen Einstellung treffend zusammen, wenn er sagt:

When I was a boy of fourteen, my father was so ignorant I could hardly stand to have the old man around. But when I got to be twenty-one I was astonished, by how much he had learned in the past seven years! (Twain, 2016)

So treffend ist Mark Twains Bemerkung, weil nicht er, sondern sein Vater so viel gelernt hat – d.h. noch immer lebt er mit massiven Projektionen, aber kann sie selbstironisch belächeln.

Die genannten Beispiele und Ausführungen beziehen sich auf Eltern-Kind-Beziehungen, die um mit Winnicott zu sprechen »zureichend gut« sind. Auf der Basis einer liebevollen Beziehung treten die schmerzlichen oft abwertenden Ablösungsbewegungen von den Eltern auf, aber im Kern gibt es die Überzeugung, von den Eltern geliebt zu werden und sie zu lieben und ihnen vertrauen zu können. Bei der Frage, was Jugendliche tun, wenn sie in Schwierigkeiten sind oder ein größeres Problem haben, gaben 19 % an, immer, 42 % öfter, 33 % manchmal und nur 6 % nie mit ihren Eltern zu sprechen (Jugend 2010. 16. Schellstudie, 2010, 228). Mit einem Freund darüber zu sprechen, lag nur wenig darüber. Eltern werden überwiegend auch als Vertraute betrachtet.

Anders verhält es sich bei stark belasteten Beziehungen zu den Eltern, wenn Vernachlässigung, Misstrauen, Ausbeutung, physische Gewalt und Demütigung überwiegen. Paradoxerweise ist die Loslösung aus Liebes-Hass-Beziehungen wesentlich schwieriger, weil Eltern und Kinder in einer quälenden, engen Form verwoben sind. Es klingen Groll für die vermisste Zuwendung an; Rachegefühle für Demütigungen und Schläge; statt die Eltern als Vorbild nehmen zu können, werden sie und ihre Lebensführung abgelehnt, aber unbewusst die Muster wiederholt. In den Beispielen der Problemfelder der Adoleszenz, nämlich der Gewaltausübung, Teenagerschwangerschaften, Selbstverletzungen, Drogenkonsum oder Selbstmordgedanken werden solche belastenden Erfahrungen beschrieben. Zur Verdeutlichung dieser destruktiven Grundhaltung bei der Ablösung von den Eltern, sich selbst und der Welt gegenüber, möchte ich die neun Bohemien-Gebote in der Schrift *Fra Kristiania-Bohêmen* von Hans Jaeger (1885) zitieren:

1. *Du sollst dein eigenes Leben schreiben.*
2. *Du sollst deine Familienwurzeln durchtrennen.*
3. *Man kann seine Eltern nicht schlecht genug behandeln.*
4. *Du sollst deinen Nächsten nicht für weniger als fünf Kronen schlagen.*
5. *Du sollst alle Bauern (…) hassen und verachten.*
6. *Du sollst nie Zelluloidmanschetten tragen.*
7. *Vergiss nie, im Theater Skandale zu machen.*
8. *Du sollst nie bereuen.*
9. *Du sollst dir dein Leben nehmen.*

Aus diesen neun Geboten spricht die adoleszente Provokation, Verzweiflung und Hoffnungslosigkeit verpackt in das Leben eines Bohemiens – gegen die bürgerliche Gesellschaft, die Gesellschaft der Elterngeneration gerichtet. Jaeger hatte gemeinsam mit Eduard Munch die *Fra-Kristiania-Bohêmen-Gesellschaft* gegründet. Das Buch wurde bei seinem Erscheinen verboten und der Autor zu 60 Tage Haft verurteilt. Die Verurteilung wurde Gegenstand heftiger Diskussionen zwischen Intellektuellen, Liberalen als Vertreter der freien Meinungsäußerung und Pressefreiheit und den Vertretern der bürgerlichen Parteien, die darin eine Blasphemie und einen Verstoß gegen die offentliche Moral sahen. Die Auseinandersetzung zwischen der Jugend und der Elterngeneration spielte sich auf der politischen Ebene ab. In der Biographie wird der überaus strenge und bigotte Vater von Hans Jaeger beschrieben, der seinen Sohn nicht verstehen, sondern dessen Willen brechen wollte. Große Einsamkeit als Kind, physische Gewalt und Terror waren der Boden dieser verzweifelten, anarchistischen Auflehnung.

Für das turbulente Suchen der Jugendlichen nach einem Partner, nach Anerkennung durch das andere Geschlecht und die darin verwobenen Konkurrenzen zu den Freundinnen und Freunden soll noch ein weiteres Beispiel herangezogen werden. In der Arbeit *Das Jugendtagebuch und dessen Funktion bei der Bewältigung alterstypischer Probleme in der Adoleszenz* zitiert Janette Erhard Tagebucheintragungen von Jugendlichen. Zufällig befinden sich das Tagebuch von Jan und das Tagebuch von Lari, die beide dieselbe Szene auf einer Party beschreiben, bei der sie sich geküsst haben, in den analysierten Tagebüchern. Jan hat im Tagebuch schon zwei Mal seine Zuneigung zu Lari, die in dieselbe Klasse geht, erwähnt. Aus der Perspektive des Jungen Jan (16 Jahre und 4 Monate alt), klingt das so:

Dann der 18. Dezember!

Kein Samstag ist wie jeder andere. Eine Party im engsten Freundeskreis, hat immer einen gewissen reizvollen Nebengeschmack. Mit Glühwein wird nicht gespart und die Folgen sind auch schon sehr bald abzusehen. Hemmungen werden abgelegt. Ein neues Gespräch. Ich weiß nicht, was mich dazu trieb. Wahrscheinlich war es ein Versuch, vielleicht doch noch etwas zu ändern oder endlich eine klare Antwort zu bekommen. Das Stiegenhaus ist finster ungemütlich. Wir setzen uns auf die Stufen und beginnen zu reden. Ich kann die Zuneigung förmlich spüren. Ein Gefühl der Vertrautheit und Zusammengehörigkeit. Dann das »Warum« – Ein anderer, einer deiner besten Freunde – ALEX. Wie kann man einen Menschen lieben, den man nicht kennt? Überhaupt nicht!

Plötzlich unerwartetes Auftreten von Schuldgefühlen mir gegenüber. Es tut ihr irrsinnig leid. Sie versucht, mich zu trösten. Dann passiert es. Zuerst gegenseitiges Umarmen in unserer Verzweiflung, dann ein sanftes Berühren der Nasenspitzen und wie im Traum öffnen wir die Lippen und lassen den gierigen Zungen den Weg frei. Das Gefühl, einen anderen Menschen in sich zu spüren, ist überwältigend. Ich kann nicht genug davon bekommen. Sie lässt sich immer wieder von mir mitreißen. In ihrer Seele, tief in ihrem Herzen liebt sie mich doch. Ich muss ihr nur Zeit lassen. Zwei Stunden voller Zärtlichkeit, dann das Erwachen.

Wir verhalten uns gegenüber den anderen, als ob nichts geschehen wäre. Alles Vergangenheit, aber das Gefühl, einem anderen Menschen so nahe gewesen zu sein, bleibt erhalten und prägt sich für immer in das Gedächtnis ein. Der Urinstinkt des Menschen, der schon vor Millionen von Jahren dieselben Gefühle bei Menschen hervorgerufen hat. Ist es wirklich so großartig? Es gibt nichts Schöneres als die Liebe zwischen Mann und Frau. Auch wenn es keine glückliche Liebe ist, bleiben immer noch das Abenteuer, die Herausforderung und der Versuch, es einmal probiert zu haben, und die Gewissheit, dass es schon beim nächsten Mal mehr sein wird als nur ein kleiner, nichts bedeutender Traum, der wie eine Seifenblase zerplatzt. Man darf nur nicht den Mut verlieren, muss an sich glauben und immer der Mensch bleiben, der man ist. (Jan, zit. in Erhard 1998, 87f)

Jan berichtet von seinem – vielleicht ersten Kuss – zunächst distanziert, indem er von einer Party zu erzählen beginnt. Es gibt Alkohol, die Hemmungen – auch seine Hemmungen – werden durch den Alkohol vermindert. Wie zufällig kommt er mit Lari im finsteren Stiegenhaus zusammen. Gleich zu Beginn wird klar, dass seine Liebe hoffnungslos ist. Und gerade sein Freund, den Lari noch gar nicht näher kennt, hat ihn ausgestochen. Er ist traurig, Lari versucht, ihn zu trösten. Vielleicht ist das Ende der Beziehung, die noch gar nicht begonnen hat, die Voraussetzung, dass es zu diesem zwei Stunden langen Kuss kommen kann. Beide wissen, dass es nicht weitergeht, und können vielleicht deshalb ihre Angst überwinden. Jan weiß nicht, was ihn dazu trieb, schreibt er: Die neuen erotischen Spannungen und drängenden Hormone sind überraschend und fremd. Er schreibt »Dann passiert es«, was ausdrückt, dass es nicht ein bewusster Akt war, sondern etwas in ihm bringt ihm zum Handeln, wie im »Traum«, den wir auch nicht selbst bestimmen können. Ganz detailliert beschreibt er das physische und psychische Näherkommen sowie das überwältigende Gefühl der Nähe zu einem Menschen. Wir verstehen das aus psychoanalytischer Sicht als heftige Erinnerung an das erste Liebespaar: an seine Mutter und ihn als Baby. Es ist Liebe, Erregung und Gier – der tiefe Wunsch, das Objekt des Begehrens ganz zu besitzen – so alt vertraut und doch als Adoleszenter so neu und unbekannt. Für ihn ist nicht klar, ob Lari –ähnlich wie er – hingerissen von der erotischen Erregung, der Nähe, dem Geborgensein ist oder das Küssen Ausdruck der Zuneigung ist. Es ist doppelt schwierig zu verstehen, weil der oder die Jugendliche sich selbst ja noch nicht versteht und noch viel weniger die andere Person. Und gleich schwillt die Hoffnung an: Vielleicht liebt sie mich später, vielleicht muss ich ihr nur Zeit lassen und warten.

Im letzten Teil versucht Jan, seine Erfahrungen emotional zu verarbeiten. Es ist ja immer verwunderlich, dass die anderen Menschen nicht sehen, dass jemand kurz vorher so eine intensive sinnliche Erfahrung hatte, man meint, jeder müsse es einem ansehen. Er philosophiert über den Urinstinkt des Menschen und endet mit der Einsicht, dass es nichts Schöneres gibt, als die Liebe zwischen Mann und Frau. Wir vermuten daher, dass Jan eine tiefe innere Zuversicht durch die Liebe seiner Eltern vermittelt bekommen hat, dass er liebenswert ist, dass sie sich über seine Existenz freuen. Er kann seine Enttäuschung akzeptieren, bereut nichts, sondern kann es als Abenteuer, als neue Erfahrung und Herausforderung sehen. Er hofft, dass es beim nächsten Mal mehr ist als eine Seifenblase. Er spricht sich, wie eine liebende Mutter oder Vater, Mut zu und die Überzeugung, dass er so, wie er ist, o.k. ist.

In diesem besonderen Fall haben wir die Gelegenheit zu lesen, wie Lari dieselbe Szene aus ihrer Perspektive beschreibt. Sie schreibt in dieser Zeit fast täglich in ihr Tagebuch. Viele Berichte drehen sich um Alex, den Freund von Jan. Sie phantasiert, wie ein Zusammensein mit ihm wäre, sie schwärmt von ihm und beschreibt ihre intensiven Gefühle, die sie aus der Ferne zu ihm entwickelt hat. Sie schreibt über Jans Annäherungsversuche, den sie zugleich aufdringlich findet, ihn aber von Tag zu Tag lieber hat. Sie hat auch »öffentlich« erfahren, dass Jan in sie verliebt ist. Sie hat Jan gesagt, dass sie in dieser Beziehung nichts will, aber endet mit »Ich weiß nicht, was ich tun soll«. Sie schreibt:

18. Dezember

Liebes Tagebuch!
Gestern war es echt lustig am Abend, aber eigentlich der scheißigste (Entschuldigung) Tag meines Lebens. Am Anfang waren wir im Caffecino (Punsch!), das war lustig ...

(Es waren alle ein bisschen »fett«). Später sind dann Jan und Leo gekommen, ohne Alex. Es sind Toni, Tim und Jan aufdringlich geworden. Ich hab's lustig gefunden, aber Jan war traurig, vor allem eifersüchtig. Ich habe begonnen, mit ihm über mich usw. zu sprechen. Es ist wieder einmal alles so saublöd gewesen, ich hab ihm auch gesagt, dass es der Alex »ist«. (Hat Jan sich eh' schon gedacht.) Danach wollte er gehen. Ich bin ihm aber ins Stiegenhaus gefolgt und habe mich dort weiter mit ihm unterhalten. Dann ist der schwerste Schlag für mich gekommen. »Alex hat gesagt, dass er euch nicht mag, weil ihr so laut seid usw.« und an meiner Stelle würde er Alex aufgeben, hat Jan zu mir gesagt. Jetzt waren wir beide traurig. Ich bin echt so niedergeschlagen, weil ich bis jetzt hab ich zwar immer einen »Korb« bekommen, aber derjenige hat mich wenigstens gemocht, halt nur »so« nicht. Aber der Alex hasst mich, weil er war so dumm. Er hat im Stiegenhaus zuerst nur die Hand so um mich gelegt, aber später...
Es war für mich so grauslich, denn er war so wild, weil er so froh war, das zu machen, was er schon immer wollte und hat mich von oben nach unten angeschlatzt. Nein, sagen hab' ich nichts können. Jan hat dauernd gesagt, dass alles so schön ist, obwohl er überhaupt nicht küssen kann, echt grauslich! Aber was soll's? Alex kann ich mir auf den Hut stecken. Ich verstehe das alles nicht. Ich hab mir zwar vorgestellt, dass er so reagieren wird, aber nie gedacht, dass das wirklich sein wird. Jan will's ihm auch erzählen. Mir ist das so wurscht, denn gekränkter und trauriger als jetzt kann ich sowieso nicht mehr werden. Warum klappt's nie? Jan ist der Einzige, aber den will ich nicht »so«. Warum hasst mich Alex so? Ich habe ihm doch nichts getan, im Gegenteil, ich liebe ihn, trotz allem sooooo sehr. Ich war irgendwie davon überzeugt, dass es diesmal endlich etwas wird, denn Alex war öffentlich doch nie abstoßend. Ich würde so gern mit jemanden darüber reden, doch ich komm mir echt peinlich vor, wenn ich das machen würde. Ich glaube, ich höre jetzt auf, weil alles umsonst ist, ich werde immer allein bleiben, aber was soll's? Pflege ich halt Mama mein ganzes Leben. Ich hasse mich!!! Ich halte es nicht mehr aus auf dieser Welt, ich glaube, ich werde hier nicht mehr lange verweilen, ich bin umsonst hier.
Pausenfüller oder Gruppenkasperl soll halt wer anderer übernehmen. Ich halt es auf dieser verschissenen Welt auf jeden Fall nicht mehr lange aus. Entweder gehe ich von diesem Land weg oder überhaupt für immer zu Opapa und James Dean. Ich will nicht mehr länger leben. Ich habe es satt, immer nur den Pausenfüller zu spielen. Eine einzige schöne Nachricht. – Es war sehr schön.
Lari, 16 Jahre alt (Erhard 1998, 93f)

Die Schilderung am Beginn und am Ende der Eintragung lautet, wie schön und lustig es war. Aber eingebettet darin ist eine düstere, ja verzweifelte Grundstimmung. Es wird beim Lesen klar, wie sehr sie selbst dazu beiträgt, nur Misserfolgserlebnisse zu haben. Sie scheint im Alltag ihre wahren Gefühle hinter einer Fassade des Gruppenkasperls zu verbergen. Niemand ahnt vermutlich, wie traurig und niedergeschlagen sie ist. Sie scheint keine Mutter, Vater, Schwester oder Freundin zu haben, mit denen sie sprechen kann. Sie erkennt auch nicht, dass Jan ja eifersüchtig auf Alex ist und seine Beschreibung davon gefärbt sein dürfte. Jan ist ja daran interessiert, dass Lari und Alex nicht zusammenkommen.

Interessant ist, dass Lari die Schmuserei so abwertet, sie als »grauslich« und als »abknutschen« beschreibt. Sie ist ja zwei Stunden mit Jan im dunklen Stiegenhaus geblieben, was die Vermutung entstehen lässt, dass sie diese negative Einschätzung erst im Nachhinein entwickelt hat. Sie ist auch sicher, dass Alex sie »hasst«. Hier sehen wir eine starke Tendenz zur Spaltung, Axel ist entweder der umschwärmte, idealisierte Phantasiegeliebte oder er lehnt sie total ab. Dann will sie sterben. Sie hat keinen Lebenswillen. Interessant ist die Vorstellung, dass sie ein Leben lang ihre Mutter pflegen wird. Ist das ein Hinweis auf ihre unbewussten Schuldgefühle? Durch die Pflege möchte sie vielleicht die phantasierten Angriffe auf die Mutter wiedergutmachen. Lari spricht von der Aufdringlichkeit der Jungen, bezeichnet diese aber als lustig. Fällt es ihr schwer, sich ihre eigenen erotischen Wünsche und ihre Lust einzugestehen? Sie ist es ja, die Jan nachgeht, als dieser die Party verlassen will. Die phantasierte Ablehnung durch Alex hilft ihr vielleicht auch, eine wirklich »gefährliche« Beziehung mit ihm zu haben. Deswegen muss sie vielleicht auch das »Abschlatzen« so abwerten.

Die »Trennung« oder Ablehnung von Alex findet eigentlich nur in ihrer Phantasie statt, sie hat ihn in ihren Träumen geliebt, aber sie war kaum wirklich mit ihm zusammen. In der Phantasie kann die angehimmelte Person ihr gleichsam ganz gehören, die Realität ist dann eine schreckliche Zurückweisung. Die Überzeugung, die angehimmelte Person ganz zu kontrollieren, kann zu maßloser Eifersucht führen, wenn diese Person sich einer realen Person zuwendet. Auch für Lari verschwimmt der Tagtraum mit der Realität. Die Wut über die Ablehnung durch Alex wird bei Lari nicht als mörderische Phantasie gegen das angehimmelte Objekt erlebt, sondern gegen sich selbst gewendet. Sie will sterben, sie will – zu ihrem geliebten Idol James Dean – ins Jenseits. Heimlich wird dann der Wunsch, James Dean ganz zu besitzen, erfüllt.

Bei der Niederschrift dramatisiert sie ihre Gefühle. Sie ist aber in der Lage, ihren Schmerz, ihr Unglück und ihre Todesphantasien ihrem Tagebuch anzuvertrauen. Das heißt, sie kann sie in Worte fassen und sich dadurch erleichtern. Das Tagebuch fungiert als Ersatz für eine Freundin und dient ansatzweise der Selbstreflexion.

Der Vergleich der beiden Tagebucheintragungen zeigt große Unterschiede. Die Ausgangssituation der Party und des enthemmenden Alkohols wird ähnlich beschrieben. Besonders divergiert die Beschreibung des langen Kusses – bei Jan ein wunderschönes, gemeinsames Erlebnis, bei Lari etwas Abstoßendes, das ihr geschieht.

Eine Woche nach dieser Eintragung schreibt Lari:

> Mittlerweile bin ich schon wieder sehr glücklich. Jan hat mir ein Weihnachtsgeschenk gemacht, über das ich mich irrsinnig gefreut habe: ein Foto von ihr und Jan (beide jung). Ich schaue mir das Foto die ganze Zeit an. (Im Moment liegt es vor mir) ...
> (Erhard 1998, 99)

Lari ist zu Hause das Nesthäkchen, die gerne lustig ist, tanzt und Sport betreibt. Wie schwierig es für das jüngste Kind ist, erwachsen zu werden.

Die **Angst vor der sexuellen Vereinigung** hängt stark mit den unbewältigten kindlichen Phantasien und Wünschen zusammen, die als reale Bedrohung erlebt werden. Das Eindringen in die Vagina wird dann als Angst, stecken zu bleiben oder dort zerstört zu werden, erlebt. Das Mädchen fürchtet durch die Penetration innen verletzt zu werden. Zunächst wird aus der Literatur ein Beispiel gebracht und dann werden anhand eines Fallbeispiels einer Therapie die unbewussten Zusammenhänge erläutert.

Oft wird die sexuelle Angst nicht bewusst, sondern zeigt sich im Vermeiden von engen, intimen Beziehungen. In seiner Autobiographie beschreibt John Cleese, einer der fünf Schauspieler und Komiker von »Montey Python« und TV Serien »Fawlty Towers«, wie er bis zum Alter von 25 Jahren so sehr mit anderen Aktivitäten beschäftigt gewesen ist, dass sich keine enge Beziehung mit einer jungen Frau ergeben hat. Sein erstes Verliebtsein im Alter von 23 Jahren beschreibt er folgendermaßen:

> (...) *I went a little bit mad. And the cause of this madness, which began to disrupt my work, my sleep, my Footlights life, indeed every corner of my daily routine, was this: I fell in love.*
> *When I say I fell in love, I didn't actually have much to do with it. I simply became engulfed in a storm of emotions, so unfamiliar, bewildering and overwhelming, that I basically came apart. Inside, anyway (...) I had no idea what this ›falling in love‹ business might actually feel like (...) to one of the women who attended the law lectures (...) I was developing obsessional romantic thoughts, even though she had an attractive boyfriend with whom she was obviously very involved (...). I did not attempt to make them known, but you have to remember that the middle-class culture I inhabited found any public suggestions of romantic attraction problematic. And as for hints of anything more physical, these would have been viewed as vulgar lapse. In the society in which I had grown up, the most trivial remark or moment of bodily contact could be construed as embarrassingly sexual: touching became foreplay, and a cheeky remark an invitation to risk pregnancy, while everyone sensed that the words ›I love you‹ landed you at the altar. (...) I found myself actually unwilling to put my foot, however gently, on the first step of the romantic process; (...) I'm sure, the camouflage that my unconscious employed to hide from myself my deep fear of rejection.* (Cleese 2014, 163)

Cleese hat einige Details seiner äußerst schwierigen Beziehung zu seiner Mutter beschrieben, die emotional nicht mit ihm in Verbindung treten konnte, weil sie nur mit sich und ihren depressiven Gefühlen beschäftigt war. Sein verzweifelter Versuch, sich gegen ihre Todesphantasien und Todeswünsche zu wehren, wurde weiter oben beschrieben. Es ist daher nicht verwunderlich, wenn er sich zutiefst abgelehnt und nicht liebenswert empfindet. Kein vernünftiger Mensch könnte ihm nah sein wollen, meint er. Sicherlich spielen die puritanischen sexuellen Vorstellungen der englischen Mittelklasse auch eine wichtige Rolle, doch hier soll die intrapsychische Dimension betont werden. Die emotionale Loslösung von einer Mutter, zu der eine liebevolle, sichere Beziehung bestanden hat, ist ungleich leichter als in einer konfliktbeladenen. Es sind sozusagen die ursprünglichen Bedürfnisse des Kleinkindes und Kindes befriedigt und die Hinwendung zu einer romantischen Beziehung ist möglich. Ist die erste Liebesbeziehung aus unterschiedlichen Gründen weitgehend unbefriedigend oder belastend, so gibt es eine tiefe Verstrickung in eine Hass-Liebesbeziehung, aus der sich das Kind viel schwerer lösen kann. Auch Kinder, die von ihren Eltern vernachlässigt oder geschlagen wurden, hängen oft besonders stark an ihren Eltern. So auch Cleese, der verliebt war, aber seiner angehimmelten Studienkollegin keinen Hinweis geben konnte, dass er mit ihr näher in Kontakt treten wollte.

Einige Jahre später bei einem Aufenthalt in Neuseeland ermöglicht ihm eine liebevolle Frau, erste sexuelle Erfahrungen zu sammeln. Er schreibt:

And a few weeks later I was presented with the surprising offer of a chance to lose my virginity. (...) I met a girl – we'll call her Ann – with whom I felt really relaxed and who thought me hilarious. She found my impersonation of a mouse the funniest thing she had ever seen. We enjoyed a couple of evenings of entirely lust-free meetings (...) I received a phone call from Ann (...) she would be staying with me at the hotel.
Ann and I had a few drinks, went upstairs, and she made it easy for me, bless her. I had no idea how to please her, but she seemed perfectly happy, and there was affection, and she only asked me to do my mouse impersonation twice.
This took place in the Station Hotel, Auckland, midwinter, 1964 and I was nearly twenty-five years old. When I was in New Zealand in 2006, I met Ann again, and I was pleased and proud that such a lovely and kind woman had been my first love. Thank you Ann. (Cleese 2014, 166)

Die Darstellung der kleinen Maus scheint nicht nur eine komische Szene gewesen zu sein, sondern hat vermutlich auch John Cleeses Selbstwertgefühl ausgedrückt. Irgendwie scheint es der mütterlichen Frau Ann gelungen zu sein, seine große Angst zu mindern und ihm dieses schöne Erlebnis ermöglicht zu haben.

Anderson beschreibt einen Patienten:

Als er bei sich Schamhaare entdeckte, war er abgestoßen und erschreckt. Sein sexueller Körper konfrontierte ihn mit sehr beunruhigenden Phantasien über seine Eltern, besonders über seinen Vater, die aus seiner ödipalen Beziehung zu seinen Eltern stammten und abgespalten waren und in die Sexualität seines Vaters projiziert waren. Pubertät bedeutete für ihn ein Eindringen des väterlichen Körpers in seinen – eine ganz konkretistische Version keine gute Phantasie, so wie sein Vater zu werden. In seiner inneren Welt gab es keine friedliche Ordnung: er war entweder ein nicht-sexueller kleiner Junge, oder in ihm war die verhasste Sexualität seiner Eltern eingedrungen, die in ihn in Form des sexuellen Körpers seines Vaters existierte. (Anderson 2009, 4)

Die Bedrohung durch seinen sexuellen Körper stammt aus seinen frühen Phantasien, die ihm nicht bewusst sind. Er hat den sexuellen Körper seines Vaters gehasst, der ihm die geliebte Mutter weggenommen hatte. Erst beim psychischen Zusammenbruch des Knaben werden in der Therapie diese unbewussten tiefen Schichten sichtbar und bearbeitbar.

3.2   Auswirkung auf die Psyche der Eltern

Die Adoleszenz der Kinder hat auch starke Auswirkungen auf die Psyche der Eltern. Sie kann ihr emotionales Wachstum fördern oder zum Ausagieren einladen, um seelischen Schmerz zu vermeiden.

Wie in einem Spiegel sehen die Eltern sich selbst und ihre Hoffnungen und Lebenspläne, wenn ihre Kinder ihren Platz in der Welt suchen. Sie vergleichen das, was sie im Leben erreicht haben, mit ihren Plänen und beneiden ihre Kinder ein wenig oder massiv um die Möglichkeiten – die Welt steht ihnen mehr oder weniger offen. Das Älterwerden der Kinder stellt die Vorstufe des bald zu erwartenden Verlassens der Familie dar, was für die Eltern ein großer Abschied ist. Das »leere Nest« stellt eine neue, schwierige Lebensphase dar. Besonders Mütter, die wegen der Kinder ihre Berufstätigkeit aufgegeben haben, fürchten, »arbeitslos« zu werden. Es bedarf einer besonderen Anstrengung, sich auf die eigenen Wünsche und Fähigkeiten zu besinnen. Dazu ein Beispiel einer Patientin:

> In London wurde ein 15-jähriger Knabe, Ian, zu mir zu einem Vorgespräch gebracht, der meinte, nicht er habe ein Problem, sondern seine Mutter. Im Elterngespräch wurde deutlich, dass tatsächlich die Ängste der Mutter beim Heranwachsen ihres jüngsten Sohns groß waren. Das Angebot an die Mutter, eine psychotherapeutische Beratung in Anspruch zu nehmen, wurde von ihr gerne aufgenommen. Mit Hilfe der Therapie konnte sie im Alter von 40 Jahren wieder berufstätig werden und sich ihren großen Wunsch, die Fahrprüfung zu machen, erfüllen. Erst in dieser Phase wurde klar, dass sie sich emotional noch nicht von ihrer Mutter abgenabelt hatte, die ihr als alleinerziehende Mutter sehr geholfen hatte, aber auch über ihr Leben bestimmt hatte. Nach bestandener Fahrprüfung fragte ich sie, wie sie das feiern wolle – ein für sie ganz neuer Gedanke. Sie sah ihre Rolle für so unbedeutend an, dass niemand das feiern wollte. Erstaunt erzählte sie in der nächsten Sitzung, dass ihr besonders der als schwierig eingeschätzte Sohn, große Anerkennung gezeigt hatte. Seine schulischen Leistungen waren seit Beginn ihrer Berufstätigkeit und Fortbildung kontinuierlich besser geworden. Die Lasten der Haushaltsführung waren nun auf alle Familienmitglieder verteilt und die Autorität in der Familie konnte nun sie selbst übernehmen.

Interpretation

Die Definition des Sohnes, nicht er, sondern seine Mutter habe ein Problem mit seinem Älterwerden, konnte ich akzeptieren und es erwies sich als zutreffend. Unbewusst wollte und konnte die Mutter ihren Sohn nicht loslassen, da sie emotional noch nicht die Nabelschnur zu ihrer Mutter durchtrennt hatte und ihren Sohn unbewusst beneidete. Der Neid war nur in milder Form vorhanden, da diese von der Liebe zu ihrem Sohn vermindert wurde. Das zentrale Thema in ihrer Therapie war, ob sie sich ihre heimlichen Wünsche und Sehnsüchte mit 40 Jahren noch erfüllen dürfe. Kann sie ihre Fähigkeiten, die sie bisher nur unzureichend genutzt hatte, durch Fortbildung entwickeln und nützen. Es war die Frage in der Übertragung, ob ich ihr als »analytische Mutter« eine berufliche und emotionale Entwicklung erlaube. Sobald der Druck und die Projektionen der Mutter auf Ian in der Analyse bearbeitet werden konnten, fühlte er sich frei, selbstverantwortlich zu lernen. Die Mutter war total überrascht, wie positiv ihr Sohn reagierte, als sie auch lernte und sie gleichsam zu seinem Vorbild wurde, statt wie bisher von ihm abgewertet zu werden. Die Bearbeitung der frühen Konflikte der Mutter zu ihrer eigenen Mutter und in der Übertragung zu mir in der Therapie ermöglichte die Umwandlung von mildem Neid in einen Ansporn für die Mutter, ihr eigenes Leben nach ihren Vorstellungen zu gestalten, statt den Sohn an seiner Entwicklung zu hindern. Betty Joseph (1986) spricht in ihren Aufsatz »Neid im Alltagsleben« vom Neid als potentiell konstruktiver Kraft. Neid führt zu Demütigung und Kränkung durch die Betrachtung der Vorzüge und Erfolge einer anderen Person. Die übliche Reaktion ist der unbewusste Wunsch, die Leistungen abzuwerten und zu vernichten. Existieren aber auch liebevolle Gefühle dieser beneideten Person gegenüber und zugleich die Hoffnung, selbst Ähnliches zustande zu bringen, so kommt es zu einer Linderung des Hasses und zu einem Impuls, das Beneidete selbst zu versuchen. Adoleszente sind Experten, den Neid der anderen zu provozieren, indem sie so lange sticheln und sekkieren, bis der Erwachsene die Beherrschung verliert. Die Jugendlichen, die sich in dieser Phase so schwer beherrschen können, rufen dieses Verhalten jetzt bei anderen hervor und triumphieren, weil die Erwachsenen es auch nicht können. Statt Dankbarkeit zu zeigen, wird in dieser Phase oft die Provokation gewählt, um diese Person nicht beneiden zu müssen. Neid macht es schwierig, die Leistungen einer anderen Person anzuerkennen. Wenn ein Lob gespendet wird, dann gibt es gleich die Einschränkung: es war gut, **aber** ... Genauso schwer fällt es einer neidischen Person, etwas Gutes von jemand anderen anzunehmen, was wir als »negative therapeutische Reaktion« bezeichnen, wenn der Patient nach einer Verbesserung seines Lebens wieder zurückfällt, da er es dem Analytiker nicht gönnt, ihm geholfen zu haben.

Es kann – wie im Fall von Ian – für Jugendliche eine große Belastung darstellen, sich schuldig zu fühlen und für die Depression der Mutter verantwortlich zu sein. Ian konnte erst selbständig lernen, als die Mutter ihr eigenes Leben positiv gestalten konnte.

Eltern von Heranwachsenden sind gezwungen, sich selbst genauer zu beachten, eine Art Bilanz zu ziehen. Zunächst ist das körperliche Wachstum, bei dem der Sohn größer als der Vater wird, das Mädchen immer wieder die Länge ihrer Beine mit denen der Mutter vergleicht, eine Erinnerung an das eigene Älterwerden. Es kann schmerzlich sein, wenn die Eltern bemerken, dass die Zeit, in der die Kinder viel mit ihnen Zusammensein wollen, sich verändert. Haben sie diese Zeit der Kleinkind- und Kindheit zureichend genützt? Haben sie sich genug Zeit für ihre Kinder genommen? Automatisch vergleichen Eltern ihre eigene Adoleszenz, ihre damaligen Träume, Vorstellungen und Ängste mit denen ihrer Kinder. Dieser Vergleich kann Anlass zu schmerzlichen Gedanken sein, wenn die Mutter oder der Vater seine/ihre Fähigkeiten und Möglichkeiten damals nicht oder zu wenig genützt hat. Es hängt nun von der Fähigkeit der Eltern ab, sich diese schmerzlichen Gedanken einzugestehen, dann können sie den Sohn oder die Tochter unterstützen, auch wenn sie eine anspruchsvollere Ausbildung machen, als es ihnen möglich war. Sind diese Reflexionen nicht möglich, besteht die Gefahr, dass Eltern ihre heranwachsenden Kinder unbewusst beneiden und sie deshalb nicht fördern können.

Der irische Dichter William Butler Yeats bringt uns diese Thematik in seinem Gedicht »Segeln nach Byzantium« (1933) in eindrucksvollen Worten nahe:

Segeln nach Byzantium

Kein Land des alten Manns! Der Jungen Schwang,

die sich in Armen liegen, Vögeln gleich
(obschon der Tod ihr Los) kennt nur den Lustgesang; ...
Ein alter Mann ist ein erbärmlich Ding,
zerrissner Mantel auf den Stock gehängt (wenn nicht
die Seele pocht und singt und lauter singt
wo immer sterbliches Gewand zerbricht) ...
(Butler Yeats, 1933)

Obwohl Yeats dieses Gedicht im Alter von 51 Jahren geschrieben hatte, vermittelt er das Aufeinanderprallen zwischen dem Schwung der Jungend mit ihrem Lustgesang und seiner Selbsteinschätzung, ein erbärmlicher alter Mann zu sein – außer seine Seele kann an großartigen Gesängen teilnehmen. Die Trauer um die unerreichbare Jugend und den Verfall des alternden Körpers trifft den Narzissmus des Dichters. Obschon auch die Jugend das Los des Todes mit den Älteren teilt. Können sich die Eltern ihrer Fähigkeiten und Erfolge, ihres gemeisterten Lebens besinnen und so mit dem Älterwerden versöhnen und ihren Kindern die neu entdeckte Liebe und Lust gönnen?

Ein weiteres wichtiges Thema stellt die Frage dar, ob die Eltern mit der Entwicklung ihrer Kinder zufrieden sind. Entsprechen sie ihren Vorstellungen oder sind sie darüber enttäuscht, dass sie nicht die erwartete Leistung erbringen? Sind diese in den Kindern abgelehnten Charakterzüge vielleicht jene, die der Vater oder die Mutter bei sich selbst nicht sehen will? Denken die Eltern, ihre Versäumnisse haben zu dieser enttäuschenden Entwicklung beigetragen? Ist der Jugendliche unbewusst mit dem Auftrag versehen worden, die unerfüllten Wünsche und Hoffnungen der Eltern zu erfüllen? Wendet er sich anderen Tätigkeiten zu, so können die Eltern tief enttäuscht sein. Es ist schwierig, sich einzugestehen, wie bitter es ist, zu denken: Wie kann eines meiner Kinder so etwas tun?

Die Ehe ihrer Eltern wird von den Jugendlichen nicht nur kritisiert, sondern auch getestet, die Reaktion der Eltern und ihre Beziehung zu einander genau beobachtet. Sie wollen wissen, ob die Art der ehelichen Beziehung für sie ein Modell darstellen kann. Wollen sie so eine Ehe oder Beziehung führen, wie sie es bei ihren Eltern erleben? Können die Eltern den neuen Raum für gemeinsame Aktivitäten nützen oder geht jeder seiner Wege? Welches Maß an Autonomie gestatten die Eltern einander? Gibt es Interesse aneinander und an den Gedanken des anderen? Die Sexualität in der Ehe scheint – bestenfalls wie Swann in Prousts Suche nach der verlorenen Zeit sagt – als Liebe auf einem eingefahrenen Gleis abzulaufen ... »sie rollt nicht mehr aus sich selbst nach ihren eigenen unbekannten und schicksalsbedingten Gesetzen in unserem staunend und schicksalsbedingten Gesetz in unserem staunend und passiv davon betroffenen Herzen ab« (Proust 1913). In vielen Ehen gibt es liebevolle, oft zärtliche Vertrautheit und ruhige, vertraute Sexualität. In vielen Ehen dominiert implizit oder explizit Versagung und Frustration des als Zurückweisung erlebten erotischen Desinteresses.

Psychoanalytische Theorien können als Vereinfachung verstanden werden, etwa wenn wir vom »Untergang des Ödipuskomplexes« sprechen oder von der

3.2 Auswirkung auf die Psyche der Eltern

Loslösung von den Eltern. Es ist wichtig, sich immer wieder in Erinnerung zu rufen, wie komplex und einmalig jede Biographie und die Muster der inneren Welt sind. Auch wenn die emotionale Ablösung von der Mutter in zureichenden Maß erfolgte, sodass eine Beziehung zu einer Frau als Partnerin eingegangen werden konnte, können die liebvollen Bande zwischen Sohn und Mutter so stark sein, dass sie die Eifersucht des Vaters auf den Sohn provozieren. Es kann, wie in diesem Fall, eine innere adoleszente Geisteshaltung »State-of-Mind« bestehen bleiben, mit einer spezifischen Eifersuchts- und Konkurrenzkonstellation. Sie kann in verschiedenen Lebenslagen stärker oder milder aktiviert werden. Heftige Konkurrenz und das Gefühl, ausgeschlossen zu sein, können Väter erfüllen, wenn der erfolgreiche Sohn von der Mutter sehr herzlich empfangen wird und so liebevoll umsorgt wird, wie es der Vater lange schon nicht mehr erlebt hat. Dazu eine Szene aus der Autobiographie eines berühmten amerikanischen Philosophen Stanley Cavell:

> Arriving unexpectedly to visit my parents in Sacramento some months after I entered university in Berkeley, I said to my mother (she alone doing the driving) that I wanted to use their car to see friends the next morning, and she agreed. My father intervened to say that she had promised our neighbour to use the car at that time. My mother replied: ›But then I hadn't known that Stanley would be here‹. I believe I can still reasonably approximate the rhetoric of his responding moral satire: ›Oh, I see. Stanley is here. Therefore all obligations, all friendships, all right and wrong are to be suspended for the duration. Stanley is here. If only the reasonable request had been for any other time than just this time, then you would keep your promise. Too bad for the world and its needs. Yet the world must understand that Stanley is here! But if I am alive tomorrow morning that promise will be kept‹. (Cavell 2010)

Die Tatsache, dass der über 70-jährige Stanley Cavell die Äußerungen seines Vaters vor 50 Jahren fast wortgetreu wiedergeben kann, zeigt von deren enormer Bedeutung für ihn. Cavell schreibt zwar über die Wut des Vaters auf ihn. Wir können aber erkennen, wie der Autor triumphiert, dass sich sein Vater durch die Bevorzugung der Mutter so provoziert gefühlt hat. Er hat eben sein PhD in Harvard mit Auszeichnung gemacht, während sein Vater keine akademische Ausbildung erhalten hat. Seine Überlegenheit beschreibt Cavell immer wieder mit einer Mischung aus Freude und Scham, sowie Trauer über die gespannte Beziehung zu seinem Vater.

Auf alle Fälle ist es schmerzlich, von der ersten Position der Liebe der Kinder verdrängt zu werden. Nicht mehr der Vater ist der wichtigste Mann für die Tochter, sondern der neue Freund wird angeschwärmt. Väter tendieren zur Eifersucht und kritischen Einstellung den Jungen gegenüber, in die sich die Tochter verliebt – niemand ist gut genug. Oder es wird aufgrund des unbewussten Neids auf die erwachende Sexualität ein überstrenges Regelsystem erstellt. Tatsächlich ist es sehr schwer, einen zureichend engen, aber zureichend flexiblen Zeitrahmen für das Ausgehen der Töchter zu schaffen und auszuhandeln. Sind dem Vater seine widersprüchlichen Gefühle nicht bewusst, besteht die Gefahr, dass er sich wie ein Adoleszenter verhält, indem er eine Liebesbeziehung zu einer wesentlich jüngeren Frau beginnt – vielleicht im Alter seiner Tochter. Hilfreich ist es, wenn sich der Vater den oft heftigen Auseinandersetzungen mit seiner Tochter stellt. Lucy berichtet, dass sie immer wieder heftige Schreiduelle mit ihrem Vater hat und aus dem Zimmer stürzt. Aber ganz rasch kommt sie zurück und entschuldigt sich. Ihr Vater meint dann, es sei gut, wenn sie sich wenigstens bei ihm traue, ihre Meinung zu sagen und zu widersprechen. Sie sei eher zu sanft und unterwerfe sich den Wünschen der Freundinnen.

Die Jugendlichen in der Adoleszenz gehen neue Wege, die oft mit Unsicherheit und Angst verbunden sind. Deshalb ist ihr Verhalten oft sprunghaft und schwankend. Sie vertreten dann dogmatisch eine Position, nicht weil sie sich sicher sind, sondern weil sie diese am Wiederstand der Eltern erproben wollen. Eltern bemerken oft gar nicht, dass ihr Sohn oder ihre Tochter auf sie hört, obwohl sie lautstark und oft unfair dagegen argumentieren. Sie können eine elterliche Ermahnung verbal ablehnen und sich dann ohne Kommentar doch daran zu halten.

Mütter mit einer engen Beziehung zu ihrem Sohn tendieren dazu, den Sohn vor den gefährlichen Mädchen zu warnen und damit seine Ängste zu vergrößern. Erst wenn der Sohn zu lange zu Hause lebt, und keine Anstalten macht, sich auf eine Beziehung einzulassen, bemerken die Mütter, wie sie ihn behindern.

Eltern wird oft empfohlen »den Jugendlichen zu helfen, Geduld zu haben mit diesem Körper, der sich so stark wandelt, der Triebe und Wünsche im Gefolge hat, die er noch nicht annehmen und in die Realität umsetzen kann und die ihn explodieren lassen, sei es in Form von Gewaltausbrüchen, sei es aus dem Gefühl der Ohnmacht in Bezug auf das, was er in der Phantasie alles tun möchte, wozu er noch nicht in der Lage ist.« (Dolto & Dolto-Tolitch 1992, 158). Das klingt so, als ob das einfach wäre. Aber gerade das Gegenteil ist der Fall. Die Veränderung des kindlichen in einen pubertären Körper beraubt die Eltern ihrer selbstverständlich gewordenen physischen Nähe zum »vertrauten Kinderkörper« ihres Sohns oder ihrer Tochter. Der sich an sie schmiegt, gestreichelt, gekost und geküsst werden will und oft selbst die Initiative ergreift. Plötzlich wird dieser Körper des Sohns oder der Tochter fremd, er riecht anders, die Proportionen und Muskelstruktur ändern sich, er ruft andere Assoziationen hervor. Wie sehr die Eltern sich dieses Verlusts bewusst sind, ist nicht so leicht zu wissen. Auffallend ist jedoch, wie häufig die Eltern die Veränderungen des »ihnen gehörenden Kinderkörpers« des Sohns oder der Tochter nicht liebevoll, sondern abwertend und brutal kommentieren.

> *So erzählte eine Patientin, die ich Fritzi nenne, dass ihr Vater ihr erwachsen werdendes Gesicht lange anschaut und dann meint: »Jetzt wird bald die Nase mit dem Kinn zusammenwachsen«. Die anderen lachen, sie ist gekränkt. Wenn sie und ihre Brüder beim Hausbau nicht so schwere Baumaterialien tragen konnten wie der Vater, verspottet er sie als »Weichlinge«. Die Mutter kommentiert einen Fettfleck auf ihrer Hose auf ihren nun runder gewordenen Schenkeln: »Da rinnt schon dein Fett aus«.*

Wie können wir verstehen, was diese Eltern veranlasst, ihre Tochter so grausam und abwertend zu behandeln, sie zu verspotten? Gleichzeitig setzte der Vater von Fritzi sich sehr dafür ein, dass alle drei Kinder die Matura machen; Fritzi ist die einzige, die an der Universität studiert, was ihr Vater unterstützt. Der Vater hat selbst eine sehr schwere Kindheit gehabt, nicht nur finanziell, sondern auch emotional beengt. Niemand hat sich darum gekümmert, wie es ihm geht. Einerseits will er nun seiner Tochter ein besseres Leben ermöglichen, gleichzeitig gibt er das weiter, was er selbst erlebt hat, Neid, Abwertung und blanken Hohn. Er kann nur die Kinder der anderen loben, die eigenen wertet er ab. Bei den Eltern von Adoleszenten werden die unbewussten Konflikte zu den eigenen Eltern wieder lebendig.

Besonders schwierig ist die Ablösung von alleinerziehenden Müttern und Vätern oder solchen, die wohl in einer ehelichen Beziehung leben, keine sexuelle und emotionale Nähe zu ihrem Gatten haben und daher emotional ganz an einem Kind hängen. In Patchwork Familien ist es für Jugendliche besonders schwer, sich sowohl mit dem eigenen Vater als auch mit dem Stiefvater sowie mit der eigenen Mutter und mit der Stiefmutter auseinanderzusetzen, da zu beiden Loyalitäten bestehen, oft konflikthafte. So wie im Fallbeispiel von Elfi, die sich ermutigt durch die Peergroup und ihre Analyse gegen die Mutter wehren konnte, die sie lange zu einer lustigen, dummen Puppe machen wollte. Sie begann, sich ihre Kleider selbst auszusuchen; beim Besuch von Pop-Konzerten oder Filmen von Madonna ging die Mutter nicht mit, sondern wartete davor, Elfi wollte neben ihre Freundinnen sitzen und nicht neben der Mutter (▶ Kap. 2.6). Sie konnte dann ihre Mutter, die in ihrem Zimmer auf einer Matratze schlief, verlassen und ins Zimmer ihres Bruders ziehen, der geheiratet hatte. Sehr zum Leidwesen der Mutter. Die Mutter blieb im Kinderzimmer der Tochter, ohne irgendetwas zu ändern, während Elfi das neue Zimmer nach ihrem Geschmack neu ausmalte und mit Postern dekorierte.

Gelingt es den Eltern, die Ambivalenz und Kritik der Jugendlichen als Teil ihres Entwicklungsprozesses zu verstehen, der Zeit braucht, so werden sie die Aussagen und Angriffe der Jugendlichen nicht nur persönlich nehmen. Sie können ruhiger bleiben; eine beschreibende Äußerung bewirkt bei den Jugendlichen mehr als eine Wertung oder Abwertung (vgl. Flammer & Alsaker 2011, 109). Sie wissen, dass ihr Kind zwischen den Polen Aufbruch und Rückversicherung oszilliert. Sie stehen vor der schwierigen Aufgabe, ihre jugendlichen Kinder ernst zu nehmen und zu verstehen. Wichtig ist es für die Eltern, einander zu unterstützen, eine klare Haltung einzunehmen oder die Widersprüche in ihrem eigenen Leben, Ungereimtheiten und Fehler beschreiben zu können. So können sie den Kindern ein Modell sein, mit eigenen Unzulänglichkeiten umgehen zu lernen.

Trotz der mehr oder weniger gelungenen Ablösung von den Eltern bleiben der »innere Vater« und die »innere Mutter« in jedem von uns lebendig. Das verinnerlichte Bild der Eltern kann bewusstgemacht und dann auch modifiziert werden.

Der Vater lebt, ein Lebender in mir
Solange ich atme, lebt auch sein Gedächtnis (Grillparzer, Libussa 1847)

4   Entwicklung des Denkens

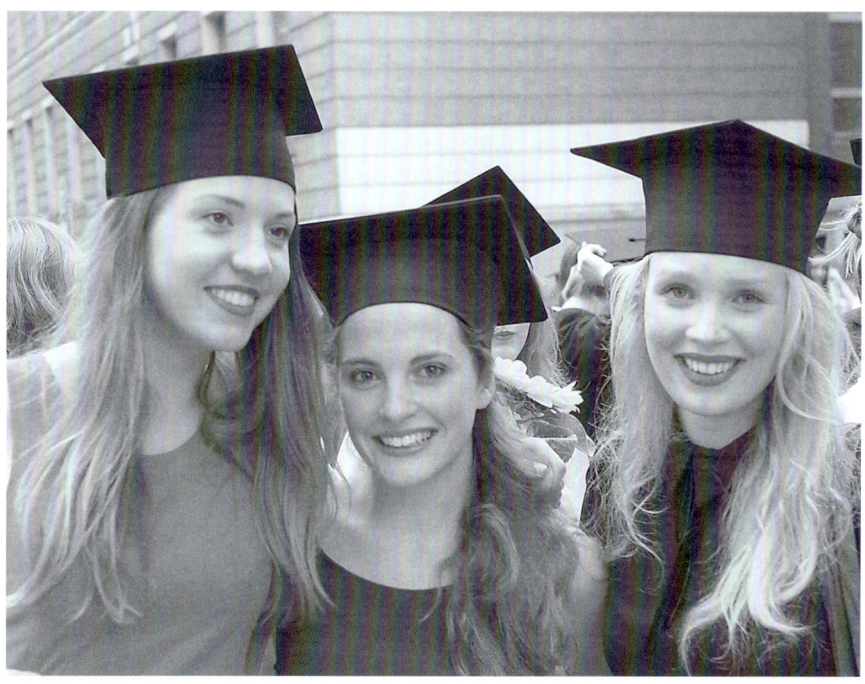

Adoleszente denken über sich in ganz anderer Weise nach als Volkschulkinder in der Latenz. Ihr neues Selbstverständnis wird durch die kognitiven Fähigkeiten ermöglicht, nämlich das abstrakte Denken. Die neue Qualität besteht darin, Hypothesen nicht mehr in Sinn von konkreten Operationen zu entwickeln, sondern in einer abstrakten Weise, wenn Folgerungen daraus gezogen werden können. Sie verfügen über eine größere Kapazität des Gedächtnisses und der Aufmerksamkeit. Sie können komplexe Zusammenhänge und Wechselbeziehungen verstehen und wenden sich moralischen Fragen zu. Wie im Kapitel 3 gezeigt wurde, gibt es genau entgegengesetzte Strömungen zu integrieren. So steht der Fähigkeit, abstrakt zu denken und so von sich und den eigenen Antrieben zu abstrahieren, der große Drang entgegen, sich selbst als Mittelpunkt der Welt zu sehen. Die Fähigkeit, Hypothesen aufzustellen und zu überprüfen, trifft auf die wiedererwachten Größenphantasien und die Selbstüberschätzung der Adoleszenten. Die Fähigkeit, Folgen von Annahmen zu überprüfen, trifft auf den Impuls, lieber zu handeln, als über sich und seine Motive nachzudenken. Die Fähigkeit, neue und kreative Gedanken und Dinge zu tun, ohne sich durch Tradition und Brauchtum einengen zu lassen, steht im Gegensatz zur Fähigkeit, sorgfältig Folgen einer Hypothese zu überprüfen.

Die Entwicklung des Denkens und der Lernfähigkeit baut auf der bisherigen Erfahrung des Einzelnen auf. Statt vorrangig vorgefertigtes Wissen aufzunehmen, ist der Jugendliche nun in der Lage, sich selbständig Informationen zu beschaffen und sie mit Gleichaltrigen zu diskutieren. Besonders im Zeitalter des Internets ist der Zugang zu vielfältiger Information fast unbegrenzt. Der Jugendliche kann sich selbst Informationen suchen und aufnehmen. Das spielerische Herangehen der Jugendlichen ist in diesem Medium besonders hilfreich. Diese neuen Fähigkeiten des Denkens als Entwicklungsschritt kann man mit dem Beginn, feste Nahrung zu sich zu nehmen, vergleichen. Bei der Hinwendung zu fester Nahrung ist das Baby nicht mehr von der mütterlichen Brust abhängig, kann auch von anderen Personen gefüttert werden oder selbst essen. Manche Jugendliche erwachen zu neuen Aktivitäten, um ihren Interessen nachzugehen und ihre neuen Fähigkeiten zu erproben und sie entwickeln eine neue Selbständigkeit und gewisse Unabhängigkeit von Schule und Familie.

Bion hat zwei Formen des Erwerbs von Wissen, ausgedrückt in der Abkürzung »K« für »Knowledge« unterschieden. Er spricht von dem Lernen aus Erfahrung, das ein Wissen bezeichnet, das in die Persönlichkeit integriert werden kann und daher zu einer Bereicherung und zu Wachstum führt als »K+«. Im Gegensatz dazu steht ein rein formales, totes Wissen, das der Wahrheitsfindung entgegensteht und nur ein Anhäufen toter Inhalte darstellt, als »K–« (Bion 1962, 152ff).

In der Adoleszenz existieren gleichzeitig ein großes Verlangen und ein Widerstand, mit sich selbst in Berührung zu kommen. Es existieren ein Aufruhr (»turmoil«), ein wildes Durcheinander und Konfusion widersprüchlicher Strömungen. Sollen die neuen kognitiven Fähigkeiten eingesetzt werden, um schmerzliche Einsichten über sich, die Familie und die Eltern zu verhindern oder sich selbst zu erkennen und auch die negativen Aspekte zu tolerieren? Bion formuliert das so: »The individual has to live in his own body, and his body has to put up with having a mind living in it (…). I think it is fundamental that the person concerned should be able to be in good contact with himself – good contact in the sense of tolerant contact, but also in the sense of knowing just how horrible he thinks he is, or his feelings are, or what sort of person he is. There has to be some kind of tolerance between the two views that live together in the same body« (Bion 2005, 10). Bion macht also keinen Druck, dass eine Person moralisch eine gute Person, ein guter Mensch sein soll, sondern im Gegenteil es geht um das Anerkennen der eigenen positiven und negativen Teile.

Die besonderen Stimmungsschwankungen und das Wechseln von einer Hochstimmung und des Übermuts und der Lebensfreude zu einer deprimierten, nachdenklichen Antriebslosigkeit liegen eng beieinander. Robert Musil beschreibt diese leicht überdrehte Haltung:

> *Und es gibt ein Denken, das glücklich macht. Das ungeduldig in dich hineinfährt, so dass deine Beine zittern; das in Flug und Sturm Erkenntnisse vor dir auftürmt, an die zu glauben dein Seelenleben in den nächsten Jahren ausgefüllt wird und: von denen du doch nie wissen wirst, ob sie richtig sind. Seien wir ehrlich: es reißt dich plötzlich einen Berg hinauf, von wo du deine innere Zukunft mit seliger Weite und Gewissheit siehst wie – seien wir ehrlich, wie ein zirkulärer Irrer, ein Manisch-Depressiver im Vorstadium der Manie. Du schreist nicht und du machst keinen Unsinn, aber du denkst locker und gigantisch wie mit Wolken, während das gesunde Denken Fug auf Fug wie in Ziegelsteinen denkt und wie äußerstes Bedürfnis hat, jeden einzelnen Griff immer wieder an den Tatsachen zu prüfen.* (Musil 1913, 1009)

Diese Intuitive Art des Denkens macht glücklich, meint Musil. Diese Form der Imagination funktioniert nur in der Dämmerung. Sie ist auch befruchtend für das rationale Denken, das Musil mit einer Nähmaschine vergleicht, die klar Stich neben Stich setzt. Die Dichter drücken das, was die Psychoanalyse zu beschreiben versucht, oft plastischer aus. Freud spricht von der Bedeutung des Tagträumens in der Adoleszenz als Suche nach dem idealen und/oder gefürchteten Selbst. Bei dieser Suche nach dem eigenen Selbstverständnis in der Welt der Erwachsenen ist ein Prozess des Trauerns um die verlorene idealisierte Welt der Erwachsene zu leisten.

Die Phase der Adoleszenz betrifft alle Aspekte der mentalen und psychophysiologischen Entwicklung. Der neue intensive Ansturm der Triebentwicklung macht auch neue Formen der Abwehr notwendig. Wenn wir von Abwehrmechanismen sprechen, so bezieht sich das immer auf unbewusste Vorgänge, wobei der Zusammenhang zwischen einer bestimmten Tätigkeit und dem, was damit verdrängt und vom Bewusstsein ferngehalten werden soll, nicht bewusst ist. Die Fähigkeit zum abstrakten Denken, die verbesserte Leistungsfähigkeit der Merkfähigkeit und der weitere Horizont des Interesses ermöglichen einen Umgang mit Wissen, der – ohne dass der Jugendliche es weiß oder plant – der Abwehr der Angst dient. Die dringlichen Triebbedürfnisse werden hinter theoretischen Themen verborgen – wir sprechen dann von der »Intellektualisierung in der Pubertät«. Darunter wird ein »Vorgang gemeint, durch den das Subjekt seine Konflikte und Gefühle rational zu formulieren versucht, um sie so zu meistern und zu neutralisieren« (Laplanche & Pontalis 1982, 232). Der Jugendliche interessiert sich dann für Psychologie oder Philosophie, formuliert seine Probleme aber in einer derart abstrakten Weise, als ob sie nicht mit ihm in Verbindung stünden, um über seine auftauchenden Affekte und Phantasien nicht nachdenken zu müssen. Oft ist ein Sprung in der intellektuellen Entwicklung zu bemerken. Haben sich Jungen in der Latenzzeit vor allem mit Abenteuern, Tieren und Gegenständen beschäftigt – realen und konkreten Dingen, also keine Produkte der Phantasie – so gibt es nun ein Grübeln und Diskutieren in Gruppen. Dabei geht es um prinzipielle Dinge und Fragen, Formen der Beziehung und Liebe, Vorstellungen von Beruf und der Lebensführung, Reisen und Berufe in fernen Ländern, um weltanschauliche Fragen und Religion, Freundschaft und Autonomie. Diese intellektuellen Überlegungen basieren oft auf gründlichen Auseinandersetzungen mit der Thematik. Betrachtet man dann jedoch, wie weit die gewonnenen Überzeugungen auf das Verhalten der Jugendlichen Einfluss haben, so gibt es oft wenig Übereinstimmung. Die hohen Auffassungen von Liebe und Fairness halten sie von Rücksichtslosigkeit gegenüber anderen nicht ab, Treulosigkeit und Gefühlsrohheit stehen im Gegensatz zu den vertretenen Prinzipien. Anna Freud meint: »Die Vielseitigkeit seiner Interessen hält den Jugendlichen nicht davon ab, sein Leben eigentlich auf einen einzigen Punkt zu konzentrieren, auf die Beschäftigung mit seiner eigenen Persönlichkeit« (A. Freud 1964, 125). Die intellektuellen Diskussionen haben eher den Charakter von Tagträumen, wie sie in der Latenz üblich waren. Es geht nicht um Lösungsversuche von realen Problemen und Aufgaben. Die Auseinandersetzung über den Sinn des Lebens, Revolution und Tod drücken die stürmisch widerstreitenden Impulse von Hoffnung und Destruktivität in der inneren Welt des Jugendlichen aus. So kann ein flammendes Plädoyer für Vaterlandsliebe und Erfordernisse des Kampfes im Krieg von sadistischen Impulsen bestimmt sein, ausschlaggebend ist jedenfalls das reale Verhalten des Jugendlichen. Trotzdem kann diese Form der Abwehr von bedrohlich erlebten Affekten als Distanzierung hilfreich sein. Die inhaltliche Auseinandersetzung kann, muss aber nicht, später im Erwachsenenalter auch weitergeführt werden, wenn es einem dauerhaften Interesse an der Thematik entspricht.

Die psychoanalytische Betrachtung ist in Gefahr, sich stärker auf die problematischen und pathologischen Seiten der Entwicklung zu konzentrieren und positiven Seiten zu wenig Platz einzuräumen. Die rasch wachsenden kognitiven Fähigkeiten der formalen Denkoperationen, der Abstraktionsfähigkeit, der deduktiven Schlussfolgerungen, der Entwicklung des Gedächtnisses vermitteln dem Jugendlichen ähnlich wie bei Fähigkeiten der Mobilität eine Lust, denken zu können, eine Funktionslust. Eine mathematische Aufgabe elegant gelöst zu haben, einen Aufsatz originell und zufriedenstellend abgeschlossen zu haben, gute und stichhaltige Argumente in der Diskussion eingebracht zu haben, ermöglichen ein Erfolgserlebnis – selbst in turbulenten Zeiten. Gelingt es dem Jugendlichen eine Zeit lang von seinen emotionalen Turbulenzen abzusehen und sich auf eine Aufgabe zu konzentrieren, so kann damit das Selbstvertrauen gesteigert werden. Das Ausblenden von Gefühlen wird in der Psychoanalyse als »Isolierung« bezeichnet, findet aber in unterschiedlichen Schattierungen statt. Gibt es ein massives Abblocken der eigenen Betroffenheit oder nur eine milde Form der Distanzierung, die eine spätere Integration der erworbenen Kenntnisse und Überlegungen auf die eigene Person zulassen?

Zunächst soll in Weiteren das Konzept der geistigen Entwicklung in der Adoleszenz von Piaget dargestellt werden.

4.1 Fähigkeit zum abstrakten Denken nach Piaget

Die wohl elaborierteste Theorie der kognitiven Entwicklung hat der Schweizer Psychologe Jean Piaget (1896–1980) entwickelt. Er selbst verfasste schon als Teenager Schriften zur Entwicklung der natürlichen Welt. Nach seiner Habilitation im Alter von 21 Jahren verlagerte sich sein Interesse auf die menschliche Entwicklung. Er erforschte die Intelligenz kleiner Kinder und war nicht von richtigen Antworten beeindruckt, sondern wollte die Gründe für falsche Antworten erkennen, um die Art und Weise des Denkens kleiner Kinder zu erfassen. Die besondere Qualität des kindlichen Denkens zeigte sich in der ähnlichen Struktur der »falschen« Antworten verschiedener Kinder. Piaget erkannte, dass es nicht vom Wissen der Kinder abhing, wie die Frage beantwortet wurde, sondern es einen altersspezifischen Modus des Erkennens der Frage und der Wahrnehmung gab. In den folgenden 60 Jahren erforschte er, wie sich die verschiedenen Stadien der kognitiven Entwicklung bei allen Kindern zeigten. Piaget charakterisierte verschiedene Stadien, in der sich die kognitiven Fähigkeiten in einer zusammenhängenden kognitiven Struktur erkennen ließen. Verschiedene Denkprozesse in einer Entwicklungsphase gehorchen denselben Mustern: Wenn ein Kind erkennen kann, dass 15 Gegenstände identisch bleiben, wenn sie in unterschiedlicher Aufstellung gezeigt werden, kann es auch erkennen, dass die dieselbe Menge des Wassers in einem hohen und in einem breiten Gefäß ident bleibt, auch wenn der Wasserspiegel einmal tiefer und einmal höher ist. Das Kind verfügt bereits über die Fähigkeit, Unveränderbarkeit und Konstanz zu erkennen.

Der Antrieb für diese Veränderung des Denkens liegt nach Piaget in der Reifung, die jedoch eine »normale« Umgebung erfordert, um sich entfalten zu können. Aber der Einfluss der Umgebung ist begrenzt; so wird ein 8-jähriges Kind, wenn es das Alter von 13 Jahren erreicht, durch den biologischen Reifungsprozess, die für dieses Alter typischen Denkoperationen verstehen, ohne dass eine besondere Belehrung notwendig ist. Piaget versteht Reifung als einen aktiven Prozess, wobei Kinder in ihrer Umgebung nach Informationen und Anregungen suchen, die zu ihrem Entwicklungsstadium passen. »Reifung (…) ist nicht vergleichbar mit der erblich festgelegten neurophysiologischen Programmierung von Instinkten. Biologische Reifung bahnt lediglich den Weg für mögliche Konstruktionen (und erklärt vorübergehende Unmöglichkeiten). Es ist Sache des Subjekts, sie zu verwirklichen.« (Piaget 1970, 69). Piaget nimmt an, dass die aktive Konstruktion der Realität durch das Benützen von Schemata erfolgt, die eine bestimmte Art der Strukturierung für das Organisieren und Interpretieren von Information darstellt. Beim Kleinkind basieren diese Schemata auf sensorischen und Bewegungsinformationen durch Saugen und Greifen, aber danach werden die Schemata symbolisch und repräsentativ durch Worte, Ideen und Konzepte (vgl. Arnett & Hughes 2012, 83).

Piaget unterscheidet beim Gebrauch der Schemata »Assimilation« und »Akkommodation« (Piaget 1970, 53f). Die biologischen Voraussetzungen seiner Theorie beruhen auf folgenden grundlegenden Annahmen:

a) In der Adaption eines Organismus an seine Umwelt im Verlauf seines Wachstums und in Verbindung mit den Interaktionen und Selbstregulationen, die die Entwicklung des ›epigenetischen Systems‹ kennzeichnen (Epigenese im embryologischen Sinn ist stets zugleich von innen und von außen bestimmt);

b) In der Adaption der Intelligenz beim Aufbau ihrer eigenen Strukturen, die ebenso sehr von zunehmender innerer Koordinierung wie von erfahrungsvermittelter Information abhängt;
c) In der Herstellung kognitiver oder – allgemeiner – erkenntnistheoretischer Relationen, die weder schlichtes Abbild externer Objekte noch bloße Entfaltung von im Subjekt vorgeformter Strukturen sind, sondern eine Gesamtheit von Strukturen darstellen, welche durch ständige Interaktion zwischen Subjekt und Außenwelt fortschreitend aufgebaut werden. (Piaget 1970, 41)

Diese Sichtweise Piagets hat dazu geführt, das Kind nicht als defizitäres Wesen zu sehen, sondern seine Fähigkeiten zur Weltaneignung als qualitativ anders zu sehen. Seine kognitiven Fähigkeiten entwickeln sich altersgemäß, sodass den Spielen, der Phantasie und der besonderen Gefühlswelt Beachtung beigemessen werden. Es bringt auch nichts, ungeduldig darauf zu drängen, rascher in die nächste Phase zu kommen. Es ist eher notwendig, die jeweilige Entwicklungsstufe zu fördern und dem Kind Zeit zu geben, bis es neue Fähigkeiten entwickelt[5].

Piagets Stadien der kognitiven Entwicklung lauten:

1. Sensomotorisches Stadium im Alter von 0 bis 2 Jahren,
2. Konkret-operatorisches Stadium
   2a. Prä-operatorisches Stadium im Alter von 2 bis 7 Jahren,
   2b. Konkret-operatorisches Stadium im Alter von 7 bis 11 Jahren,
3. Stadium der formalen Operationen im Alter von 11 bis 15/20 Jahren[6].

In der sensomotorischen Periode verwendet das Baby und Kleinkind seine oralen und taktilen Wahrnehmungen, um die Welt durch diese Erfahrungen zu erforschen, d.h. es bedarf eines Beitrags von außen, um die inneren Strukturen zu entwickeln. Das Subjekt ist auf den eigenen Körper zentriert, gefolgt von der Entwicklung der praktischen Intelligenz.

In der prä-operatorischen Periode ist das Kind zu symbolischen Repräsentationen mit Hilfe der Sprache und zur Imagination innerer Bilder fähig.

In der Periode der konkreten Operationen kann das Kind bereits mentale Operationen benützen, aber nur in einer konkreten Weise; es kann noch nicht hypothetisch denken. Die Periode der formalen Operation wird genauer beschrieben.

Diese Stadien treten nach Piaget notwendig aufeinander folgend auf, d.h., eine konstante Reihenfolge ist garantiert. Zur Datengewinnung verwendet Pia-

---

5 Eine komprimierte Darstellung gibt Piaget in seiner Schrift: Meine Theorie der geistigen Entwicklung (1970), herausgegeben von Reinhard Fatke.
6 Die Stadien werden auch mit »Periode« übersetzt. Die Zählung ist nicht einheitlich, da in manchen Texten die Substadien als eigene Stadien gezählt werden, d. h. 1. Sensomotorische, 2. Prae-opertional, 3. Konkrete Operationen und 4. Formale Operationen. (Arnett & Hughes 2010, 84)

get drei verschiedene Methoden: die Beobachtung von Kindern, das Experiment und die Befragung.

Für die Adoleszenz ist das 3. Stadium der Entwicklung relevant. In seinem Aufsatz »Intellectual Evolution from Adolescence to Adulthood« (1972b) weist Piaget darauf hin, dass die Jugendlichen in dieser Altersgruppe große Unterschiede aufweisen können, abhängig von ihrer sozialen Umgebung und beruflichen Interessen. Über den Übergang von der Adoleszenz zum Erwachsenenalter wissen wir nur sehr wenig, meint Piaget (ebenda).

Im Alter von 12 bis 15 Jahren wird die Fähigkeit zu formalen Operationen erreicht, unabhängig von konkreten Operationen. Der Jugendliche hat seine Denkfähigkeit, seine Raumvorstellung, seine Gliederungsfähigkeit sowie sein Wahrnehmungstempo enorm verbessert.

Die Dimensionen, die kurz dargestellt werden, umfassen:

- Formale Operationen
- Abstraktes Denken und Schlussfolgerungen
- Komplexes Denken (Metaphorik und Sarkasmus)

Formale Operationen

Die große qualitative Veränderung des Denkens erfolgt vom Latenzkind (6–11), das in konkreten Operationen denkt, zu der formalen Operation des Jugendlichen. Bei konkreten Operationen kann das Kind einfache Aufgaben nach logischen und systematischen Regeln lösen, aber erst der Adoleszente kann Gründe für systematisches Vorgehen angeben und die Ergebnisse begründen. Piaget und Inhelder (1974) zeigen das anhand des berühmten »Pendelproblems«.

Die Forscher zeigen Kindern und Jugendlichen ein Pendel, bestehend aus Gewichten, die an einem Band hängen und anschließend in Bewegung gebracht werden. Die Frage lautet, wovon die Geschwindigkeit, mit der die Gewichte schwingen, abhängt? Ist es das Gewicht, die Länge der Bänder, die Höhe von der die Gewichte in Bewegung gesetzt werden. Die Versuchspersonen bekommen unterschiedliche Gewichte und verschieden lange Bänder. Wie lösen Latenzkinder und Jugendliche dieses Problem?

Kinder führen konkrete Operationen aus, indem sie Verschiedenes versuchen, verändern oft gleichzeitig mehr als eine Variable. Sie hängen etwa das schwerste Gewicht an das längste Band und lassen aus mittlerer Höhe schwingen. Dann nehmen sie ein mittleres Gewicht und hängen ihn an das kürzeste Band und schwingen es mit halber Stärke. Wenn die Geschwindigkeit des Pendels sich verändert, können sie es nicht begründen. Selbst wenn sie die richtige Antwort finden: es hängt von der Länge des Bandes ab – können sie nicht erklären, warum. So sind Piagets Versuche aufgebaut. Es kommt nicht nur auf das richtige Ergebnis an, sondern auch auf die Erklärung, wie sie zu dieser richtigen Antwort gekommen sind.

Ein Jugendlicher, der formale Operationen beim Denken durchführen kann, benützt zur Lösung des Problems eine Form des hypothetischen Denkens, wie es in der wissenschaftlichen Forschung angewandt wird. Der Denkprozess könnte folgendermaßen beschrieben werden: »Versuchen wir es mit dem Gewicht. Ich probiere unterschiedliche Gewichte aus und halte alle anderen Variablen konstant (Länge des Bandes, Geschwindigkeit, Höhe). (Er probiert es aus und sieht keinen Unterschied). Dann probiere ich verschieden lange Bänder aus, lasse alle anderen Variablen gleich. Ja, jetzt sehe ich einen Unterschied, also hat die Länge Einfluss auf die Geschwindigkeit. (Piaget spricht von der Fähigkeit zur erschöpfenden Kombination.) Aber ich versuche noch eine unterschiedliche Höhe, dann eine unterschiedliche Kraftaufwendung beim Bewegen am Anfang. Nein, kein Unterschied. Das heißt also, es kommt auf die Länge des Bandes an und sonst gibt es keinen Unterschied«.

Durch diesen Prozess, jeweils nur eine Variable zu ändern und die anderen konstant zu halten, erhält der formal Denkende eindeutige Antworten. Er kann das Ergebnis auch begründen. Deshalb nannte Piaget diese Form des Denkens »hypothetisch-deduktives Denken« (Piaget 1972a) als Herzstück der formalen Operationen.

Abstraktes Denken

Abstraktes Denken bezieht sich eben nicht auf konkrete Gegenstände oder Ereignisse, sondern sieht von diesen ab. Es ist eine rein mentale Tätigkeit. Es liegt keine Erfahrung zugrunde, sondern bezieht sich auf Ideen, wie Zeit, Glaube, Freundschaft, Freiheit, Gerechtigkeit oder Kultur. Im Gegensatz dazu steht die Entwicklung der Kinder in der

> »*konkret operationalen Entwicklungsphase, wo Erfahrungen und die Fähigkeit zu denken auf konkrete Dinge der Erfahrung bezogen war, die man mit den Sinnen erfassen kann: riechen, angreifen, sehen oder spüren. Jugendliche engagieren sich in ausgedehnten leidenschaftlichen Diskussionen über Fragestellungen, was gut und böse ist, über die Freiheit des Menschen, Gerechtigkeit und Politik. Ergebnisse der Hirnforschung zeigen, dass diese Fähigkeit zum abstrakten Denken auf dem Wachstum im Gehirn basiert, wobei die Verbindungen zwischen frontalem Cortex und anderen Teilen des Gehirns zu dieser Zeit gestärkt werden.*« (Arnett & Hughes 2012, 87).

Voraussetzung dazu ist aber, dass der Jugendliche von sich abstrahieren kann, was dem Kind noch nicht möglich ist. In meinem Buch *Latenz. Das goldene Zeitalter der Kindheit* habe ich einige Versuche von Piaget ausführlich dargestellt, die zeigen, dass das Kind in der Latenz noch nicht von sich abstrahieren kann (Diem-Wille 2015, 113ff). Piaget befragt Paul, der einen Bruder Stephan hat, ob er einen Bruder hat. Paul antwortet: Ja. Auf die Frage jedoch, ob Stephan einen Bruder habe, antwortet Paul: »Nein, wir sind nur zwei in der Familie«. Er kann also noch nicht von sich abstrahieren, d.h. er denkt, ich bin da mit Paul als Bruder – Paul hat gleichsam nur mich, keinen (weiteren) Bruder.

Auch allgemeine Naturgesetze zu erkennen, erfordert ein Abstrahieren von der egozentrischen Weltsicht des Kindes, das z.B. meint, der Mond folge ihm, egal wohin es gehe. Wenn das Kind stehen bleibt, so denkt es, dass auch der

Mond stehen bleibt. Erst der Adoleszente erkennt den Widerspruch und kann sich wegdenken, die Naturgesetze gelten auch ohne meine Existenz.

Auch bei dem Spiel kann der Jugendliche allgemeine Regeln akzeptieren und nicht für sich Sonderregeln erfinden – falls er es tut, weiß er, dass er von den allgemeingültigen Regeln abweicht.

Piaget bringt eine Vielzahl von logischen Operationen, die ein Adoleszenter ausführen kann, ohne für einen abstrakten Begriff wie »A« und »B« einen konkreten Gegenstand zuzuordnen. Zum Beispiel zur Reversibilität: wenn A = B und B = C, kann die Frage ob A = C leicht beantwortet werden. Piaget spricht von einem Meilenstein der kognitiven Entwicklung (Piaget 1972b, 3).

Einfache logische Operationen sind im prä-adoleszenten Stadium möglich, solange sie konkret bleiben: Das Kind kann Klassen, Relationen, Zahlen usw. unterscheiden, aber nicht in Form von Hypothesen, die vorher gedacht werden können. Die Reversibilität ist noch nicht entwickelt, wie es Piaget in dem berühmten Experiment zeigt: Es existieren zwei verschieden geformte Behälter, ein hoher aber schmälerer und ein breiter aber niedriger Behälter. Wenn dieselbe Wassermenge einmal in den einen und einmal in den anderen gegossen wird, so betrachtet ein Kind bis zum Alter von sieben Jahren die Wassermenge als verschieden, weil sie in dem schmalen Gefäß höher steht. Das Kind denkt nur an die Zustände und nicht an die Transformation (Piaget 1972a, 262ff).

»Das hypothetische Denken umfasst die Unterordnung des Realen unter den Bereich der Möglichkeiten und demzufolge die Verbindung aller Möglichkeiten durch eine notwendige Implikation die auch das Reale einbezieht, aber über dieses hinausgeht«, schreibt Piaget (1972b, 4; Übers. GDW)

Diese Operationen in Möglichkeiten insbesondere mit idealen Zuständen ermöglichen mathematisches Denken, wie das Wissen vom perfekten Kreis, oder einer absolut geraden ballistischen Kurve und einem Punkt ohne Ausdehnung. Utopien und Zukunftsbilder sind bei Jugendlichen sehr beliebt, wenn sie sich auf ihre Wunsch- und Idealvorstellungen beziehen: wenn ich ein Astronaut oder ein Filmstar wäre. Das Denken in Möglichkeiten eröffnet neue, kreative Räume. Wie Goethe sagte: »Man muss jung sein, um große Dinge zu tun«. (Goethe Brief an Eckehart, 1811–14).

Dieser Wendepunkt in der kognitiven Entwicklung führt auch zu einer anderen Qualität der Diskussion. Diese Entwicklung des Denkens umfasst auch die Fähigkeit, über das eigene Denken nachzudenken, eine Ebene der Metareflexion, wozu Kinder noch nicht in der Lage sind.

1. In einer fruchtbaren und konstruktiven Diskussion können die Jugendlichen den Standpunkt des anderen Diskussionspartners im Sinn einer Hypothese aufgreifen (wenn sie dessen Standpunkt nicht glauben) und die Schlüsse daraus ziehen. Nach dem Überprüfen der Folgen können sie das Argument bewerten.
2. Durch die Fähigkeit hypothetisch zu denken, kann eine Person Interesse an Problemen entwickeln, die das eigene Erfahrungsfeld übersteigen. So können die Jugendlichen Theorien verstehen und selbst entwickeln sowie an gesellschaftlichen Fragen und Ideologien der Erwachsenen Anteil nehmen. Dies ist

oft getragen von dem Wunsch, die Gesellschaft zu verändern und – wenn notwendig – sie zu zerstören (in seiner Vorstellung), um eine bessere zu schaffen.

Komplexes Denken

Das Denken in formalen Operationen ist komplexer als das bei konkreten Operationen. Denken in konkreten Operationen tendiert dazu, sich auf einen Aspekt einer Idee oder einer Situation zu konzentrieren, meistens den auffälligsten, während Denker in formalen Operationen verschiedene Aspekte sehen, und daher ist ihr Denken komplexer. Komplexes Denken ist notwendig, um eine Metapher oder Sarkasmus zu verstehen. Metaphern sind komplexer, weil sie mehr als eine Bedeutung haben. Gedichte und Novellen sind voller Metaphern, haben sozusagen eine zweite verborgene Ebene. Ein Beispiel dazu mit dem Gedicht von T.S. Eliot »A Dedication To My Wife« (1957):
No peevish winter wind shall chill
No sullen tropic sun shall wither
The roses in the rose-garden which is ours and ours only.
Die konkrete Ebene bezieht sich auf harten Bedingungen der Rosen im Garten im Winter, aber dieses Bild hat eine zweite Bedeutung. Sie bezieht sich auf die Hoffnung von T.S. Eliot, dass die Liebe zwischen ihm und seiner zweiten Frau Valerie den Härten des Lebens standhalten kann wie die Rosen den Winter überstehen und im Frühjahr neu erblühen. Es war eine »Mai-Dezember Romanze«, da Valerie, die Eliots Sekretärin bei Faber & Faber gewesen ist, 38 Jahre jünger als Keats war. Mit Valerie, so glaubte Eliot – könnte er erstmals in seinem Leben glücklich sein.

Adoleszente können solche komplexe Bedeutungen erfassen, Kinder stehen dem ratlos gegenüber.

Bei Befragungen von Kindern und Jugendlichen zu einer Metapher wurde das unterschiedliche Verständnis deutlich. Die Redewendung »One bad apple spoils the whole barrel« (Ein schlechter Apfel zerstört den gesamten Korb) wurde von Kindern und Jugendlichen interpretiert.

Ein 11-jähriges Kind schreibt. »Da ist ein großer Korb Äpfel und eine Frau nimmt einen gefaulten Apfel heraus, der Würmer hat und diese befallen die anderen Äpfel«. Ein Adoleszenter schreibt: »Eine böse Bemerkung kann die gesamte Unterhaltung verderben« (Duthie et al. 2008, zit. nach Arnett & Hughes 2010, 87).

Ähnlich schwer fällt es Kindern vor der Adoleszenz, sarkastische Bemerkungen zu verstehen, wie etwa »Schönes Kleid« oder »Dein neuer Haarschnitt schaut super aus«. Ist es nur als Kompliment zu verstehen oder meint es das Gegenteil, etwa wie »Was für ein scheußliches Kleid, du schaust schrecklich aus«. Adoleszente lieben Fernsehsendungen, die ironisch und sarkastisch sind, wie etwa *Die Simpsons* oder Zeitschriften wie *Mad*. Die Unterhaltung der Jugendlichen ist oft von Ironie und Sarkasmus geprägt, wenn sie einander SMS senden, die die formale Sprache der Erwachsenen imitieren, mit Anrede und »liebe Grüße, LG«, was sie total komisch finden.

Zusammenfassend kann man sagen, dass die Logik der Adoleszenten ein komplexes aber zusammenhängendes System darstellt, das relativ unterschiedlich von der des Kindes ist. Die Logik des Adoleszenten »constitutes the essence of the logic of cultured and even provides the basis of elementary forms of scientific thought«(Piaget 1972b, 6). Der Übergang von der adoleszenten zur erwachsenen kognitiven Entwicklung ist noch nicht zureichend erforscht. Piaget schreibt: »We know as yet very little about the period which separates adolescence from adulthood« (ebenda, 1).

Zur Frage, ob alle Personen dieses Stadium der beschriebenen formalen Denkoperationen erreichen, weist Piaget auf die Notwendigkeit einer förderlichen Umgebung hin: wenn Operationen gemeinsam ausgeführt werden, die Bedeutung der Diskussionen, wechselseitige Kritik und Unterstützung, Problemdefinitionen auf Basis der vermittelten Informationen berücksichtigt werden, dann kann die Neugier durch kulturelle Einflüsse einer sozialen Gruppe erhöht werden. »Kurz gesagt, können alle normalen Individuen diese formale Struktur des Denkens erreichen unter der Bedingung, dass die soziale Umgebung und Erfahrung zur Verfügung steht, die kognitive Nahrung und die notwendige intellektuelle Stimulation für solche Konstruktionen anzubieten« (Piaget 1972b, 8; Übers. GDW). Aus diesen Überlegungen fordert Piaget einen aktiven Unterricht, bei dem die Jugendlichen selbständig Probleme lösen und Fragen untersuchen können. Gruppenunterricht erfordert eine Koordination von Aktivitäten – eine wichtige Voraussetzung zur Ausbildung reversibler Operationen. In der Gruppe können Kinder und Jugendliche über ihre Erfahrungen diskutieren, sie bewerten und Schlüsse daraus ziehen (vgl. Piaget 1972a).

Nach einer gemeinsamen kognitiven Entwicklung differenzieren sich die Neigungen stärker mit zunehmendem Alter, wenn die individuellen Interessen größer werden als die generellen Entwicklungstendenzen, sodass der Unterschied zwischen den einzelnen Individuen größer und größer wird. Ein gutes Beispiel ist die Entwicklung des Zeichnens: Bis zu einem Zeitpunkt, an dem das Kind Perspektiven zeichnen kann, beobachten wir eine ähnliche Entwicklung bei der Aufgabe, einen »Mann zu zeichnen«. Bei 11- bis 13-Jährigen können überraschenderweise riesige Unterschiede und noch größere im Alter von 19- bis 20-Jährigen beobachtet werden. Und die Qualität der Zeichnung hat nichts mit dem Grad der Intelligenz zu tun. Das ist ein wichtiges Beispiel, dass ein Verhaltensmuster sich einer allgemeinen Entwicklung unterordnet, das ab der Adoleszenz mehr mit der individuellen Begabung und Neigung zu tun hat. Jugendliche entdecken ihre Neigung für Mathematik, wobei hier zwei unterschiedliche Typen unterschieden werden, nämlich die mit einer »geometrischen Intuition«, die stärker konkret denken, und die »Algebratisten« oder »Analisten«, die stärker abstrakt denken. Talente für Physik oder zum Lösen logischer Probleme werden sichtbar oder ein Interesse an Linguistik, Literatur oder Philosophie. Man kann also sagen, dass Jugendliche zwischen 15 bis 20 Jahren dieses Stadium der formalen Operation in verschiedenen Gebieten abhängig von ihrer beruflichen Spezialisierung erreichen.

5 Selbstfindung – Identität

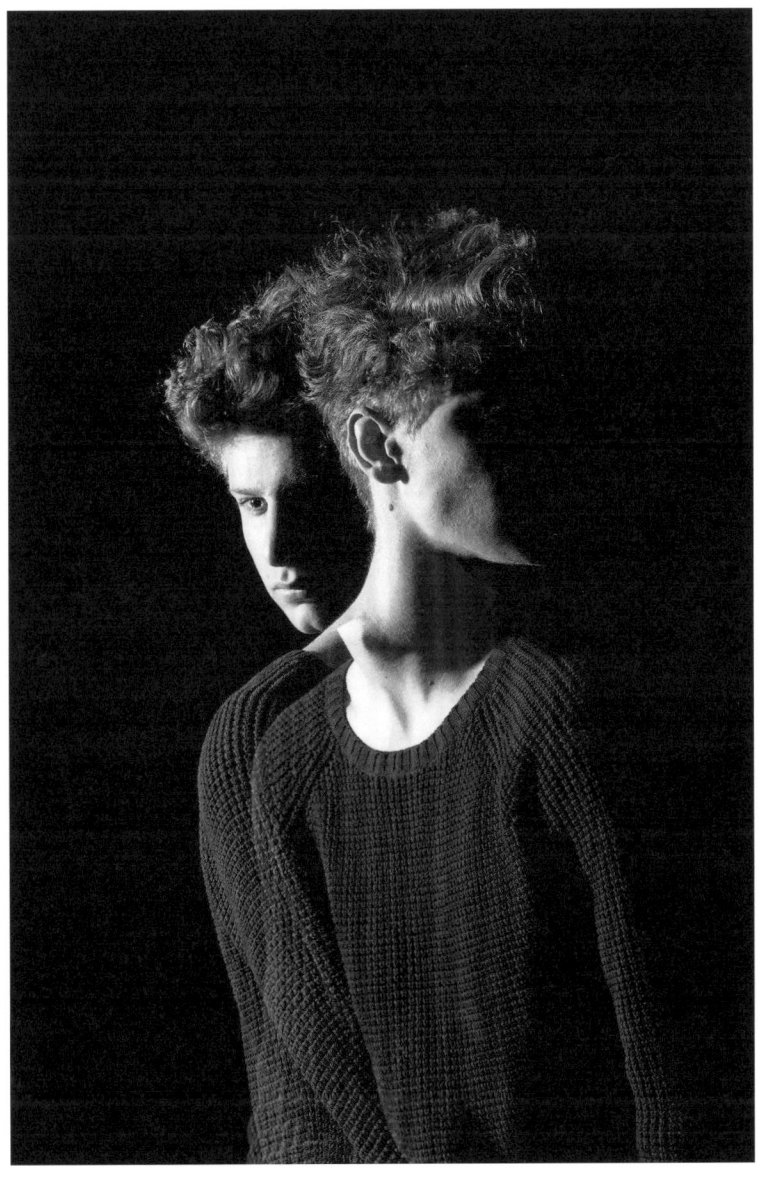

> *Gute Jugend glaubt, dass sie Flügel habe und dass alles Rechte auf ihre herbrausende Ankunft warte.*
> Ernst Bloch (Die Zeit 14, vom 1. April 2015, 30)
>
> *Man muss jung sein, um große Dinge zu tun.*
> (Goethe zu Eckermann am 11.03.1828)

Im Mittelpunkt steht in dieser Lebensphase die Aufgabe, seinen Platz in der Welt zu finden, zu wissen, wer man ist, welchen Beruf man ergreifen will und wie man leben will. Es ist eine Zeit des Aufbruchs, der radikalen Veränderung, der Ablösung von den Eltern und ein Neubeginn. Die Grandiosität der frühen Kindheit, wie sie Bloch und Goethe ansprechen, spielt ebenso eine Rolle wie das Gefühl der Ohnmacht und des Ausgeliefertseins. Es ist ein Zeitalter der Möglichkeiten (Musil 1913), der Rebellion und Kreativität. Es ist eine wichtige Zeit, in der sich der Charakter formt und eine kohärente und stabile Form annimmt, sozusagen eine Restrukturierung der Persönlichkeit.

Gleichzeitig existieren der Wunsch und die Angst, erwachsen zu werden. Statt sich gleichsam auf eine Entdeckungsreise auf der Suche nach der eigenen Identität zu begeben, wie die Helden der Adoleszenten Literatur, bleibt Peter Pan, als ewiges Kind, im »Niemandsland« zurück. Viele Jugendliche sehnen sich in manchen Momenten nach der verlorenen Kindheit.

Oft wird die Besonderheit dieser Lebensphase erst rückblickend erkannt. So beschreibt Coudenhove-Kalergi in ihren Erinnerungen:

> *Es ist eine Art Erwachen, das ich als Zwölfjährige in jenem Frühjahr erlebe, ein Gewahr werden der Schönheit der Welt, der Möglichkeiten, die sie bietet, der Verheißungen des Erwachsenwerdens. Ist es eine Vorahnung dessen, was kommen wird? (...) So etwas Schönes, sage ich mir ganz bewusst, wirst du nie, nie, nie mehr sehen (...)*
> *Prag richtig kennenzulernen und durch diese Straßen zu strabanzen, ist der Traum meiner Kindheit. Erst im letzten Jahr vor unserer Vertreibung wird er wahr (...). Nach der Schule oder auch am Nachmittag streife ich durch meine Lieblingsgegenden, mit einer Freundin oder, noch lieber, allein. Durch den Seminargarten hinauf zum Strahover Kloster. Der Flieder blüht dort in üppigen Dolden, sein Duft begleitet einen den ganzen Weg. Auf den Laurenziberg. Über die große Stiege zum Hradschin* (Coudenhove-Kalergi, 2013, 32f).

Es ist, als ob sie sich und die Welt zum ersten Mal wahrnimmt. Wie die üppig blühenden Dolden des Flieders erwachen der Körper und die Seele der Jugendlichen. Es existiert ein Gefühl, alles machen und alles neu schaffen zu können und zugleich eine Wehmut, »so etwas wirst du nie, nie wieder sehen«. Der Möglichkeitssinn herrscht, der noch nicht von Enttäuschungen und Rückschlägen, Schuldgefühlen und Selbstzweifel eingeengt ist. Das große Erwachen auf allen Ebenen, der körperlichen, der emotionalen, der geistigen und moralischen.

Diese pubertäre Entwicklungsphase stellt gleichzeitig eine Zeit des Aufbruchs und die eines Verlustes dar, manchmal sogar gleichzeitig. Immer gibt es Turbulenzen, um die unterschiedlichen Strebungen mehr oder weniger integrieren zu können – oder eben auseinanderzubrechen, einen psychischen Zusammenbruch zu erleiden oder selbstdestruktive und abweichende Verhaltensweisen zu wählen.

Pubertät als Krise, Zusammenbruch, die zu einem totalen Rückzug führt, beschreibt Flasar:

> *Ich meine, groß zu werden, bedeutet einen Verlust. Man glaubt zu gewinnen. In Wahrheit verliert man sich. Ich trauerte um das Kind, das ich einmal gewesen war und das ich in raren Momenten in meinem Herzen wild um sich schlagen hörte. Mit dreizehn war es zu spät gewesen. Mit vierzehn. Mit fünfzehn. Die Pubertät ein Kampf, an dessen Ende ich mich verloren hatte. Ich hasste mein Antlitz im Spiegel, das Sprießende, das Treibende darin. Die Narben an meiner Hand stammen alle von dem Versuch, es wieder gutzumachen. Unzählige Spiegel, zerschlagen. Ich wollte kein Mann sein, der glaubt, er gewinnt. In keinen Anzug hineinwachsen. Kein Vater sein, der seinem Sohn sagt: Man muss funktionieren (...) Nichts funktioniert, habe ich zurückgegeben. Und dann: Ich kann nicht mehr. Dieser Satz war mein Leitspruch. Das Motto, das mich überschrieb.* (Flasar 2014, 23f)

Erwachsenwerden wird hier nur als Bedrohung und Verlust erlebt. Den veränderten Körper im Spiegel zu betrachten, tut so weh, dass der Jüngling sich abwendet oder den Spiegel zerschlägt – Ausdruck tiefster Verzweiflung, Wut und Ohnmacht, die Gewalt entstehen lässt. Der Neid auf den Vater, der funktioniert, der sein Leben bewältigt, treibt ihn in die Verweigerung. Statt in die Welt hinauszugehen, erfolgt ein totaler Rückzug. Dieser Mann wird ein »Hikikomori«, so werden in Japan Personen bezeichnet, die sich weigern, das Haus der Eltern zu verlassen, sich in ihr Zimmer einschließen und den Kontakt zur Familie auf ein Minimum reduzieren. Manche verbringen bis zu fünfzehn Jahre oder sogar länger als Eingeschlossene. In Japan schätzt man die Zahl auf 100.000 bis 320 000. (Flasar 2014, 139)

Der Titel des Kapitels mag irreführend sein, da der Begriff »Selbstsuche« so etwas wie eine bewusste Suche, einen Denkprozess zu implizieren scheint. Das trifft aber nicht zu. Die Frage »Wer bin ich?« ergibt sich eher aus dem Verlust der unbefragten Zugehörigkeit zur Familie, die der Jugendliche im Prozess des Erwachsenwerdens aufgibt. All die schmerzlichen Gefühle, die mit diesem Verlust verbunden sind, wollen eher vermieden oder nicht direkt gefühlt werden. Statt zu denken, werden verschiedene Verhaltensweisen, Präsentationen des Körpers, Zugehörigkeit zu Gruppen ausprobiert. Tun statt Denken, könnte das Motto lauten. Frühere Gefühle und Verhaltensweisen werden aktualisiert. Wie ein Kind, das eben Laufen gelernt hat und das von der Mutter kurz wegläuft, um die Welt zu erforschen, bevor er sich wieder zur sicheren Mutterbasis zurückzieht, wagt sich der Jugendliche in ein abenteuerliches Neuland, um dann wieder in den Schoß der Familie zurückzukehren. Die Identitätssuche findet in diesem Alter eher experimentell und im Tun als in der Reflexion statt. Es handelt sich um die Erforschung einer unbekannten Zukunft. Für Kinder, die in schwierigen Familienverhältnissen aufwachsen, kann diese Zeit eine Befreiung darstellen. Das Mädchen, das als faul und desinteressiert, ungelenk und schwierig galt, kann bei der Bewunderung der Gleichaltrigen aufblühen, sich wie ein hässliches Entlein fühlen, das endlich als Schwan erkannt wird. Wir sprechen daher auch von der Adoleszenz als »zweite Chance«, in einem neuen Kontext eine andere soziale Position zu erlangen, die eine innere Umstrukturierung des Selbstwertgefühls ermöglicht. Eine zentrale Bedeutung haben daher die neuen Bezugssysteme wie die Gruppe der Gleichaltrigen als Experimentierfeld. Ärger,

Scham, Schuldgefühle und Stress begleiten diese Experimente, die teilweise im Bereich der Normalität und teilweise außerhalb liegen. Die Jugendlichen wissen oft nicht, warum sie etwas »tun«, wissen nicht, warum sie so fühlen und fühlen sich noch schlechter, weil sie nicht wissen »warum« sie es tun. Auf die Frage: »Was ist in dich gefahren, dass du das tust?« antworten sie dann oft, »Ich weiß es nicht, ich musste es eben tun!«

Bion bezieht sich auf diese Situation der Adoleszenten, wenn er das Phänomen der emotionalen Turbulenzen des »Wachstums« (Growth) beschreibt. Er sagt: »Turbulences is what is manifested when an apparently co-operative, quiet, docile and admirable child becomes noisy, difficult and rebellious« (Bion in Bleandonu 1990, 242). Adoleszenz ist ein Stadium in dem Turbulenzen normal und zu erwarten sind. Ähnlich wie im analytischen Prozess entwickelt sich der Jugendliche in Spiralen. »We repeatedly return to the same point, but on different levels of the spiral«, schreibt Bion (1979, 85).

Die Entwicklung des Charakters

Die Entfaltung des Charakters in der turbulenten Zeit der Adoleszenz wird in der Psychoanalyse unter verschiedenen Begrifflichkeiten abgehandelt, da sie als komplexes Phänomen fast alle Bereiche der Psyche und der Umwelt betreffen. Aber auch jeder Beobachter wird erkennen, dass der Jugendliche am Ende der Pubertät eine klare Art entwickelt hat, wie er mit Fragen der Lebensführung umgeht. Sein Verhalten, seine Haltungen, Interessen und Beziehungen sind besser vorhersagbar, zeigen eine größere Stabilität und tendieren dazu, auch unter Druck konsistent zu bleiben. Die Grundmuster der Persönlichkeit sind, wie bereits oben ausgeführt wurde, in den frühen Lebensjahren grundgelegt worden und bleiben relevant. Grunderfahrungen des liebevoll Gehaltenwerdens, der emotionalen Erreichbarkeit der Eltern, ihre Fähigkeit, die Projektionen des Kleinkindes aufzunehmen und emotional zu verdauen (containen), bilden eine sichere Basis der inneren Welt mit guten inneren Objekten.

Sind diese Grundsteine des Vertrauens und des Geborgenseins nicht oder nur unzureichend in der frühen Kindheit erlebt worden, so ist die Grundlage brüchig und die Integration widersprüchlicher Ansprüche aus der eigenen inneren Welt und der Umwelt wesentlich schwieriger oder unmöglich. Statt einer Integration und der Herausbildung eines mehr oder weniger konstanten Charakters, besteht eine innere Zerrissenheit und ein Gefühl des Verlorenseins, keinen emotionalen Bezugspunkt zu haben. Ohne eine emotionale Heimat zu haben, ist eine Ablösung davon gar nicht möglich.

Suche nach Identität

Die Fragen des Jugendlichen: »Wer bin ich? Wer will ich sein oder werden?« sind notwendige Voraussetzungen zur Umgestaltung der inneren Welt. Freud spricht in den *Drei Abhandlungen zur Sexualtheorie* (1905) von der Zweizeitigkeit der psychosexuellen Entwicklung. Es gibt einen starken Stimulus, sich neu zu definieren.

Die Fragen »Wer bin ich? Wozu lebe ich?« stellen auf der bewussten Ebene eine Auseinandersetzung mit den realen Anforderungen dar, auf der unbewussten Ebene können die damit verbundenen Gefühle aber Ausdruck unbewusster Schuldgefühle sein, die einen unbewussten Bestrafungswunsch erwecken können (vgl. Anderson 2005).

Widersprüchliche Wünsche toben im Inneren zwischen dem kleinen Buben, der sich als Liebhaber der Mutter versteckt und sie ganz für sich alleine haben will, und dem »fast erwachsenen Mann«, der wesentliche Babywünsche aufgibt. Kann der Vater den Heranwachsenden dabei unterstützen? Viele Väter können das emotional nicht leisten und sind frustriert oder werden ein wenig depressiv. In gewisser Weise ist es eine Art von Abstillen im Sinn des Aufgebens der Phantasien, die Mutter ganz besitzen zu können. So wie ein Ausziehen aus dem elterlichen Haushalt einen Verlust der Bequemlichkeit und des Umsorgtwerdens bedeutet. Der unbewusste Groll über diesen Verlust wird oft als Vorwurf an die ältere Generation formuliert. Sie lässt den Jungen gleichsam in einer schlechten Welt zurück, die Umwelt ist gefährdet, die Pensionen sind unsicher, weil die ältere Generation nicht vorsorgt. Die junge Generation beschreibt sich dann als zu kurz gekommen, sie sieht sich als Erwachsene wie vernachlässigte Säuglinge, die aus dem Bett gestoßen werden. Diese Vorwürfe stammen – psychoanalytisch gesehen – aus dem kritischen Über-Ich der Adoleszenten, um sich das Trauern und das Bewusstsein, vieles zu verlieren, zu ersparen. Der Verlust wird dann nicht als individuelle Trauer erlebt, sondern in die Welt projiziert. Erst wenn es möglich ist, auch die guten Aspekte der Erwachsenenwelt zu sehen, ist eine Integration möglich, eine Geisteshaltung, die Melanie Klein (1944) als depressive Position bezeichnet. Es gibt auch Gutes und Erstrebenswertes in der Welt der Erwachsenen, aber es ist immer ein Kampf. Jede Generation hat besondere Probleme, die Generation der Großväter musste zwei Weltkriege bewältigen, die Elterngeneration den Wiederaufbau meistern. Die komplexe Welt birgt Beides: Gegner und Freunde, Einsamkeit und Freundschaft, man ist nicht alleine. Es ist immer ein schmerzlicher Prozess, erwachsen zu werden und zu sein. Die Welt ist nicht perfekt – auch wenn es immer wieder die Sehnsucht gibt, eine ideale Welt, einen idealen Menschen zu schaffen. Dafür wird die ältere Generation angeklagt, weil das einfacher ist, als die Trauerarbeit zu leisten und den psychischen Schmerz zu ertragen. Die realistische Sicht einer guten und bösen Welt, eines guten und bösen Selbst – die depressive Position – zu erreichen, ist ein schmerzvoller Prozess. Erst die eigene Mangelhaftigkeit, seine guten und bösen Seiten zu kennen, stellt die Voraussetzung dar, die imperfekte Welt der Erwachsenen zu akzeptieren.

Innerlich existieren gleichsam zwei widersprüchliche Kräfte, die eine, die nach Wissen (K+) strebt und die Realität sehen will, und eine, die das verhindern will, die Bion als den »inneren Feind« bezeichnet. »Der (innere) Feind versucht das Selbst einzuschüchtern und zu stoppen, klar zu denken. Seine Aufgabe ist es, einen an der Wahrnehmung der ›Realität‹ zu hindern.« Wir fühlen uns gezwungen, dieser feindlichen Welt durch den Körper oder durch Gedanken zu entkommen. Flucht ist eine fundamentale Antwort des Menschen. Schon das Kleinkind wünscht nichts über seinem Kummer zu wissen – es verleugnet oder idealisiert ihn. Es ist nicht genug zu existieren, unsere Existenz muss auch eine bestimmte Qualität von Lebendigkeit haben, führt Bion aus. Statt einer Idealisierung bedarf es der Einsicht in die Mängel der idealen Imagines, der verinnerlichten Elternbilder und des Selbstbildes. (Bleandonu 1990, 246)

Gegen diese realistische Einsicht der eigenen Unzulänglichkeiten, kann man sich durch Arroganz und Überheblichkeit wehren, die eigenen schlechten Eigenschaften auf andere projizieren und sich selbst darüber stellen und sie bei allen anderen verächtlich zu machen. Die eigene Verletzlichkeit und Sensibilität kann hinter Größenphantasien kaschiert werden. Diese adoleszenten Größenphantasien sind notwendige Durchgangsstadien der Adoleszenten Geisteshaltung »State-of-mind«, die aber oft lange Jahre – oder ein Leben lang – beibehalten werden können. Nur widerwillig wird die reale Welt betrachtet, die Desillusionierung akzeptiert. Neid auf die Erwachsenen, die es schon geschafft haben, verbirgt die Unsicherheit, ob sie es selbst schaffen werden, einen Beruf und eine Familie haben zu können. Wie ein Patient von mir es ausdrückte: »Es ist schwer, selbst König zu sein«.

Wie wir gezeigt haben, geht die Psychoanalyse mit Freud davon aus, dass mit dem Untergang des Ödipuskonflikts eine Verinnerlichung der väterlichen, gesellschaftlichen Wertvorstellungen und Normen erfolgt ist, was wir als »Über-Ich« bezeichnen. Es wird als strafende Instanz verstanden, die eher nach dem Abbild der gefürchteten Autoritätsperson geformt wird. In der Phase der Adoleszenz werden nicht nur die realen äußeren Eltern in Frage gestellt, sondern auch die »inneren Eltern« – d. h. deren – vom Jugendlichen verinnerlichten – Werte und Haltungen kritisch überprüft und in Frage gestellt, um dann einen relativ stabilen Lebensstil und Charakter entwickeln zu können. Ebenso wichtig ist aber die Vorstellung, wie der Jugendliche sein will, was wir mit dem Terminus des »Ich-Ideals« bezeichnen. Das Ich-Ideal dagegen wird hauptsächlich nach dem Abbild der geliebten Objekte geformt. Nunberg stellt diese beiden inneren Instanzen wie folgt dar: »Während sich das Ich dem Über-Ich aus Angst vor Strafe fügt, fügt es sich dem Ich-Ideal aus Liebe« (1932, 173).

Die Selbstwahrnehmung des Adoleszenten wird ebenso wie die kognitive Entwicklung komplexer und abstrakter. Es entsteht die Kapazität, über sich nachzudenken und zwischen einem aktuellen Selbst und zwei Arten eines möglichen Selbst zu unterscheiden, dem idealen Selbst und dem gefürchteten Selbst, d. h. die eigenen dunklen Seiten zu sehen. Der Jugendliche ist auch zunehmend in der Lage, verschiedene »Identitäten« oder Aspekte seiner Identität im Umgang mit verschiedenen Personen und Situationen zu erkennen, etwa in der Schule und zu Hause, mit Freunden und unter Fremden. Das schließt auch ein zu wissen, wann sie oder er »authentisch« ist oder eher den Vorstellungen der anderen entspricht, im Sinn eines »falschen Selbst« (Winnicott 1960).

> **Exkurs: Über-Ich und Frühformen des Über-Ichs**
>
> In der Neuen Folge der *Vorlesungen zur Einführung in die Psychoanalyse* (1932) beschreibt Freud das Über-Ich als verbindliche Struktur, der drei Funktionen zugeschrieben werden. »Die Selbstbeobachtung, das Gewissen und die Idealfunktion« (Freud GW, XV, 72). Das Minderwertigkeitsgefühl und das Schuldgefühl entstehen aus der Spannung zwischen dem Ich und dem Über-Ich, wobei das Schuldgefühl mit dem Gewissen, das Minderwertigkeitsgefühl mit dem Ich-Ideal korrespondiert.
>
> Beim Schreiben eines Tagebuchs wird das Bedürfnis nach »Selbstklärung« (Seiffge-Krenke 1985, 134) gestillt. Die Erlebnisse und Gefühle, Stimmungen und Hoffnungen werden dem Tagebuch unzensiert anvertraut. Neben der entlastenden, kathartischen Funktion bietet das Tagebuch eine Möglichkeit der Bewältigung der Gefühle, der Integration oft widersprüchlicher Stimmungen. Frühere Äußerungen werden zu späteren in Bezug gesetzt und modifiziert. Da die Eintragungen jeweils den aktuellen Gefühlszustand festhalten, eignen sie sich auch gut zur Illustration der psychischen Entwicklung. Wir wollen nun weiter aus den bereits oben zitierten Eintragungen von Lari, deren ersten Liebeserfahrungen und -Enttäuschungen besprochen wurden, ihre Entwicklung begleiten.

Ein äußeres Ereignis verändert die Welt von Lari. Sie beginnt ein neues Tagebuch und schreibt am 18. Jänner 1986 als Dreizehnjährige:

Samstag
Heute sind wir vom Schikurs (...) zurückgekommen. Ich habe mich schon so auf Mama, Jutta und Timmy (Anm. Haushund) gefreut. Doch ich habe wieder mit ihr gestritten, besser gesagt, sie hat angefangen. Mama ist so traurig. Sie hat so viele Sorgen und will, dass wir uns nicht auch noch unter einander streiten. Sie will am Montag die Scheidung einreichen. Ich bin so traurig! Alle meine Freundinnen haben eine Familie, nur ich habe keine. Ich geniere mich, meinen Freundinnen zu sagen, dass meine Eltern sich scheiden lassen. Ich traue mich nicht, es zu sagen. Ich fühle mich wie ein Außenseiter. Vielleicht mögen mich meine Freundinnen jetzt nicht mehr. Ich hoffe, das wird nicht so sein. Ich höre gerade die »West Side Story«. Die tröstet mich ein bisserl. Ich hoffe, dass alles wieder gut wird. Ich habe mich so auf St. Christopher gefreut. Aber Mama hat mir verboten, mit Papa dorthin zu fahren. Phillipp ist gerade da. Er hat es so gut. Er hat keine Sorgen. Ich weiß, dass ich ein bisserl blöd schreibe, aber wenn ich traurig bin, schreibe ich halt so geschwollen. Naja. Jetzt habe ich Phillipp ein paar Playmobil-Maxerl zum Spielen gegeben. Jetzt geht's mir eh' wieder recht gut. Ich muss jedenfalls nicht mehr weinen. Ich schreibe morgen wieder...!
Aja, am Schikurs war es irrsinnig lustig. Mir gefällt gut der Daniel... ich mein, ich finde ihn nett. Er hat gesagt, dass ich die schönste Figur von allen Mädchen vom Schikurs habe! Das finde ich gut, aber eingebildet bin ich deswegen nicht. Was ich noch sagen wollte: Mathe habe ich geschafft! Ich kriege einen 2 oder 3 auf die Schularbeit. Super! Also: Goodnight, goodnight, sleep well!
Lari T. 13 Jahre (Lari zit. nach Erhard, 1998, 51f)

Interpretation

Häufig fällt die Scheidung der Eltern mit der Pubertät eines der Kinder zusammen. Wir haben bei der Frage der Auswirkung der Pubertät auf die Psyche der Eltern darauf hingewiesen, dass die Eltern unbewusst in Konkurrenz zu den Kindern treten und nun selbst eine neue Partnerin (oft im Alter der Tochter) oder Partner wählen. Nicht nur der/die Jugendliche sucht sich eine/n Partner/in, sondern die Eltern sind unbewusst in Konkurrenz und finden rascher eine/n neue/n Frau/Mann als der/die Jugendliche.

Für die Jugendlichen stellt die Trennung der Eltern eine zusätzliche Belastung dar. Unbewusst denkt jedes Kind – auch im Alter von 13 oder 14 Jahren – an der Trennung schuld zu sein, zu schlimm, zu schwierig, zu belastend gewesen zu sein. In der Phantasie konnten die ödipalen Wünsche den andersgeschlechtlichen Elternteil tatsächlich in die Flucht schlagen. Auch die Ablösung von den Eltern wird schwieriger, wenn ein Elternteil auszieht und der andere dann alleine mit den Kindern lebt, oder sich die Jugendlichen mit einem neuen Partner auseinandersetzen müssen.

Bei Lari kann man fühlen, wie traurig die Mutter ist. Wenn die Eltern sich scheiden lassen, so »hat sie keine Familie mehr«, schreibt sie. Sie schämt sich, darüber mit ihren Freundinnen zu sprechen, aber sie kann ihre Gefühle dem geduldigen und absolut vertrauenswürdigen Tagebuch mitteilen. Sie hat Angst, zur Außenseiterin zu werden. Lari kann sich durch das Hören der »West Side Story« trösten, wo das Thema der Jugendlichen in der Gruppe und der ersten Liebe in einer feindlichen Umwelt thematisiert wird. Danach erinnert sie sich, dass sie nicht mit ihrem Vater wegfahren darf. Selbstreflexiv denkt sie darüber nach, wie sie schreibt, »so geschwollen« und sie kann aufhören zu weinen. Tröstlich ist die Erinnerung an das Kompliment von Daniel, auch der Erfolg bei der Matheschularbeit stabilisiert sie emotional wieder. Das Tagebuch wird zu einer liebevollen Freundin, der sie ihre Sorgen und Gefühle anvertrauen kann. Sie wünscht dem Tagebuch eine gute Nacht und einen guten Schlaf. Sie ist auch mit dem Tagebuch identifiziert, ist sich selbst eine Ansprechpartnerin.

Ihre Fähigkeit, sich offen mit Problemen auseinanderzusetzen und über sich selbst nachzudenken, lässt auf eine relativ stabile innere Welt mit guten inneren Elternbildern schließen.

Einige Jahre später, mit 17 Jahren berichtet Lari zunächst über ihre Schulerfolge, dann fällt ihre Leistung stark ab – vermutlich eine Folge der Scheidung der Eltern. Wie einsam sie sich fühlt, vertraut sie ihrem Tagebuch an:

> Und nun ist mir fad, denn es gibt niemanden der etwas mit mir unternehmen will, ich habe, weder eine Freundin, noch einen Freund, wie in »alten Zeiten«. Warum habe ich keinen Freund ... mit Tim wäre es jetzt so schön, die Sonne scheint, wir könnten spazieren gehen oder Tennis spielen oder Federball spielen. Ach, ich vermisse ihn so, lieber Gott hilf mir doch endlich. Ich fühle mich so verlassen, richtig einsam. Die einzige Abwechslung ist mein Tagebuch. Wenn ich schreibe, fühle ich mich besser. Aber ich kann doch nicht bis an mein Lebensende stundenlang Tagbuchschreiben. Warum muss mein junges Leben schon so sinnlos und traurig sein? ... (Lari zit. nach Erhard 1998, 110)

Das Tagebuch ist ihre engste Freundin, ihm kann sie alles anvertrauen. Die Stimmung schwankt, und sie beginnt, sich erwachsener und unabhängiger zu fühlen.

Ich weiß nicht warum, aber ich fühle mich so übermäßig glücklich. Dabei war weder gestern noch heute etwas Außergewöhnliches, weshalb sich mein Zustand so verbessert haben könnte. Naja, aber ich freue mich, dass es mir endlich nach sehr langer Zeit gut geht... Und ich merke, dass ich allmählicher erwachsen werde. Das mag dumm klingen, ist aber irgendwie wahr. Ich beginne, meine eigene Persönlichkeit zu entwickeln, die ich ja schon immer innerlich hatte, aber nie gezeigt habe. Ich war immer abhängig von allen anderen, und das versuche (ja mache ich sogar) ich zu ändern. (Lari zit. nach Erhard 1998, 111)

Lari klingt viel optimistischer als in den letzten 20 Eintragungen, sie beginnt wieder ein neues Buch – so wie der Beginn eines neuen Lebens. Sie bemerkt ihre eigene Veränderung und ist stolz auf sie. Sie stellt fest, dass sie allmählich erwachsener wird. Bernfeld spricht von der »narzisstischen Liebe zum eigenen Ich«, als Grundlage für die Selbstachtung. Sie wird auch zuversichtlicher, dass sie die Anforderungen der Schule und der Matura schaffen wird. In den weiteren Eintragungen bemerkt sie, dass sie »langsam reifer« wird. Drei Monate später beschreibt sie die Sehnsucht, mit sich alleine zu sein:

Ach Gott, ich befinde mich wieder in so einer seltsamen Phase: ich will am liebsten alleine sein, ohne auch nur irgendwen. Das hängt überhaupt nicht von den Leuten ab, sondern nur von mir; ich brauche niemanden, ich will zur Zeit wie früher, einfach alleine durch die Welt ziehen und die Leute alle ignorieren und alle egal, ob ich sie kenne oder nicht, links liegen lassen. Mich würde irrsinnig interessieren, was der Grund für das alles ist. Eine Erklärung kam mir heute in den Kopf: Ich war immer ein ›Papa-Kind‹ und ich vermisse ihn im Unbewussten sehr viel, denn er war immer mein Papa und Vorbild. Man kann sagen, dass ich ihn immer richtig vergöttert habe, und natürlich dieses Gefühl ist noch immer da. Peter, so schlimm das auch klingen mag, ist eigentlich ein ›Ersatz‹ für meinen Papi. Dies merkte ich gestern, als ich Peter ganz fest an mich drückte. In meinen Gedanken war es Papa, den ich ganz fest halten wollte, damit er nicht noch einmal von mir geht. – auch wenn ich Peter sage, wie gern ich ihn habe, ist das gar nicht so. .... Nur lasse ich mir nichts anmerken und »verwöhne« Peter wie immer, obwohl ich eigentlich gar nicht will. Wie schon erwähnt, möchte ich am liebsten alleine sein; alleine spazieren gehen; alleine einkaufen; alleine essen; alleine fernsehen; alleine Musik hören; alleine das Leben genießen; Was ist los mit mir? Und was soll ich unternehmen, damit mir meine Mitmenschen mein Benehmen später einmal nicht verübeln???? (Lari zit. nach Erhard 1998, 120)

Es ist überraschend, wie klar Lari mit 17 Jahren ihren Kummer ausdrücken kann und wie sie versucht, ihre innere Situation zu ordnen und Klarheit über sich selbst zu gewinnen. Sie kann sich eingestehen, dass sie an ihren geliebten Papi denkt, wenn sie Peter umarmt. Ihr Papi, der ihr durch die Scheidung vor vier Jahren abhandengekommen ist und den sie vermisst. Genau zu dem Zeitpunkt, wo sie sich von ihrer nahen Beziehung zum Vater ablösen sollte, wird er ihr durch die Trennung der Eltern entrissen, die selbstverständliche Nähe in einer gemeinsamen Wohnung geht verloren. Sie kann sich als »Papa–Kind« bezeichnen. Sogar die Verschiebung ihres Bedürfnisses nach Gehaltenwerden durch den Vater auf Peter, kann sie benennen – vermutlich ohne je eine analytische Theorie gelesen zu haben. Sie kann ihre eigenen Gefühle und Stimmungen ausgezeichnet beobachten, auch ihre Ambivalenzen. Diese Fähigkeit, verweist auf stabile gute innere Objekte, die trotz dieser Turbulenzen aktiv bleiben. Sie kann über sich nachdenken, ihre Gedanken dem Tagebuch anvertrauen und dabei ordnen. Wie schon bei Katharina, kann auch Lari das Alleinsein nützen, um aus ihrer Niedergeschlagenheit herauszukommen. Eine innerlich nicht so stabile Jugendliche könnte so eine Umbruchsituation vielleicht nicht meistern und massive Probleme zeigen, wie sie bei Elfi in der Psychoanalyse bearbeitet wurden. Lari wählt ein Idol, mit dessen Einsamkeit sie sich identifiziert und das ihr Vorbild ist.

Idole aus der Welt des Films und des Musicals bei Lari:

> *Ach Gott, ich liebe Jimmy (James Dean). Nachdem ich gestern »Jenseits von Eden« gesehen habe, habe ich meine Liebe wiederentdeckt. Ich habe allein ferngeschaut. Ich meine James – Mama und Jutta im Wohnzimmer etwas anderes. Ich kann mich so richtig, so blöd das klingen mag, mit ihm identifizieren. Ich habe die gleichen Probleme: Ich bin einsam, unverstanden und auf der Suche nach Unabhängigkeit, Freiheit und Liebe. Ich werde normalerweise nicht schnell gerührt, aber gestern habe ich mich eigentlich am Bildschirm gesehen. Ich bin heulend dort gesessen und habe mich immer in die jeweilige Lage von Carl versetzt, z. B. wie Aron mit seiner Freundin im Kühlhaus war und sich vergnügt hat und Carl ist oben gesessen und war traurig, weil er nicht geliebt wird. Also bei mir ist genau das Gleiche. Aber ich kann auch nichts dagegen tun. Vielleicht werde ich jung sterben, ohne je Liebe kennengelernt zu haben? Wer weiß? Heute habe ich mich schon mit James unterhalten. Ich habe ihm mein Herz ausgeleert und er meinte, dass ich es nicht lassen soll, nicht aufgeben. Ich soll meinen Weg gehen, wie er, hat er gesagt. Ich habe natürlich englisch mit James gesprochen. Morgen rede ich wieder mit ihm. Ich kaufe mir um meine 1000.- einmal einen James Dean Kalender und viele Bilder von ihm. (Lari zit. nach Erhard 1998, 81)*

Die heilenden Kräfte im kindlichen Spiel, in Tagträumen und beim Tagebuchschreiben lassen sich bei Lari gut nachvollziehen. Sie zieht sich zum Fernsehen alleine in ein Zimmer zurück. Sie ist mit ihrem Idol Jimmy in der Rolle von Carl (vermutlich fallen beide zusammen) voll identifiziert. Auch sie fühlt sich einsam, verloren und auf der Suche nach Unabhängigkeit, Freiheit und Liebe. Besonders in der Konkurrenzsituation, wie Carls Bruder Aron – in Anklang an Kain und Abel – von der Mutter und den Frauen so bevorzugt wird, ist sie wie Jimmy traurig – sie heult für ihn und für sich. Einige ihrer Freundinnen haben bereits einen Freund und sie nicht, deshalb fühlt sie sich ausgeschlossen. Die Tränen haben auch etwas Befreiendes, Reinigendes. Sie, die sich von der heftigen Liebe zum Vater losmachen will, kehrt es um und ist überzeugt, sie wurde nie geliebt. Todessehnsucht und Todeswünsche klingen an, wenn sie meint, sie müsse jung sterben. Und dann wird das Idol zum Seelentröster und imaginären Freund. Wie ein einsames Kleinkind die Phantasie hat, sich einen Spielkameraden zu erschaffen, spricht Lari nun zu Jimmy. Er ist es, der sie tröstet und aufrichtet, ihr Mut zuspricht. Wir können das als inneren Dialog verstehen, ein Teil von ihr, der konstruktiv und optimistisch ist. Sie kann sich gleichsam selbst trösten und ermutigen. Lari steht mitten in einem Selbstfindungsprozess und will ihren eigenen Weg suchen. Mühelos wechselt sie von der imaginären zur realen Welt. Sie will sich einen Kalender mit vielen Bildern von James Dean kaufen, ihn gleichsam »besitzen«. Die Tatsache, dass James Dean doppelt unerreichbar ist – weit weg in den USA und bereits mit seinem Motorrad verunglückt –, machen es leichter, ihn anzuschwärmen.

Erotische gleichgeschlechtliche Anziehung

Die beste Freundin, mit der die Jugendliche alles teilt, können wir als emotionalen Mutterersatz verstehen. Die Ablösung von der Mutter wird dadurch erleichtert. Lari schreibt in ihr Tagebuch:

Vorige Woche war ich mit Petra in Mittersill!! Es war echt super. Petra hat von Irland erzählt. Ich habe die Petra sooooo gern. Sie ist nicht nur irrsinnig fesch, sondern auch lustig, lieb und verständnisvoll. Ich hoffe, sie mag mich genauso gern ...

Lari bewundert ihre Freundin Petra, sie ist ihre beste Freundin. Sie idealisiert und verehrt sie, in der Wortwahl gibt es Ähnlichkeiten zur Bewunderung von Jungen, die sie anschwärmt. Einige Tage später schreibt sie:

Schade, dass Petra nicht mit uns weg war, aber wie wir weggefahren sind, war sie noch beim Friseur. Sie hat jetzt Dauerwellen (neue) und schaut echt super fesch aus. Sie wird immer schöner. Ich komme mir schon vor, wie der Prinz bei ›Die Schöne und das Scheusal‹. (Lari zit. nach Erhardt 1998, 84)

Der erotische Ton der Idealisierung ist auch Lari bewusst, sie vergleicht sich mit dem Prinzen in »Die Schöne und das Biest«, der sich allerdings dann verwandelt. Helene Deutsch weist darauf hin, dass eine »starke bisexuelle Phase knapp vor der Adoleszenz (...) beim weiblichen Geschlecht weniger verdrängt ist als beim Knaben. Das Mädchen ist in dieser Lebensphase sogar gerne bereit, ihre ›Männlichkeit‹ zu betonen, während der Knabe sich seiner ›Weiblichkeit‹ schämt und dieselbe verleugnet«. (Deutsch zit. nach Blos 1962, 99)

Zwei Monate später ist die emotionale Loslösung von Petra erfolgt, als Lari schreibt:

Ich fühle mich unter den Internatskindern viel, viel wohler als in Petras Gesellschaft. Ich bin halt aus einer anderen Familie und unter Sportlern aufgewachsen; ich gehöre nicht zu denen (das klingt blöd, ist aber wahr!). Manchmal kommt mir die Petra so affektiert vor usw., ich passe gar nicht so gut zu ihr... (Lari zit. nach Erhardt 1998, 85)

Die Idealisierung löst sich auf, sie sieht auch Fehler bei Petra und die Unterschiede zwischen ihnen. Sie beginnt nun, reale Kontakte mit gleichaltrigen Jugendlichen zu beschreiben. Diese beiden Phasen sind bei der Suche nach der sexuellen Identität oft zu erkennen.

Ist die homosexuelle Phantasie verboten und wird sie vom Jugendlichen als bedrohlich erlebt, so kann das Anlass für abweichendes Verhalten oder einen sozialen Rückzug sein, um Situationen zu vermeiden, wo der Jugendliche durch den Anblick anderer Jugendlichen beim Umziehen oder Sport erregt werden könnte. Die erotische Anziehung muss nicht immer bewusst wahrgenommen werden, sie kann diffus im Hintergrund wirksam sein. In der Werbung wird diese homoerotische Ebene verstärkt angesprochen. Bei Abercrombie & Fitch tragen die ausgesucht sexy aussehenden männlichen Verkäufer keine Oberbekleidung, ihre Abbildungen sind auf den Einkaufstaschen wie Models abgedruckt. Die Begrüßung erfolgt wie bei einer Party, es erklingt laute Musik und die Verkäufer tanzen zum Rhythmus, um Stimmung zu machen. Das Geschäft ist dunkel tapeziert und alles ist mit Parfum eingesprüht. Die Bilder sind mit antiken, römischen und griechischen Skulpturen geschmückt; es wird ununterbrochen sauber gemacht, damit auf den schwarzen Einrichtungsgegenständen kein Staub sichtbar wird. Als Verkäufer werden nur Models angestellt, die photogen sind; sie stellen zugleich die Idole dar, denen die Käufer nacheifern. Sie müssen perfekt Englisch sprechen können, um die internationalen Käufer bedienen zu können. Beim Betreten der 5-stöckigen Gebäude wird ein Bild des Käufers mit einem Modell-Verkäufer gemacht. Der Gag ist, dass keine Werbung für das Geschäft gemacht wird, sogar der Name wird nicht einmal außen gut sichtbar angebracht; man muss sozusagen »dazugehören«, es kennen, um Zutritt zu bekommen. Wer einen Einkaufssack trägt, wird von anderen Passanten oder Touristen angesprochen, wo das Geschäft zu finden sei. Subtil wird der Wunsch dazuzugehören, Teil der Gruppe zu sein, stimuliert.

Moses Laufer gibt ein Beispiel eines Jugendlichen, der aus Angst vor seinen homoerotischen Wünschen die Schule abbricht:

> *Im Alter von 15 Jahren fühlte er sich zu anderen Knaben hingezogen. Obwohl ihn seine homosexuellen Gefühle erschreckten, konnte er sich trotzdem nicht davon abhalten, immer wieder an einige Knaben zu denken. Er verbrachte all seine Freizeit in der Schulbibliothek, weil er so einigen Knaben nahe sein konnte – in Sicherheit und unauffällig. Dann kam ein Punkt, wo er solche Angst vor seinen Gefühlen hatte, dass er tatsächlich einige dieser Knaben berühren würde. Er begann der Schule fern zu bleiben. Das führte zu seiner Entscheidung, die Schule zu verlassen. Er nahm den Beruf als Angestellter an ... Mit 19 Jahren kam er in Therapie, da seine Vorliebe für Knaben seine Arbeit beeinträchtigte.* (Laufer 1995, 8; Übers. GDW)

Laufer zeigt mit diesem Beispiel, wie die Sorge und Angst dieses Jugendlichen vor seinen homosexuellen Neigungen seinen Mitschülern gegenüber zum Schulabbruch führte. Mit dieser Entscheidung hat er seine Ausbildung, seinen Beruf und somit seinen gesamten Lebensweg in Frage gestellt. Wichtig ist es, den Jugendlichen rechtzeitig eine professionelle Hilfestellung anzubieten bzw., als Lehrer sensibel für diese Dimension der Probleme zu sein. Wenn ein Schüler mit guten Noten (wie der Junge dieses Beispiels), sich zurückzuziehen beginnt und der Schule fernbleibt, so ist das als Kommunikation eines Hilferufs zu verstehen. Oft wird dieses Verhalten als Desinteresse an der Schule missverstanden, statt nach tieferliegenden Ursachen zu forschen. Es liegt dann an den Lehrern und Erziehungsberechtigten, diese Mitteilung aufzugreifen und mit dem Jugendlichen zu sprechen. Die Probleme sind oft latent, haben in der frühen Kindheit begonnen und werden erst in der Adoleszenz sichtbar. Es ist daher ein wichtiges Thema, welches Maß an autonomer Entscheidung einem Jugendlichen zugestanden werden soll, und wie weit die Erwachsenen ihm bei wichtigen Entscheidungen helfen sollen und müssen.

Bedeutung der Gruppe

In der Zeit der Unsicherheit, der Lockerung der familiären Beziehungen, der verwirrenden Gefühle über sich, die Eltern und die Welt stellt die Gruppe der Gleichaltrigen einen wichtigen Bezugspunkt dar. Die Gruppe der Freunde wird zur neuen Heimat. Alle Gruppenmitglieder sind mehr oder weniger in derselben

Situation mit einem sich verändernden Körper, der neuen Sicht auf die Welt. Die Gruppe erfüllt unterschiedliche Funktionen und Aufgaben. Die Gruppe stellt einen mehr oder weniger sicheren Ort dar, in dem die Jugendlichen Teile ihrer Persönlichkeit ausleben bzw. Aspekte ihrer Persönlichkeit auf andere Gruppenmitglieder projizieren können. Meist handelt es sich dabei um Verhaltensweisen, die der Jugendliche bei sich zurzeit noch nicht integrieren kann. Sie können ihr Verhalten erproben und andere beobachten. Das Sprechen über andere Gruppenmitglieder der eigenen Gruppe und über andere Gruppen sind ein beliebtes Thema.

Die Autorität der Eltern wird abgelehnt, gleichzeitig unterwerfen sich die Jugendlichen dem Diktat der Gruppe in Bezug auf den Kleidungsstil, Musikvorlieben, Umgangsformen und Freizeitverhalten. Die Anerkennung und der Status in der Gruppe werden zum zentralen Thema. Verrat und Loyalität werden wichtig. Aspekte der eigenen Persönlichkeit können erprobt und ausgelebt werden. Die Zugehörigkeit und den Status in der Gruppe nicht zu verlieren, kann großen Druck erzeugen. Immer wieder fühlt sich ein Mitglied eher ausgeschlossen.

In dieser Phase werden nicht nur die Eltern, sondern auch die Lehrer abgewertet. Ein junger Lehrer beschreibt seine Erfahrungen:

> *Im ersten Jahr betrachteten sie mich wie einen ›Gott‹, im zweiten Jahr war ich die ›Welt‹ und im dritten Jahr war* **alles**, *was ich machte falsch und verächtlich. Erst im vierten Jahr wurde ich wieder akzeptiert als Freund und als Lehrer vor dem sie einigen Respekt hatten«* (Waddell 1994, 48, Übers. GDW).

Es klingt die Überraschung durch, wieso sich das Bild von ihm als Lehrer bei den Jugendlichen so verändert hat. Aus der – vermutlich idealisierten Position – wurde er zu einem abgewerteten Lehrer. Wie schwierig diese Situation zu ertragen ist, wie schmerzlich dieser neue Platz ist, ist hinter der kurzen Beschreibung zu erahnen. Es geht den Lehrern ähnlich wie den Eltern.

Erst langsam beginnt eine Distanzierung und Loslösung von der Gruppe, wenn eine enge Paarbeziehung Sicherheit gibt. Lari beschreibt diesen Prozess mit 17 Jahren:

> *Gestern waren wir zunächst bei Klaus. Max, Sabine, Manfred, Tom und ich sind so nach 1.00 Uhr in die Pizzeria gefahren. Die anderen fuhren noch nach Wien; ich hatte keine Lust dazu. Nach einer Pizza bin ich um ¾ 4 zu Hause gewesen – eine große Überraschung für Mama, da ich ihr gesagt habe, dass ich nicht zu Hause schlafe. Beim Klaus hat sich mein ganzes bisheriges Leben (d.h. der Abschnitt, seitdem ich mit Max usw. weggehe) wie ein Film abgespielt – ja, ich war richtig geistesabwesend. Und da merkte ich, dass ich allmählich erwachsen werde. Das mag dumm klingen, ist aber irgendwie wahr. Ich beginne, meine eigene Persönlichkeit zu entwickeln, die ich ja schon immer innerlich hatte, aber nie gezeigt habe. Ich war immer abhängig von allen anderen, und das versuche (ja, mache ich sogar) ich zu ändern. Früher wollte ich nie jemanden kennenlernen, der nicht in unsere Gruppe passt, aber heute ist mir das ziemlich egal. Im Gegenteil: ich will sehr gerne viele Leute aus verschiedenen Kreisen kennenlernen und auch einmal mit ihnen weggehen, was für mich vor einiger Zeit noch als unmöglich galt. Ich wollte z. B. nie mit Eva weggehen, denn ich hatte Angst, bei meinen Leuten etwas zu versäumen ... jetzt bin ich soweit, dass ich mit ihr liebend gerne weggehe und auch neue Leute kennenlernen will. Sicher ist es irgendwie schon, wenn man zu einer bestimmten Gruppe gehört, aber andererseits muss man deshalb ja*

nicht immer mit ihnen zusammen sein. Der gestrige Tag hat mir wieder eine Erfahrung mehr gebracht hat; darüber bin ich ›stolz‹. Ich fühle mich auch so frei und unabhängig, ein echt tolles Gefühl. ... Ich hoffe, meine gute Laune hält an. (Lari zit. nach Erhard 1998, 111)

Diese Eintragung steht in einem neuen Tagebuch, wohl ein Hinweis auf eine neue Lebensphase, einen Wendepunkt in Laris Leben. Erst rückblickend kann Lari erkennen, welche Einschränkungen die Gruppenzugehörigkeit gebracht hat. Welche Angst sie hatte, die Zugehörigkeit zu verlieren und ausgeschlossen zu werden – den sicheren Hafen zu verlieren. Sie ist nun stark genug, nicht mit der Gruppe einen Ausflug zu machen, sondern alleine heimzugehen. Für die Eltern ist diese Entwicklung neu und überraschend. Ihr Selbstwertgefühl ist nun stabil und sie braucht nicht immer die Geborgenheit der Gruppe, ja, sie möchte auch neue Leute kennenlernen. Sie kann auch mit einem Mädchen, das nicht zur Gruppe gehört, eine nette Zeit verbringen. Stolz ist sie auf diesen Schritt der Selbstbestimmung und Autonomie.

Dieser Loslösungsprozess von der Gruppe erfolgt nicht geradlinig, sondern in verschiedenen Schritten vorwärts und zurück. Wie schon in früheren Kapiteln angeführt, werden ödipale Wünsche, Rivalitäts- und Loyalitätskonflikte von den Eltern auf die Gruppe der Gleichaltrigen verschoben. Häufig ist gerade die beste Freundin für den Freund attraktiv, manchmal »verzichtet« ein Mädchen auf den Verehrer, weil er der Freund der besten Freundin ist. Aber in der Art des Verzichts wird klar, dass sie eigentlich viel attraktiver ist. Das schönste Kompliment ist »das schönste, attraktivste Mädchen« der Klasse oder der Schule, des Balls etc. zu sein. Alle übertreffen zu können, klingt bei diesen Komplimenten an. Damit soll auch der andere Pol zum Wunsch, die Schönste zu sein, nämlich die Angst nicht attraktiv zu sein, keinen Freund zu finden, beruhigt werden. Die »Herde«, wie Lari die Gruppe nennt, ist eben beides. Heimat und Geborgenheit und Einschränkung und Konformität. Gleichzeitig dienen die verschiedenen Gruppenmitglieder aber auch dazu, Projektionsfläche für eigene, meist nicht zugelassene Aspekte des Selbst zu sein, d. h. die Jugendlichen sehen Eigenschaften und Wünsche, die sie bei sich nicht sehen wollen, bei anderen Teilnehmern der Gruppe. Stellvertretend werden dann die anderen dabei beobachtet, wie sie Dinge tun, die man sich selbst nicht auszuführen traut. Darüber mit den anderen zu sprechen, ist genauso wichtig wie das Beobachten und Miterleben.

Lari schreibt über ihren schmerzlichen Ablösungsprozess von der Gruppe in aller Deutlichkeit und denkt darüber nach. Sie schreibt am 1. Januar:

In dieser Woche hat sich nichts Besonderes ereignet. Ist ja auch schwer möglich, denn ich darf nur am Wochenende weggehen. Nach dem Glücksgefühl am Sonntag kam, wie erwartet, ein, wenn auch kleiner, Rückfall. Ich fühle mich plötzlich wieder einsam und verlassen, ohne Freunde. Habe heute wieder etwas dazu gelernt – es ist wohl wirklich die Zeit gekommen, ›erwachsener‹ zu werden. Ich bin nämlich draufgekommen, dass ich zwar viele ›Freunde‹ habe, aber fast niemand von ihnen wirklich Freunde sind. Damit meine ich, dass es nur ganz wenige, wenn überhaupt gibt, die in guten wie auch in schlechten Zeiten zu mir stehen und mir dies auch zeigen ... Eine Freundschaft besteht für mich nicht nur darin, dass der andre einmal sagt, dass er mich eh gern hat. Ich lese zurzeit ein echt beeindruckendes Buch von Erich Fromm: ›die Kunst des Liebens‹. Ich werde etwas aus ihm zitieren, was mich angeregt hat, über meine Situation nachzudenken: ... ›Jeder glaubt sich dann in Sicherheit, wenn er möglichst dicht bei der ›Herde‹ bleibt und sich in seinem Denken, Fühlen und Handeln nicht von den anderen unterscheidet. Während aber jeder versucht, den übrigen so nahe wie möglich zu sein, bleibt er doch völlig allein und hat ein tiefes Gefühl von Unsicherheit, Angst und Schuld, wie es immer dann entsteht, wenn der Mensch sein Getrenntsein nicht zu überwinden vermag...‹ – stimmt alles, trifft bei mir zu ... besser, traf auf mich zu.

Heute ist Samstag und anstatt mich zu freuen, endlich wieder weggehen zu dürfen, will ich alle meine ›Freunde‹ gar nicht sehen, sondern lieber zu Hause bleiben. Ich weiß, das klingt alles nach Selbstmitleid, und wenn ich ehrlich bin, bemitleide ich mich auch ein wenig, aber ich habe ja Grund genug dazu; (Lari zit. nach Erhard 1998, 113)

Immer wieder spricht sie von den neuen Erfahrungen beim »Erwachsenwerden«. Lari spricht zwar von Freunden, verwendet aber das aus Filmen geläufige angelsächsische Heiratsversprechen, einander in guten und in bösen Zeiten zusammenzustehen. Die Frage, die sich Lari auch anhand der Literatur von Erich Fromm stellt, ist, wieweit braucht sie die Gruppe, um Schutz zu bekommen, und wieviel Autonomie braucht sie, um selbständig denken und leben zu können. Wichtige Themen, die sie ein Leben lang begleiten werden und die in der Adoleszenz erstmals auftauchen.

In der Gruppe findet der Jugendliche andere, die in derselben Situation sind. Die Gruppe ist wie ein Mikrokosmos, in dem intensiv neue Beziehungen, Eifersucht, Rivalität, Bewunderung, Konkurrenz, Verletzungen und Versöhnungen stattfinden, Kooperation und Freundschaft, sich um einander Sorgen machen. Loyalität zu den Gruppenmitgliedern ist wichtig, um die Außengrenze der Gruppe gegen andere zu definieren. Oft werden kollektiv unerwünschte Aspekte auf die andere Gruppe projiziert. Konkurrenz entsteht dann zwischen den Gruppen. Gemeinsam werden – vor allem von männlichen Gruppen – die legalen Grenzen ausgelotet. »Mutproben«, bei denen die Grenze der Legalität überschritten wird, oder das eigene Leben aufs Spiel gesetzt wird, werden oft zu Ritualen der Zugehörigkeit. Wir sprechen dann von Gangs.

Gangs – Jugendbanden

Von Gangs oder kriminellen Gruppen sprechen wir, wenn nicht die guten Aspekte der Gruppe im Vordergrund stehen, sondern Tyrannei und Unterwerfung, Rebellion und Kriminalität. Unbewusstes Motiv des Zusammenkommens ist das Ausleben der destruktiven Seiten der Persönlichkeit, das jedes einzelne Mitglied noch tiefer in Probleme bringt. Es entsteht ein enormer Druck, Dinge zu tun, die der einzelne nicht getan hätte. Es herrscht eine Grundstimmung der Angst, wobei die Anführer ihre Ängstlichkeit und Unsicherheit in die anderen, von ihnen dominierten Gruppenmitglieder verlagern. Sie wurden selbst als Kinder oft brutal behandelt, eingeschüchtert und gedemütigt und übernehmen nun die andere Rolle, die Rolle des Mächtigen. In der Identifikation mit dem starken Führer der eigenen Gruppe können sich die unterdrückten Gangmitglieder stark fühlen. Es ist für den Einzelnen schwer, wieder aus so einer Konstellation herauszukommen, da auch die Gang ein starkes Gefühl der Zugehörigkeit und der Heimat vermittelt. Die Mitglieder kommen oft aus Problemfamilien, in denen sich niemand um die Jugendlichen kümmert, oder ganz starre Regeln herrschen, und sie nicht als Person anerkannt werden. Gangs repräsentieren oft gesellschaftliche Subgruppen. Einzelgänger und einsame Jugendliche mit einem geringen Selbstbewusstsein werden zur Teilnahme eingeladen. So erzählt Jack von seinem ersten Kontakt zu einer Gang:

> *Bei meinen Freunden konnte ich nur mit Problemen rechnen (...). Ich begann mit dieser Gruppe herumzuhängen. Einer von ihnen war auf mich zugekommen und hatte gesagt: ›Du bist cool, wir mögen, wie du ausschaust‹. Ich fühlte mich erstmals gut und anerkannt und wollte ihr Freund sein. Aber sie begannen Dinge zu tun, die ich eigentlich nicht tun wollte – wie Schule schwänzen und keine Hausübung zu machen. Ich machte mit, obwohl ich dachte, das passt nicht zu mir ... Es war cool Drogen zu nehmen und Sex zu haben.* (Waddell 1994, 50)

Schon bei der Einladung in die Gruppe ist deutlich, dass sich Jack nicht gut gefühlt hatte, er war schüchtern und hatte nur ein schwaches Selbstwertgefühl. Die »harten« Charakterzüge des Führers der Gruppe imponierten ihm und er fühlte sich dann der Gruppe zugehörig, hatte ein Zuhause. Er kann sich dann mit dem starken Führer identifizieren und andere tyrannisieren oder er wird innerhalb der Gruppe zum Opfer.

Für Eltern ist es wichtig, aufmerksam auf die Veränderungen ihres Kindes zu achten, sich zu erkundigen, wer die Freunde in der Gruppe sind. Hilfreich ist es, wenn Eltern sich mit den Eltern der anderen Gruppenmitglieder in Verbindung setzen und ihre Erfahrungen austauschen. In den Eltern werden mächtige Gefühle wie Ärger, Scham, Enttäuschung und Schuldgefühle ausgelöst, die ein Wahrnehmen der Probleme der Kinder unausweichlich zur Folge haben. Überraschend ist oft, wie lange Eltern eindeutige Zeichen von Drogenkonsum, Gewalttätigkeit und Verzweiflung der Kinder übersehen, um sich nicht mit diesen schmerzlichen Gefühlen konfrontieren zu müssen. Obwohl das Verhalten massiv von der Gang beeinflusst ist, ist es wichtig, die kommunikative Botschaft der kriminellen Taten oder Verhaltensauffälligkeiten wahrzunehmen und die Situation des Jugendlichen zu verstehen. Verstehen heißt nicht tolerieren, sondern ganz im Gegenteil. In dem Grauraum zwischen Legalität und Illegalität erleben die Jugendlichen die elterliche klare Grenzsetzung als hilfreich, auch wenn sie äußerlich dagegen protestieren.

In dem populären Musical von Leo Bernstein die »West Side Story« kämpfen die Führer zweier rivalisierender Jungendbanden gegeneinander – eine moderne Fassung von »Romeo und Julia«. Zwei Jugendbanden kämpfen in einem New Yorker Elendsviertel um die Vorherrschaft: die weißen »Jets« und die puerto-ricanischen »Sharks«. Tony, der sich von den Jets gelöst und Arbeit gefunden hat, lässt sich von seinem Freund Riff, dem Anführer der Jets, überreden, zu einer Tanzveranstaltung zu kommen, bei der auch die Sharks erwartet werden. Dort begegnet er Maria, der Schwester des Shark-Anführers Bernardo, die gerade erst aus Puerto Rico kam und Riffs Freund Chino heiraten soll. Tony und Maria verlieben sich auf den ersten Blick.

Heimlich treffen sich die beiden, und Tony verspricht Maria, dafür zu sorgen, dass der bevorstehende Straßenkampf der Banden auf einen fairen Faustkampf beschränkt bleibt. Aber Bernardo ersticht Riff, und wie im Reflex reißt Tony das Messer an sich und tötet Bernardo. Chino überbringt Maria die Nachricht. Sie glaubt, dass Tony ihren Bruder nicht bewusst tötete und bittet ihre Freundin Anita, ihren Geliebten vor den Rächern Bernardos zu warnen. Aber als Anita von den Jets belästigt wird, behauptet sie, Bernardos Freund Chino habe Maria getötet. Tony erfährt das. Er rennt auf die Straße und schreit. Plötzlich sieht er Maria. Im gleichen Augenblick schießt Chino, und Tony stirbt in Marias Armen. Eine unkonventionelle Ballettchoreographie machte das Musical am Theater aber auch als Film zu einem großen Erfolg. Es zeigt eindrucksvoll, wie rasch das Leben der jugendlichen Bandenmitglieder außer Kontrolle gerät.

6 Ins Abseits geraten – Überschreiten der Grenzen

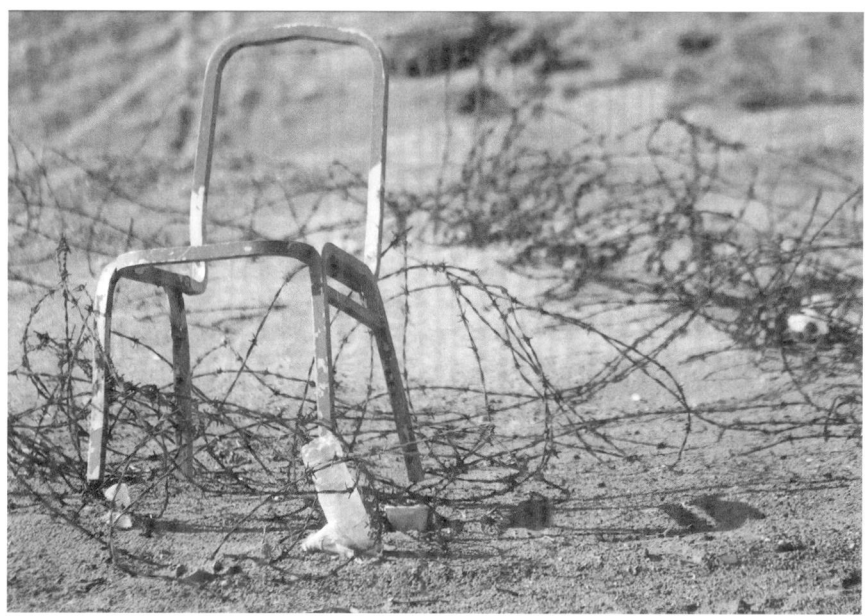

Das normale Testen der Grenzen, das Ausloten der eigenen Möglichkeiten und der der anderen relevanten Personen ist Teil des adoleszenten Verhaltens. Wir verstehen dieses Verhalten als Teil des Experimentierens und Erforschens der eigenen Person, um die Frage zu beantworten: »Wer bin ich?« Problematisch wird es, wenn die Grenze zu antisozialen und selbstdestruktiven Handlungen überschritten wird. Die Jugendlichen wissen oft nicht, wo die Grenze zwischen extremen und missbräuchlichen Verhalten zu ziehen ist (Aichhorn 1925). Dieser Missbrauch kann sich auf Gewalt, Alkohol und Drogen, Promiskuität, Essen oder Computerspiele beziehen.

Betont werden soll, dass die Psychoanalyse jeden Jugendlichen in seiner besonderen Lebenssituation und biographischen Geschichte verstehen will. Nur wenn wir die einmalige innere Welt zu verstehen suchen, kann dem Jugendlichen geholfen werden, den Weg zurück in die Normalität (bei aller Bandbreite) zu finden. Die Taten der Jugendlichen sind immer auch als unbewusste Kommunikation zu verstehen auch dann, wenn der Jugendliche selbst keine Ahnung davon hat, warum er so handelt. Er handelt einfach »spontan« und kann dies oft auch gar nicht begründen. Dieser Mangel an individuellem Verstehen der eigenen Antriebskräfte steigert oft noch die Verwirrung und das Gefühl der Bedrohung für den Jugendlichen und dessen Eltern. »Ich weiß selbst nicht, warum ich etwas getan habe«, kann eine Jugendliche sagen, die wegen eines Ladendiebstahls angezeigt wurde, oder ein Jugendlicher, der in eine Schlägerei verwickelt worden ist. Die große Schwierigkeit bei solchem grenzüberschreitenden »Ausagieren« ist, dass es Ausdruck eines inneren Schmerzes ist, der oft mit äußeren oder inneren Belastungen verbunden ist. Komplizierter wird es noch dadurch, dass die Jugendlichen oft zugleich verstanden und nicht verstanden werden wollen. Die Eltern haben dann oft den Eindruck, was sie anbieten, ist falsch.

Die Grenze, was im Bereich des Tolerierbaren liegt, und wann die Grenze überschritten ist, ist nicht leicht zu ziehen. Problematisch wird es, wenn massive antisoziale und selbstdestruktive Handlungen ausgeführt werden und außer Kontrolle geraten, wobei sich die Jugendlichen oft nicht gewahr sind, dass sie die Grenze in Bezug auf Gewalt, Alkohol und Drogen, Sexualität, Essen oder Computerspiele bereits überschritten haben – sie tendieren dazu, ihr Verhalten zu bagatellisieren. Die adäquate Antwort der Eltern und Lehrer auf solche grenzüberschreitenden Verhaltensweisen liegt in einer Doppelstrategie: sie ernst nehmen, aber nicht dramatisieren, auf keinen Fall ignorieren. Dieses Verhalten kann der erste Schritt zu einer delinquenten »Karriere« sein oder eine Kommunikation darstellen, die Hilfe der Eltern und ihre Sorge zu stimulieren. Erfolgt ein Ernstnehmen, dann kann es bei einer einmaligen Handlung bleiben.

Böse Streiche zu spielen, seine Kraft und Männlichkeit, seine Intelligenz und seinen Mut zu erproben, stellt zu allen Zeiten ein starkes Motiv dar. Bettelheim hat in seinem Buch *Symbolische Wunden* darauf hingewiesen, dass die unbewusste Wurzel vieler Männlichkeitsrituale im Nachahmen der körperlich sichtbaren Menstruation des Mädchens beruht (Bettelheim 1975). Die Aufgaben der Jugendlichen am Übertritt zum Erwachsenenstatus umfassen das Meistern schwieriger Aufgaben, Erfolge beim Jagen und das Bewältigen ängstigender Situationen alleine oder in der Gruppe der Gleichaltrigen. Erst dann ist der Zugang zur Welt der erwachsenen Männer gestattet.

Auch in unserer westlichen Gesellschaft führen Jugendliche in Gruppen selbstgewählte, oft sehr gefährliche Mutproben aus, die manchmal mit Todesfällen enden. Diese selbstgewählten Mutproben und Wettkämpfe werden nicht von gesellschaftlichen Instanzen definiert und vorgegeben, sondern von den Jugendlichen entwickelt und stehen mehr oder weniger im Gegensatz zu Regeln und Gesetzen. So wird das Überqueren der Schienen vor einem herankommenden Zug oder das Klettern auf einen Waggon – oft in der Nähe eines Starkstrommasts – versucht. In dem berühmten Kultfilm »Rebel Without a Course« (1955, »Denn sie wissen nicht, was sie tun«), mit James Dean in der Rolle des Jim, muss dieser eine vom Anführer der Gruppe, Buzz, definierte Mutprobe bestehen. In dem sogenannten »Hasenfußrennen« (»chicken run«) rasen dann Buzz und Jim in gestohlenen Autos auf eine Klippe zu. Wer zuerst aus dem Auto springt, ist das »chicken«, der Feigling. Während Jim kurz vor der Klippe herausspringt, bleibt Buzz mit dem Jackenärmel am inneren Türgriff hängen und stürzt mit dem Auto in die Tiefe.

In dem Film wird die Wohlstandsverwahrlosung thematisiert. Jim stammt aus einer vermögenden Familie, in der sich aber weder Vater noch Mutter um den Sohn kümmern. Innerlich ist er einsam und verloren. Dieser Film zeigt in publikumswirksamer Form die hinter gefährlichen Taten und Mutproben stehende Einsamkeit und Verzweiflung der Jugendlichen – eine psychologische Perspektive statt der üblichen Schuldzuweisung wurde eröffnet.

Aus der Literatur und aus Erzählungen wissen wir, dass früher die Toleranz gegenüber »Lausbubenstreichen« viel größer war. Der Präsident des Wiener Jugendgerichtshofes wies in einem Vortrag darauf hin, dass eine Vielzahl von strafbaren Handlungen früher als Streiche von Jugendlichen hingenommen wurde, ja sogar bewundert wurde. Werner Vogt, Mitbegründer der Kritischen Medizin in Österreich und sozialengagierter Facharzt, beschreibt in seiner Autobiographie *Mein Arztroman. Ein Lebensbericht* den beliebten »Zeitvertreib, jemanden eine Bosheit anzutun« (Vogt 2013, 31), der auch noch unter erwachsenen Männern verbreitet war: dem Nachbarn das Fahrrad verstecken, den Mittelteil der Fischrute an die Wäscheleine hängen oder hinter einer unübersichtlichen Kurve eine Straßenblockade aufzubauen. Das Auto des Metzgers konnte kaum bremsen und landete im Acker, wobei die Kisten durch die Luft flogen. Ein anderer Streich bestand darin, die Gleise der Arlbergbahn mit zwei Kübel Schmierseife so zu präparieren, dass der Zug auf der sehr steilen Bergtrasse nicht vom Fleck kam. Der Schaffner musste mit den paar Waggons vorsichtig zurückrollen um dann mit »Anlauf« die mit Schmierseife präparierte Steigung zu bewältigen. Auch gegen Fremde, Südtiroler wurden damals als »Tschuschen« bezeichnet, richteten sich die Streiche. So wurde Luigis Zimmer mit Schnee durchs Fenster vollgeschaufelt. Einen geistig behinderten Knaben, Franzi, wurde von den Bauern eingeredet, er könne mit zwei Regenschirmen wie mit einem Fallschirm vom Dach der Mühle springen. Er tat es und landete mit zwei gebrochenen Beinen im Spital. Das Erzählen dieser Heldentaten wurde bewundert, selbst der Pfarrer lachte über den Unfall von Franzi. Erst 40 Jahre später wundert sich der Autor über diese sozial anerkannte Form der Grausamkeit und Delinquenz. In jedem von uns steckt ein »delinquentes Selbst«, das sich direkt in Gesetzesübertretungen wie Steuerhinterziehung, Diebstahl von Zeitungen oder Büchern oder indirekt in Schadenfreude und Sensationslust zeigt.

Das Ausüben von Gewalt erzeugt eine doppelte, gegensätzliche Reaktion. Der gewalttätige Jugendliche wirkt stark, er ist es, der die anderen beherrscht, Angst und Schrecken verbreitet. Eine Identifikation mit ihm macht ihn faszinierend, andere wollen so sein wie er. Der andere Pol dieses Kontinuums stellt die Hilflosigkeit und Ängste vor der Gewalt dar – eine Regression in die frühen Erfahrungen des hilflosen Babys, das zum Überleben auf andere Personen angewiesen ist. Trifft die Gewalt nun andere, so entsteht entweder ein Mitgefühl oder Schadenfreude. Unter Schadenfreude verstehen wir die Freude über das Missgeschick oder Unglück anderer. Sie kann als heimliche Schadenfreude empfunden werden oder offen gezeigt werden, wie es sich in Spott und Hohn, subtiler in der Ironie und im Sarkasmus ausdrückt.

Wilhelm Busch hat in seinen ins Groteske und Makabre reichenden berühmten Bildergeschichten, etwa in den Geschichten von *Max und Moritz. Eine Bu-*

bengeschichte in sieben Streichen (1865), solche grausamen Lausbubengeschichten dargestellt, die emotional zu einer schadenfreudigen Reaktion beim Leser führen. Max und Moritz strangulieren die Hühner der Witwe Bolte in einem Fadenspiel und angeln sie ihr anschließend auch noch aus der Bratpfanne. Den Schneider Böck locken sie mit Schmährufen über einen Holzsteg, den sie zuvor angesägt haben, so dass er in den Bach fällt und fast ertrinkt. Dem Dorfschullehrer Lämpel füllen sie seine Tabakpfeife mit Schwarzpulver und provozieren so eine Explosion, die schwerste Verbrennungen zur Folge hat. In der Einleitung schreibt Busch

> *(...) Bildlich siehst du jetzt die Possen,*
> *Die in Wirklichkeit verdrossen,*
> *Mit behaglichen Gekicher,*
> *Weil du selbst vor ihnen sicher.* (Busch 1865, 190)

Es erfolgt eine explizite Einladung zum schadenfrohen Gekicher, sich an den oft sadistischen und lebensbedrohlichen Streichen oder Schandtaten zu erfreuen. Das Ziel des vierten Streichs ist der brave, vernünftigen Lehrer Lämpel, der am Sonntag brav und bieder in der Kirche Orgel spielt. Eben als er zufrieden und dankbar seine Meerschaumpfeife, die Max und Moritz mit Flintenpulver gefüllt haben, anzündet, explodiert sie:

> *Ach! – spricht er – »Die größte Freud*
> *Ist doch die Zufriedenheit!«* (ebenda, 190)

Gekonnt bereitet Wilhelm Busch den Leser auf die Übeltat vor, indem er zunächst den Groll auf Lehrer schürt, wenn er sagt: »Also lautet der Beschluss, dass der Mensch was lernen muss.« Dann wird der Lehrer als brav und zufrieden dargestellt, der sich selbst genügt. Es geht um den Neid auf diese Selbstzufriedenheit und Ausgeglichenheit. Genau wie die Jugendlichen die Erwachsenen beneiden, die alles zu haben scheinen: Sie haben bereits ihren Platz in der Welt, eine Beziehung, einen Beruf, feste Ansichten zu den wichtigen Fragen des Lebens – alles Dinge, die beim Jugendlichen ganz unausgegoren sind. Lustvoll entlädt sich der Neid, die mörderische Phantasie, die aus dem Gefühl der eigenen Unzufriedenheit und Ohnmacht gespeist wird, in einer Explosion:

> *Rums!! – Da geht die Pfeife los*
> *Mit Getöse, schrecklich groß.*
> *Kaffeetopf und Wasserglas,*
> *Tobaksdose und Sorgensitz –*
> *Ofen, Tisch und Sorgensitz –*
> *Alles fliegt im Pulverblitz.*
> *Als der Dampf sich nun erhob,*
> *Sieht man Lämpel, der gottlob*
> *Lebend auf dem Rücken liegt;*
> *Doch er hat was abgekriegt.*
> *Nase, Hand, Gesicht und Ohren*
> *Sind so schwarz als wie die Mohren,*
> *Und des Haares letzter Schopf*
> *Ist verbrannt bis auf den Kopf (...)*
> *Mit der Zeit wird alles heil,*
> *Nur die Pfeife hat ihr Teil.* (ebenda, 198)

Unschwer ist in dieser Explosion die lustvolle Vorstellung einer analen Explosion zu entdecken, wie sie im Humor der Kinder in der analen Phase als Witz formuliert wird. So schreibt ein fünfjähriges Mädchen:

Oma und Opa
Saßen auf dem Sofa,
Opa schiss,
Sofa riss. (Titze 1995, 45)

Melanie Klein hat darauf hingewiesen, dass Kinder ihren Körperausscheidungen in der Phantasie eine enorme positive oder aggressive Kraft verleihen. Sie können als Geschenk an die Eltern oder als zerstörerische Waffen phantasiert werden.

Bei Busch und den Lesern seiner Bildgeschichten wird der mörderische Impuls gemildert, der Lehrer überlebt, »bleibt heil«, nur seine Pfeife »hat ihr Teil«. Es werden also archaische, frühe körperliche Allmachtsphantasien aktualisiert. Am Ende freuen sich alle früheren Opfer über den Tod der beiden Missetäter.

In der Pubertät ist der Körper der Jugendlichen einer grundlegenden Umgestaltung unterworfen, die sie verwirrt – einerseits ist es erfreulich, nun einen erwachsenen Körper zu bekommen, stark und zeugungsfähig oder sexuell attraktiv und gebärfähig zu sein. Andererseits wird der vertraute Körper der Kindheit ohne eigene Kontrolle verändert, es gibt keinen Ausweg, als diese Veränderung zu akzeptieren. Unter diesem Druck neigen Jugendliche weniger zur Reflexion und mehr zur Aktion, zur spontanen Entladung der Spannung.

Für Eltern von Jugendlichen ist es nicht leicht, entscheiden zu können, wann eine Handlung des Jugendlichen ein Schritt zur Erprobung der Selbständigkeit ist, die sie unterstützen sollen, und wann die Handlungen in eine antisoziale, selbstgefährdende oder kriminelle Richtung tendieren, vor denen sie die Kinder schützen wollen. Es ist ein schmaler Grat zwischen einer sinnvollen Kontrolle und einer hilfreichen Ermutigung. Können die Eltern ihrem Kind zutrauen, die Grenze selbst zu finden, so bedeutet das für die Jugendlichen eine enorme Stärkung des Selbstrespekts; übersehen sie aber Anzeichen einer besorgniserregenden Entwicklung, dann enthalten sie dem Jugendlichen eine wichtige Hilfe vor. So kann eine ängstliche Mutter, die ihren jüngsten Sohn an sich binden will, seinen Plan mit 15 ½ Jahren nach Deutschland zu einem Freund zu reisen, stoppen, indem sie immer wieder von ihren Sorgen spricht, ob die Eltern des Freundes sich auch gut um ihren Sohn kümmern werden. Wenn der Sohn dann sein Vorhaben aufgibt und den ganzen Tag in den Ferien vor dem Computer sitzt, bereut die Mutter vielleicht ihr Verhalten. In Familien, bei denen die Eltern sich selbst schwertun, ihre eigenen Impulse zu kontrollieren, oder zwischen unkontrolliertem Verhalten und Grenzensetzen hin und her schwanken, haben die Kinder meist auch Schwierigkeiten mit der Selbstkontrolle. Starre und autoritäre Familien hingegen sehen Dinge oft in einer polarisierenden Weise als gut oder schlecht und bemerken nicht, dass sie dadurch ihre Kinder ermutigen, extreme Handlungen auszuüben und denken, sie setzen klare Grenzen.

Im Weiteren wollen wir auf einige zentrale Problemfelder eingehen: Ausübung von Gewalt und Kriminalität, Teenagerschwangerschaft, exzessiver Konsum von Alkohol oder Drogen.

6.1 Gewalttätige Jugendliche: Gewalt als Faszination und Abwehr

Das Phänomen der Zunahme von Gewalttaten beim Eintritt in die Adoleszenz ist weitverbreitet. Die Psychoanalyse versucht, die inneren Muster der Persönlichkeit zu verstehen, die zum Ausbruch der Gewalt, meist ungeplanter, spontaner Gewalt führen. Welche Dynamik herrscht in der inneren Welt der meist männlichen Jugendlichen, die sie zu so einem aggressiven, gegen andere Personen oder Sachen gerichteten Verhalten drängt? Es geht darum, zu verstehen, welche geheimen, meist unbewussten Strebungen damit abgewehrt werden.

Ein Jugendlicher, der wegen seines aggressiven Verhaltens seinen Schulkollegen gegenüber in Therapie kam, zeichnete sich in den ersten Therapiestunden als hilfloses kleines Häschen, das Schutz sucht[7]. Es überrascht nicht zu hören, dass Malcolm schon als Baby von seinem Vater mehrfach physisch misshandelt und geschlagen wurde, sodass der Vater vom Gericht wegen Körperverletzung zu einer Gefängnisstrafe verurteilt worden war. Darüber hinaus wurde er oft Zeuge der schweren Misshandlungen seiner Mutter durch den Vater, sodass er zu weinen begann, wenn sich sein Vater ihm näherte. Schon in den Vorgesprächen wird die mehrgenerative Verwahrlosung und Traumatisierung deutlich. Die Mutter von Malcolm wurde von ihrer Mutter früh verlassen und wuchs beim Vater und der ungeliebten Stiefmutter auf. Sie wählte sich einen gewalttätigen Mann, der noch vor der Geburt des Babys wegen schwerer Körperverletzung inhaftiert wurde. Der Vater war von seinen Eltern, die aus einer Sklaventradition stammten, regelmäßig physisch misshandelt worden. Trotzdem reiste die Mutter mit dem Baby Malcolm zum Vater in dessen karibisches Heimatland. Dieser Vater meint, dass sie Malcolm verwöhne, wenn sie ihm beim Weinen aufnehme, um ihn zu beruhigen. Erst im Alter von zwei Jahren reiste die Mutter mit ihm wieder nach Österreich, nachdem er massive psychosomatische Beschwerden hatte und nur schwer schlucken konnte sowie mit Panik in der Nacht aufwachte.

In der dreijährigen Arbeit mit Malcolm (zunächst 2x pro Woche, nach einem Jahr 3x pro Woche) zeigt sich sehr rasch die tiefe Depression und Verzweiflung hinter seinem gewalttätigen Verhalten. Im Elterngespräch nach 4 Monaten sagt die Mutter, dass er nicht mehr aggressiv, sondern traurig und depressiv sei und sie gefragt habe: »Warum hast du mich überhaupt auf die Welt gebracht?« Seine massive Aggression und seine Zerstörungswut in der Übertragungsbeziehung erfordern ein hohes Maß an klarer Abgrenzung. Er stellt eine heftige Übertragungsliebe her, sodass die Wochenenden und Urlaubsunterbrechungen ihm wie eine schmerzliche Bedrohung vorkommen und er deshalb immer wieder Wutausbrüche hat, die dann in der Montagstunde zu Zerstörungsversuchen der

---

[7] Ausführlich gehe ich auf die Falldarstellung von Malcolm in meinem Buch *Das Kleinkind und seine Eltern* (Diem-Wille 2009/2012) ein.

Spielmaterialien führt. Sehr kreativ kann er aus Spagat wunderschöne Halsketten für mich, differenzierte Spinnengewebe und komplexe Seilbahnen im Therapiezimmer anfertigen. Den psychischen Mechanismus, dasselbe Verhalten, unter dem eine Person gelitten hat, unbewusst nun anderen Personen anzutun, hat Anna Freud die »Identifikation mit dem Angreifer« genannt (A. Freud 1964, 85ff). Malcolm wechselt zwischen Werben um meine Zuwendung und Wut über das Verlassenwerden an den Wochenenden und Ferien.

Bedeutung der Aggression

In der Psychoanalyse gibt es zwei einander widersprechende Annahmen zur Bedeutung der Aggression in der psychischen Ausstattung des Menschen. Der späte S. Freud, M. Klein und W. Bion gehen von einem Menschenbild aus, das durch den Eros (Lebenstrieb) und Thanatos (Todestrieb) geprägt ist. Es besteht ein Kontinuum von der Destruktivität zur Aggressivität, die in allen wesentlichen Beziehungsformen in milder Form existiert; als Teil der sexuellen Aktivität und Penetration, als orale, einverleibende Energie bei der Nahrungsaufnahme, im Schaffensdrang der Kreativität. Aggression in der Mischung mit dem Wissensdrang wird von Melanie Klein als »Wissenswut«, als Wunsch, in eine Person, einen Körper, eine Sache einzudringen, betrachtet. Freud betont, dass bei der sexuellen Vereinigung mit dem Eindringen und in Besitz nehmen immer auch eine aggressive Komponente notwendig ist. Ist die Aggression gehemmt, so kommt es auch zu einer Hemmung der Neugierde, des Aneignenwollens. Bion definiert die Kategorien des Psychischen mit L (Love), H (Hate) und K (Knowledge). Karl Kraus bezog sich auf den zur Kreativität notwendigen Aspekt des Hassens, wenn er sagt: »Hass muss produktiv machen, sonst ist es gleich gescheiter zu lieben« (Presse, 4. Juni 2016, S I Spectrum).

Im Gegensatz dazu steht die Konzeption der Aggression als Reaktion auf mangelnde Zuwendung und Liebe, wie sie vor allem Erich Fromm, die Ich-Psychologie und Anna Freud formuliert haben.

Soziologische Daten

In der 150-jährigen Forschung zu Delinquenz und Kriminalität zeigt sich, dass männliche Jugendliche und junge Männer den Großteil der kriminellen Taten begehen, wobei dieses Phänomen zeitlich konstant bleibt (▶ Abb. 6).

Delinquenz und Kriminalität stellt bei männlichen Jugendlichen im Alter zwischen 12 und 25 Jahren nicht nur die größte Risikogruppe bei den Tätern dar, sondern sind auch im hohen Maß Opfer von jugendlichen Rechtsbrechern (Eisner 2002). In Gangs werden Kriminalität und Gewaltanwendung ermutigt und bewundert, ja oft als Statussymbol gesehen und Druck auf alle Gruppenmitglieder ausgeübt.

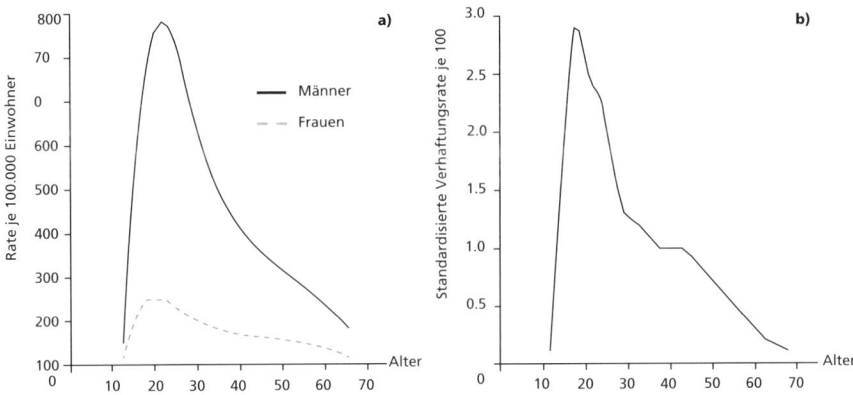

Abb. 6: Alter und Kriminalität von Männern a) 1842 und b) 1977 (nach Gottfredson & Hirschi 1990)

Man unterscheidet zwischen einer Delinquenz, die sich auf das Adoleszentenalter beschränkt, und einer, die das ganze Leben lang anhält (Moffitt 2007, 2003). Drei Viertel aller Adoleszenten begehen kleinere kriminelle Akte wie Ladendiebstahl, Vandalismus und Verkehrsdelikte zwischen 13 und 20 Jahren (Moffitt 2003). In einer Longitudinalstudie in Neuseeland, die Dunedin Studie, bei der Jugendliche vom Kindesalter bis zum 30. Lebensjahr untersucht wurden, zeigten sich die beiden Typen von Jugendlichen. Jene, die nur einmal während der Adoleszenz mit dem Gesetz in Konflikt gerieten und jene, längerfristig delinquent waren (Life-course-persistant delinquents LCPDs). Diese zweite Gruppe mit einer »Karriere als Gewalttäter«, die längerfristig delinquent waren (Life-course-persistant delinquents LCPDs), hatte bereits in der Kindheit Probleme, Lernprobleme, oft ein ADH-Sydrom und wuchs in einer schwierigen familiären Umgebung auf.

Zunächst sollen zwei Falldarstellungen von Jugendlichen, die mit dem Gesetz in Konflikt geraten sind und sich in Untersuchungshaft befinden, dargestellt und diskutiert werden. In der Arbeit *Sozialpädagogik im Strafvollzug* stellt Andrea Staudner-Moser (1997) das Wiener Modell des Anti-Aggressionstrainings für Jugendliche in Haft dar. Die beiden Falldarstellungen stammen aus dieser Arbeit. Die Daten wurden durch ein narratives einstündiges Interview gewonnen sowie durch teilnehmende Beobachtung während der 24 Gruppensitzungen des Anti-Aggressionstrainings.

Als **Anti-Aggressivitätstraining**, auch **Anti-Aggressionstraining** oder **Anti-Gewalttraining**, bezeichnet man einen Trainingskurs, der aus einer größeren Gruppe theoretischer, praktischer und körperlicher Übungen zusammengestellt wird und der Vorbeugung aggressiver Verhaltensweisen im Alltag bzw. deren Abbau dient. Der älteste Kurs **AAT** ist heute genormt und validiert, doch es gibt zahlreiche andere, nicht einheitlich zusammengestellte Kurse, die von Psychologen, Pädagogen oder Sozialpsychologen für verschiedene Bedürfnisse zusammengestellt und an die jeweilige Klientel und deren Erfordernisse angepasst werden.

Jedes Anti-Aggressivitätstraining dient dem Zweck, aggressiven Verhaltensweisen vorzubeugen oder sie abzubauen, damit diese im Alltag seltener oder nicht mehr auftreten. Dazu werden kognitive und emotionale Komponenten beobachtet und analysiert. Zusätzlich werden die Teilnehmer mit aggressivem Verhalten konfrontiert, sowohl dem eigenen als auch dem der anderen. Sie sollen lernen, selbst auf die Anwendung von Gewalt zu verzichten, auch wenn sie die körperliche Stärke dazu haben, oder Gewalt aus dem Weg zu gehen, wenn sie ihnen begegnet. Gewaltanwendung wird als Schwäche dargestellt. Wer schlägt, ist nicht stark genug, bessere Konfliktlösungsmöglichkeiten zu nutzen.

Bei den Trainingseinheiten werden kontrolliert Situationen hergestellt (simuliert), in denen aggressive Verhaltensmuster auftreten. Durch das Eintrainieren von nicht-aggressiven alternativen Verhaltensweisen lernen die Teilnehmer, wie sie sich besser verhalten können.

1. Falldarstellung des Jugendlichen B. (16 Jahre alt)

B. wurde 1980 als Ältester von drei Geschwistern geboren, seine Mutter ist gehörlos. Offiziell lebt er im Haushalt der Mutter, hält sich aber vorwiegend bei Freunden auf, da – wie er sagt – »das Leben zu Hause durch den Lebensgefährten der Mutter unerträglich geworden ist«.
Die Mutter ist Alkoholikerin, hat mehrere Alkoholentzüge hinter sich. B. wurde deshalb bereits im Alter von 10 Jahren in ein Heim eingewiesen. Er kam später in andere Heime, obwohl seine Mutter immer dagegen war. Erst seit einem Jahr lebt er offiziell wieder bei seiner Mutter. Zwischen dem Lebensgefährten und der Mutter kommt es immer wieder zu Tätlichkeiten unter Alkoholeinfluss, wobei B. dann seine Mutter zu schützen versucht. B. wurde während der ersten 10 Jahre sehr viel alleine gelassen, da die Mutter im alkoholisierten Zustand für Tage und Wochen »untertauchte« und ihre Kinder während dieser Zeit alleine ließ und sie sich selbst versorgen mussten.
Wegen mangelnder Leistung in der Regelschule wurde B. in eine Sondererziehungsanstalt eingeschult. Auch dort schaffte er bis zur Vollendung der Schulpflicht mit 15 Jahren nur den Abschluss der 2. Klasse Hauptschule. Diese mangelnde Bildung erschwert auch, dass B. eine Anstellung erhält.
B. wirkt älter, als er ist. Er ist 1.80 cm groß, ist kräftig gebaut. Seinen Kopf hat er glatt rasiert, hat Tätowierungen wie HASS, SKIN auf Armen und Händen, obwohl er jede Zugehörigkeit zu rechtsradikalen Gruppen vehement ablehnt. Er raucht sehr viel. Durch sein einschüchterndes Äußere und sein aggressives Auftreten, macht es B. dem Gesprächspartner nicht leicht, ihn sympathisch zu finden. Mit Gleichaltrigen kommt es immer wieder zu Raufereien, besonders wenn er betrunken ist. Bei der letzten Verhandlung wegen einer Körperverletzung wurde er zu einer unbedingten Freiheitsstrafe von 5 Monaten verurteilt.
B. meldet sich freiwillig zu dem Anti-Aggressionstraining.
In der 7. Sitzung sollen die Jugendlichen eine Lebenslinie zeichnen. Sie sollen in auf- und absteigenden Linien die Highlights und Tiefpunkte ihres Lebens

nachvollziehen. Auf dem Zeichenpapier werden die Lebensabschnitte der Volksschulzeit, der Schulzeit und ab dem 15. Lebensjahr eingezeichnet, um eine Orientierungshilfe zu geben.
B zeichnet seine Lebenslinie sehr flott (▶ Abb. 7).

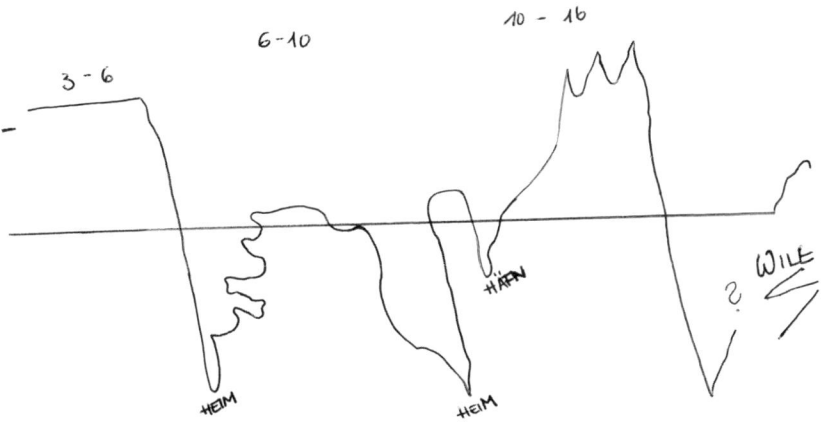

Abb. 7: Lebenslinie von B (aus Staudner-Moser, 1997)

Interpretation

Die spärliche Beschreibung seiner ersten sechs Lebensjahre mit einer Mutter, die die Kinder tagelang alleine lässt, steht im Widerspruch zur positiven Einschätzung seiner Lebenslinie zu dieser Zeit. Wir können uns aber vorstellen, welches Maß an Überforderung, Verzweiflung und Angst er als Ältester für sich und die Geschwister ausgestanden haben dürfte. Wir wissen nicht, wie viele Geschwister es damals schon gab und wie alt sie waren, wie er sie versorgen musste. Vielleicht wird diese Zeit von ihm idealisiert. Jede Einweisung in ein Heim wird als neuer Tiefpunkt gezeichnet. Die erste Haftstrafe ist weniger arg als die Unterbringungen im Heim – vermutlich herrscht im Gefängnis weniger Willkür und physische Gewalt. Die zweite Verurteilung, über die er so leicht gesprochen hat, stellt den absoluten Tiefpunkt dar. Es fehle die Freiheit, sagt er – jetzt liege es an ihm, wie es nun weitergehe – eine erste Einsicht?

B. zeichnet die ersten Jahre seines Lebens im positiven Bereich, die er nur im Zeitraum von 10 bis 16 Jahren wieder und zwar immer für kurze Zeit erreicht. Zusätzlich zu der Lebenslinie spricht B. im Interview über seine Zeichnung. Mit dem Einzug des Stiefvaters beginnt der Abfall der Lebenslinie. Bei einem

Streit zwischen den Eltern, hat B. die Mutter verteidigt und dann wurde die Polizei gerufen.

Zunächst bedarf der scheinbare Widerspruch zwischen den objektiven Fakten der massiven Vernachlässigung von B. durch die Mutter in den ersten zehn Lebensjahren und seiner positiven Darstellung in der Zeichnung der Lebenslinie einer Interpretation. Es ist ein häufiges Phänomen, dass schwer misshandelte, vernachlässigte und sexuell missbrauchte Kinder oft eine besonders enge, wohl ambivalente Beziehung zu ihren Eltern haben und besonders an ihnen hängen. Diese Eltern zeigen ihren Kindern gegenüber meist eine sehr unterschiedliche Haltung, sie schwanken zwischen verwöhnend und ablehnend. Im Rausch vergessen sie ganz die Kinder (wie B.s Mutter) oder werden gewalttätig (wie Bs Stiefvater). Sind sie nüchtern, leiden sie an Schuldgefühlen und wollen das Unrecht wieder gut machen, indem sie ihr Fehlverhalten durch besondere Aufmerksamkeit auszugleichen versuchen. Durch diese Unberechenbarkeit wissen die Kinder nie, welche Art von Eltern sie zum gegenwärtigen Zeitpunkt erwarten können. Die Affektregulierung findet auf einer primitiven Ebene statt, sie erleben ein Entweder – Oder, es gibt keine Zwischentöne und kein Nachdenken über das eigene Verhalten. Im Interview mit B. gibt es Anzeichen für eine Spaltung in Gut und Böse sowie ein Wegschieben von Gefühlen und schmerzlichen Erfahrungen.

Bis auf wenige Ausnahmen befindet sich die Lebenslinie von B. im negativen Bereich: Kindergarten, Volksschule, Schule – jede der Institutionen ruft negative Assoziationen hervor. B. sagt, er sei immer ungern in die Schule gegangen, habe nur immer die Lehrer geärgert und habe deshalb immer Schwierigkeiten gehabt.

Auf die Frage, welche Schule er besucht hat, antwortet B. folgendermaßen:

> B: »Volks- und Hauptschule. Im Gymnasium war ich auch, aber nicht lange, ein halbes Jahr vielleicht.«
> I: »Bist du gerne in die Schule gegangen?«
> B: »Anfangs schon, aber dann habe ich immer geschwänzt, hat mich nicht mehr gefreut. Es war interessanter, mit den Freunden herumzuziehen.«
> I: »Hast du nette Lehrer gehabt?«
> B: »Nein, sie haben mich alle nicht gemocht, weil ich mich immer extrem aufgeführt habe. ... Ich habe nie auf einen Schikurs mitfahren dürfen.«
> I: »Warum nicht?«
> B: »Weil ich mich immer aufgeführt habe. Auch an den Wandertagen durfte ich nicht teilnehmen.«

Ein einschneidendes Erlebnis hatte B. im Alter von 11 Jahren – da hatte B. einen Knallkörper, einen »Piraten«, der in seiner Hosentasche explodiert ist und ihn schwer verletzt hat. B. musste 3 ½ Monate im Spital verbringen.

> B: »Kurz vor der Operation ist meine Mutter einige Male über Nacht im Spital geblieben.«
> I: »Ist es dir zu diesem Zeitpunkt sehr schlecht gegangen?«
> B: »Ja.«

I: »Wovor hast du Angst gehabt? Vor der Krankheit, vor den Ärzten, vor dem Alleingelassen werden?«
B: »Ich habe damals nur so Angst gehabt. Ich habe nie genau gewusst, wovor.«
I: »Hast du Angst vor dem gehabt, was passiert?«
B: »Ich habe nicht viel gespürt. Aber damals war es unangenehm, weil die Haut vom rechten Oberschenkel transplantiert wurde. Ich hatte keine Nähte, sondern Eisenklammern, ca. 54 Stück. Vom Entfernen habe ich dann schon Angst gehabt. Das war sehr unangenehm. Jetzt habe ich noch Narben, aber das macht nichts.« (Staudner-Moser, 1997, 77)

Das Explodieren der Rakete in seiner Hosentasche im ersten Jahr seines Aufenthalts im ungeliebten Heim, stellt vermutlich eine unbewusste selbstdestruktive Handlung dar. Die Trennung von der Mutter und den Geschwistern, die er mit keinem Wort erwähnt, das Heimweh und die Einsamkeit im Heim dürften eine große innere Spannung erzeugt haben. Der Druck ist explosiv – und tatsächlich explodierte der Feuerwerkskörper. Obwohl er bereits im Heim war, kommt die Mutter ihn im Spital besuchen – viel wissen wir nicht davon. B. hat gelernt, seine Gefühle vor sich und vor anderen zu verstecken. B. wurde von Heim zu Heim geschoben, immer wieder war er untragbar. Seine zweite Inhaftierung stellt einen Tiefpunkt in seinem Leben dar – allerdings geht die Linie nach oben. Vielleicht auch wegen des Anti-Aggressionstrainings, bei dem er begonnen hat, über sich nachzudenken und seine Situation in Bildern und Worten auszudrücken und zu erleben, welche schwierigen Lebenssituationen die anderen Gruppenmitglieder hatten. Am Bild steht das Wort »Wile« (wohl für »Wille«) – er hat den Willen, im positiven Bereich zu leben – vermutlich weiß er aber noch nicht, wie er dorthin kommen kann, er hat aber den festen Willen dazu.

Gedanken zur Dynamik seiner inneren Welt

Da es nur spärliche Daten über B. in seiner frühen Kindheit gibt, sind wir auf die wenigen Aussagen im Interview, das er mit Frau Staudner-Moser geführt hat, angewiesen, um Schlussfolgerungen und Vermutungen über seine innere Welt zu formulieren.

Im Interview beschreibt B. seine Verurteilung folgendermaßen:

»Es ist ein Spaß, das Urteil (...) Im Großen und Ganzen war das Urteil schon in Ordnung. Fünf Monate für zwei Hammer (Faustschläge GDW) Er hat ja nur eine Beule gehabt. Richtig gewalttätig war ich aber nicht, sonst hätte er (das Opfer) schon anders ausgesehen.«

B. versucht, sich in seiner Aussage über den Richter zu stellen, wenn er seine Verurteilung als »Spaß« bezeichnet. Ironisch versucht er, das Strafmaß von fünf Monaten mit den zwei Faustschlägen in Verbindung zu setzen. Dann braucht er die Strafe nicht ernst nehmen und seine Ohnmacht zu spüren. Er möchte der Große und Starke sein.

In einer Sitzung werden die Teilnehmer aufgefordert, sich einem Tier zuzuordnen. B. wählt selbstverständlich den Löwen. »Eh klar, ich lieg' gern herum und wehe, es geht mich einer an«, sagt er beiläufig. Mit dem »faul herumliegen« spielt er vermutlich auf seine Arbeitslosigkeit an – er ist nicht mit seinem Gefühl in Kontakt, sondern überhöht es. Wenn B. Alkohol konsumiert, ist er sehr aggressiv, es ist »nicht gut, mit ihm Kirschen zu essen«. Er verbirgt seine Schwäche, sein Ausgeschlossensein von der Arbeitswelt hinter der majestätischen Ruhe des Löwen – als König der Tiere. Er kehrt so seine Hilflosigkeit in Stärke um – so stark wie der Löwe möchte er sein und nicht ein zu früh alleingelassenes Kind, das sich auch noch um seine beiden kleinen Geschwister kümmern musste.

In einer anderen Übung soll er jeweils ein Wort für die Buchstaben seines Namens finden. Hier zeigt sich seine andere, verletzliche Seite. Er schreibt »brav«, »ehrlich« »normal« und »Ich bin ich«. Alle Wörter drücken entweder seine positiven Charaktereigenschaften aus oder die, die er sich wünscht. »Man kann mir Vieles nachsagen, aber ehrlich bin ich«, meint er. »Ich glaub' schon, dass ich normal bin«, führt er aus. Und: »Ich bin ich«, sagt er mit einem verlegenen Lächeln. Schon beim Schreiben hat B. lange gebraucht, um diese Worte zu finden. Vielleicht hat er auch Angst, durch das Nennen der Worte etwas von sich preiszugeben. Auf die Frage eines Gruppenmitglieds, ob er brav sein möchte, reagiert er unwirsch mit: »Nein, wieso?« (Staudner-Moser 1997, 83). Niemand scheint je seine große Leistung als Kind anerkannt zu haben, für die abwesende Mutter einzuspringen und sich um seine Geschwister zu kümmern – er war mehr als »brav« und »ehrlich«. Der tiefsitzende Groll und die Wut auf seine Mutter werden verdrängt – so schützt er die Mutter vor seinen negativen Gefühlen. Diese brechen aber bei geringfügigen Anlässen hervor und richten sich gegen andere Burschen seines Alters. Vielleicht beneidet er auch diese Gleichaltrigen, die bei ihren Familien aufwachsen durften und nicht ins Heim eingewiesen wurden.

Beim Erstellen von Regeln für die Gruppe schreibt B. »nicht rauchen« auf, obwohl er selbst ein starker Raucher ist. Erwartungsgemäß wird er von den anderen Teilnehmern heftig angegriffen; B. bleibt aber bei seiner Meinung, er sitzt zurückgelehnt mit verschränkten Armen und drückt wohl seine Überlegenheit aus; der Wiederspruch scheint ihm recht zu sein, notiert die Beobachterin. So spaltet er seinen Wunsch zu rauchen ab und projiziert ihn auf die anderen Gruppenmitglieder, die dann sagen, dass sie rauchen wollen. Das Nichtrauchen wird kurz darauf als Vorgabe der Trainerin eingeführt.

Bei der Übung, in der sie sich an Gewalterfahrungen erinnern sollen, bei denen sie selbst das Opfer waren, fällt es B. sehr schwer, etwas zu zeichnen. B. drückt seine Unsicherheit aus, indem er immer wieder Fragen an die Trainerin stellt, ob seine Zeichnung stimmt. Sein verkniffener Gesichtsausdruck weist auf große innere Spannungen hin (▶Abb. 8).

B. verwendet das ganze Bild für seine Darstellung. Er zeichnet mit sehr starken Linien, eher grobe Menschen, die kein Gesicht, aber genau gezeichnete Körper haben – es sind zum Teil Strichmännchen. Die Szene stellt eine Situation nach einem Fußball-Match im Praterstadion dar, die er folgendermaßen beschreibt:

6.1 Gewalttätige Jugendliche: Gewalt als Faszination und Abwehr

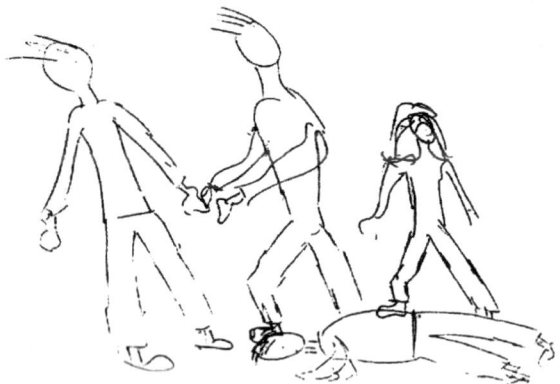

Abb. 8: Gewaltszene von B (aus Staudner-Moser, 1997)

»Da hat's eine ordentliche Rauferei gegeben und da war ich mittendrinn, gewollt natürlich und da hab' ich auch einiges abgekriegt. Ist halt so. Am nächsten Tag hat's einen anderen erwischt, oder bei der nächsten Rauferei war ich schneller. Ich reg mich darüber gar nicht auf. Das gehört für mich dazu. Meistens bin's eh ich, der da wieder aufsteht und nicht der andere. Keine Sorge!« (Staudner-Moser 1997, 89)

B. fällt es schwer, die Szene zu zeichnen, und dann noch schwerer, die dazugehörigen Gefühle zu spüren. In der Zeichnung wird die bedrohliche Situation, am Boden zu liegen, deutlich ausgedrückt. Der Triumph des Siegers wird durch den Fuß, der diesen auf B.s Körper stellt, unterstrichen – in der Pose eines Großwildjägers, der seinen Fuß auf seiner Beute – vielleicht einen Löwen – stellt. Schnell muss er der Gruppe versichern, dass meist er aufsteht und nicht unterlegen ist. Auf die Frage der anderen Teilnehmer, ob er sich an die Schläge in seiner Familie erinnern kann, schüttelt er den Kopf und meint, nie geschlagen worden zu sein. Ganz im Gegenteil, er habe den Lebensgefährten seiner Mutter (steht im Protokoll der Polizei) verprügelt. An die Zeit, in der er schwächer als der Lebensgefährte gewesen ist, will er sich nicht erinnern.

B. beginnt nun an den Gruppenübungen Gefallen zu finden. Bei einem Beobachtungsspiel sitzen zwei Jugendliche einander gegenüber, einer ist zunächst der Beobachter, der sich die Sitzhaltung und die Mimik des anderen genau anschauen und merken soll. Dann dreht sich der Beobachter kurz um, während der andere etwas an seiner Haltung verändert. Der Beobachter soll diese Veränderung wahrnehmen und beschreiben. Dann wechseln sie die Rollen. B. ist mit Feuereifer bei der Sache, er möchte die Übung noch mit einem anderen Partner machen. Seine Teilnahmslosigkeit und Gleichgültigkeit ist verschwunden, er wirkt neugierig und interessiert.

B. wird nach der 12 Gruppensitzung überraschend entlassen. B. kann sein Leben nicht konstruktiv gestalten. Er driftet rasch in die Drogenszene und ist in zahllose Raufereien und Gewaltdelikte verstrickt. Die Sozialarbeiterin, die die Untersuchung durchgeführt hat, bleibt für ihn eine wichtige Kontaktperson. Er schreibt ihr einen bewegenden Brief:

(...) Wann war ich das letzte Mal bei dir? Ich glaube, das war die Taxigeschichte, wo's mir nichtgerade gut ging. Ich weiß nicht, wie weit du informiert bist, was ich in den letzten Jahren gemacht habe. Ich weiß es selbst nicht genau, da ich süchtig war, wie du weißt. Wenn ich nicht dem nächsten Schuss nachgelaufen bin, war ich entweder im Spital oder im Häfen.
Die letzten 1 ½ Jahre waren nur Pech für mich, angefangen hat es mit einer Rauferei, wo mir 5 Rippen gebrochen wurden und zwei in der Lunge steckten. Nach 8 Stunden wurde ich erst von meinem Freund und Freundin gefunden, die die Rettung riefen. Ich bin in der Intensiv-Station gelandet und (habe) nun eine 30 cm lange Narbe seitlich am Rücken (...) und 4 Stahlplatten innen drin. Kurz nach meiner Entlassung aus dem Krankenhaus hatte ich einen Lungeninfarkt (Lungenembolie) und lag wieder im Spital. Eine Woche nachdem ich das Spital verlassen hatte, dasselbe noch mal. Da lag ich dann 6 Wochen auf der Pulmologischen. Vor circa 2 Monaten hatte ich Streit mit den Pullen und schlug in eine Scheibe, wobei ich mir alle fünf Sehnen, die für die Finger zuständig sind, durchtrennt habe und beide Arterien und die Nerven. Der Arzt hat gesagt, es ist ein Wunder, dass sie die Hand halbwegs gerettet haben, denn sie war schon fast kalt. Ich wundere mich, dass ich noch so schön schreiben kann (es ist nämlich die Rechte).
Nun bin ich nicht mehr süchtig und nehme kein Methadon hier im Ier. Ich war nämlich auf Entzug: Baumgartner Höhe – Breitenfurterstraße – Baumgartner Höhe, dann Therapie in Ybbs fast drei Monate lang. Wurde dann zwar wieder rückfällig, hab mich aber gleich wieder in Ybbs angemeldet. Hatte am 13. Mai Aufnahme, nur lag ich da gerade im SMZ Ost mit einer Blutvergiftung (...). Jetzt sitze ich hier wegen gefährlicher Drohung und ein offenes Verfahren wegen Körperverletzung und ähnliches, nichts Grobes. (...) Das letzte Mal wie ich im Knast war (...) insgesamt 12 Monate wegen Einbruch (...) Dazwischen war ich immer ein paar Monate draußen. Drinnen bekam ich immer Methadon, nun brauche ich es nicht mehr.
Aber ich finde mich draußen einfach nicht mehrzurecht, denn wenn du im Geschäft bleiben willst, musst du dealen und das kann und will ich nicht. Ich will clean bleiben. Zuletzt bin ich nur mehr ziellos herumgeirrt und konnte nicht mehr Fuß fassen und es war nur mehr eine Frage der Zeit, ob ich sterbe oder verhaftet werde. Irgendwie hab ich meine Verhaftung ja provoziert, denn es ging einfach nicht mehr weiter. Nun kann ich in Ruhe darüber nachdenken, wie es weitergehen soll (...). (Staudner-Moser 1997, 129ff)

Dieses Schreiben fasst zusammen, wie B. heimatlos herumirrt, wobei das Gefängnis quasi seine Heimat ist. Dort gelingt ihm der Entzug und dort, in einer geschlossenen Anstalt, kennt er sich aus, während es »draußen« viel schwerer für ihn ist. In seiner Biographie beschreibt Wolfgang Werner, eine ähnliche Lebensgeschichte. *Vom Waisenhaus ins Zuchthaus* (1969) hat er insgesamt von 27 Jahren vier Jahre »in Freiheit« verbracht – seine Einsamkeit, Wut, Hass, Aggression und Hoffnungslosigkeit werden in diesem »Sozialbericht« eindrucksvoll beschrieben.

B. ist bei den Gewalttaten öfter Opfer als Täter. Nach dem Brief gerät er aber wieder in die Drogenszene, wechselt zwischen Gefängnis und Spital. Im Jahr 2015 stirbt er in der Haftanstalt, während er eine lange Strafe wegen einer fahrlässigen Tötung absitzt. Seine Bezugsperson bleibt die Sozialarbeiterin, die ihn bis zu seinem Tod begleitet.

Die Lektüre des Briefs des inzwischen verstorbenen B. lässt die Leser Einblick in seine verletzliche und selbstzerstörerische Seite gewinnen. Sein gewähltes Bild des Löwen stellt eine Pseudostärke dar, er ist und bleibt Täter und Opfer – verstrickt in eine Gewaltorgie und Drogenflucht. Er, der als Kind oft grausam geschlagen und bestraft wurde, inszeniert dieses Geschlagenwerden in den provozierten Raufereien und Gewalttaten.

Erst während dieser langjährigen Begleitung wird die Traumatisierung von B. während seiner Zeit in den Heimen sichtbar: Schlagorgien, Einsperren, Demütigungen und sexuelle Übergriffe waren an der Tagesordnung – ohne eine Person, der er sich hätte anvertrauen können. Winnicott (1984) schreibt, dass für Psychoanalytiker klar ist, dass so eine Gewalttätigkeit und Aggression auf langjährige Deprivation, Demütigung und Lieblosigkeit zurückgeht. Solange jemand aggressiv ist, sei das ein Anzeichen für Hoffnung – kein Absinken in eine tiefe Depression und Antriebslosigkeit oder Suizid. Die psychoanalytische Erklärung dieses Teufelskreises von Hass, Angst und destruktiven Strebungen gegen sich oder andere liegt nicht in einem zu schwachen Über-Ich (Gewissen), sondern in einem grausamen, unbarmherzigen, das aus der frühen Kindheit stammt und nicht durch liebevolle, einfühlsame Eltern und einer Sicherheit gebende Beziehung gemildert worden ist.»Wenn dann die Angst vor dem Über-Ich – sei es aus äußeren oder intrapsychischen Gründen – bestimmte Grenzen überschreitet, fühlt sich das Individuum unter Umständen gezwungen, Menschen zu vernichten, und dieser Zwang kann die Grundlage für die Entwicklung krimineller Verhaltensweisen oder einer Psychose bilden«, schreibt Klein (1934, 25). Die bei jedem Kind vorhandenen verfolgenden Ängste werden bei Kindern nicht nur in ihrer Phantasie, sondern von lieblosen Eltern verstärkt. Besonders gravierend ist das reale Erleben, von seinen Eltern abgelehnt oder weggegeben worden zu sein. Dem Kriminellen fehlt es nicht an Liebesgefühlen, sondern sie sind tief verdrängt …. Die/der geliebte Mutter/Vater hat ihn gleichsam verraten, sodass er diese Person jetzt hasst und er erinnert sich jetzt gar nicht mehr, sie je geliebt zu haben – die ganze Welt besteht nur aus Feinden; er muss gleichsam alleine überleben. »Hass dient häufig als wirksamste Methode, um Liebe zu verbergen«, schreibt Klein (ebenda). B. hat in seiner Lebenskurve die Heimunterbringungen und die dort stattgefundenen physischen und sexuellen Missbrauchserfahrungen als Tiefpunkte seines Lebens eingezeichnet. Gleichzeitig wird deutlich, wie groß seine Sehnsucht nach einer Ansprechperson ist, wie sein Brief zeigt. Tatsächlich ist die Sozialarbeiterin die einzige Person, die sich bis zu seinem Tod um ihn kümmert. Die Haftanstalt ist eine Ersatzheimat für B. geworden. Er stirbt im Gefängnis mit einer Sterbebegleitung.

2. Falldarstellung des Jugendlichen R.

R. ist zum Zeitpunkt der Untersuchung 18 Jahre alt, serbischer Staatsbürger. Er ist eher klein gewachsen, sorgfältig gekleidet, im Gespräch freundlich und höflich. Man habe aber den Eindruck, R. wolle einem mit den freundlichen Bemerkungen »auf den Arm nehmen«, schreibt Staudner-Moser (1997, 80ff). R. ist in Wien geboren und nach der Scheidung der Eltern im Alter von 8 Jahren nach einem kurzen Aufenthalt in Serbien bei seinem Vater und seiner Stiefmutter von der Mutter wieder nach Wien geholt worden. R. lebt seither mit seiner Mutter und seiner jüngeren Schwester in einem gemeinsamen Haushalt.

In der Schule hatte R. immer Schwierigkeiten, musste in der Volkschule eine Klasse wiederholen, obwohl er fehlerlos Deutsch spricht. Er besuchte als Externer die Schule eines Heimes, erreichte aber auch dort kein positives Abschlusszeugnis. Seit seinem 14. Lebensjahr ist er arbeitslos, wird aber finanziell großzügig von seiner Mutter unterstützt.

Seit seinem 14. Lebensjahr stand er mehrere Male wegen Aggressionsdelikten vor Gericht. In seinem Freundeskreis kam es immer wieder zu physischen Auseinandersetzungen im Park. Die letzten Delikte, die zu seiner unbedingten Verurteilung führten, waren mehrere Raubüberfälle.

Als Motiv für seine Teilnahme am Anti-Aggressionstraining sagt er: »Mein Verhalten soll sich ändern. Ich möchte nicht mehr so weitermachen, wie bisher (...) Es wird wohl darüber gesprochen werden, warum ich so aggressiv bin und so leicht auszucke«.

R. zeichnet seine Lebenslinie (▶ Abb. 9).

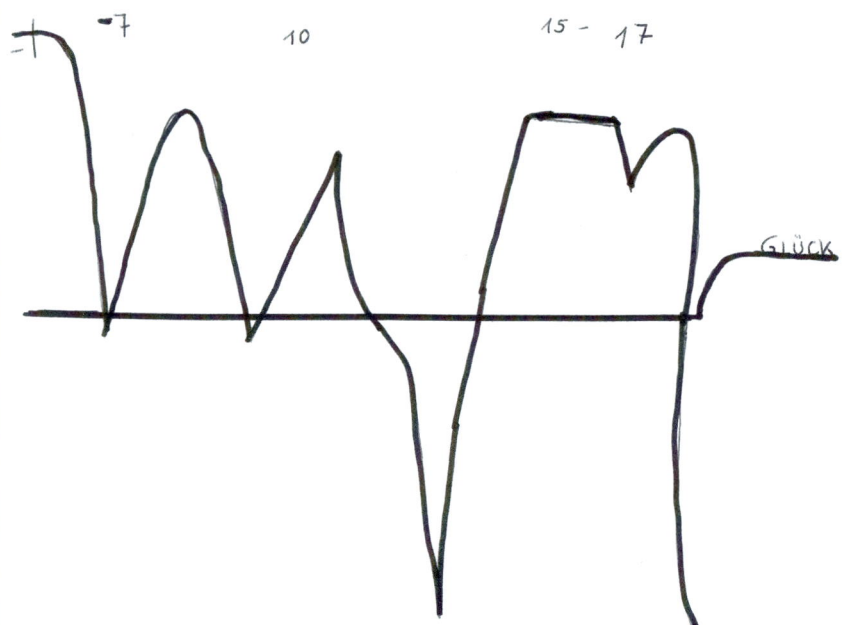

Abb. 9: Lebenslinie von R (aus Staudner-Moser, 1997)

Der Tiefpunkt der Lebensgeschichte ist zugleich die Ursache für die Überstellung ins Heim. Im Interview erzählt er:

R: »Mein Stiefvater hat auf mich eingeschlagen und ich hatte eine Platzwunde am Kopf. Meine Mutter wollte keine Rettung rufen. Sie hat mir deshalb nur ein Pflaster auf die Verletzung gegeben. Am nächsten Tag in der Schule hat mich die Lehrerin darauf angeredet. Ich hab' gesagt, ich sei ge-

stürzt. Ich musste dann zum Direktor. Ich hab' ihm dann die Wahrheit gesagt und dann hat die Schule Anzeige gemacht. Ich bin dann ins Heim gekommen.«
I: »Dann hast du von den Eltern wegmüssen?«
R: »Aber nur, weil ich ja gesagt habe. Sie haben mich dort gefragt, ob ich dort bleiben will oder wieder heimgehen möchte. Ich habe gesagt: Nein, heimgehen will ich nicht.«
I: »Ist es dir dann besser gegangen?«
R: »Ja.«
I: »Besser im Heim als zu Hause?«
R: »Im Heim selbst nicht, aber gefühlsmäßig schon. Ich habe mir immer vorgestellt, er (der Stiefvater) kann mir nichts mehr antun. Ich habe mir alles einfacher vorgestellt.«
I: »Gibt es deinen Stiefvater noch?«
R: »Nein, er ist gestorben, vor zwei Jahren, leider.«
I: »Warum sagst du ›leider‹?«
R: »Weil ich mich zuletzt sehr gut mit ihm verstanden habe. Das ist alles schon so lange her. Wie ich wegen ihm ins Heim gekommen bin, war ich 12 Jahre und jetzt bin ich 18.« (Staudner-Moser 1997, 93)

Die Einweisung ins Heim zeigt seine Lebenslinie auf einem Tiefpunkt an, der nur bei der Hafteinweisung gleich tief ist. Es ist nicht bekannt, wie es R. im Heim gegangen ist. Ist der Tiefpunkt auch ein Hinweis auf suizidale Gedanken? Leider gibt es auch keine Daten und Erklärungen für die beiden vorherigen kleineren Tiefpunkte oder den relativen Aufstieg. Vom Alter her könnte die aufwärtszeigende Linie mit dem Ende der Schulzeit zusammenhängen. In der Akte ist von »Misshandlungen« die Rede, was auf häufige Gewaltanwendung durch den Stiefvater schließen lässt. Durch die »großzügige« finanzielle Unterstützung, die wohl eher mit dem schlechten Gewissen der Mutter zusammenhängt, ihren Sohn nicht vor der Gewalt des Stiefvaters geschützt zu haben, kann er die Folgen seiner Arbeitslosigkeit nicht erleben. Statt eine Berufsausbildung zu machen, versucht R. durch Raubüberfälle zu Geld zu kommen. Leider gibt es auch keine genaueren Daten über die Art dieser kriminellen Taten.

Bedrohlich und beunruhigend ist, dass seine Lebenslinie am tiefsten Punkt endet und keine Aufwärtsbewegung zeigt, was wohl ein Zeichen seiner Hoffnungslosigkeit ist. Er greift in die strukturgebende Linie zwischen positiv und negativ ein, lässt sie nach oben gehen und schreibt »Glück« dazu. Es wirkt so, als ob er denkt, er hätte keinen Einfluss darauf und sehnt sich nach einem »Deus ex machina«, nach einer von außen wirkende Kraft. Vielleicht steht dieses Wort auch für das »Unglück«, das er hatte, weil er keinen Vater hat, der ihn annimmt. Auch sein Stiefvater hatte eher eine gewalttätige als eine gute Beziehung. Er hat kein positives männliches Vorbild, dem er nacheifern könnte. Nur ganz zaghaft entwickelt R. unter der Anleitung der beiden einfühlsamen Trainerinnen des Anti-Aggressionstrainings Umgangsweisen in schwierigen Situationen, die nicht gewalttätig sind.

Gedanken zur inneren Welt von R., wie sie in seinem Verhalten im Anti-Aggressionstraining sichtbar werden:
In der 3. Sitzung wählt R. von den vier Tieren, die jeweils eine *Befindlichkeit* ausdrücken sollen, den Hasen. R. geht in die Ecke der Hasen, bei der auch die Trainerinnen stehen, die von den Teilnehmern als »Hasenmütter« bezeichnet werden. Er sieht sich als Hase, »weil ich gut weglaufen kann«, »mir geht es gut«. R. geht nicht darauf ein, wovor er weglaufen muss.

Bei der Aufgabe, eine Szene zu zeichnen, wo er Opfer der Gewalt war, zeichnet R. eine familieninterne Geschichte: sein Stiefvater schlägt auf ihn ein. Da das Bild nicht abgebildet ist, ist nicht klar, ob R die Mutter gar nicht oder sie als teilnahmslos zeichnet. Er erzählt fast im gleichen Wortlaut die Szene, wo er vom Stiefvater am Kopf verletzt wurde und die Mutter die Platzwunde nicht im Spital versorgen ließ. Erst durch die Nachforschungen in der Schule im Gespräch mit dem Direktor ist die Misshandlung dem Jugendamt gemeldet worden. R. hat seine Zeichnung in seine Zelle mitgenommen – als ob diese Darstellung eine große Bedeutung für ihn hat – ist sie vermutlich das erste Mal, dass jemand seine Gefühle ernst genommen hat und er darüber sprechen kann und sich verstanden gefühlt hat.

Bei der Beobachtungsübung, wo zwei Personen einander gegenübersitzen und jeweils einer seine Haltung verändert, während der andere kurz wegschaut, um dann die Veränderung zu benennen, ist R. nicht in der Lage, eine Veränderung zu sehen. Er ist frustriert und denkt, versagt zu haben. Seine Enttäuschung spricht er am Ende der Sitzung im *Schlusslicht* an. Die anderen Teilnehmer trösten R. und er erlebt die Anteilnahme unterstützend.

In seinem Selbstbild ist R. der schutzlose Hase, der nur in der Flucht sein Heil suchen kann. Es wirkt so, als ob er zu seinem gewalttätigen, kriminellen Teil keinen Kontakt hat, ihn gänzlich abgespalten hat. Auch seine Beziehung zur Mutter und zum Stiefvater ist unklar.

Seine Sehnsucht nach Nähe und mütterlichen Schutz wird in der Übung in der 12. Sitzung deutlich, wenn er sich den Platz neben der Trainerin aussucht.

Bei Übungen, bei denen es darum geht, einen Platz zu haben oder ausgeschieden zu werden, ist R. ein Hauptkritiker. Das Spiel »Reise nach Jerusalem«, bei der sich jeder Teilnehmer auf ein Zeichen einen Sessel suchen soll, von denen es aber einen weniger als die Anzahl der Teilnehmer gibt, soll gespielt werden. R möchte so ein »Kindergartenspiel« nicht spielen und die anderen Gruppenmitglieder unterstützen ihn. Da sie Argumente bringen und sachlich diskutieren, ziehen die Trainerinnen ihren Vorschlag zurück. Hinter der Abwertung der Übung als »Kindergartenniveau« stehen aber massive emotionale Probleme. R. wurde von der Familie ausgeschieden, für ihn war kein Platz mehr in der Familie. Die Mutter konnte ihn weder schützen, noch sich von dem gewalttätigen Partner trennen. Die Vorstellung, so eine Situation im Spiel noch einmal erleben zu müssen, ist so schmerzlich, dass R. es schafft, die Unterstützung der Gruppe für seine Ablehnung zu organisieren. Beim abschließenden *Schlusslicht* sagt R., dass es ihm gut geht. Er hat Unterstützung durch die Gruppe bekommen und die beiden Trainerinnen sind auf seine Argumente eingegangen, haben sie ernst genommen.

6.1 Gewalttätige Jugendliche: Gewalt als Faszination und Abwehr

In der 13. Sitzung wird die Frage diskutiert: Warum wird ein Kind kriminell? Ist die Herkunftsfamilie an so einer Entwicklung schuld?

Die Jugendlichen beginnen nun, über ihre schwierigen Familiengeschichten zu erzählen, ihre Erlebnisse mit schlagenden, prügelnden Elternteilen, ihr Abgeschobenwerden, ihre Aufenthalte in Heimen. Sie berichten über ihre Schwierigkeiten, als Ausländer der 2. Generation zwischen zwei Kulturen und Religionen zu stehen. Ihre Trostlosigkeit, aber auch ihre Hoffnungslosigkeit ist deutlich. R. erzählt im Interview:

»*Ich bin von meinem Vater verlassen worden. Papa hat mich im Stich gelassen. Er hat mir zwar gesagt, dass ich sein Bub bin, doch dass er keinen brauche. Er hat mich fürchterlich enttäuscht. Ich habe damals Angst gehabt, dass man mich fragt, was macht mein Vater, wie es ihm geht, wo wohnst du, dass ich dann sagen müsste: Mein Vater interessiert sich nicht für mich. Ich habe nur meine Mutter. Dass mich jemand ausgelacht hätte, vor dem habe ich damals Angst gehabt*«. (Staudner-Moser, 1997, 98)

Und dann erzählt R. über die Situation mit seinem Stiefvater und seinen Heimaufenthalt und dass sein Stiefvater vor zwei Jahren gestorben ist.

»*Irgendwie fehlt er mir (der Stiefvater), aber auch irgendwie nicht. Es ist ein eigenartiges Gefühl, das ich nicht beschreiben kann. Der Papa, der fehlt mir auf keinen Fall. Er weiß zwar, dass Ich hier bin (in Haft) und weiß auch alles andere, sagt aber zu meiner Mutter, dass es ihm egal ist. Er hat keinen Sohn. Wieso soll ich ihn dann brauchen? Er ist für mich, genauso wie mein Stiefvater nämlich gestorben. Ihn gibt es einfach nicht mehr.*« (Staudner-Moser, 1997, 99)

Die wichtigste Basis des Selbstvertrauens und des Lebensmuts ist das Anerkannt- und Geliebtwerden durch die Eltern. Winnicott (1958) spricht von dem »Glanz in den Augen der Mutter«, die ihr Baby betrachtet – wir können es auf den Vater ausdehnen, der sich über seinen Sohn freut und stolz auf ihn ist. R. erlebt das Gegenteil: sein Vater hat zwar mit seiner Mutter Kontakt, erfährt auch, wie es ihm geht, aber immer wieder bekräftigt der Vater, dass er kein Interesse an seinem Sohn hat. Vermutlich existiert eine Mischung von Sehnsucht nach der Liebe des Vaters und der mörderischen Wut auf ihn, ihn nicht sehen zu wollen. R. macht implizit dem Vater den Vorwurf, ihn gezeugt zu haben, wenn er keine Verantwortung übernehmen will. In den weiteren Sitzungen werden die großen inneren Widerstände von R. sichtbar, sich mit dem Opfer zu identifizieren. Psychoanalytisch gesehen, stellt das keine Gefühllosigkeit dar, sondern eher das Gegenteil: seine eigene große Verletzlichkeit als Opfer der Umstände. Dieser Zusammenhang, sich selbst als Opfer zu sehen, ist so schmerzlich, dass er diese ganze Thematik nicht untersuchen will und sie als lächerlich und kindisch abwertet. Er wurde der fundamentalen emotionalen Grundlagen, auf die jedes Kind Anspruch hat, beraubt: nun ist er der Räuber, der anderen etwas wegnimmt, andere beraubt. Das gemeinsame Besprechen der unterschiedlichen aber für alle äußerst schmerzlichen Erfahrungen, missbraucht, geschlagen, verlassen, verspottet oder alleine gelassen worden zu sein, erzeugt in der Gruppe eine große emotionale Dichte. Die beiden Trainerinnen aber auch die Gruppenmitglieder können einander Verständnis und Mitgefühl zeigen, sodass jeder Sprecher sich aufgehoben und verstanden fühlt. Gegen Ende der Sitzung fragen die Teilnehmer die drei Trainerinnen über ihr Verhältnis zu ihren Kindern und ihren Erziehungsstil, so als ob sie erstmals etwas über eine liebevolle Eltern-Kinder Beziehung in Erfahrung bringen wollen. Es schwingt bei vielen ein unausgesprochener Wunsch nach anderen, liebevollen Eltern mit.

In der 15. Sitzung geht es darum, erlernte gewalttätige Verhaltensmuster zu erkennen und alternative Methoden zu erproben. In Form von Rollenspielen werden Situationen durchgespielt, auf die sie üblicherweise mit Gewalt reagieren, nun aber aufgefordert werden, sich Alternativen zu überlegen und diese auszuprobieren. Anschließend wird darüber in der Gruppe diskutiert. Die Darstellung des Rollenspiels wird angeführt (ebenda, 100-102).

> R. soll mit seinem Partner eine Situation in seinem Stammlokal spielen. Die Rollenvorgabe lautet: Du kommst in dein Stammlokal und dein Stammplatz ist von einem Jugendlichen besetzt, den du nicht kennst (…)
> Es wird eine Lokalszene nachgestellt: mit Tisch, Sesseln, ein paar leeren Bechern; es darf ausnahmsweise – aus Echtheitsgründen – geraucht werden.
> Der Mitspieler sitzt gemütlich bei seinem Bier am Stammplatz von R. und unterhält sich mit der Kellnerin. R. tritt ein. Er schaut sich um und bemerkt die veränderte Situation. Sie ist ihm sichtlich unangenehm. Er stellt sich mit verschränkten Händen vor S. hin und sagt mit drohender Stimme: »Weißt du eigentlich, dass du auf meinem Platz sitzt?« S. hört nicht zu, sondern unterhält sich weiter.
> R. wirft einen hilfesuchenden Blick zu den Trainerinnen um Unterstützung. Mit so einer Reaktion hat er nicht gerechnet. Er ist verunsichert, wie er weitermachen soll.
> R. krempelt sich nun die Ärmel seines Pullovers hoch, stützt sich auf den Tisch und fragt nochmals, diesmal aber mit mehr Nachdruck in der Stimme. Nun wird R. gehört. S. lacht ihn freundlich an und meint, dass er nirgendwo R.s Namen gelesen hätte und hebt demonstrativ den Sessel hoch, um zu demonstrieren, dass dort kein Name steht. R.s Mine verdüstert sich; er holt die Kellnerin und will hören, dass es hier um seinen Stammplatz geht und er nicht gewillt ist, den an irgendjemanden abzugeben. Die Kellnerin mischt sich in diese Diskussion jedoch nicht ein, sie möchte vielmehr eine Bestellung entgegennehmen.
> S. ist freundlich, gibt sich aber noch immer nicht geschlagen, sondern bestellt ein Bier – die Spannung steigt. R.s Körperhaltung zeigt, dass er angespannt ist und sich nicht länger hinhalten lassen will – da ändert sich auf einmal sein Gesichtsausdruck und er ruft der Kellnerin nach: »Für mich auch ein Bier. Die Getränke gehen auf meine Rechnung!« Er nimmt sich einen Stuhl und stellt ihn neben S. und beide trinken miteinander ein Bier. (Staudner-Moser 1997, 100ff)

In dem Rollenspiel wird die Eskalation gut sichtbar, die dann überraschend gelöst wird. R. ist zunächst überrascht, S. auf seinem Stammplatz sitzen zu sehen. Zunächst ist R. die Situation unangenehm. Mit verschränkten Armen – ein Signal für Kampf – stellt R. sich vor S. hin und spricht mit drohender Stimme –

er stellt den Anspruch auf »seinen« Platz. S. ignoriert ihn, was R. zu einem hilfesuchenden Blick zu den Trainerinnen veranlasst, die aber nicht eingreifen. Nun krempelt sich R. die Ärmel hoch, wie ein Auftakt zu einem Kampf, und fragt noch einmal, mit mehr Nachdruck, d. h. es ist eine Kampfansage. S. macht ihn lächerlich, indem er den Anspruch auf R. Platz wörtlich nimmt. Das Heben des Sessels soll R. vor den anderen Gästen lächerlich machen, weil klar ist, dass dort sein Name nicht stehen kann. R. wendet sich nun an die Autorität um Hilfe, nämlich die Kellnerin – seine Miene hat sich verdüstert. Als nun die Kellnerin nicht eingreift, S. sich ein Bier bestellt, steht die Szene auf der Kippe. Plötzlich fällt R. ein, wie er die Szene umdeuten kann: er ist nun der Gastgeber, der S. auf ein Bier einlädt und er damit sozusagen S. auf seinen Platz einlädt. R. hat nun die neue Beziehung definiert, hat einen Weg aus der Ohnmacht in eine Gestaltung der sozialen Situation gefunden.

> R. beschreibt in der Nachbesprechung, dass er am Beginn nicht geglaubt habe, dass diese Situation noch gut ausgehen würde. Er habe sich sehr bald geärgert, S. habe es ja darauf angelegt und er sei sich wie ein Vollidiot vorgekommen. Besonders das Aufheben des Sessels habe ihn wütend gemacht – die Gruppe bestätigt seine drohende Körperhaltung – und er habe lange überlegen müssen, was er als nächstes tun solle. Als Provokation habe er auch die Bierbestellung von S. erlebt, da er damit den Anspruch auf seinen Platz demonstriert habe.
> Dann sei ihm aber eingefallen, dass er ihm den Wind aus den Segeln nehmen könnte, wenn er sich ebenfalls ein Bier bestellte und damit wieder »Herr der Lage« werde. Durch die Einladung auf ein Bier hat er die Situation neu definiert (...)
> R. ist erleichtert, dass ihm dieser Schritt gelungen ist, meint aber, dass es wohl noch keine Garantie gibt, dass er sich draußen in einer ähnlichen Situation auch so verhalten wird (...)
> R. ist nach dieser Leistung mit sich selbst zufrieden, lächelt vor sich hin, wirkt aber erschöpft und ist bei den anderen Rollenspielen nicht wirklich bei der Sache. (Staudner-Moser 1997, 102)

Die Ermüdung von R. zeigt, wie emotional anstrengend dieser Lernprozess für ihn ist. Wichtig ist, dass er selbst eine Lösung gefunden hat und diese Lösung ist eigentlich sozial höher eingestuft als eine Rauferei. R. ist nun souverän und hat sich durch die Einladung über den Eindringling gestellt – vermutlich eine völlig neue Problemlösungsstrategie für R. Das heißt aber auch, dass er sein früheres Verhalten in Frage stellt. Es gehört viel Mut und Selbstsicherheit sowie Unterstützung durch die Gruppe dazu, dass R. diesen rettenden Gedanken haben konnte. R. hat vermutlich kaum Vorbilder, wie durch souveränes Verhalten ein möglicher Konflikt beigelegt werden kann. Wie zufrieden R. mit seiner Lösung ist, zeigt sein zufriedenes Lächeln. R. weiß, dass er diese Lösung hier in diesem geschützten Raum finden konnte und dass das noch keine Gewähr ist, dass das »draußen« auch möglich sein wird.

In derselben Sitzung gibt es eine Übung, die für R. äußerst schwierig ist. Es geht um *Nähe und Distanz.* Zwei Jugendliche sollen aus einer Distanz von vier Metern aufeinander zugehen, langsam ohne zu sprechen, dabei sollen sie Augenkontakt halten und anschließend über ihre Gefühle sprechen.

> R. *nähert sich einem Kollegen aus Gerasdorf (eine Jugendstrafanstalt in Österreich), er geht relativ nahe auf ihn zu und begründet das mit den Worten. »Ihn kenn' ich gut, da ist mir das kein Problem. Bei ihm zum Beispiel (er deutet auf einen Jugendlichen, der zwar wie er serbischer Abstammung ist, aber in der Gruppe ein Außenseiter ist) würde ich gar nicht losgehen«. R. wird aufgefordert, es doch einmal mit dem, nennen wir ihn X, zu probieren. R. lehnt aber kategorisch ab. R. beginnt, die Sinnhaftigkeit dieser Übung zu hinterfragen.* (Staudner-Moser,1997, 103)

R. hat enorme Probleme mit Nähe und Distanz. Zu seinem Bekannten kann er nahe hingehen, zu ihm hat er Vertrauen. Doch zu dem serbischen Jugendlichen möchte er es nicht einmal versuchen, ja er lehnt nun auch die gesamte Übung ab. Welchen Grund können wir hinter dieser Verweigerung erkennen?

Vermutlich stellt der aus Serbien stammende Jugendliche eine Verbindung zu seinem serbischen Vater her, der nichts von ihm wissen will. Es ist auch nicht klar, ob der Vater je Alimente für seinen Sohn gezahlt hat. Es ist anzunehmen, dass eine physische Nähe zu diesem Jugendlichen seine verdrängten Hassgefühle aktiviert, von denen R. nichts wissen will.

Die regelmäßige, recht konstruktive Teilnahme am Anti-Aggressionstraining scheint bei R. bereits eine Veränderung in seinem Selbstbild gebracht zu haben. So hat R. sich am Beginn als »Hase« gesehen, der sich bei Gefahr rasch in Sicherheit bringen kann. In der 21. Sitzung werden in den vier Raumecken vier verschiedene Autotypen aufgehängt: ein Porsche, ein Geländewagen, ein VW-Käfer und ein Fahrrad.

> R. *stellt sich zum Geländewagen. Seine Selbstbeschreibung lautet:* »Ich bin wie ein Geländewagen – ich bin klein, aber wendig. Durch die großen Reifen schaffe ich viele Hürden und komme auch durch unwegsames Gelände. Ich habe sehr viel Kraft und Ausdauer«. (Staudner-Moser 1997, 105)
> Diese Selbstdarstellung gibt ein gutes Bild von seinem Auftreten während der Sitzungen, wo er versucht hat, neue Lösungsmöglichkeiten zu suchen und über sich nachzudenken. Die anderen sollen den Schreiber anhand der Begriffe erraten.
> R. *wird aufgrund zweier sehr prägnanter Eigenschaften sofort erraten: Er hat aufgeschrieben* »romantisch«. R. *hat erst im Verlauf der Gruppe gelernt, zu seiner zarten, liebenswerten Art zu stehen. Er bezeichnet sich als romantischen Typ, der sehr viel Liebe braucht, aber auch bereit wäre, sie zu geben. Es kommt in Sequenzen immer wieder die Liebe und Beziehung vor. Es gab da eine Übung einige Stunden vorher – die Burschen hatten die Aufgabe, ihre Fußabdrücke auf ein Plakat zu setzen und in diesen Abdruck zu schreiben, auf was sie denn so* »stehen« – R. *steht auf Liebe.*

6.1 Gewalttätige Jugendliche: Gewalt als Faszination und Abwehr

R.s negative Seite ist das »Linken« der anderen. Das ist eine Eigenschaft, die ihm einerseits schon sehr viel Gefängnisstrafen eingebracht hat, es ihm aber auch ermöglicht, im Gefängnis einen recht hohen Lebensstandard zu haben.

Eine weitere schlechte Charaktereigenschaft sieht R. in der Tatsache, dass er anderen Menschen immer unverblümt sagt, wie er sie sieht und diese dann oft vor den Kopf stößt, was dann auch zu handgreiflichen Auseinandersetzungen führen kann. (Staudner-Moser 1997, 105)

Es bedeutet einen enormen Fortschritt, dass R. es wagt, sich seine Sehnsucht nach Liebe einzugestehen und offen in der Gruppe zu sprechen wagt. Die gesamte Gruppe scheint sich sehr weiterentwickelt zu haben, weil niemand darüber lacht oder R. abwertet.

Eine weitere Darstellung seiner emotionalen Befindlichkeit bietet die zweite Aufgabe dieser 21. Sitzung. Die Jugendlichen sollen ein Symbol zeichnen, in dem sie sich wiedererkennen und das sie beschreibt.

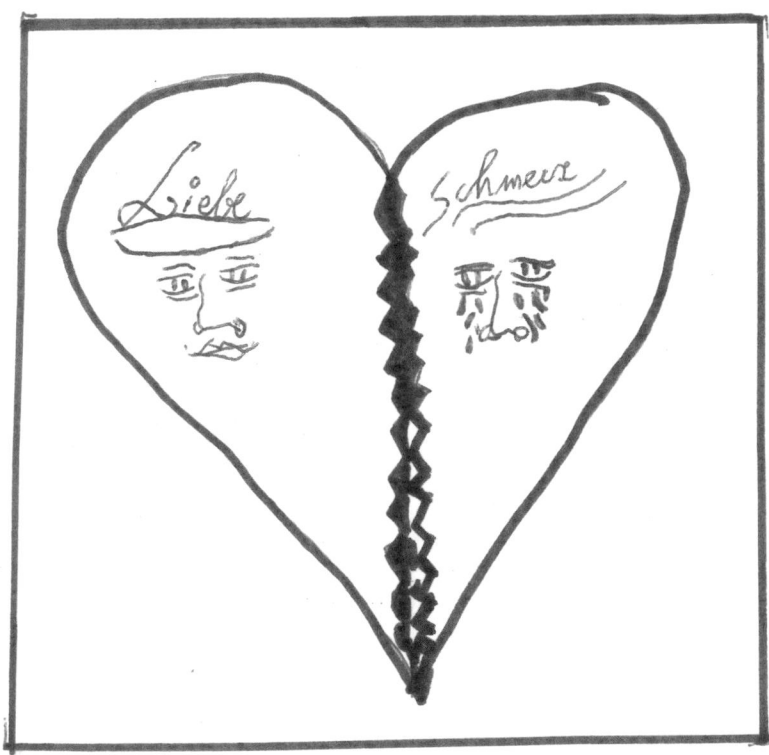

Abb. 10: Das gebrochene Herz von R. (aus Staudner-Moser, 1997)

> R. zeichnet ein gebrochenes Herz (▶ Abb. 10).
> Das Herz ist auf der Seite des lachenden Gesichtes rot gezeichnet, die andere, traurige Seite ist schwarz angemalt. Das Herz ist nicht wirklich gebrochen. Keine der beiden Seiten ist alleine und muss ohne die andere auskommen – sie sind durch eine dicke, rote Linie miteinander verbunden. Liebe ist sehr eng mit Schmerz und unerfüllten Sehnsüchten verbunden. So hat auch alles zwei Seiten ...
> Einem türkischen Jugendlichen ist zu diesem Bild ein türkisches Sprichwort eingefallen: »Seugin in basi yangindir, sansu ise ölümdür – Am Anfang der Liebe steht ein loderndes Feuer, am Ende der Liebe steht der Tod «.
> Für R. klingt sein Bild nach romantischer, zärtlicher Musik – es gibt ja auch schöne, traurige Lieder –, es riecht nach der Haut eines geliebten Menschen und schmeckt nach Salz, das kann das Salz der Haut oder auch das Salz der geweinten Tränen sein. (Staudner-Moser 1997, 107)

Das Bild drückt die Zerrissenheit von R. aus, der Schmerz und die Tränen zeigen ebenso ein männliches Gesicht wie die Liebe. Gibt es eine Möglichkeit der Integration oder stehen diese beiden Seiten unverbunden nebeneinander? Die Assoziationen von R. verweisen auf eine sinnliche Erfahrung – vielleicht waren seine frühen Erfahrungen als Baby mit der Mutter schön und zärtlich? In beeindruckender Weise kann R. über sich und seine Gefühle sprechen und fühlt sich von der Gruppe und den drei Trainerinnen angenommen. Er scheint am Beginn eines Lernprozesses zu stehen, sodass er mit seinen ambivalenten Gefühlen und seiner Verletzlichkeit angenommen werden kann.

Bei den weiteren Aufgaben kann R. sich nicht beteiligen. Die Gruppe wird aufgefordert, einen Brief an sein Opfer zu schreiben. Es herrscht in der Gruppe Unmut über diese Aufgabe. R. wehrt ab, indem er fragt, ob es der Ernst der Trainerinnen sei, ihnen eine Hausaufgabe zu geben. R. nimmt die Erklärung auf, äußert weiterhin seinen Unmut und verabschiedet sich unwirsch. In einer TV-Diskussion sollen sie im Rollenspiel über das Opferthema sprechen.

> R. wird die Rolle eines Vertreters einer ethnischen Minderheit zugeteilt (...) Keiner spricht ein Wort. Die Jugendlichen rutschen auf den Sesseln herum, stehen auf, gehen im Gruppenraum herum. R. schüttelt ein paar Mal den Kopf, stützt die Ellbogen auf sein Knie und sinkt immer mehr in sich zusammen. Er agiert es körperlich aus. Es wird ihm schlecht, er muss zum geöffneten Fenster gehen und tief Luft holen. Nach einiger Zeit wird diese Runde abgebrochen und über die Schwierigkeit, diese Übung durchzuführen, diskutiert. (Staudner-Moser 1997, 110)

Ziel der Übung ist es, den Jugendlichen zu zeigen, dass ihre Wut auf »die Welt« oder das Leben dazu führt, dass sie konkreten Personen Schaden und Leid zufügen. R gelingt es nicht zu sprechen. Die Konfrontation mit den Opfern seiner Gewalttätigkeit ist ihm sehr unangenehm. Die Übung scheitert am kollektiven Wiederstand der Gruppe. Es ist nicht klar, ob es nur um die Schwierigkeit geht, die Verantwortung für ihre Taten zu übernehmen oder ob es auf einer tieferen Schicht darum geht, ihre eigene Opferrolle in der Kindheit und den Schmerz darüber zu fühlen und darüber zu sprechen.

Statt der Opferdiskussion wird von den Trainerinnen eine Übung, eine »Ballonreise«, aus der Remscheider Spielkartei (C3) angeboten. Die Aufgabenstellung wird folgendermaßen definiert: Der Ballon befindet sich auf dem offenen Meer und steht kurz vor dem Absturz wegen Überlastung. Die Ballonfahrer sollen einander durch gute Argumente überzeugen, wie wichtig sie für die Menschheit sind. Jeder ist darauf bedacht, im Ballon zu bleiben. Wer am wenigsten überzeugt, muss abspringen.

> R. übernimmt die Rolle als Navigator. Er ist wichtig, sagt er, da nur er das Ziel erkennt und er den Ballon lenken kann. R. ist von sich überzeugt. Endlich fühlt er sich wichtig und kann etwas in die Hand nehmen und ist nicht mehr abhängig von den Vorstellungen der Freunde. Er alleine, so argumentiert er, kann die anderen sicher ans Ziel bringen. Eine bedeutende Aufgabe, die er sich dazugeschrieben hat, eine, die im Zug der Übung von den anderen akzeptiert wird. So wird R. von den anderen Gruppenmitgliedern gefragt, ob er nun abspringen könne. R. lässt ihn ein wenig später über sicherem Gebiet abspringen. R. übernimmt damit sogar die Entscheidung über Leben und Tod und zwar in einer konstruktiven Form und nicht wie bei seinen Raufereien im negativen Sinn. R. ist angetan von seiner Aufgabe und fühlt sich großartig »bei diesem Dahinfliegen«, wie er es formuliert. Kurz vor dem Ziel – er weiß, der Ballon kommt sicher an – gibt er seinen Platz an einen anderen Teilnehmer ab, der in seiner Rollenbeschreibung zu Hause eine Frau und zwei Kinder hat. R. ist in diesem Fall bis zur Selbstaufgabe sozial. (Staudner-Moser 1997, 109f)

R. kann die Rolle als Navigator überzeugend argumentieren. Er nützt seine Position nicht, um andere zum Aussteigen zu zwingen, sondern steuert ein sicheres Gebiet an. Am Ende kann er der Verantwortung des Familienvaters Anerkennung zollen, wenn er diesem die wichtige Aufgabe der Navigation überlässt. Statt alle in den Abgrund zu stürzen, findet er konstruktive Lösungen. Beim Feedback ist R. ganz überwältigt vom Lob und der Anerkennung der anderen und der Trainerinnen. Er konnte positive Aufgaben in der Gruppe übernehmen und zeigt so ein neues, positives Selbstbild. Im Zeitraum von Oktober bis Juni des darauffolgenden Jahres hat R. an allen Sitzungen teilgenommen und die Übungen und Diskussionen nützen können.

In der Abschlusssitzung werden Puzzlesteine für die Gruppe jeweils mit zwei Worten beschrieben. Anschließend soll jedes Gruppenmitglied zwei Steine wählen, deren Worte ihn am stärksten emotional berühren.

> R. nimmt die Puzzleteile »Zusammengehörigkeitsgefühl« und »Geborgenheit«. Für R. ist die Gruppe als solche wichtig geworden. Er hat sich gut aufgehoben gefühlt, auch wenn die Gruppe seinen Aussagen oft kritisch gegenüberstand.

> Zum Abschied schreiben die Trainerinnen jedem ein Briefchen. Bei R. steht, dass er sich mehr zutrauen, an sich glauben soll. Er habe im Laufe der Gruppe erlebt, welche positiven Anteile er in sich trägt. Und an diese Erfahrungen soll er nun anknüpfen. R. nimmt sein Briefchen, liest es, liest es nochmals und steckt es wieder ein. (Staudner-Moser 1997, 114)
> R. verlässt den Gruppenraum und diese letzte Gruppensitzung, wie jeder andere auch, locker, lässig, eine Zigarette in der Hand und mit einer allgemeinen Verabschiedung in die Runde. (Staudner-Moser 1997, 115)

In diesen neun Monaten hatte R. Gelegenheit, über sich und sein Leben nachzudenken. Anhand der Darstellung seiner Lebenslinie war er in der Lage, seine Erfahrungen zu verbalisieren und konnte seine Verlassenheit und Einsamkeit benennen. Durch die Geborgenheit und Akzeptanz der Gruppe war es ihm möglich, über seine Verlusterfahrungen zu sprechen. Eindrucksvoll war, dass er im Schutz der Gruppe neue, nicht gewalttätige Lösungsmöglichkeiten von konflikthaften Szenen darstellen konnte. Oft war er das Sprachrohr der Widerstände und der Verleugnung der Gruppe, wodurch er viel Unterstützung seiner Argumente erhalten hat. Es gelang ihm öfter, die Trainerinnen zu einer Änderung ihres Programms zu bewegen.

Die beiden Falldarstellungen zeigen, wie unterschiedlich die beiden Jugendlichen B. und R. ihre frühen Vernachlässigungserfahrungen verarbeiten. Auch wenn sie wegen ähnlicher Delikte verurteilt wurden, haben sie unterschiedliche psychische Mechanismen entwickelt. Bei beiden Jugendlichen zeigt der Verlauf ihres Verhaltens, wie wichtig es ist, die Haft für sozialpädagogische Maßnahmen zu nützen, um eine Reflexionsfähigkeit und ein Aufgehobensein in der Gruppe zu ermöglichen, statt sich innerlich zu verhärten und trotzig zu reagieren.

Wie können wir aus psychoanalytischer Sicht diesen scheinbaren Widerspruch verstehen, wenn gewalttätige Jugendliche sich als kleine, hilflose Tiere wie einen Hasen zeichnen?

Bei diesen Jugendlichen handelt es sich um Opfer von frühkindlichen Deprivationserfahrungen und physischer Gewalt. Wir sprechen von mehrfach traumatisierten Kindern. Gerade lang dauernde und immer wieder erfahrene Demütigung, Einschüchterung, Vernachlässigung sowie ein Nichteingehen auf das Kind verhindern die Entwicklung einer stabilen inneren Welt, die mit positiven, liebevollen inneren Objekten (verinnerlichte Elternbilder) einen sicheren Bezugsrahmen schafft. Sie können eine Balance zwischen dem in jedem Menschen herrschenden Widerspruch zwischen Liebe und Destruktion ermöglichen. Nur wer als Baby zumindest öfter eine andere Person erlebt hat, die die unerträglichen aggressiv-destruktiven Impulse, Neid und Ängste zu sterben und sich aufzulösen, aufnehmen kann, sich emotional berühren lassen und diese in sie projizierten Impulse emotional »verdauen« und darüber nachdenken kann, kann diese Umwandlung (Transformation) von rohen Impulsen zu in Worte gefassten Gefühlen verinnerlichen. Bion spricht von dem »träumerischen Ahnungsvermögen« (Reverie), Winnicott von der »primären Mütterlichkeit«, die dem Kind so Geborgenheit und das Gefühl, angenommen und verstanden zu werden, vermitteln. Dieses Bedürfnis, in seinen liebevollen und destruktiven rohen Impulsen verstanden zu werden, bezeichnet Bion als Nahrung für die Psyche. Die Verinnerlichung dieser Umwandlungsprozesse in Gedanken und Gefühle bildet zugleich die Basis für die Selbstreflexion und ein Verstehen der eigenen psychischen Wiedersprüche. Ist diese Erfahrung nur selten oder gar nicht vorhanden, so wird das Baby von namenloser Angst (Bion) überschwemmt. Bürgin (2004) schreibt, dass diese destruktiven Impulse »eine Passage durch die Innenwelt eines bedeutungsvollen Gegenübers bedürfen« (Bürgin 2004, 243). Es ist dann nicht möglich, die beiden abgespaltenen Erlebniswelten einer guten idealisierten und einen bösen, verfolgenden Mutter zu integrieren. So bleiben die Mutter und damit das Bild der Welt und das Selbstbildes gespalten in Gut und Böse. Dann können das Kind und später der Jugendliche auch nicht die eigenen liebevollen und destruktiven Aspekte verbinden und die Welt in einer Mischung aus frustrierendem und wunscherfüllendem Aspekt wahrnehmen. Das Fehlen oder der Mangel an solch einen Schutz und einer Geborgenheit vermittelnden Erfahrung, das Gefühl angenommen und erwünscht zu sein, lässt den Jugendlichen orientierungslos werden.

Oft führt diese mangelnde Synthetisierungsleistung zu einer mittleren oder starken Beeinträchtigung beim Lernen, weil auf einer tiefen Ebene eine dauernde innere Bedrohung und Unruhe eine Konzentration verhindert. Emotionale Konflikte, Hass und Wut, Einsamkeit und Orientierungslosigkeit mindern die Aufnahmefähigkeit und führen dann zu einer sekundären Beeinträchtigung, wie sie bei beiden Jugendlichen der Falldarstellung zu sehen sind. Statt eines elterlichen schützenden und Sicherheit gebenden Dialogs gibt es in diesen Problemfamilien Unzulässigkeit und Unberechenbarkeit. Statt Kraft aus den verinnerlichten liebevollen Elternbildern zu finden, herrscht in der inneren Welt tiefe Trostlosigkeit und Einsamkeit. So will die Mutter die Verletzung ihres Sohnes nicht in einem Spital versorgen lassen, weil sie den gewalttätigen Partner schützen will. Erst der Direktor und die Lehrer in der Schule kümmern sich um die Versorgung der Wunde. Folgerichtig will das geschlagene Kind lieber in ein Heim als zurück in diese enttäuschende Familie. Auch in der Schule hat ihm kein Elternteil geholfen, die Aufgaben zu erfüllen, vielleicht nicht einmal bemerkt, wann er die Schule besucht hat oder ferngeblieben ist. Ihr Nichtbemerken versteht das Kind als Interesselosigkeit, als Mitteilung: Es ist euch egal, ob ich etwas lerne oder nicht.

Vor diesen schmerzlichen Gefühlen, nicht angenommen und nicht verstanden zu werden, sondern eher eine Belastung für die Mutter darzustellen, vom Vater verleugnet und abgelehnt zu werden, schützen sich diese Jugendlichen, indem sie keine emotionale Nähe zulassen. »Hat allerdings das Trauma das Gefühl des Selbst, ein aktiver Akteur sein zu können, nachhaltig überwältigt und gelähmt, ergeben sich gravierende pathologische Auswirkungen«, schreibt Bohleber (2004, 236). Der Jugendliche handelt, aber fühlt sich nie ganz involviert und ein Teil seines Selbst fühlt sich als nicht beteiligter Zuschauer. Dann kann er auch nicht mehr enttäuscht werden, was zu einer Abflachung der Gefühle und der Bedeutungslosigkeit von Beziehungen führt. Diese mit sich und der

Welt nicht in Harmonie befindlichen Kinder werden oft nicht nur zu Außenseitern, sondern werden von den Starken in der Schule ausgespottet und gehänselt, was den Kreislauf der Kränkung und Frustration verstärkt.

Sie haben keinen oder nur einen unzureichenden psychischen Raum zum Nachdenken entwickelt, erkennen ihre eigenen Gefühle oft nicht, sondern reagieren im Affekt – oft sind sie selbst von ihrer Reaktion überrascht, »ich raste dann aus«, beschreibt Malcolm seine Reaktion. Die mangelnde Robustheit und die Unfähigkeit, über sich und die anderen nachzudenken, führt bei geringfügigen Anlässen zu einer Erinnerung an frühere traumatische Erlebnisse, was diese Jugendlichen extrem verletzlich sein lässt. Um sich davor zu schützen, bewegen sie sich in ihrem Körper, als ob sie gepanzert wären, können Teile ihres Körpers oft nur schwer spüren und sie sogar sprachlich nicht bezeichnen. Das Selbst dieser traumatisierten Jugendlichen ist durch Kränkungen, Missachtung und an den traumatischen Erfahrungen fragil geworden. So kann eine intensive traumatische Erregung in der Bewältigung zu einer emotionalen Taubheit und Vermeidungsstrategie im kognitiven und affektiven Bereich führen. Im Gruppengeschehen wird dann von den anderen versucht, ein Gruppenmitglied dazu zu bringen, die Beherrschung zu verlieren, »auszurasten«, sich von der Wut wegreißen zu lassen – dann können sich die anderen als die Starken fühlen. Alkohol, Tablettenmissbrauch oder Selbstverletzungen werden zu Mitteln, sich zu betäuben, um die innere Leere oder Verzweiflung nicht aushalten zu müssen.

Solche Jugendlichen zeigen auch Störungen in der Selbstwahrnehmung. Da sie keine Mutter erlebt haben, die sich über sie, ihren Körper und sein Wachstum freut, so haben sie als vernachlässigtes Baby keine positive Besetzung ihres Körpers. Emotional bleiben sie in einer primitiven Bindung verhaftet, sodass jede Veränderung oder Trennung als Bedrohung wahrgenommen wird. Der Junge, den ich Malcolm genannt habe, war in den ersten Jahren vor Unterbrechungen der Analyse durch Weihnachts- oder Osterferien wütend und wurde dann krank, sodass er nicht zu der jeweils letzten Stunde vor der Pause kommen konnte.

Freud (1920) hat auf den unbewussten Mechanismus des Wiederholungszwangs hingewiesen, den er als wichtige Manifestation des Todestriebes versteht. Das erlittene Trauma, die Misshandlung oder Opfer der Gewalttätigkeit zu sein, werden unbewusst aktiv wiederhergestellt, indem das »Opfer« in seinem Gegenüber diese sadistischen, verletzenden Gefühle erweckt und ihn so zu ähnlichen Handlungen bringen will. So konnte ein zweieinhalbjähriges Therapiekind seinen Vater durch provokante Langsamkeit und Nichtreagieren solange zur Weißglut reizen, bis er die Beherrschung verlor, brüllte oder ihn schlug (Diem-Wille 2003/2009). In diesen inszenierten sadomasochistischen Beziehungen sind die Akteure eng miteinander verwoben, wobei auch die Aktivität öfter vom Opfer ausgeht. Psychodynamisch ist die Umkehrung von der Opfer- in eine Täterposition, wie sie bei gewalttätigen Jugendlichen stattgefunden hat, eigentlich lediglich die Kehrseite derselben Medaille. Der Täter projiziert in das Opfer seine Gefühle der Hilflosigkeit und Angst und identifiziert sich mit dem Angreifer, er sieht sozusagen sein kindliches Gefühl im Opfer und triumphiert scheinbar über ihn, ist aber gleich verstrickt. Die passiv erlebte Opferposition wird in die eines Täters umgekehrt, was von Denzin (zit. in Sutterlüty, 2001, 129) als »turning point experience« bezeichnet wird. Die Argumentation, dass die erste Gewalttat »schlagartig die eigene Opfergeschichte beendet«, wie es Sutterlüty (2001, 130) bezeichnet, kann aus psychoanalytischer Sicht nicht zugestimmt werden, da die Dynamik zwischen Täter und Opfer gleichbleibt. Im Fallbespiel von R. gelingt es ihm jedoch, wirklich eine neue Qualität der Konfliktlösung zu erreichen: R. lässt sich vom Protagonisten nicht provozieren, indem er schreit oder physische Gewalt anwendet, sondern er kann in seinem Kopf eine Lösung finden. R. wird der Gastgeber, der dem Provokateur ein Bier spendiert und sich damit zum Herrn der Lage macht. Die emotionale Befriedung ist groß, da er aus dem sadomasochistische »Spiel« aussteigen konnte.

Im Anti-Aggressionstraining erleben die Jugendlichen, dass sich jemand und zwar nicht nur die beiden Gruppenleiterinnen, sondern auch die anderen Gruppenmitglieder für sie und ihre Geschichte, ihre Wahrnehmung und ihr Verhalten interessieren. Gemeinsam wird ein einschneidendes Erlebnis als Opfer besprochen, ernst genommen und es stellt sich eine Fähigkeit zur Empathie her. Die Jugendliche sehen, wie schwer es auch die anderen gehabt haben. Sie werden nicht ausgelacht, sondern entwickeln gemeinsam eine Raum zum Denken und zur Selbstreflexion. Das Bild, das R. von sich und seiner inneren Zerrissenheit zeichnen und kommentieren kann, ermöglicht es ihm, im Umweg über das Angenommen- und Verstanden werden einen Zugang zu den eigenen Gefühlen zu finden.

Wie fragil das Vertrauen und die emotionale Nähe durch ein Aufeinanderzugehen sind, zeigt die Weigerung von R. auf einen rivalisierenden Jugendlichen zuzugehen.

Gewalt als direkter Weg ins Paradies – die Faszination des Jihadismus

Gegenwärtig erleben wir eine neue Radikalisierung von Jugendlichen in Österreich und anderen europäischen Staaten, die sich mit der Verheißung, einen direkten Weg zum Paradies zu verschaffen, im »heiligen Krieg gegen Ungläubige« engagieren. Psychologisch gesehen stellt dieses Potential ein Symptom der inneren Zerrissenheit dar, das durch einen manischen Schub ins Gegenteil verkehrt werden soll. Statt in diesem europäischen Land ausgegrenzt zu werden, den Anforderung der Schule oder des Berufs nicht zu entsprechen, werden sie schon durch die Entscheidung, jihadistische Kämpfer zu werden, zu Helden. Nicht nur im Paradies sollen sie mit 21 willigen Jungfern belohnt werden, sondern bereits im ausgerufenen Kalifat stehen ihnen die geraubten Mädchen und jungen Frauen als Kriegsbeute zum »sexuellen Genuss«, wie die Vergewaltigung umschrieben wird, zur Verfügung. Durch die Entscheidung, sich dem Kampf anzuschließen, erwerben sie gleichsam eine kollektive Identität, indem sie alle Ungläubigen ausgrenzen und einer elitären Gruppe der Kämpfer für die Islamisierung der Welt angehören. Sie müssen dem Islam beitreten und derer Vorschriften befolgen, damit werden alle anderen ethnischen und kulturellen Unterschiede scheinbar überwunden.

Wie sieht die innere Welt dieser jungen Männer und Frauen aus, die die Sicherheit der westeuropäischen Welt, die Demokratie und die Zivilisation so bereitwillig hinter sich lassen, um das Risiko des Todes im Kampf und der Gefahr der Verletzung auf sich nehmen. Dieses freiwillige Weggehen verweist auf verschiedene Motive:

- Protest gegen ihre Position am Rand der Gesellschaft,
- Latente Gewalttätigkeit, die sich gegen andere oder gegen sich selbst (Suizid) richtet,
- Sehnsucht nach einer neuen Identität und Zugehörigkeit,
- Mangel an einer oder mehrerer liebevollen Beziehungen zu Erwachsenen (Eltern),
- Aggression, die durch Heroisierungen und Opferhaltung verdeckt wird.

Der Politologe, Sozial- und Kulturanthropologe Schmidinger war einer der Begründer der NGO »Netzwerke Sozialer Zusammenhalt«, die sich zur Aufgabe gesetzt hatte, eine Beratungsstelle für Jugendliche, die in Gefahr waren, sich einer extremen politischen Bewegung anzuschließen, und deren Angehörige ins Leben zu rufen. Im ersten Jahr wurden seit den Frühjahr 2014 70 Fälle von Jugendlichen betreut, die entweder nach Syrien fahren wollten, schon dort waren oder am Beginn einer Radikalisierung standen. Die Angehörigen dieser Jugendlichen, die sich Sorgen um sie machten, konnten sich an diese Beratungsstelle wenden. Ihre Aufgabe besteht auch darin, Workshops zur Prävention anzubieten, die für Eltern, Lehrern, Polizisten sowie Stadt- und Gemeindeverwaltern offen sind. In dem Buch *Jihadismus* (Schmidinger 2015) werden die österreichischen Erfahrungen sowie die Feldforschung über die freiwilligen, europäischen Kämpfer in Syrien und im Irak zusammengefasst.

Der Radikalisierungs- oder Fanatisierungsprozess kann unterschiedlich rasch oder langsam vor sich gehen. Es gibt keine einfache Erklärung und vielfältige Motivationen und biographische Wurzeln, die anhand von Fallstudien in ihrer Komplexität nachgezeichnet werden.

Bei den Jungen spielt die Auseinandersetzung mit der eigenen Männlichkeit, um die sie in der Adoleszenz ringen, die dominante Rolle. »Bei vielen Burschen ist es zudem auffällig, dass sie oft aus Familien kommen, in denen es entweder keine oder eine dysfunktionale männliche Vaterfigur gibt«, schreibt Schmidinger (2015, 80) – eine der Ursachen der Radikalisierung. Meist hat der eigene Vater die Familie verlassen und der Jugendliche findet zum neuen Lebensgefährten oder Ehemann der Mutter keinen Zugang, sondern steht ihm ablehnend und eifersüchtig gegenüber. Sie sind unbewusst auf der Suche nach einem männlichen Vorbild, das dann von jihadistischen Predigern oder älteren »Brüdern« erfüllt wird.

Bei beiden Geschlechtern spielt die Sexualität eine große Rolle, die im Islam sehr restriktiv gehandhabt wird, wo arrangierte Ehen und strenge Enthaltsamkeit vor der Ehe vorherrschen. Die Gruppen wie der »Islamische Staat« versprechen nicht erst im Jenseits, sondern schon im Diesseits eine Alternative. Islamische Ehen können bereits im Kindesalter ab neun Jahren geschlossen werden.

Die unterdrückte Sexualität und das subjektive Erleben der Jugendlichen von der Mutter für einen anderen, neuen Mann »verlassen« worden zu sein, führt auf den Internetforen zu frauenfeindlichen, ja geradezu hasserfüllten Blogs. Nach der Eroberung großer Siedlungsgebiete der Christen und Eziden im Irak wurde in sozialen Medien offen über die Frage diskutiert, ob es *halal* – also religiös erlaubt – wäre, die »Kriegsbeute« zu »genießen« (vgl. Schmidinger 2015, 81). Dort könnten sich die Kämpfer sexuell austoben oder mit einer ihn bewundernden jungen Braut verheiratet werden.

Auch bei den Mädchen geht es viel um Sexualität, wobei bei ihnen eine romantische Liebe zu einem vermeintlichen Helden vorherrscht. Er kämpft gegen die Feinde, die »Ungläubigen«, wodurch die eigenen Handlungen idealisiert werden – also eine sehr archaische Form der Spaltung in Gut und Böse, wie sie Melanie Klein in der paranoid-schizoiden Phase beschreibt. Viele junge Mädchen werden über gezieltes »Flirtfishing« im Internet angeworben, statt der Familie vermittelt der IS den Bräutigam. Das Mädchen fühlt sich als romantische Rebellin, die sich gegen die verzopften Eltern in Österreich wendet und demonstriert, wie selbstlos und aufopfernd sie ist. Ist der Held dann zum »Märtyrer« geworden, wird der nächste geheiratet. Auch ein problematischer Lebenswandel, wie etwa die Trennung von einem islamischen Ehemann, kann durch das Engagement für den Jihad »gesühnt« und wiedergutgemacht werden. Bei den Mädchen dominiert ein Pseudo-Altruismus, den »armen kindlichen Kämpfern« helfen zu wollen, die vom brutalen Assad-Regime gefoltert wurden.

Besonders überraschend ist die offene Verherrlichung der Gewalt und Grausamkeit, die an mittelalterliche Exekutionsmethoden und Folterungen erinnert. Wie in Märchen für Kinder werden Köpfe abgeschlagen und Menschen verstümmelt, aber nicht wie in dem oben beschriebenen absurden Film »BAD TASTE«, sondern real – wie eine Realityshow. Die Mörder werden als Helden stilisiert, die die »abgeschlagenen Köpfe auf Facebook posten und dazu ein lapidares ›Shaytanen (Teufel) geschlachtet!‹ steht oder ein Appell, den ›Ungläubigen‹ mit Attentaten Angst und Schrecken einzujagen« (Schmidinger 2015, 829). Tatsächlich erfüllt das zur Terrorbekämpfung notwendige Großaufgebot des Staates mit Polizei und Militär die Größenphantasien der potentiellen und realen Attentäter: ganz Brüssel ist tagelang eine ausgestorbene Stadt, Paris versinkt in einem Tal der Tränen und Wut nach den koordinierten Attentaten. Es wird auch sichtbar, dass gegen skrupellose Gewalt von Selbstmordattentätern ein Schutz nur sehr schwer möglich ist. So können sieben junge Radikale eine ganze Stadt oder eine ganze Nation in Angst und Schrecken versetzten, die Ohnmacht der Jugendlichen, die keinen Platz in dieser Gesellschaft gefunden haben, projizieren ihre Ohnmacht nach außen und lassen ihrer Wut und Destruktion freien Lauf. Der Tod wird als Märtyrertod verherrlicht, wobei aber oft Drogen zum Einsatz kommen, um den Lebenswillen zu unterdrücken.

Die konkreten Biographien der in den Jihad ziehenden Jugendlichen unterscheiden sich sehr stark. Gemeinsam ist ihnen, dass sie die Nähe und Geborgenheit, Sinn und Zugehörigkeit in ihrer Lebenssituation vermissen und ihnen das alles von den Jihadisten versprochen wird. Als Ursachen nennt Schmidinger sechs Faktoren:

- Familiäre Probleme in zerrütteten oder autoritären Familienstrukturen, in denen ein liebevoller und respektvoller Umgang miteinander nicht erlernt werden konnte,
- Probleme in der Schule, in der Lehre oder am Arbeitsplatz,
- Liebesprobleme oder Probleme mit der eigenen Sexualität,
- Sinnfragen und Identitätsfragen,
- Diskriminierungserfahrungen,
- Diagnostizierbare psychische Probleme.

Von den im Buch von Schmidinger angeführten Falldarstellungen von in Österreich radikalisierten Jugendlichen sollen zwei kurz dargestellt werden (Schmidinger 2015, 85ff).

Abdullah

Abdullah stammt aus einer weitgehend säkularisierten Familie aus Tunesien und war einer der ersten aus Österreich in den Jihad ziehenden und dort getöteten Jugendlichen. Sein Vater war zunächst alleine nach Österreich gekommen, hatte hier als Krankenpfleger gearbeitet und holte fünf Jahre später seine Frau nach. Abdullah wurde als ersten Sohn und ein Jahr später sein jüngerer Bruder geboren.
In der Großfeldsiedlung lernte er neben dem Arabisch, das zu Hause gesprochen wurde, nicht nur Deutsch, sondern auch Serbokroatisch und Türkisch. Sein Vater betete fünf Mal pro Tag, die Mutter kleidete sich westlich, es wurde auch manchmal Alkohol getrunken.
Tunesien kannte er nur von Ferienaufenthalten. Mit dreizehn und vierzehn wollte er gar nichts von seiner arabischen Herkunft wissen. Im Gymnasium begann er, sich politisch zu interessieren, schloss sich eher linken Mitschülern an, die durch ihre antiamerikanische Kritik geprägt waren. Von ihnen wurde er als Parademuslim entdeckt und in der Auseinandersetzung mit der Freiheitlichen Partei Österreichs (FPÖ) als potentielles revolutionäres Subjekt stilisiert. Obwohl er sich durchaus dem Freizeitverhalten der anderen, wie Bier trinken, Joints rauchen und sexuelle Erfahrungen mit Mädchen sammeln, anschloss, blieb er ein wenig der Exot.
Erst als Ende September 2005 eine dänische Zeitung Karikaturen des Propheten Mohammad publizierte, fühlte er sich in seiner muslimischen Identität beleidigt. Er nahm an einer Demonstration gegen diese Karikaturen teil, und er lernte dort Vertreter der radikalen Subgruppe der Hizb ut-Tahrir kennen, die mit drakonischen Strafen gegen »Unzucht«, Homosexualität und andere Abweichungen von der islamischen Lebensweise vorgeht. Ende 2013 ging einer seiner Freunde nach Syrien, um für die IS zu kämpfen.
Abdullahs Eltern machten sich bereits im Frühjahr 2014 Sorgen wegen einer Radikalisierung ihres Sohnes. Die Eltern suchten eine Polizeistation auf, dort erkannte niemand die Gefahr. Der Rat lautete, ihn nach Tunesien zu schicken. Enttäuscht zogen sich die Eltern wieder zurück.

An einem Wochenende im August 2014 setzte sich Abdullah über die Türkei nach Syrien ab. Die Eltern bemerkten erst am nächsten Morgen sein Verschwinden. Mit seiner Mutter hielt er noch über einen Facebook-Account Kontakt. Er heiratete ein aus Österreich stammendes 17-jähriges Mädchen aus einer bosnischen Familie, die den Eltern dann im Dezember mitteilte, dass ihr Sohn im Kampf um Kobane zum »Märtyrer« geworden sei. Er wurde beim Bombardement der US Air Force in einem Haus verschüttet, sein Körper wurde nicht gefunden.

Diskussion

Der Bericht über Abdulla fokussiert eher auf die verschiedenen islamischen Splittergruppen, die in österreichischen Schulen aktiv werden. Von der Familiensituation ist ganz wenig bekannt. Es gibt nur den Anhaltspunkt, dass sehr knapp nach ihm sein Bruder geboren wurde. Er hat also sehr früh, im Alter von 4 bis 5 Monaten seine Mutter mit einem in ihrem Leib entstehenden Baby teilen müssen. Wir wissen nichts über seine Beziehung zu seinem Vater oder die Qualität der Beziehung zu seiner Mutter und seinem Bruder. Zwischen den Zeilen lesen wir aber, wie wenig die Eltern über ihren Sohn, seine Probleme und psychische Situation gewusst haben dürften; er scheint sich weder seiner Mutter noch seinem Vater anvertraut haben.

Petima

Petima war die älteste Tochter eines tschetschenischen Elternpaares, die kurz vor ihrer Einschulung nach Österreich kamen. Sie lernte so rasch Deutsch, dass sie nach der Volksschule ein Gymnasium besuchen konnte. Sie bekam gute Noten und sie hielt sich an die strengen patriarchalischen Vorgaben ihres Vaters, der stärker von Adat – dem tschetschenischen Gewohnheitsrecht – als vom Islam beeinflusst ist.
Petimas Mutter trug kein Kopftuch und war eine gebildete Frau aus der Mittelschicht. Es war für beide Eltern selbstverständlich, dass Petima weiter studieren sollte. Zugleich wurde streng auf die Jungfräulichkeit des Mädchens geachtet. Freizeitaktivitäten mit ihren Freundinnen wie ein Besuch der Disco oder von Konzerten waren ihr nicht erlaubt, der Besuch eines Schwimmbads musste vor dem Vater geheim gehalten werden.
Bei einem Ferienjob bei einer Zahnärztin lernte Petima einen jungen Mann mit tunesischen Wurzeln kennen und lieben. Der junge Mann, Muhammad, ging wenige Wochen später nach Syrien und schloss sich der IS an. Petima war traurig, da ihre erste große Liebe verschwunden war. Vor ihren Eltern hielt sie diese Liebe geheim.
Auf Facebook nahm er aus dem IS erneut Kontakt zu Petima auf. Er postete Bilder von sich mit einer Kalaschnikow, posierte vor abgeschlagenen Köpfen und verkundete, dass der IS die gefangenen ezidischen Frauen als Sklavinnen verkaufen würde. Heimlich fasste sie den Plan, zu Muhammad nach Syrien

zu gehen. Mit Hilfe einer Freundin, die sie eingeweiht hatte, floh sie aus der elterlichen Wohnung und flog nach Syrien. Eine Woche später teilte sie per WhatsApp aus Raqqa mit, dass sie nun das Leben nach den Regeln des Islam führen wollte. Ein Foto ihrer Heiratsurkunde mit Muhammad schickte sie den Eltern.

Trotz massiver Versuche der Mutter und der Arbeitgeberin von Petima konnte sie nicht zur Rückkehr überredet werden. Sie sprach von ihrer ersten großen Liebe, von ihrem Ehemann als Helden. Mit dem Vater hatte sie keinen Kontakt.

Obwohl die Eltern des Ehemanns in Wien lebten, gab es keinen Kontakt mit Patimas Eltern, da ihr Vater strikt gegen die Heirat mit einem Nicht-Tschetschenen war. Es gab einen Kontakt mit den »Netzwerk Sozialer Zusammenhalt«, wobei aber die Tatsache, dass Patima schwanger war, verheimlicht wurde. Nach dem Märtyrertod von Muhammad waren ihre Mitteilungen weniger euphorisch. Sie heiratete einen anderen Tschetschenen, hielt sehr lockeren Kontakt mit ihrer Mutter. Anzeichen eines Wunsches nach der Rückkehr nach Österreich und der Aufnahme ihres Studiums bestehen nicht.

Diskussion

Die soziologische Betrachtung dieser Mittelschichtfamilie, die aus Tschetschenen nach Österreich geflohen waren, zeigt, wie schwer eine Integration des Mädchens ist, wenn der patriarchalische Vater sie an der Teilnahme von Freizeitaktivitäten der Peergroup hindert. Zunächst blieb ihr Widerstand gegen die sexfeindliche einengende Erziehung verborgen. Petima scheint sich anzupassen, gute Noten zu bekommen und einen sozialen Aufstieg durch Bildung durch ein Studium anzustreben.

Es gibt in dem Bericht keine Anzeichen, dass Petina sich den Eltern oder der Mutter anvertrauen konnte. Im Geheimen will sie dem Zwang und der rigiden Normen ihrer Familie entkommen. Die erste große Liebe, die durch den heiligen Krieg überhöht wird, hat so eine Anziehungskraft, dass sie alles hinter sich lässt, um Muhammad nach Syrien zu folgen.

Diese Falldarstellungen zeigen, wie wichtig eine präventive Arbeit in den Schulen ist, um gegen die Werbung durch falsche Informationen aufzutreten. Überraschend ist, wie hinter der freundlichen und erfolgreichen Fassade eine geballte Aggression und destruktive Wünsche stehen, die sich in einem »erlaubten« Feld der IS entladen dürfen und sich dann gegen alle »Ungläubige« richten.

Zusammenfassend soll betont werden, wie wichtig es bei gewalttätigen Jugendlichen ist, die psychische Dynamik zu erkennen, die hinter der scheinbar mächtigen Gewalttätigkeit steht. Es gilt zu verstehen, dass die Ohnmacht, Hilflosigkeit und Wut sowie die Unfähigkeit eine Situation gedanklich zu begreifen und zu gestalten dazu führt, dass sie im Handeln »agiert«, d. h. ausgelebt wird. Für Personen, die mit gewaltbereiten und vernachlässigten Jugendlichen arbeiten, ist es wichtig, diese Dynamik zu verstehen, um sich nicht tatsächlich abgewertet zu fühlen. »Erwachsene neigen dazu, die Feindseligkeit, das Schweigen, den Rückzug und andere Reaktionen von misshandelten Kindern und Jugendlichen als Antwort auf gegenwärtige Ereignisse zu missdeuten, anstatt sie als konditionierte Reaktionen auf Erinnerungen an die Vergangenheit zu erkennen«, schreibt Annette Streeck-Fischer, Herausgeberin des wichtigen Buches *Adoleszenz – Bindung – Destruktivität* (2004). Mein Therapiekind Malcolm, der in seiner dreistündigen Analyse zwischen großen Nähewünschen und massiver Provokation schwankte, wollte mich unbewusst seine Hilflosigkeit und Wut als Kind erleben lassen. Auf meine Deutungen, dass er sehen wolle, ob ich die Geduld verliere und so wütend werde, dass ich aufgebe, antwortete er: »Du gibst nie auf!«. Er war immer wieder verwundert und erstaunt, dass ich hinter seine Pseudogleichgültigkeit seine Verletzlichkeit erkennen konnte. Er, der immer verspottet worden war, malte auf die Wand »BEHINDERTE« und verspottete mich, versuchte mich mit Wasser anzuspritzen. Die spielerische Polsterschlacht konnte rasch zu einem gefährlichen Agieren werden, dem ich sehr klar Grenzen setzen musste. Seine Holzspielsachen musste ich eine Zeitlang wegräumen, da er drohte, damit das Fenster zu zerbrechen. Wenn er wieder seine Autos kaputt gemacht hatte und er mir seine kaputte innere Welt mit den gewalttätigen und keine Sicherheit bietenden Erwachsenen vorführte, war er überrascht, nach einiger Zeit und nach einem Durcharbeiten, neue Match-Box-Autos zu bekommen. Oft hatte er Angst vor seiner eigenen Destruktivität und schützte seine Autos vor sich selbst, indem er sie in seiner Spiellade in Sicherheit brachte, wenn er wütend war.

Die Notwendigkeit dieser vernachlässigten Kinder, sich vor der ungewohnten freundlichen und verständnisvollen Annäherung der Erwachsen durch Verweigerung oder Apathie zu schützen, verweist auf den großen psychischen Schmerz, der entsteht, wenn etwas heiß Ersehntes und Unerreichbares nun möglich wird. »Wozu sprichst du mit, schlag mich lieber, das kenne ich«, antwortet ein Jugendlicher in einer stationären psychotherapeutischen Behandlung in dem Buch von Ursula Pav *... und wenn der Faden reißt, will ich nur noch zuschlagen* (2016). Für Lehrer und Erzieher sei dieses ungewöhnliche und lohnende Buch einer erfahrenen Sozialpädagogin zu Lektüre empfohlen. Sie zeichnet ein detailliertes Bild der Arbeit mit schwer traumatisierten Kindern und Jugendlichen anhand des Projektes »Gewaltprävention« mit qualitativen Methoden der begleitenden Beobachtung und narrativen Interviews, die einen Einblick in die innere Welt dieser Jugendlichen ermöglichen. Gerade in der therapeutischen und analytischen Arbeit mit dieser Gruppe von Jugendlichen ist die Zusammenarbeit mit Lehrern und Erziehern von großer Bedeutung. Ich denke, dass die genaue Beschreibung des Gewaltpräventionsprojektes nicht nur die Jugendlichen plastisch werden lässt, sondern vor allem Einblick in die Bewältigung und den Umgang mit der Übertragung ermöglicht – wie Bion es genannt hat, arbeiten »under fire« – unter dem Beschuss von massiven Projektionen, die den Therapeuten oft wie Kugeln und Wurfgeschoße treffen und zugleich wichtige vorsprachliche Daten über den Jugendlichen ermöglichen.

Abschließend will ich mit den Hinweis, wie wichtig es ist, Problemfamilien früh Hilfestellungen anzubieten. In der therapeutischen Arbeit mit Eltern und

Kleinkindern können entstehende Probleme an der Wurzel an ihrer Manifestation gehindert werden, wenn gemeinsam Lösungen erarbeitet werden können. Meist wird die über Generationen hinweg wirkende Problematik unterschätzt, sodass die Eltern in der Eltern-Kleinkind-Therapie oft erstmals die Möglichkeit ergreifen, über ihre traumatischen Kindheitserlebnisse zu sprechen und sie mit der Therapeutin durchzuarbeiten. »Wenn misshandelte Jugendliche besser versorgt, unterstützt und spezieller therapeutischer Hilfe zugeführt würden, könnten die Langzeitfolgen erheblich reduziert werden«. (Streeck-Fischer, 2004, 35) Therapie in den Kinderheimen und von Adoptiveltern ist ein weiterer wichtiger Beitrag.

6.2 Problemfeld Teenagerschwangerschaften

Das Phänomen der frühen Schwangerschaft während der Teenagerjahre mag ungeplant und zufällig passieren, ist aber oft Ausdruck eines unbewussten Wunsches nach einem Baby. Dieser Wunsch mag sowohl einem Wunsch, Zuneigung zu geben, als auch einem Wunsch, Zuwendung zu bekommen, entsprechen. Dieser Wunsch kann bei Mädchen, die sich selbst ungeliebt, missachtet und minderwertig fühlen, besonders stark sein. Ein Baby mag einer Jugendlichen, die psychische Probleme hat, nicht weiß, was sie im Leben will und keinen Sinn sieht, eine Bedeutung geben. Mädchen, die nicht bei ihren Müttern aufgewachsen sind, sondern zu den Großeltern gegeben oder adoptiert wurden, tendieren besonders stark dazu, im selben Alter wie ihre eigene Mutter schwanger zu werden und so dieses Muster, unter dem sie selbst so schwer gelitten haben, an die nächste Generation weiterzugeben. Hier soll auf Freuds grundlegende Einsicht verwiesen werden, dass der mentale Faktor eine zentrale Rolle im Verständnis der Psychosexualität spielt. Die Wahrnehmung des eigenen Körpers ist immer durch das psychische Erleben vermittelt. In der Wiederholung der ungeplanten Schwangerschaft in der nächsten Generation und den damit verbundenen Problemen, spielt der Körper als Mittel des »Ausagierens« eine zentrale Rolle. Wie wir bereits ausgeführt haben, bleiben die frühesten Erfahrungen unseres Lebens in uns lebendig und bestimmen unsere Handlungen, wobei es gleichzeitig verschiedene Teile der Persönlichkeit gibt. So sind zur selben Zeit das Baby-Ich der Adoleszenten und ihr erwachsener Teil der Persönlichkeit aktiv. Das Mädchen kann diese verschiedenen Anteile von sich in der frühen Mutterschaft »unterbringen«, indem sie ihre Babywünsche nach Bedürftigkeit, Umsorgtwerden und ihre Verletzlichkeit ins Baby projiziert und beim Nähren und der Babypflege ihre mütterlichen Fähigkeiten nützt. Im Betreuen ihres Babys bemuttert sie gleichsam ihr eigenes inneres Baby im realen Baby.

Diese Konstellation verweist bereits auf einen enormen inneren Druck, der zusätzlich zu den realen äußeren schwierigen Bedingungen gemeistert werden muss und die junge Mutter extrem hilfsbedürftig macht. Haben die Teenager noch nicht ihre Schulbildung abgeschlossen, so müssen sie entweder beides gleichzeitig schaffen oder vermindern ihre Lebenschancen zusätzlich. Sie müssen Verantwortung für einen kleinen Menschen übernehmen, was schon für Erwachsene eine große Belastung von Mutter und Vater darstellt. Die Beziehung der Teenager existiert oft erst kurz oder ist überhaupt eine Zufallsbegegnung, sodass sie einander erst kennenlernen und eine emotionale Basis aufbauen müssen. Ökonomisch sind sie nicht in der Lage, sich und die neue Familie zu ernähren und bedürfen der Obhut der Eltern, sodass sie auch real – jedenfalls für einige Zeit – wieder abhängiger werden.

Die Fakten sind dramatisch und verlangen nach einer Erklärung: Laut Bericht der UNICEF (2015) werden weltweit etwa 15 Millionen Teenager ungewollt schwanger, in Österreich 12 von 1000 Teenagern und in Deutschland sogar 16 von 1000. In Europa liegen die britischen Jugendlichen an vorderster Stelle mit 22 von 1000, in den USA gibt es 55 Schwangerschaften im Teenageralter auf 1000 Personen. Die niedrigste Zahl weist Holland mit 4 von 1000 auf. Auf der sachlichen Ebene sind diese Zahlen zunächst schwer verständlich, gibt es doch seit mehr als 60 Jahren eine ziemlich sichere Form der Empfängnisverhütung, die Anti-Babypille, die sexuelle Aufklärung wird in allen Schulen in Europa und den USA durchgeführt, es gibt Beratungsstellen und Gespräche bei Frauenärzten.

Wir können annehmen, dass es sehr starke unbewusste Motive gibt, ungewollt schwanger zu werden. Sexualität kann unterschiedlichen Motiven dienen. So betont Birksted-Breen, »dass die Psychoanalyse davon abrückte, Sexualität aufdecken zu wollen, sondern es um ein Verstehen der Bedeutung der Sexualität geht, die der Abwehr dient, um psychischen Schmerz zu vermeiden und psychotische Ängste zu bewältigen« (Birksted-Breen 2016, 559; Übers. GDW).

In der Adoleszenz werden Sexualität und Schwangerschaft in vielfältiger Form unbewusst eingesetzt. Die einzelnen konkreten Konstellationen können nur im besonderen Fall genau verstanden und analysiert werden, es gibt aber einige Muster, die sehr unterschiedliche Aspekte zeigen: Unerfüllte Sehnsüchte, Rivalität mit der Mutter, selbstschädigende Impulse, sowie Allmachtsphantasien. Wie im Kapitel Sexualität ausgeführt wurde, erwachen in der Adoleszenz die frühen Rivalitäts- und Neidgefühle den Eltern gegenüber erneut; der Wunsch des Jugendlichen, der attraktive Partner für die Mutter zu sein und den Vater als Rivalen auszuschließen, bleibt aber unbewusst; ebenso bleibt die Phantasie des Mädchens, der Mutter den bewunderten Vater wegzunehmen, verborgen und unbewusst. Nun verfügen aber sowohl das Mädchen als auch der Jüngling in ihren erwachsenen, geschlechtsreifen Körpern tatsächlich über die Macht, diese Phantasien real werden zu lassen. Die Sehnsucht nach dem Baby vom Vater wird dann auf einen anderen jungen Mann übertragen und oft durch »Unachtsamkeit« erfüllt. Die unerfüllten Sehnsüchte jenes jungen Mädchens, das in der frühen Kindheit vernachlässigt wurde, sich selbst nicht geborgen und von ihren Eltern anerkannt gefühlt hat, (ihre eigenen Babywünsche und Bedürfnisse) werden dann auf ihr kommendes Baby verschoben.

Die in allen Beziehungen der Jugendlichen existierende provokante Haltung, die kommende sexuell potente Generation zu sein und die Eltern als abtretende

Generation an den Rand zu drängen, wird in einer realen Schwangerschaft ganz konkret inszeniert. Gleichzeitig wird durch die frühe Schwangerschaft, wenn die Mädchen ihre Schulbildung noch nicht abgeschlossen haben, der darunterliegende Wunsch, selbst bemuttert und versorgt zu werden, oft erzwungen. Die Eltern, manchmal auch die Großeltern dieser Jugendlichen sehen sich gezwungen, die jungen Eltern und das neue Baby zu unterstützen. Statt mehr Autonomie zu bekommen, verstärkt sich in den meisten Fällen die Abhängigkeit von den Eltern. Die destruktive Seite ihrer Handlung richtet sich gegen die Jugendlichen selbst. Sie werden durch die Schwangerschaft gezwungen, ihr Leben radikal zu ändern, ihre Ausbildung zu unterbrechen oder sehr anstrengend neben der Versorgung des Babys durchzuführen. Oft entstehen Schwangerschaften aus einer kurzen Beziehungen, einer »Sommerliebe« oder ersten sexuellen Erfahrungen, sodass die Beziehung zwischen den werdenden Eltern noch fragil ist; es ist nur in den wenigsten Fällen möglich, gemeinsam die großen Belastungen zu tragen und die Beziehung weiterzuentwickeln.

Gerade in Phasen der Krise oder der Orientierungslosigkeit kann eine Schwangerschaft als »Pseudolösung« einer Sinngebung im Leben erlebt werden. In manchen Fällen gelingt dieser Balanceakt tatsächlich, wenn dem jungen Paar mit einer liebevollen und großzügigen Unterstützung ihrer Eltern oder Großeltern, die Bewältigung dieser beiden Aufgaben ermöglicht wird. Es kann damit auch eine Art der Versöhnung zwischen den neuen Großeltern und ihren Kindern – als junge Eltern des neuen Babys – stattfinden, wo durch die Unterstützung des Babys mangelnde Zuwendung nun der Enkelgeneration und damit auch der Tochter gegeben werden kann.

Zu fragen ist auch, ob eine ungeplante Schwangerschaft auch ein Symptom einer mangelnden familiären sexuellen Aufklärung ist, wenn sich Eltern auf die rein kognitive Sexualaufklärung in der Schule verlassen. Es geht darum, ob die Eltern durch ihre Anteilnahme in Bezug auf die erste Regel, den ersten Samenerguss sowie die Verhütung bei einem zukünftigen Geschlechtsverkehr zeigen, dass sie ihrer Tochter/ihrem Sohn emotional Zugang zu diesem neuen Bereich ermöglichen. Können sie das Mädchen zum Frauenarzt begleiten, bevor es eine intime Beziehung eingeht? Sie über die Bedeutung der Regel aufklären und sie freundlich im »Reich der Frauen« willkommen heißen? Kann der Vater seinen Sohn auf die Verantwortung für Verhütung aufmerksam machen?

Anhand von drei Falldarstellungen sollen die unterschiedlichen Konstellationen bei einer Teenagerschwangerschaft beleuchtet werden, wobei es sich um österreichische Mittelschichtfamilien handelt. In der Arbeit *Teenagermütter* beschäftigt sich Eva Pankratz (1997) mit den Entstehungsbedingungen ungeplanter Schwangerschaft im Jugendalter[8]. Misslungene Prävention/Kontrazeption oder geheimer Kinderwunsch?

---

8 Es handelt sich um eine qualitative Untersuchung, die Datenerhebung erfolgte mittels narrativer Interviews.

1. Fallbeispiel Sarah[9]

Sarah wurde mit 18 Jahren, als sie die 8. Klasse einer Allgemeinen Höheren Schule besuchte, schwanger. Beide Eltern waren berufstätig, der Vater war Handelskaufmann, die Mutter Verkäuferin.

Sexualität in der Herkunftsfamilie

Sexuelle Aufklärung wurde in Sarahs Familie tabuisiert, auch in ihrer Kindheit und Jugend wurde Sexualität nicht erwähnt, als ob sie nicht existierte.
»Also aufgeklärt bin ich vom BRAVO worden – das stimmt wirklich – meine Eltern haben mir nie irgendwie, haben das total verheimlicht vor mir... Im Biologieunterricht schon auch, aber so vor allen die Gefühle, die dabei entstehen ... das hab' ich leider aus dem BRAVO.« (Pankratz, 1997, 57)
Auch als Sarah einmal ein Kondom im Koffer ihrer Eltern findet, war das den Eltern total peinlich, sie sprachen aber nicht darüber. Erst als die Großmutter Sarah und ihren Freund »im Bett erwischt«, begleitet die Mutter Sarah zum Frauenarzt. Dort bleibt sie bei der Untersuchung und dem Gespräch mit der Frauenärztin dabei, obwohl Sarah das sehr unangenehm war.
  Die erste Regel traf Sarah unvorbereitet:
»Ja, das war furchtbar für mich – weil das hab ich natürlich meiner Mutter gesagt, weil ich geglaubt hab, es ist irgendetwas Furchtbares jetzt mit mir. Die Mutter sagt dazu nur, das ist die Regel und sie hat mir halt so diese hygienischen Dinge und so weiter erklärt, aber ich hab mich unheimlich geniert«. (Pankratz 1997, 58)
Auch vorm Vater geniert sie sich total, wenn sie Binden aus einem Kasten herausholen muss, und der Vater es sieht. Besonders schockierend war für Sarah, dass ihre Mutter der ganzen Verwandtschaft erzählt hat, dass sie die Regel habe – »das war katastrophal«, meinte sie.

Verhütung und Kinderphantasien

Beim ersten Besuch beim Frauenarzt wird sie über Verhütung aufgeklärt und bekommt die Pille verschrieben.
»Dann hab ich die Pille genommen, natürlich, wie sich das gehört, die hab ich aber überhaupt nicht vertragen, weil ich sehr, sehr leicht depressiv und psychisch labil gewesen bin damals. Und die hab ich dann ziemlich schnell wieder abgesetzt ... Und ich muss sagen, ich habe sogar ein bisschen kokettiert damit, dass ich vielleicht schwanger werden könnt. Darum ist mir das gar nicht so unangenehm gewesen, im Gegenteil.« (Pankratz 1997, 59f)
Danach benützten Sarah und ihr Freund keinerlei Verhütungsmittel. Da sie immer wieder die Regel bekommen hat, wundert sie sich, ob irgendetwas

---

9 Die Darstellung des Falls folgt weitgehend den Ausführungen von Pankratz (1997, 50–65).

mit ihr los sei. Sie war irrsinnig verliebt und dann »hat es doch geklappt«. Sehr stolz berichtet sie, dass sie bis jetzt die einzige ihrer Klassenkolleginnen ist, die ein Kind hat.

Wissen über Schwangerschaft und Geburt

Sarah bekam von ihrer Mutter praktisch keine Information und sexuelle Aufklärung. Auch das kurze Gespräch mit der Frauenärztin im Beisein der Mutter war nicht hilfreich. Obwohl Sarah vor der Schwangerschaft überlegt hatte, die Schule abzubrechen, waren es dann ein Lehrer und eine Lehrerin, die sie sehr unterstützten. Die Turnlehrerin widmete sich im Turnunterricht dem Thema Schwangerschaft und Geburt; sie zeigte der ganzen Oberstufe der Schule den Film über »Die sanfte Geburt« und vermittelte Sarah eine Geburtsvorbereitungsgruppe. Sie half mit »sehr viel Information«, und machte Sarah klar, wie wichtig es sei, »auf Gefühle zu hören«. Sarah sagte, dass sie durch diese Unterstützung der Lehrerin ein »Frauengefühl« bekam, dass sie vorher nie so hatte. Sie hatte »das Weibliche in mir entdeckt« und sich auch »irrsinnig schnell ... geistig ... auf alle möglichen Arten halt mal auf das Kind einstellen können«. Die »starke persönliche Veränderung« durch die Schwangerschaft und ihre »gewisse Reife«, die sie inzwischen erlangt hat, machten ihr klar, »dass ich nur sanft gebären möchte«.

Die Lebenssituation kurz vor der Schwangerschaft

Sarahs beschreibt ihre Situation als unklar und diffus. Kurz bevor sie schwanger wurde, hatte sie überlegt, ihre Schullaufbahn – auch wegen der schlechten Noten – abzubrechen.
»Damals hab ich irrsinnige Probleme in der Schule gehabt – eigentlich – wollt immer wieder aussteigen. Meine Mutter hat gesagt, ihr macht das nichts, dann soll ich halt irgendwo zu arbeiten anfangen.« (Pankratz 1997, 51)
Wir können annehmen, dass die Idee von Sarah, die Mittelschule knapp vor der Matura abzubrechen, ein Hilferuf war, sie den Eltern damit zeigen wollte, dass sie Unterstützung braucht. Aber die Mutter reagiert nicht wie erwartet, sondern schien keine Einwände zu haben, was Sarah kommentiert »sie war irgendwie keine moralische Stütze«. Sie lachte dabei, um ihre Enttäuschung und Kränkung nicht spüren und zeigen zu müssen. Paradoxerweise haben ihr die Schwangerschaft und die Unterstützung in der Schule dann geholfen, im fünften Schwangerschaftsmonat die Matura erfolgreich abzulegen. Ihre beruflichen Zukunftspläne waren zu diesem Zeitpunkt unklar, sie wollte »auf die Filmakademie vielleicht oder irgendsowas Künstlerisches in die Richtung studieren«, sagte sie. Zur selben Zeit, als sie das Semesterzeugnis mit fünf Fünfern erhält, erfährt sie, dass sie schwanger ist. »Ich war irgendwie froh, dass ich jetzt endlich sicher weiß, wie's weitergeht«, meinte sie. Beim Interview war sich Sarah nicht mehr klar darüber, ob sie als erste

Reaktion auf die Schwangerschaft »alles hinschmeißen« oder ohnehin weitermachen wollte. Sarah sagte, die Schwangerschaft habe ihr einen »irrsinnigen Lebenssinn gegeben«. Die auf sie zukommende Mutterrolle löste ihre Ungewissheit, wie es nach der Matura weitergehen sollte. Sie musste sich in der nächsten Zeit nicht für eine weitere Ausbildung bzw. einen Beruf entscheiden, ihr blieb die »Schonfrist«, während der sie sich dem Kind widmete.

Entdecken der Schwangerschaft

Die erste Vermutung über eine mögliche Schwangerschaft wird von Sarahs Mutter geäußert. Sie scheint über den Zyklus der Tochter Bescheid zu wissen und wies sie darauf hin, dass die Regel schon länger ausgeblieben sei.
»(...) damals war ich ziemlich verträumt – oder wie man halt in dem Alter war (lacht) und mir hat das einfach – ich weiß nicht.« (Pankratz 1997, 54) Erst nachdem Sarah von der Mutter nach dem Ausbleiben der weiteren beiden Regelblutungen zum Frauenarzt geschickt wurde, erfuhr Sarah, dass sie ein Baby erwartete. Auffallend ist, dass Sarah keine körperlichen Veränderungen wahrgenommen hat oder sie nicht wahrnehmen wollte. Als Sarah der Mutter mitteilte, dass sie ein »positives Ergebnis« habe, verstand die Mutter sie falsch und glaubte, sie sei nicht schwanger. »Gott sei Dank«, sagte die Mutter. Sarah musste der Mutter erst erklären, dass ein positiver Test bedeutet, dass sie tatsächlich ein Baby bekommt. Da Sarah und ihr Partner sich sehr klar für das Kind entschieden, hatte sich die Mutter »ganz rausgehalten, nachdem sie gemerkt hat, dass sie eine ganz andere Anschauung hat«. Sarah weiß nur von ihrer Großmutter, dass ihre Mutter geweint hat, wie sie abgeholt worden ist zur Geburt. Diese emotionale Reaktion verwundert Sarah, da ihre Mutter sonst ihre Gefühle nicht zeigte.
Ihr Freund hat die Nachricht von der Schwangerschaft »auch hingenommen (lacht) – wenn's sein muss – so in die Richtung«. Es scheint aber nie die Gefahr bestanden haben, dass er sie verlässt. Die Lehrer und Mitschüler ignorierten ihren Zustand und redeten überhaupt nicht darüber. Nur bei der Matura, glaubte Sarah, seien ihr die Lehrer ihrer Schwangerschaft wegen entgegengekommen. Die Turnlehrerin übte mit den Schülern im Turnunterricht autogenes Training und förderte durch Massage das Körperbewusstsein der Mädchen. Das erlebt Sarah als große Unterstützung. Bei Diskussionen fällt Sarah durch ihre vehemente Ablehnung der Abtreibung auf.

Teenagerleben und Schwangerschaft

Sarah sagte, sie habe die innere Verbindung zum Kind »total« gehabt, ihre Schwangerschaft machte ihr klar, was mit ihr »los ist« und dass sie »jetzt in der Zukunft eine Verantwortung« habe. Sie hatte tatsächlich »sofort aufgehört zu rauchen« und ihr Leben »relativ rasch umgestellt – auf gesündere Ernährung und so ...«. Sie nahm ihren Körper ernst und schaffte es, über

das Baby ihrem Körper etwas Gutes zu tun und sich um sich selbst zu sorgen.
Sarah litt unter Schulstress und ihren Stimmungsschwankungen. Besonders ihr Klassenvorstand, der Mathematik unterrichtet, hatte ihr mit seiner Art zu schaffen gemacht. Ihr Teenagerleben führte sie weiter, sie ging in Konzerte und auf Partys. »Da hätte ich keine Abstriche machen wollen, ... damals hab ich so ein starkes Bedürfnis gehabt, wegzugehen«, sagte Sarah. *Sie versuchte ihr Leben weiterzuführen, wie vor der Schwangerschaft.* »Strampler stricken, wie manche schwangere Frauen war total jenseits«, meinte sie lachend. *Auch als das Kind da ist, hatte sie ihre* »Teenagerbedürfnisse dann doch auch noch weiterausgelebt ... so mit Partys gehen, laute Musik hören, tanzen usw.«
»Ich glaube, das war auch gut so, weil, wenn ich zu Hause geblieben wär, dann hätt, ich – da wär mir die Decke auf den Kopf gefallen, das war eh ein guter Mittelweg damals. Jetzt bin ich einfach anders, jetzt würd ich's anders machen«. (Pankratz 1997, 56)
Ihre Familie und ihr Freund standen zu ihr, sie bekam eine Wohnung von ihrem Großvater. Das junge Paar wurde von beiden Eltern organisatorisch und finanziell unterstützt, die Entscheidung zusammen zu ziehen und das Baby zu bekommen, wurde von beiden Großeltern respektiert.
Statt der Maturareise fuhren Sarah und ihr Freund alleine weg und nahmen sich Zeit für einander. Sie begannen »so schnell ein eigenes Leben zu führen« *und es tat ihr* »schon leid«, *dass sie die Beziehungen zu den Schulkollegen* »so abrupt abbricht.«
»Sie sind dann schon immer wieder auf Besuch gekommen und irrsinnig viel Leute haben mich dann auch im Spital besucht, aber dann ist das ziemlich schnell abgebrochen«. (Pankratz 1997, 63)
In der ersten Zeit der Schwangerschaft passt Sarah sozusagen noch zu den Mitschülerinnen, sie konnten noch etwas miteinander anfangen. Später, als das Kind auf der Welt war, stand es zwischen Sarah und ihren Mitschülerinnen. Sie war an dieser Erfahrung gewachsen, die anderen fühlten sich ausgeschlossen und zogen sich zurück. Auch Sarah wollte mit dem Freund und dem Kind »da lieber allein sein am Anfang«. *So beendete die Schwangerschaft abrupt ihre Adoleszenz und es entwickelte sich eine reife Paarbeziehung, die sich trotz der zeitlich schmalen Basis – von ungefähr einem Jahr – als sehr beständig erwiesen hat. Das Kind war dann* »absolut der Mittelpunkt« *und sie hätte es nicht geschafft zu sagen* »ich geh jetzt arbeiten, ich geh jetzt meinen Weg weiter und gebe dich in eine Krabbelstube«. *Die Lebenssituation war so, dass ihnen* »nie fad geworden ist«. *Sarah verstand aber die Alleinstehenden, dass ihnen die Decke auf den Kopf fällt, wenn sie den ganzen Tag allein mit dem Kind zu Hause sind.*

Interpretation

Die Fallgeschichte von Sarah zeigt die Verschränkung von destruktiven, zerstörerischen Aspekten einer adoleszenten Schwangerschaft und den konstruktiven, liebevollen und versöhnlichen Aspekten. Zunächst fällt Sarah in ihren schulischen Leistungen so ab, dass sie mit fünf Nichtgenügend im Semesterzeugnis überlegt, die Schule abzubrechen. Vermutlich handelt es sich dabei um einen unbewussten Konflikt mit der Mutter, eine Provokation. Aber statt eine starke Reaktion von der Mutter zu erreichen, scheint es der Mutter nichts auszumachen. Die Mutter von Sarah ist Verkäuferin und hat also keine allgemeinbildende höhere Schule abgeschlossen. Wir fragen uns, ob es auch unbewusste neidische Gefühle ihrer Tochter Sarah gegenüber gibt, die sie in der Ausbildung übertreffen könnte.

Das Agieren durch das Schwangerwerden wird durch das Tabuisieren der Sexualität und dem Fehlen einer liebevollen Aufklärung durch die Eltern begünstigt. Erst nachdem Sarah beim Geschlechtsverkehr von der Großmutter entdeckt wurde, geht die Mutter mit ihr zum Frauenarzt. Die Mutter gestattet Sarah aber kein privates Gespräch mit der Frauenärztin, sondern drängt sich ungefragt und gegen den Willen von Sarah hinein – was ein Hinweis auf eine verstrickte Mutter-Tochter-Beziehung ist. Die Mutter sucht im Weiteren kein Gespräch mit Sarah, sie duldet sozusagen die mangelhafte Verhütung. Erst als Sarah schon schwanger ist, schickt sie sie wieder zum Frauenarzt. Sarah verschleppt diesen Besuch bei der Ärztin vielleicht auch, um nicht mehr innerhalb der möglichen Frist einer Abtreibung hinzugehen.

Sarah kann nun aber die Hilfestellung der Turnlehrerin annehmen und ihren Rat, eine Schwangerengruppe zu besuchen, aufnehmen. Elterliche Figuren wie Lehrer, Verwandte oder Familienfreunde können die inneren Elternbilder stärken, wir sprechen von einer »Übertragungsbeziehung« (transference relationship, Harris 2007, 248). Die Idee eines verinnerlichten elterlichen Paares oder von Eltern und Lehrern, die zusammenarbeiten und ein lebendiges Paar sind, verweist auf die Etablierung eines ethischen inneren Systems in der Psyche des Jugendlichen. Letztendlich ist es diese »innere Familie« mit ihren weiblichen und männlichen Anteilen, die den Jugendlichen in seinem zukünftigen Leben leiten und ihm Orientierung geben. Gleichzeitig ist eine Beziehung zu Rat gebenden erwachsenen Personen wie Lehrer, die nicht so stark emotional besetzt ist, sehr nützlich: sie können einen Rat geben, den der Jugendliche von seinen Eltern nicht annehmen könnte, wie die beiden Lehrerinnen bei Sarah. Die Schwangerschaft scheint zunächst magisch alle Probleme von Sarah zu lösen. Es gelingt ihr im fünften Monat – trotz ihrer schlechten Halbjahresnoten – die Matura zu bestehen. Hier erleben wir die belebende und aktivierende Wirkung der Schwangerschaft. Sarah sorgt nun nicht nur für sich, sondern sie will auch vor der Geburt ihres Kindes die Schule positiv abschließen. Ihre liebevolle Beziehung zum werdenden Baby verleiht ihr Kraft und Energie, sie erlebt auch keine körperlichen negativen Symptome der Schwangerschaft. Wenn es möglich ist, so viel Gutes in sich zu haben, dass ein Baby in ihrem Körper heranwachsen kann, dann kann sie sich auch zutrauen, genug Intelligenz und Kraft zu haben, ihre Prüfungen erfolgreich abzulegen. Oft verleiht die Schwangerschaft den werdenden Eltern auch Kraft, schwierige Dinge abschließen zu können.

Sarah hatte sofort eine »totale« Beziehung zu ihrem Baby, hört mit dem Rauchen auf und ernährt sich gesünder. Dieses Sich-Sorgen um das werdende Kind lässt auf eine gute innere Mutter schließen. Sarah hat in ihrer inneren Welt ein Bild einer liebevoll, sich um das Baby sorgenden Mutter, aus dem sie Kraft und innere Stärke erfährt. Durch die Schwangerschaft erfährt sie »das Weibliche« in sich – wie eine Versöhnung mit der eigenen Mutter. Es gelingt Sarah auch, ihren Freund, den werdenden Vater, einzubeziehen und zur Geburtsvorbereitung und zur Ultraschalluntersuchung mitzunehmen.

Die Beziehung zum Vater des Kindes hält all die Turbulenzen aus. Gemeinsam richten sie die Wohnung des Großvaters ein, der ihnen zuliebe ins Altersheim zieht und sozusagen der neuen Generation Platz macht. Da Sarahs Mutter die Tochter finanziell unterstützt und sich um ihr Enkelkind kümmert, kann sie Sarah wirklich entlasten. Es wirkt wie eine Respektierung der Entscheidung des jungen Paares und eine Wiedergutmachung für frühere mangelhafte Fürsorge und Zuwendung.

2. Fallbeispiel Babsi [10]

Babsi wurde mit sechzehn Jahren in der 7.Klasse schwanger. Ihr Vater stammt aus dem arabischen Kulturkreis, ist Tierarzt und oft verreist. Ihre Mutter ist Hausfrau, ihre beiden älteren Brüder sind schon von zu Hause ausgezogen. Ihre Erziehung beschreibt sie als ziemlich streng und sehr konservativ, und sie ist »halt ziemlich ausgebrochen dann so ab 12, 13, 14«.

Sexualität in der Herkunftsfamilie

Sexualität schien in Babsis Familie kaum besprochen worden zu sein, denn sie sagte:
»Ja, also, von zu Hause hab ich eigentlich nicht so viel, weil heutzutage hört man sowieso überall, ich mein in der Schule und so ... Also Aufklärung, ich hab alles gewusst, ich bin ja nicht blöd (lacht)«. (Pankratz 1997, 75)
Babsi zeigt sich souverän, sie ist ja nicht blöd – aber sie stellt keinen Zusammenhang her zwischen ihrem Mangel an Empfängnisverhütung und sexueller Aufklärung.
Die erste Regel trifft Babsi unvorbereitet:
»Ich habe nicht gewusst, was das ist, gell. Da hat der Slip a total komische Farbe gehabt und meine Mutter sagt: ›Ja, jetzt bist du eine Frau‹ so auf die Art. Uh, Scheiße« (lacht.) (Pankratz 1997, 76)
Babsi erschrak über das Blut in ihrem Slip, die Reaktion der Mutter war zwar »locker«, wie sie sagt; aber eigentlich half sie Babsi nicht, emotional mit dieser erschreckenden Situation umzugehen. Es gabt kein Gespräch, kein

---

10 Die Darstellung folgt weitgehend den Ausführungen von Pankratz (1997, 66–81).

sie in den Arm nehmen, um das Frausein zu feiern, wie es bei anderen Mädchen geschieht.

Verhütung und Kinderphantasien

»Naja, der erste Frauenarztbesuch, da ... wollt ich mir die Pille verschreiben lassen ...
Und da war er an dem Tag nicht da und er musste weg zu einer Geburt oder sowas. Tja, und da hab ich die Pille nicht bekommen, ein Monat danach bin ich hingegangen und war schwanger – naja super!« (ebenda)
Eigentlich übernahm Babsi nicht die Verantwortung für ihre Schwangerschaft, sondern machte den Arzt, der weggehen musste, verantwortlich. Hätte er Zeit gehabt, wäre sie nicht schwanger geworden, lautet die Mitteilung. Wie widersprüchlich ihre Einstellung zu Kindern war, zeigt ihre Aussage: »Ich wollte nie ein Kind haben, ich habe immer gesagt, ein Kind in diese Scheißwelt zu setzen, ist purer Egoismus, weil man selbst ein Kind will. Weil das Kind ist ja arm, so habe ich immer gedacht, aber jetzt hab ich selbst eins – und eigentlich würd ich immer noch so denken. (ebenda)
Babsi sah ihre Situation und die der ganzen Welt pessimistisch. Sie war sehr unzufrieden mit der jetzigen Umweltsituation, sie sprach das Ozonloch und das Hautkrebsrisiko an, nahtlos fügte sie das Thema »Heiraten« an. »Und Heiraten sowieso nicht, bin ja ned deppat«. Sie gestand sich ein, dass sie zwar früher keinen Mann als »Klette an den Beinen« wollte, aber jetzt sie »eine Klette« ist, ihn »total geliebt hat, irgendwie« und »ihn nicht verlieren möchte«. Statt der engen Beziehung, die sie sich mit Markus, dem Vater ihres Kindes wünschte, hat sie jetzt ihr Baby, das ganz hilflos und abhängig von ihr ist. Vielleicht wollte sie ihn durch das Kind noch enger an sich binden.
»Naja, also mit Verhütung und so, das war halt ziemlich unbeholfen. Wir haben damals zwar Kondome besorgt, aber wenn du eingeraucht bist, und so, da schaust voll nicht auf sowas. Und er hat immer gesagt, das ist ein Lusttöter, also total deppat irgendwie. Er, der Ältere, er müsste ja eigentlich diese Verantwortung ein bisschen übernehmen. Das ist eben das Unreife mit Sechzehn. Man weiß zwar, man wird schwanger, aber man ist sich nicht bewusst, wirklich bewusst ... Man denkt, ich werde doch nicht schwanger, mir passiert das nicht, so auf die Art ... Erst wenn es passiert, denkst du dir, na so ein Mist«. (Pankratz 1997, 77)
Babsi erzählt, dass sie sich von der Verhütungs- und Schwangerschaftsproblematik eigentlich nicht betroffen gefühlt hatte. Sie wusste zwar theoretisch Bescheid, dass sie schwanger werden könnte, aber sie konnte ihr Wissen nicht in die Praxis umsetzen. In einer Art Größenphantasie war sie überzeugt, ihr passiere das nicht, sie sei eben anders als die anderen. Zu ihrer Nachlässigkeit in punkto Verhütung kam noch die Ablehnung der Kondome als Lusttöter von Markus und eine Bewusstseinstrübung durch Alkohol und Drogen. Hier klingt schon ihre schwierige Lebenssituation an.

Die Lebenssituation kurz vor der Schwangerschaft

Seit der vierten Klasse der Allgemeinbildenden Höheren Schule fiel Babsi durch ihr provokantes Verhalten in der Schule auf. Die Lehrer schickten sie immer wieder zum Direktor, nachdem sie von der ersten Schule »fliegt«, folgten noch weitere Schulwechsel. Babsi erzählt, dass sie als »Gruftie sehr lange, drei, vier Jahre in der Szene war ... und das ist eh kein Geheimnis, ich war drogenabhängig«. Sie hatte in der Schule
»nur mehr so die Haare vorm Gesicht gehabt, schwarz angezogen, blass und die Lehrer dauernd ›Um Gottes Willen‹. Und ich hab auch immer in der Früh ein Flascherl Alk (Alkohol) mitgehabt und hab halt in der Früh schon angefangen, ziemlich gestört halt. Oder eingeraucht in der Früh und dann total stoned da reingekommen. Ja, aber das war noch nicht so schlimm, aber später ist es ziemlich arg worden, am Schluss. H (Szenenjargon für Heroin) hab ich ja nur ein Monat oder so genommen«. (Pankratz 1997, 67)
In diesem Interviewausschnitt beschreibt Babsi ihr provokantes und selbstschädigendes Verhalten näher. Sie gebraucht den Szenenjargon für Alkohol »Alk« und Heroin »H«, »Stoned« und inszenierte damit eine besondere Situation in ihrem Verhältnis zur Interviewerin: sie war die Expertin, sie war vertraut mit der Fachsprache und die Interviewerin sollte sich dumm und ausgeschlossen fühlen. Babsis immer stärkeres Abdriften in die Drogenszene bis zur tödlichen Gefahr einer Überdosis mit Heroin zeigt, wie stark ihr inneres Bedürfnis ist, sich zuzuschütten, innerlich anstürmende Impulse, Gedanken und Ängste unten zu halten, was immer weniger möglich war. Sie spricht gleich darauf davon, dass sie »dran auch Freunde sterben gesehen hat« und diese Zeit als »irrsinnig schiach« und »ziemlich beschissen« in Erinnerung hat. Babsi erwischte auch einmal eine »Überdosis« und sie »wollte weg, aber ich hab's nie so richtig geschafft«. Sehr deutlich stehen suizidale Gedanken hinter der Drogensucht, aber es existiert auch eine gute innere Stimme, die sie auf die Gefahr aufmerksam macht, wenn sie diese Zeit als beschissen bezeichnet.
»Wie ich ihn kennengelernt hab, bin ich da voll rausgerissen worden, weil er überhaupt nichts damit im Sinn hatte«. (Pankratz 1997, 68)
Durch Markus, ihren Freund, hatte sie den Absprung aus der Drogenszene geschafft. Obwohl er ein Einzelgänger war und »der Typ, der überhaupt Leute hasst«, waren die Eltern von Babsi sehr froh über diese neue Beziehung mit jemandem außerhalb der Drogenszene.
»Die Eltern waren schon froh, weil sie gesehen haben, dass er mir guttut. Da war ich überhaupt das erste Mal in der Sonne, nach drei Jahren ... Ich war total braun, ich hab gut ausgeschaut, ich mein, ich hab dann wieder zugenommen und so«. (ebenda)
Aus der gemeinsamen Schule, an der sie das schwarze Schaf und er »der Coolste der Schule« war, war sie rausgeflogen. In der anderen Schule hat sie das Schuljahr beendet, sie war damals ca. im dritten Monat schwanger und hat »dann halt zum Arbeiten angefangen«, um Karenzgeld zu bekommen.

Markus ist kein einfacher Mann, »er hat in seinem Leben vier Freundinnen gehabt, die sind ihm nach einer Woche davongerannt und mit mir ist er zwei Jahre zusammen«, meinte sie. Obwohl Markus einige Jahre älter ist als sie, ist er »extrem unreif« durch seine »merkwürdige Vergangenheit.«
»Sein Vater kifft seit 20 Jahren und ist schon total gestört. Er (Markus) war ziemlich arg, er steht um zwölf Mittags auf, setzt sich vor dem Computer, die ganze Nacht; hat überhaupt nur ein Nachtleben – ich hab auch so gelebt«. (ebenda)
Für Babsi war Markus der Mann, zu dem sie wirklich Liebe und Vertrauen erlebte, der das (die Beziehung) wirklich ernst meinte. Sie schien aber ein realistisches Bild von Markus mit seinen Problemen zu haben.

Entdecken der Schwangerschaft und Reaktion der Umwelt

Zwischen dem ersten und zweiten Besuch beim Frauenarzt, ein Monat danach, wurde Babsi schwanger. Sie wollte vorher nie ein Kind haben. Bevor Babsi es ihrer Mutter sagte, kommentierte sie eine Woche lang Berichte in den Medien über Schwangerschaftsabbruch abwertend und ablehnend. Erst dann sagte Babsi es ihrer Mutter, die es dem Vater von Babsi mitteilte. Obwohl sie wusste, dass sie nicht verhütet hatten, stellte sie es der Mutter gegenüber wie einen »Unfall« dar.
»Meinem Vater ist es urschlecht gegangen, er ist auch anders erzogen worden ... Naja, meine Eltern waren ganz cool, nun meine Mutter ganz super, mein Vater hatte einen halben Herzinfarkt (lacht); Meine Brüder sagten, ich solle auf keinen Fall das Kind kriegen ... dass das für meine Zukunft (schlecht sei), weil ich mir meine Jugend vermassle. Die Männer waren halt alle dagegen (lacht), meine Mutter war eigentlich die einzige, ich meine zu mir gehalten haben alle, aber dagegen waren sie schon.« (Pankratz 1997, 73)
Die überraschende Mitteilung von Babsi, dass sie schwanger ist, dürfte wie eine Bombe gewirkt haben – vermutlich war diese Schockwirkung auch ein Teil der unbewussten Inszenierung. Besonders der Vater war gegen das Baby, er der eine jungfräuliche Braut als Voraussetzung einer guten Ehe betrachtete, hatte fast einen Herzinfarkt. Babsis Beziehung zum Vater war besonders eng. Sie hatte sich nie als Mädchen, sondern immer wie ein Bub gefühlt. Babsi wollte auch Tierarzt werden, wie ihr Vater.
Auch die älteren Brüder waren sehr dagegen. Babsi führte auch aus, dass ihr ältester Bruder mit einer Frau einen Sohn hat, die auf das Sorgerecht verzichtet hatte und ihren Sohn jetzt nur einmal pro Monat sieht. Deutlich wird die große Spannung und Belastung dieser Entscheidungssituation. Dann sprach sie über den Vater des Kindes, Markus, ihren Freund:
»Er hat nicht gewusst, was er machen soll. Er hat nie gesagt ›Nein‹, also er hat immer so ›ich weiß nicht‹ gesagt. Er wollte mir das nicht antun mit Abtreiben und so. Er hat sich da eher rausgehalten.« (ebenda 74)

Ihr gegenüber reagierte Markus wenig, wollte ihr die Entscheidung überlassen, wir hören aber von heftigen Auseinandersetzung von Markus mit seinen Eltern. Seine Mutter wollte, dass wir »abtreiben, seid's wahnsinnig, ich hab euch immer gesagt, Verhütung«. Der Vater von Markus meinte zwar »auf keinen Fall abtreiben und er wird uns helfen«. Aber das hat er dann nicht gemacht. Er kommt sogar zu handgreiflichen Auseinandersetzungen zwischen Markus und seinem Vater, »wo auch Blut fließt«. Anlass war die vom Vater geforderte Entscheidung von Markus zwischen ihm und dem Baby. Markus hat sich für sie und das Baby entschieden und ist ausgezogen.

Erleben der Schwangerschaft und Geburt

»Die Schwangerschaft am Anfang, da war mir immer schlecht – aber mir hat es schon gefallen, das Gefühl ist schon toll ... Während der ganzen Schwangerschaft ... hab ich urviel gegessen, Schwarzwälder Kirschtorte tonnenweise und ja Salzgurken ... und Champignondose mit Mayonnaise drüber.« (ebenda 69)
Mit hörbaren Genuss berichtete Babsi von ihren damaligen Essgewohnheiten, wobei sie die Schwangerschaft »voll als Ausrede« genommen hatte. Ihre Gewichtszunahmen von »fünfzehn oder siebzehn Kilo« in der Schwangerschaft hungerte sie nachher mit Diäten und viel Sport wieder herunter.

Babsi spürte die psychischen Veränderungen sehr stark, sie war nicht mehr hinter einer Maske versteckt, die »harte Babsi«, die sich vor allem schützt, sondern wird äußerst empfindsam:
»Das Gefühl ist schon toll, aber dann wird man total komisch, also vom Gefühl her... also sensibel; ich hab die ganze Zeit geweint, wegen irgendetwas oder in den Nachrichten, sind mir die Tränen in die Augen gekommen oder wegen jeder Kleinigkeit ... Ich war auch eine Zeit lang ziemlich unglücklich in der Schwangerschaft.« (ebenda)
Ihre Erwartungen an Markus waren nicht in Erfüllung gegangen, im Gegenteil; sie hatte es »sehr schwer mit ihm gehabt«. Ihre Vorstellungen und ihr Traum von einer schönen Schwangerschaft waren nicht in Erfüllung gegangen. Sie wäre gern mit Markus in die Geburtsvorbereitung gegangen, sozusagen als äußeres Zeichen ihrer Zusammengehörigkeit. Für ihn war die Schwangerschaft »ein Schock«, die er »voll nicht gepackt hat«. Er war »auch so ein Harter mit Tätowierungen, langen Haaren und Lederhose«. Als sie die Schule beendete und arbeiten ging, um dann ein Karenzgeld zu bekommen, hatte sie für Markus »urviel Geld ausgegeben, weil er nie Geld hatte«. Da sie zu Hause wohnte, kamen die Eltern für ihre Lebenskosten auf. Sie hat sich verändert, denn
»Ich kann ja nicht so leben dann weiterhin ...«
»... dadurch dass ich schwanger war und ich hab das Kind gespürt, ich mein, um Gottes Willen, da lebt was. Ich kann ja nicht so leben dann weiterhin ...« (ebenda 78)

Von Anfang an war für Babsi klar, dass sie das Kind behalten wollte. Sie fühlt sich als Schwangere weiblicher, »total anders halt«.

Teenagerleben und Schwangerschaft

Mit der Schule hatte Babsi ungefähr im dritten Schwangerschaftsmonat aufgehört und zu arbeiten begonnen. Dadurch, dass sie durch Markus von der Szene weg war, hat sie »eigentlich überhaupt keine Freunde mehr ... bin schon traurig, aber das kommt schon so schön langsam wieder.«
Ihre Veränderung war sehr groß, sie hatte es geliebt »zu schocken«. Die meiste Zeit war Babsi mit Markus, ihrem Freund zusammen.
»Ich war eigentlich nur mehr mit ihm zusammen und war ziemlich abhängig von ihm. Ich war total – ich hab so geklammert, ich hab so Trennungsangst.« (ebenda 75)
Babsi hat ihre Interessen hauptsächlich seinen untergeordnet, war mit ihm in die Sauna gegangen, hatte Computer gespielt oder ihn auf die Donauinsel begleitet, um ihm beim Volleyball spielen zuzuschauen. »Also da musste ich schon verzichten und mit dem Markus waren wir nie weg«. Die Zeit zu Hause hatten sie mit Musik hören und gemeinsam »Einrauchen« verbracht, was den Eltern nicht gepasst hatte. Babsi nahm einerseits Rücksicht auf ihr Baby und ging nicht zum Konzert ihrer geliebten Band, andererseits rauchte sie sich weiter ein, was für das Baby nicht gut war.

Einstellung und Beziehung zum Kind

Obwohl die Geburt nicht so einfach war, fand sie mit dem Neugeborenen am Bauch
»alles in Ordnung dann, pfo, die war so klein, die war sooo lieb, pfo, des war ein Wahnsinn, so winzig, Hätte nie gedacht, dass ein Kind so klein sein kann«.
Babsi erzählte von großer Unsicherheit bei der Pflege des Neugeborenen: sie hatte »wahnsinnige Angst«, das Badewasser für ihr Baby zu heiß einzulassen und musste sich von ihrer Mutter helfen lassen. Ihr Bild von einem Baby und das Versorgen eines Kindes sind realistischer geworden:
»Ich hab mir immer nur das Tolle mit dem Kind vorgestellt, aber dass jetzt so in der Nacht Aufstehen. Oder, wenn jemand anruft und sagt ›hast Lust, mitzukommen?‹ Ja früher, sofort, hätt ich gesagt, holt's mich ab oder ich komm hin. Diesmal, äh, oh, verdammt, es geht nicht – na und das sind halt die negativen Seiten, aber die muss man auf sich nehmen«. (Pankratz 1997, 79)

Interpretation

Was treibt Babsi, die aus einem »geordneten Elternhaus« kommt, zu Drogenabhängigkeit und anderen verzweifelten, selbstzerstörerischen Handlungen? Diese intensive Art der Selbstzerstörung, »no future«, schwarze »Grufti«-Trauerkleider, negative Sicht von der Welt verweisen auf eine innere Welt voller Schuldgefühle und Bestrafungswünsche. Wir wissen, dass sich Jugendliche so wie kleine Kinder nicht nur für böse Taten, die sie ausgeführt haben, sondern auch für böse, neidische oder zerstörerische Phantasien verantwortlich fühlen und denken, sie sollten bestraft werden. Frühe rivalisierende Wünsche, der Mutter ihre Babys wegzunehmen, sie unfruchtbar zu machen, treten bei allen kleinen Kindern mehr oder weniger stark auf. Bei Einzelkindern und Nesthäkchen, Nachzüglern, wie Babsi, gibt es keine korrigierende Erfahrung, dass ihre Phantasien die Gebärfähigkeit der Mutter nicht zerstört haben, wenn wirklich ein Geschwisterchen geboren wird. Trotz großer Eifersucht ist es dann für das ältere Kind äußerst beruhigend zu erleben, dass ihr Vater mit der Mutter etwas Neues, Kreatives hervorbringen kann – trotz ihrer zerstörerischen Phantasien, den Körper der Mutter auszuräumen. In der Adoleszenz werden diese verdrängten Gefühle wieder aktiviert: Die als zerstörerisch erlebte innere Welt wird dann auf die äußere Realität, die »Scheißwelt« projiziert und an der Umweltverschmutzung, dem Wettrüsten, der Überbevölkerung etc. festgemacht. In so eine Welt möchte Babsi kein neues Baby setzen – damit setzt sie in der Phantasie einen Akt der Bestrafung: sie hat ihren Eltern kein neues Baby mehr gestattet und nun darf sie auch keines haben. Dieses Verhalten verweist auf ein strenges, grausames Über-Ich: sie bestraft sich selbst und sie darf sich kein Baby wünschen, weil sie sich und ihre bösen Phantasien und Gedanken für so verabscheuenswürdig hält. Sie wird selbst wie ein Geist, ein »Gruftie«, geht nie in die Sonne und schaut wie der Tod aus. Es gelingt ihr, sich in der Schule jeweils so aufzuführen, dass sie immer wieder ausgeschlossen wird – eine unbewusste Inszenierung als Beweis, wie unerträglich schrecklich sie ist. Gleichzeitig gibt es in ihr aber auch einen dringlichen Wunsch, selbst ein Baby zu sein und einen liebevollen Mann an ihrer Seite – als Vater ihres Kindes – zu haben. Tatsächlich verliebt sie sich in Markus, den attraktivsten Mann in der Schule; er kann sie aus diesem Sumpf herausziehen. Wir verstehen das so, dass es auch in ihr ein Bild einer liebevollen Mutter gibt, die ihr auch einen liebevollen potenten Mann gönnt. Er kann sie tatsächlich »retten«. Die Idee, jemanden zu retten, stammt auch aus der ödipalen Phase, wo das Kind die Überzeugung hat, die Mutter mache den Vater nicht wirklich glücklich und sie, die Tochter würde ihn richtig lieben und retten. Oder umgekehrt der Sohn ist der Retter der Mutter – jetzt rettet Markus seine Freundin Babsi. Es gelingt Babsi, sich aus den inneren Verstrickungen zu lösen und Markus, der auch genug ähnliche innere Probleme hat, als Ersatz für den Vater als Partner zu wählen. Sie kann auch ihre Eltern dazu bringen, sie emotional und finanziell zu unterstützen.

Auch bei Babsi erleben wir, wie aus zwei negativen Kräften eine überwiegend heilende, konstruktive Lösung entsteht, Freud spricht von der Plastizität der Psychosexualität. Die Schwangerschaft und das gesunde Baby, das Babsi zur Welt bringt, stehen für ihre positiven, inneren Kräfte. Sie ist jemand, der einen gesunden, guten Körper hat, der kein krankes, sondern ein gesundes, kräftiges Baby heranwachsen lassen kann. Damit wird ihre Überzeugung, nur schlecht und böse zu sein, eindrucksvoll widerlegt. Nur langsam kann sich der konstruktive Teil durchsetzen, während der Schwangerschaft darf sie noch nicht fröhliche, rosarote Kleider tragen, sondern trägt noch ihre schwarzen Kleider – wohl aus Angst vor einer neidischen Mutter/bösen Fee, die ihr das Baby doch noch wegnehmen könnte. Wir wissen nicht, ob Babsis Mutter sie als Nachzüglerin wirklich wollte. Die älteren Brüder von Babsi waren bereits ausgezogen – vielleicht sogar zu dem Zeitpunkt, als ihre Probleme beginnen mit 12, 13, 14 Jahren? Vielleicht hat sie die Ambivalenz oder die heimliche Ablehnung der Mutter, jetzt noch einmal mit einem Baby zu beginnen, wenn die älteren Geschwister schon groß sind, gespürt und sich unerwünscht gefühlt. Das Verhalten der Mutter verweist auf eine große emotionale Distanz, sie kann sich nicht mitfreuen, als Babsi die Regel bekommt. Fühlt sich die Mutter in die Rolle der abtretenden Generation gedrängt? Tatsächlich macht Babsi die Mutter zur Großmutter. Ihre ungeplant/unbewusst geplante Schwangerschaft ist eine Teillösung, die allerdings neue Probleme schafft. Babsi hat ihre Schulbildung noch nicht abgeschlossen, ist abhängiger von ihren Eltern als ihre Klassenkolleginnen. Sie muss auf vieles verzichten und früh Verantwortung übernehmen. Ihre Chance, mit Markus eine stabile Beziehung aufzubauen, ist gering, wie sie selbst sagt. Babsi wünscht sich, dass sie während der Schwangerschaft mehr Zuwendung und Liebe von ihrem Freund erhalten hätte.

Die intensive Beziehung zu Markus, der ein Außenseiter ist, lässt die abhängige und bedürftige Seite von Babsi lebendig werden, sie hängt wie eine Klette an ihm, hat Angst, sich zu trennen. Das Pendel schlägt in die andere Richtung – von dem Wunsch nach Freiheit zur Sehnsucht nach Nähe. Vermutlich ist auch bei der Liebe zu ihrem Baby der Wunsch enthalten, jemanden zu haben, der ganz von ihr abhängig ist, von dem sie sich nicht mehr trennen muss. Aber Babsis Realitätssinn ist jedenfalls so ausgeprägt, dass sie die Bedürfnisse des realen Babys wahrnehmen und im Wesentlichen erfüllen kann. Ihre unbewussten aggressiven Impulse werden als Sorge sichtbar: sie hat Angst, das Badewasser zu heiß zu machen und ihr Baby zu verbrühen. Gleichzeitig kann sie aber die Hilfe ihrer Mutter und ihres Vaters annehmen, nicht nur die finanzielle Unterstützung, sondern auch die Unterstützung bei der Versorgung des Babys. Babsi wohnt mit ihrer Tochter in ihrem ehemaligen Kinderzimmer. Einerseits leidet sie an den Familiendiskussionen, anderseits wäre es ohne die Hilfe der Mutter als Babysitterin noch schwerer, wegzuziehen. Die Begeisterung, mit der sie von den neuen Eigenheiten und Können ihrer Tochter berichtet, und die Sorgen, die sie sich bei einer Krankheit und einem Arztbesuch macht, lassen auf eine zureichend gute Mutter-Kind-Beziehung schließen.

Die versprochene Wohnung vom Vater von Markus ist nie realisiert worden. Wir können annehmen, dass die äußere Situation auch der inneren Welt von Babsi entspricht: Sie braucht noch den Schutz der Eltern, sie hat die Schule abgebrochen und macht als Fernstudium eine Maturavorbereitung. Die Beziehung zu Markus ist eher schwierig, sie sehen einander jetzt nur am Wochenende, da

Markus nun einen Job angenommen hat. Babsi spricht von einer »Beziehungskrise«, was Zweifel aufkommen lässt, ob die Paarbeziehung diesen Belastungen standhalten kann. Im Interview sagt sie, wie froh sie ist, alles einmal erzählen zu können, weil sie wenige Freundinnen hat.

3. Fallbeispiel: Claudia[11]

Claudia ist 17 Jahre alt und besucht zum Zeitpunkt des Interviews die 8. Klasse AHS, im Mai legt sie die Matura ab, ihre Tochter Moni ist 8 Monate alt. Der Vater von Claudia ist Ingenieur, die Mutter ist Hausfrau und studiert. Claudia hat den 19-jährigen Tom, den Vater ihres Kindes, geheiratet. Sie leben zu dritt in einer kleinen Neubauwohnung. Tom leistet gerade seinen Militärdienst. Beim Interview sind Claudia und Tom anwesend.

Sexualität in der Herkunftsfamilie

Die Themen Sexualität und Aufklärung wurden in Claudias Familie nicht besprochen.
Als sie »eben Tom als Freund gehabt hab, meinten die Eltern ›ja, weißt eh‹. Und ich: ›ja, ja‹. Und sie: ›geht eh nichts‹«. (Pankratz 1997, 102)
Für Claudias Eltern war das Gespräch damit beendet und Claudia blieb mit ihrer Unsicherheit alleine. Es ist so, als ob sich die Eltern scheuten, über Sexualität zu sprechen, dann aber über die Schwangerschaft entsetzt sind. Auch Claudia konnte die Chance nicht nützen, genaueres über Empfängnisverhütung zu erfahren.

Die erste Regel

»das hat sich schon irgendwie angekündigt gehabt. Also, ich hab nicht gleich die Regel von heute auf morgen bekommen. Ich hatte vorher so eine Schmierblutung ... Und meine Mutter hat gesagt: ›Pass auf, das wird bald kommen‹ Und es war halt so. Lästig war es schon (lacht).« (Pankratz 1997, 102)
Claudias Mutter hatte sie nur unzureichend auf die Bedeutung der Regel vorbereitet, denn sie hat sie nicht darüber aufgeklärt, dass sie nun schwanger werden und ein Baby bekommen kann.

Verhütung und Kinderphantasien

»Ich wollte eigentlich schon ein Kind haben. Ich habe mit dem Gedanken gespielt, wie es wäre, wenn ich ein Kind hätte und so. Habe mir das damals

---

11 Die Darstellung des Fallbeispiels folgt weitgehend den Ausführungen von Pankratz (1997, 94–109), Interpretation von GDW.

immer gedacht, brauch ich dann nicht meinen Eltern im Weg sein und in der Schule hab ich dann auch gewisse Vorteile (lacht). Aber es war nicht absichtlich, war kein Wunschkind. Wie ich das gehört hab, (dass ich schwanger bin,) bin ich wirklich aus allen Wolken gefallen, wie ich wirklich schwanger war«. (ebenda 103)
Der direkten Frage nach einer Schwangerschaftsverhütung wichen Claudia und Tom aus. Sie wollten darauf nicht antworten, da sie es »bis jetzt eigentlich niemanden gesagt« haben. Claudia meinte nur dazu, »aber es war auf jeden Fall nicht ganz hundertprozentig«. Ihr damals nicht direkt ausgedrückter Kinderwunsch hat sich möglicherweise in ihrer unsicheren und inadäquaten Verhütung ausgedrückt.

Die Lebenssituation kurz vor der Schwangerschaft

Claudia erzählte von ihren Schwierigkeiten in der Schule, die ihr »am Wecker gegangen sind«. Sie war im Fach des strengen Klassenvorstandes, der von allen ziemlich gefürchtet war, negativ in ihrer Lernleistung. Mit ihren Eltern hatte sie »immer gestritten, also so absichtlich« und hatte Konflikte bezüglich »so Teenager – so Technik – so weggehen, wann du zu Hause sein musst (lacht) und deshalb war sie ›ziemlich fertig‹«.
Tom war der erste Mensch, demgegenüber sie sich öffnen und von sich erzählen konnte. Er schien für sie wie ein sicherer Hafen mitten in ihren Problemen gewesen zu sein. Tom wird ihr bester Freund und bald waren sie »zusammen«, d. h. intim.
Sowohl in der Schule als auch zu Hause fühlt sich Claudia unter Stress, nur bei ihrem Freund Tom konnte sie sich öffnen und über ihre Probleme sprechen.
Auf die Frage nach der Länge der Beziehung, fragte Claudia bei Tom nach. Sie stellten unter Lachen fest, dass es »ein halbes Jahr« war.
»Aber bei uns war das nicht so, das war nicht nur ein halbes Jahr, sondern es war irgendwie anders. Wir haben von vornherein gewusst, dass wir zusammenbleiben«. Tom fügt hinzu: »Nach drei, vier Wochen hab ich das schon gewusst, dass wir zusammenbleiben oder sowas«.
Vielleicht soll das gemeinsame Baby alle Befürchtungen zerstreuen, dass die Beziehung auch auseinandergehen könnte. Durch das Baby sind Tom und Claudia ein Leben lang verbunden. Tatsächlich sind sie zum Zeitpunkt des Interviews verheiratet und wohnen zu dritt in einer kleinen Wohnung – trotz widriger Umstände. Claudia erzählt:
»Ich meine, sonst bin ich nie aus mir herausgekommen. Ich habe nie jemanden zum Erzählen gehabt ... und er war für mich halt alles, ich hab ihm alles erzählt ... Es war auch nie ein Zweifel, dass wir nicht zusammenbleiben und dass wir später mal Kinder kriegen oder so«.
Tom war für Claudia die erste Liebe, die erste intensive Erfahrung eines tiefen Vertrauens und einer Geborgenheit. Sie hatten schon über eine gemeinsame Zukunft gesprochen und hatten den Wunsch, später gemeinsam Kinder

zu bekommen. Claudia hatte auch nie gezweifelt, dass Tom im Fall einer Schwangerschaft zu ihr stehen würde, obwohl es für Tom, wie er selbst sagt, »ein Schock war«.

Entdecken der Schwangerschaft und Reaktion der Umwelt

Bei Claudia verlief die Entdeckung der Schwangerschaft dramatisch. Sie sagte:
»Also gut. Also das war nicht so schön, das (lacht) war schlimm (räuspert sich), weil ich bin draufgekommen, wie der Tom grad nicht da war. Der war in Griechenland mit Freunden, also ich war total weg ... Hab es zuerst einmal für mich behalten, das war nicht so, ich mein, ich weiß nicht (lacht) gut. Ich hab dann abgenommen und so vor mich hin ... da ist es mir nicht so gut gegangen, dann hab ich es meinen Eltern gesagt.« (Pankratz 1997, 97)
Das Räuspern und Lachen verweist auf große innere Spannung, sie konnte zwar sagen, wie schrecklich die Situation damals für sie gewesen war, aber die schmerzhaften Erfahrungen der Anfangszeit wurden wiedererlebte. Sie sprach ausführlicher darüber:
»Also ich habe mir aus der Apotheke einen Schwangerschaftstest geholt und habe ihn gemacht. Zu der Zeit habe ich gerade einen Ferialjob gehabt, - hab das irgendwie in der Pause geschwind gemacht und hab dann halt nachgeschaut. Uah (lacht) und hab das dann eben gleich einer, - also wir waren drei Ferialpraktikantinnen und die älteste hat mir am vertrauenswürdigsten ausgeschaut, der hab ich es halt dann erzählt ...« (ebenda 98)
Diese Ferienpraktikantin gab ihr die Adresse von einem Frauenarzt, um sich zu vergewissern, da der Test ja auch »nicht stimmen« könnte. Bei der Untersuchung bestätigte der Arzt die Schwangerschaft, was Claudia
»dann aber nimmer überrascht (hat), weil, wenn ich jetzt nicht schwanger bin, das wäre eh komisch gewesen – ich hab nicht viel gegessen, hab abgenommen auf 40 Kilo oder so«. (ebenda)
Die Reaktion ihrer Eltern auf die Schwangerschaft bezeichnete Claudia als »schlimm. Die waren total verfallen und ... die haben auch nicht gewusst, was sie jetzt tun sollen. (Räuspert sich), wollten eigentlich, dass ich – weil ich so jung bin – dass ich also abtreibe«. (ebenda)
Die Eltern waren zunächst gegen die Schwangerschaft. Als Hauptargument führten sie an, dass Claudia sich ihr ganzes Leben ruiniere und sich kaputt mache.
Für Tom, der zwei Tage nach dem Abflug nach Griechenland über das Telefon erfuhr, dass Claudia schwanger war, war es »schon ein Schock«. Er sagte den anderen nichts, »weil ich mir selbst erst einmal darüber nachdenken musste – ich hab nicht gewusst, was ich hätt sagen sollen«. Er hatte in den folgenden zwei Wochen
»viel Zeit zum Nachdenken. Da habe ich mal überlegt, was wir so tun, was wir machen sollen na ... ja, weil ich eben gewusst hab, dass die Eltern total ausflippen werden«. (ebenda)

Beide, Tom und Claudia – waren in der Zeit, wo sie einander sehr gebraucht hätten, nur telefonisch in Kontakt, was besonders für Claudia schwierig war. Tom erzählte, wie es nach seiner Rückkehr weiterging:
»Dann war ein Vieraugengespräch mit deinem (Claudias) Vater, gell, von Mann zu Mann. Das wollte er unbedingt. Er hat mir zunächst seinen Standpunkt gesagt, dass sie (Claudia Vater und Mutter) uns raten, abzutreiben, weil wir noch so jung sind. Letztendlich hab ich dann ihre Eltern überzeugen können, dass wir das Kind eben wollen«. Tom erzählt, dass er mit dem Satz »wenn ihr um euer Kind kämpft, sozusagen, haben wir auch das Recht, dass wir um unseres kämpfen. Das hat die eigentlich überzeugt und das haben sie dann eingesehen, wenn wir das wirklich wollen und wir bereit sind, dafür etwas zu tun«. (ebenda 99)
Mit diesem Gespräch »von Mann zu Mann« wurde Tom als ebenbürtig akzeptiert. Es gelang ihm, ihrer beider Standpunkt verständlich zu machen. Dieses Gespräch zeigt den Eltern von Claudia auch, dass Tom wirklich zu ihr stehen und sie diese Aufgabe gemeinsam meistern wollten – sicherlich beruhigend für Claudias Eltern. Danach hatten sie Claudia und Tom »voll unterstützt die ganze Zeit ... Sie haben uns eigentlich die Grundlage für alles gegeben, was wir jetzt haben«. Tom und Claudia können ihre Dankbarkeit für die Hilfe von Claudias Eltern annehmen. Claudias ernsthaftes Lernen, um neben dem Baby die Matura zu bestehen, ist sicherlich auch eine Form zu zeigen, wie ernst sie es meinen und dass sie die Hilfe wirklich konstruktiv nützen.
In der Schule erhielt Claudia unerwartete Unterstützung. Sie teile dem Klassenvorstand, vor dem sie sich »fürchtet, weil er so streng ist, in der dritten Schulwoche mit, dass sie schwanger, ist«.
»Er hat gesagt, ja, o.k. und ist gegangen (lacht)und dann, ja, er kümmert sich um das und kein Problem, hat er gesagt. Er ist der einzige Lehrer, der mir wirklich hilft«.
Der gefürchtete Lehrer erkannte, dass Claudia in einer äußerst schwierigen Lage war, akzeptierte das und half ihr, damit sie die Klasse abschließen konnte. Er wollte auch Transparenz herstellen und bat Claudia, der ganzen Klasse zu sagen, dass sie schwanger war.
»Ja, das war arg. Eines Tages, da hab ich es ihm gesagt gehabt und eine Woche drauf oder so, in Physik, im Physiksaal hat er mich zu sich ins Kammerl gerufen und hat eben gemeint – weil ich wollte es erst einmal meinen besten Freunden sagen und dann habe ich mir gedacht, wird es sich eh herumreden. Er hat eben gesagt ... Ich soll rausgehen und das der Klasse sagen«. (ebenda 100)
Claudia teilte es allem mit, die mit »Oh und Ah (lachen) reagierten – das war unangenehm, pfo, das war grauslich...«. Danach erlebte sie die Reaktion in der Schule als »positiv, die haben sich alle gefreut und haben uns alle unterstützt«. Besondern während der Schwangerschaft und nach der Geburt genoss Claudia den Ausnahmestatus mit vielen Ausnahmen, die ihr erleichterten, das Schuljahr positiv abzuschließen. In der Schule »ist alles super ge-

gangen«. Sie konnte auch lernen, nur als sie an Nierenbeckenentzündung erkrankte, »war es so eine Hektik« mit Schule und Spital.

Erleben der Schwangerschaft und Geburt

Obwohl Claudia in der Schwangerschaft schwere Krankheiten hatte – eine schwere Bauchgrippe, durch die sie stark abnahm und zwei Nierenbeckenentzündungen, bei denen sie ins Krankenhaus musste – bezeichnete sie ihre »Schwangerschaft, ja ich mein, es war alles halt normal, wie es normal sein kann«. Wegen starker Rückenschmerzen hatte sie »Physio also Bestrahlungen und so gehabt« und sie besucht auch eine Schwangerschaftsgymnastik. Claudia stand ziemlich unter Zeitdruck, da sie das alles neben der Schule bewältigen musste.
Emotional ging es ihr nicht so gut, weil Tom zwei Wochen nicht da war und ihre Eltern zu einer Abtreibung rieten. Auch ihre Schulfreundinnen waren auf Urlaub und sie fühlte sich sehr alleine. Erst ab dem Zeitpunkt, als ihre Eltern den Wunsch, das Kind zu bekommen, akzeptierten und sie und Tom unterstützten, ging es ihr emotional besser.
»In der Schule ist alles super gegangen« bei Claudia, sie konnte auch lernen. Claudia erklärt, dass sie sich »dessen voll bewusst war, dass sich mein Leben ändert«, wenn sie ein Kind hat.
»Ich habe mir das vorstellen können, wie das wird, ... (konnte mich) in die Lage hineinversetzen. Habe mir gedacht, du kannst nimmer Fortgehen am Abend. Das war mir im Prinzip auch egal, weil ich es eh schon gehabt hab ... Ich habe ich darauf eingestellt, ... super, hast ein Kind und bleibst zu Hause«. (ebenda 100)
Bei Claudia stand das »Kind an erster Stelle« und alles andere war wurscht. Sie scheint sich eine realistische Vorstellung gemacht zu haben. Tom hat unter dem abrupten Abbruch der Jugendzeit durch Claudias Schwangerschaft mehr gelitten als sie. Er sagt:
»Sie hat sich da irgendwie offenbar besser darauf einstellen können. Ich hab zwar gewusst, was auf mich zukommt. Es ist aber trotzdem in einer Form über mich hereingebrochen. Ich weiß, es war sehr abrupt, vorher war ich ja noch immer zu Hause bei meinen Eltern. ... dann war ich mit Claudia zusammen, bin halt zu Hause geblieben und habe Computer gespielt.« (ebenda 101)
Tom ging vorher viel mit Freunden weg, »Fußballspielen oder zum Fußball Match, gegangen, weiß ich ... irgendwohin, einen Trinken gehen, Billiarde spielen oder sowas«. Es tut ihm leid, dass das jetzt kaum mehr möglich ist. In der letzten Zeit waren sie wieder mehr mit Freunden weggegangen, das Babysitter-Problem hatten sie durch Klassenkameraden in den Griff bekommen. Claudia hatte aber »immer Schuldgefühle, wenn ich weggehe, weil ich sehe sie eh die ganze Woche nicht so viel« und würde lieber bei Moni bleiben, »aber das kann ich auch nicht immer machen«. Claudia versuchte dabei, auch Toms Wünsche wegzugehen zu berücksichtigen. Beide bedauerten,

dass ihnen momentan die Zeit für einander fehlt. Tom erinnert sich an bessere Zeiten:
»Manchmal waren wir schon immer zusammen. Sind gemeinsam in die Schule gegangen und in den Ferien waren wir sowieso zusammen im Garten, zwei Monate. Das war super. Aber jetzt ist blöd, jetzt sehen wir uns eigentlich sehr selten. Und wenn, dann ist sie (Claudia) zu Hause und lernt.« (ebenda 101f)
Tom leistet zur Zeit des Interviews den Wehrdienst ab und ist deshalb unter der Woche meist weg.
Die Geburt war anstrengender als gedacht. Aber als Moni draußen war, hatten sich beide sehr gefreut:
»Das Gefühl war super, a Kind am Bauch liegen zu haben«. Tom schwärmt auch, »Die kleinen Hände und so. Ich hab mich immer so gefreut, wenn's wieder gekommen ist, weil ich sie gar nicht richtig gesehen habe.«
Begeistert erzählte Claudia von ihrer ersten Begegnung mit Moni, fast wehmütig erinnert sie sich »wie sie noch so klein war, war sie halt so süß. (lacht) Sie ist jetzt noch immer süß, aber – sie ist schon so groß, kann schon sitzen und alles Mögliche«. Zwei Wochen nach der Geburt schrieb Claudia schon eine Schularbeit, nach einem Monat ging sie wieder in die Schule. Sie konnte tatsächlich die siebente Klasse abschließen und lernt zur Zeit des Interviews für die Matura.

Unterstützung und Hilfe

Große Unterstützung bekamen sie von Claudias Eltern, die ihnen »die Grundlage für alles gegeben (haben), was wir jetzt haben«. Sie kauften eine Wohnung und zahlten die Miete und alles, was dazu gehört. Sie halfen ihnen bei der Betreuung von Moni, damit Claudia in die Schule gehen konnte. Tom schwärmte von Claudias Mutter, die in der Zeit, wo sie in derselben Wohnung wohnten
»alles gemacht hat. Die ganze Wohnung geschupft, Essen gekocht und wirklich alles gemacht ... auf die Moni aufgepasst, wenn wir lernen haben müssen ... Wir konnten dortbleiben, bis Claudia die Siebte geschafft hat und ich die Matura – so nebenbei sozusagen«. (ebenda 104)
Bei dieser Aussage von Tom klingt auch seine große Belastung an, wenn er die Matura ablegen als »nebenbei« bezeichnet – wohl ironisch, da Matura ja das große Ziel der achten Klasse ist, worauf alle Kräfte konzentriert werden. Er musste sich hauptsächlich um seine kleine Familie kümmern. Auch Claudia bezeichnete den Besuch der Schule als ihr »Freizeitvergnügen«, weil das Kind an erster Stelle stand.
Claudia schaffte es dank ihres Organisationstalents, ihres Ehrgeizes sowie der Unterstützung von Tom, ihrer Mutter und der Schule. Sie stillte Moni voll und schaffte es, die siebente Klasse abzuschließen.
»(ich habe) immer in der Schule abgepumpt, das dann in der Schule in den Eiskasten gestellt, die Milch nach Hause genommen, eingefroren bis am

nächsten Tag, dass meine Mutter sie ihr am nächsten Tag hat geben können, wie ich in der Schule war«. (ebenda 108)

Tom hatte in der Vorbereitungszeit für die Matura die Betreuung von Moni teilweise übernommen. Im September, bis zu seinem Einrücktermin, hat er »das ganze Monat halt alles gemacht«. Moni ist sehr »kooperativ«. Seit dem »dritten Monat hat sie eigentlich durchgeschlafen. Das ist normalerweise normal, eigentlich, (lachen) sie ist so brav, dass es schon nimmer normal ist«.

Interpretation

Claudia und Tom haben gemeinsam eine unglaubliche Leistung erbracht. Sie waren sich sicher, dass sie zusammenbleiben wollten, und sie konnten den Widerstand beider Elternpaare gegen das Baby gemeinsam überwinden. Es gelang ihnen nicht nur, Claudias Eltern zu überzeugen, sondern auch eine ausgezeichnete Kooperation zu leben. Zunächst wehrte sich Claudia gegen den Wunsch der Eltern, Tom zu heiraten, aber später willigte sie ein.

Die erste Phase der Schwangerschaft, das Alleinsein ohne Tom und der große Druck von ihren Eltern, abzutreiben, zeigte sich bei Claudia in schweren körperlichen Krankheiten: sie hatte zunächst eine schwere Bauchgrippe und dann zwei schwere Nierenbeckenentzündungen, wo sie ins Spital aufgenommen werden musste. Wir gehen davon aus, dass sich die große innere Spannung, die Ungewissheit und Überforderung nicht nur psychisch, sondern auch physisch, wie im Buch Theater des Körpers (McDougall 1991), zeigte. Alle Krankheiten waren im Bereich des Bauches, der Gebärmutter angesiedelt. Bei der schweren Darmgrippe brach sie viel und hatte Durchfall, sodass sie so abmagerte, dass sie nur mehr 40 kg wog. Wie eine Umkehrung kindlicher Befruchtungsphantasien, dass Babys vom Essen in den Körper der Mutter kommen, erlebte Claudia ihre Schwangerschaft so, als ob jemand – eine böse Fee, eine Hexe, eine neidische Mutter, eine rachsüchtige Frau – nun ihr Baby in ihr bedroht und es ihr rauben will. Tatsächlich wollten Claudias Eltern das Baby vernichten, wenn sie zu einer Abtreibung rieten oder drängten. In jeder Schwangerschaft werden kindliche Befruchtungstheorien wiederbelebt und in Phantasien oder Träumen dargestellt. Claudia drückt mit ihrem kranken Unterleib fast so etwas aus, als ob sie sich zu früh zur Mutterschaft gedrängt hätte – quasi den Platz der Mutter in Anspruch genommen hat, der ihr nicht zusteht – und dann alles ausscheiden oder eine schmerzhafte Nierenentzündung haben musste. Diese psychologischen Faktoren können die Widerstandskraft des Körpers herabsetzen, der Stress kann so groß sein, dass Claudia tatsächlich krank wird. Der innere Konflikt wird im Körper untergebracht. Psychologische und somatische Faktoren sind immer präsent aktiv und spielen ineinander (Engel 1962, 1967).

Die Schwangerschaft und das Baby, das in Claudia wuchs, vermittelte ihr wohl auch eine zusätzliche Energie. Sie wollte zeigen, dass sie die siebente Klasse abschließen kann und ihr Baby in sich wachsen lassen kann. Die enorme Unterstützung ihrer Mutter hatte vermutlich auch einen versöhnlichen Charakter.

Vielleicht imponierte den Eltern die Entschlossenheit von Tom und Claudia, zusammenbleiben und ihr Baby bekommen zu wollen. Die körperlichen Probleme hörten jedenfalls genau zu dem Zeitpunkt auf, als die Mutter die beiden voll und ganz unterstützte. So als ob jetzt die werdenden Großeltern den Jungen ihr Baby gönnten.

Claudia macht sich Gedanken um ihre Tochter Moni, wie brav sie ist. Sie meint sogar, dass es nicht normal sei, wie normal sie ist. Wir nehmen an, dass bereits sehr kleine Babys fühlen und an den Nuancen der Stimme, der Betonung und des Verhaltens der Mutter erkennen, ob sie eine Last oder – im Fall von Claudia – eine große Last für ihre Mutter/Eltern sind. Eine mögliche Reaktion des Babys kann darin bestehen, ganz brav zu sein, viel zu schlafen und »pflegeleicht« zu sein, um die Mutter zu entlasten. Claudia erkennt, dass sie oft an der Grenze ihrer Belastungsfähigkeit ist. Oft hat sie Schuldgefühle, weil sie Moni so wenig sieht und sie verschiedenen Personen anvertrauen muss.

Die Beziehung von Claudia und Tom wird idealisiert – es darf kein Zweifel aufkommen. Man fragt sich, wie realistisch sie einander wahrnehmen dürfen. Zugleich scheinen sie durch die gemeinsam durchfochtenen Schwierigkeiten tatsächlich eine enge und vertrauensvolle Beziehung entwickelt zu haben. Claudia ist sehr froh, dass Tom bei der Geburt dabei war und sie unterstützte.

Die Schule und besonders der strenge Klassenvorstand erkannten die Dringlichkeit der Probleme und er unterstützte Claudia aus vollem Herzen. Er forderte sie auf, ihre Schwangerschaft vor der Klasse zu besprechen und die positive Reaktion und große Hilfsbereitschaft zeigen, dass sein Weg hilfreich war. Statt auf der Gerüchteebene Unruhe hervorzurufen, konnte Claudia ihre Schwangerschaft offen ansprechen und dann auch die Hilfe der Klassenkollegen annehmen, Besuche im Krankenhaus, Babysitter-Dienste etc. Claudia war dann sogar eine bessere Schülerin als vor der Schwangerschaft.

Abschließende Bemerkungen

In den Familien der Teenagermütter und zwar nicht nur in den genannten Fallbeispielen, sondern weltweit, gibt es praktisch keine Kommunikation über empfängnisverhütende Methoden, weil es sowohl den Eltern als auch den Jugendlichen peinlich und unangenehm ist (Crockett et al. 2003). Die sachliche Aufklärung in der Schule erweitert zwar das Wissen, ist aber nicht relevant für die tatsächliche Verhütung.

Die Lebenschancen dieser adoleszenten Mädchen und Jungen sind in Bezug auf die äußere Realität geringer und risikoreicher. Die meisten der Teenagerschwangerschaften kommen in den einkommensschwachen Gesellschaftsschichten vor. Die Chance, ihre schulische Ausbildung abzuschließen, ist nur halb so groß wie die der Gleichaltrigen, sie haben geringere Chancen, eine höhere Bildung zu erlangen und einen Job zu bekommen, als die Gleichaltrigen aus einem ähnlichen sozialen Hintergrund (Miller et al. 2003). Ihre Chancen zu heiraten sind geringer und die Wahrscheinlichkeit einer Scheidung ist wesentlich größer (Moore & Brook-Gunn 2002).

In einer 18-jährigen Längsschnittstudie (1966–1984) von Furstenberg et al. (1987) in den USA waren die Ergebnisse jedoch vielversprechender. Nach 18 Jahren war die Lebenssituation der damaligen Teenagermütter überraschend unterschiedlich: Nur ein Viertel der Mütter war Sozialhilfeempfängerin. Ein anderes Viertel jedoch hatte höhere Bildung und Joberfahrungen gesammelt, sodass sie ökonomisch erfolgreich waren. Eine Mehrzahl der Mütter hatte ihre Sekundärausbildung abgeschlossen und ein Drittel hatte eine akademische Ausbildung und hatte geheiratet.

In den drei Fallbeispielen waren alle drei Teenagermütter bestrebt, ihre Matura abzuschließen, und planten beim Kindergarteneintritt des Kindes, ein Universitätsstudium zu beginnen.

Die massiven Streitereien mit den Eltern vor der Schwangerschaft wurden durch die Diskussion um Abtreibung oder das Baby behalten auf dieses Thema fokussiert. Durch die Unterstützung der Eltern der schwangeren Mädchen scheint es zu einer neuen Form der Beziehung zwischen den Adoleszenten und ihren Eltern gekommen zu sein.

Ein ausgeprägter großer Geborgenheits- und Zärtlichkeitswunsch ist als zentrales Motiv zu verstehen. Statt ihre eigenen Babywünsche aufgeben zu können, werden sie unbewusst auf ein reales Baby übertragen (projiziert). Diese Wünsche sind halbbewusst, wenn sie sagen, sie hätten mit diesem Gedanken an ein Baby »kokettiert« oder mit dem Gedanken gespielt. Die Angst und die Sorge, ob sie diese große Verantwortung übernehmen können, werden auf die werdenden Großeltern übertragen. Die sollen sich Sorgen machen und gegen das neue Kind sein – damit ersparen sich die Jugendlichen den inneren Konflikt. Diese inneren Konflikte zeigen sich jedoch in großen Stimmungsschwankungen, Verletzlichkeit, auffälliger Gewichtszunahme oder Gewichtsabnahme.

Frühe Schwangerschaften können als Ausdruck eines Loslösungskonfliktes mit den Eltern gesehen werden, der bewusst als Erwachsenwerden erlebt wird, de facto aber mit einer Verzögerung der Autonomie einhergeht. Die Jugendlichen werden noch stärker finanziell aber auch bei der Betreuung der Kinder von den Eltern abhängig – sie wohnen oft mit dem neuen Baby in ihrem früheren Kinderzimmer. In diesen heißen, konfliktreichen Phasen sind Erwachsene wie Lehrer oder elterliche Freunde von großer Bedeutung. In allen drei Falldarstellungen haben sich die Lehrer dieser Jugendlichen angenommen, ihnen Informationen zu Schwangerschaft und sanfter Geburt, Entspannungstechniken und Adressen von Schwangerschaftsgruppen vermittelt. Sie haben diese Teenagerschwangerschaft als Anlass genommen, alle Schüler und Schülerinnen der Oberstufe mit dieser Thematik vertraut zu machen.

Das Baby wird als Ausdruck einer engen Partnerschaft gesehen. So werden oft bei großer Verliebtheit Kinder gezeugt, aber auch bei Beziehungskrisen. Das Baby wird dann unbewusst als Bindeglied zwischen Mädchen und ihrem ersten Partner gesehen.

Bei unklaren Zukunftsvorstellungen kann eine Schwangerschaft einen »irrsinnigen Lebenssinn«, wie ihn Sarah beschreibt, bekommen. Das Baby stellt dann einen Ersatz, ein Substitut für fehlende andere Zuwendungen und Anerkennungen dar. Durch die Schwangerschaft kann die Jugendliche eine Steigerung ihres Lebensgefühls und des Sinns im Leben erfahren.

Eine Schwangerschaft während der inneren Umbruchsphase der Pubertät stellt die Jugendlichen unter doppelten Druck. In jeder Schwangerschaft kommt es zu einer Umstrukturierung der inneren Welt (Diem-Wille 2004), bei der frühere unbewusste Konflikte mit den Eltern und verschiedene Phantasien der frühen Kindheit bezogen auf den Körper der Mutter und des Vaters aktualisiert und neu geordnet werden. Nun sind diese inneren Strukturen durch den massiven Entwicklungsschub bereits turbulent und erfahren nun eine weitere Umstrukturierung. Ein Baby zu bekommen stellt auf einer ganz tiefen emotionalen Schicht auch eine große Potenz dar. Nun sind die Adoleszenten diejenigen, die Leben weitergeben, etwas Neues schaffen. Es sind keine Phantasievorstellungen, sondern ein reales Baby – was erschreckend und/oder erfüllend sein kein.

6.3 Psychische Zusammenbrüche in der Adoleszenz

In diesem Abschnitt werden schwere psychische Probleme betrachtet, die während der Pubertät in Erscheinung treten. Unter dem Titel des psychischen Zusammenbruchs werden vorübergehende psychische Störungen, wie Depression, Jugendpsychotische Episoden, Mutismus (Verweigerung des Sprechens) und eine Asperger-Symptomatik (Rückzug in eine private Welt) behandelt. Wir verstehen darunter eine psychische Krisensituation, die entweder schleichend oder plötzlich auftreten kann. Laufer spricht von einem »Zusammenbruch der Entwicklung« (Laufer 1995), den bei den Kindern früher übersehenen und nicht beachteten Entwicklungsstörungen. Diese Herausforderung der psychischen Krise in der Pubertät sei die letzte Chance einer Hilfestellung vor einer lebenslangen charakterlichen Verzerrung (distortion of character; ebenda). Bei der Begutachtung eines Jugendlichen, der einen psychischen Zusammenbruch hat, sollen folgende drei Bereiche untersucht werden,

A. Das Ausmaß der Entwicklungsunterbrechung,
B. Der Stillstand der Entwicklung, der eine Krise anzeigt,
C. Die Abschottung der Entwicklung, wenn eine verfrühte Beendigung der Entwicklung vorliegt.

Zu A.
Ist nur ein spezifisches Gebiet von der Krise betroffen oder sind seine Fähigkeiten, zu arbeiten und Beziehungen einzugehen, in Mitleidenschaft gezogen? Sind mehrere Bereiche betroffen, so besteht die Gefahr eines baldigen totalen Zusammenbruchs, wenn die psychische Abwehr infolge der steigenden Angst zusammenbricht. Wieweit wird der Körper des Adoleszenten von ihm nur mehr als Objekt betrachtet, das er angreift oder wird dieser vernachlässigt? Oder besitzt sein Körper noch die Möglichkeit einer libidinösen oder narzisstischen Befriedigung?

Zu B.
Unter Stillstand (deadlock) versteht man den Punkt, an dem die Abwehr, die bis dahin die Ängste containen konnte, dazu nicht mehr in der Lage ist. Dann gibt es weder eine Weiterentwicklung noch die Möglichkeit, auf eine frühere Entwicklungsstufe zurückzufallen. Wenn z. B. ein Achtzehnjähriger das Ende seiner ersten sexuellen Beziehung als Bestätigung seiner latent empfundenen Überzeugung empfindet, dass sein sexueller Körper abzulehnen sei, so kann er sich nicht auf eine vorpubertäre Haltung zurückziehen, wo er sich Unterstützung von seinen Eltern holen könnte. Es besteht die Gefahr, dass dieser Jugendliche in diesem Stillstand in eine akute psychotische Episode stürzt, d. h. den Bezug zur Realität unterbricht – sei es in Form einer manischen, einer depressiven oder einer suizidalen Form.

Ad C.
Abschottung (Foreclosure) bezeichnet einen Entwicklungsprozess, die vorzeitig beendet wurde und zu einem verzerrten Körperimage führt, bei dem eine sexuelle Befriedigung auf eine eingeschränkte Form reduziert ist, ohne neue Erfahrungen möglich zu machen (Perverse Formen der Sexualität oder Befriedigung durch Suchterfahrungen). (Laufer 1995, 179; Übers. GDW)

Vor der Zeit des inneren Umbruchs, der körperlichen und psychischen raschen Entwicklung und Neuordnung, konnten die Abwehrstrukturen den inneren Impulsen, Ängsten und Anforderungen noch gewachsen gewesen sein. Nun, unter den neuen Anforderungen, brechen sie zusammen. Ob die Krise innerhalb des adoleszenten Entwicklungsbereiches liegt oder in Richtung einer Borderline- oder psychotischen Störung tendiert, kann mit einem diagnostischen Interview herausgefunden werden. Kernberg (1984) fragt »Zeigen alle Adoleszenten bis zu einem gewissen Maß eine Identitätsdiffusion und sind ihre Symptome von der späteren Organisation einer Borderline Persönlichkeit unterscheidbar?« (übers. GDW)

Das Schwierige bei der Beurteilung der Krise ist, dass jedes der möglichen Symptome in milder Form auch Teil der normalen Umbruchsphase der Adoleszenz ist. Selbst bei depressiven oder psychotischen Episoden erleben ca. 30 % der Jugendlichen nur diese eine Krise. Für die Jugendlichen und deren Eltern sind diese Krisen jedenfalls sehr bedrohlich. Gleichzeitig soll aber auch darauf hingewiesen werden, dass in dieser Phase auch ernste Symptome nur in Andeutungen sichtbar werden, die ein genaues Hinschauen erfordern. Es ist also für Eltern, Erzieher und andere Personen der Umwelt des Jugendlichen wichtig, offen zu bleiben für beide Möglichkeiten: die Symptome als Anzeichen einer ernsten Erkrankung oder sie als passageres Phänomen vorübergehen zu sehen.

Flynn (2004, 215) schlägt drei Ebenen vor, anhand derer unterschieden werden kann, ob die Erscheinung pathologisch oder normal ist:

1. Die Kapazität zur Realitätsprüfung:
   Sowohl in normaler als auch in pathologischer Entwicklung werden primitive Abwehrformen wie Spaltung, Verleugnung und projektive Tendenzen verwendet, und es kann ein Mangel an dem Gefühl eines integrierten Selbst und ein differenziertes Konzept der Anderen bestehen. Wesentlich ist, ob die Fähigkeit zur Realitätsprüfung im engen Sinn vorhanden ist oder nicht, besonders bei schwereren narzisstischen Persönlichkeitsstörungen.

2. Die Kapazität »den Anderen« zu erkennen:
Das ist eine zentrale Fähigkeit, die helfen kann, einen normalen adoleszenten Aufruhr (turmoil) mit einer Mischung aus omnipotenter Kontrolle, Grandiosität und Abwertung von einer gewalttätigen Rebellion gegen die Eltern zu unterscheiden.
3. Die Kapazität Schuld und Sorge zu erleben:
Das ist besonders bei jenen Jugendlichen wichtig, die suizidal sind oder ein ernsthaft selbstschädigendes Verhalten zeigen.

Einige Elemente dieser drei Dimensionen sind wichtig, um eine Psychotherapie zu beginnen.

In den Kapiteln zum Körper-Ich, zur emotionalen Entwicklung und Identität sind Entwicklungskrisen im »normalen« Kontext beschrieben worden, die aber bei den Jugendlichen oft eine fundamentale Verunsicherung und Bedrohung hervorrufen. Auch Eltern reagieren verunsichert, wenn sich der Charakter des Kindes von einem fröhlichen, zutraulichen Sohn zu einem schwermütigen, zurückgezogenen Jugendlichen verändert und sie sich zurückgestoßen und abgewertet fühlen.

Anhand von zwei Falldarstellungen wird gezeigt, wie sich diese Krisen darstellen. Im ersten Fallbeispiel gelang es dem Jugendlichen Mark, seine tiefe Verfolgungsangst, Halluzinationen und Verzweiflung hinter einem Rückzug und dem Verweigern des Sprechens zu verbergen. Erst in seiner totalen Verweigerung des Sprechens in der Analyse wird seine schwere Störung sichtbar und besprechbar. Erst als sich sein Verhalten in der Schule und in der Familie normalisiert, erkennen die Eltern, wie krank er gewesen ist. Der erste Jugendliche, Mark, kam vier Jahre in Analyse. Die zweite Patientin, Sybille, wurde aus der Psychiatrie im Rahmen einer kurzen Kriseninterventionen einige Monate behandelt.

Fallbeispiel: Mark[12]

Mark war 13 Jahre alt, als er von der Child Guidance mit der Diagnose, er habe »große Probleme mit sich und anderen« an mich überwiesen wurde. Ich vereinbarte ein Gespräch mit den Eltern. Die Eltern erzählten, dass Mark soziale Probleme in der Schule habe. Er sei ein Außenseiter und werde von den Mitschülern verspottet, einmal hätten die Mitschüler ihn als »gay« bezeichnet. Sein Vater präsentierte Mark als hochintelligenten Jugendlichen, der sich einfach in der Schule langweile. Beide verleugneten seine psychischen Probleme. Der Bruder der Mutter, der selbst als Erwachsener eine Analyse gemacht hatte, riet der Mutter dringend, nicht abzuwarten, sondern rasch Hilfe für Mark zu organisieren. Ich lud Mark zu zwei Gesprächen ein, um darauf mit den Eltern über eine mögliche Therapieempfehlung zu sprechen.

---

12 Die Fallgeschichte von Mark wird ausführlich in meinem Aufsatz »Vom Verstehen der ›Gesamtsituation‹ als Übertragung – Falldarstellung einer Analyse eines Borderline-Adoleszenten« (Diem-Wille, 2003) beschrieben.

Ich beschreibe das erste Vorgespräch mit Mark ausführlich, weil dabei sichtbar wird, wie rasch er trotz massiver Verweigerung gleichzeitig eine positive Übertragung mit mir herstellte. Notizen des Erstgesprächs mit Mark:

> Mark ist ein nett aussehender 13-jähriger Knabe mit braunem Haar. Er schaute jünger aus. Er trug seine Schultasche am Rücken und hielt eine halbvolle Flasche mit einem Saft in seiner linken Hand. Er schaute mich an, als ob er mich fragte, wohin er gehen sollte. Ich zeigte ihm das Therapiezimmer. Er ging hinein und schaute mich wieder fragend an, schaute dann zur Lampe. Ich sagte ihm, er könnte sich hinsetzen, wo er wolle. Er stellte seine Schultasche und seine Flasche ab und setzte sich in einen der beiden Stühle mit Armlehnen. Er saß ganz steif, ohne sich anzulehnen, legte die Arme auf die Armlehnen. Ich erzählte ihm von der Vereinbarung mit den Eltern: dass ich zwei Vorgespräche mit ihm führen möchte, um herauszufinden, ob er mit mir arbeiten wolle und auch, um zu sehen, ob ich eine Hilfe empfehlen könnte. Er nickte zunächst zwei Mal beim Wort »Vorgespräche«, schaute mir dann in die Augen, nickte und sagte: »Mhm!« Ich erklärte die Grundregel, dass er hier tun könne, was er wolle, sprechen, zeichnen, spielen. Als ich den Satz beendet hatte, begann er den Raum genau zu betrachten, so als ob er alles mit einem Pinsel berühren würde.
> Nach ein paar Minuten sagte ich: »Du findest es vielleicht gar nicht so leicht, in einem neuen Raum mit einer fremden Person zu sein und möchtest dich hier im Raum orientieren«. Sobald ich zu sprechen begonnen hatte, schaute mich Mark an und machte eine Andeutung eines Nickens und schien zuzustimmen. Ich wunderte mich, dass er nicht sprach, da seine Eltern dieses Problem nicht erwähnt hatten. Ich bekam immer eine Reaktion von ihm. Als er nun weiter herumschaute, strichen seine Finger über die Armlehne.
> Dies war das Muster der ganzen Stunde. Er schaute herum, manchmal schaute er aus dem Fenster und beobachtete die Wolken, manchmal wurde sein Blick starr, als ob etwas in ihm aufgewühlt werde. Er war dann ganz mit sich beschäftigt. Ich beobachtete ihn genau und gab verschiedene Deutungen. Wenn er zum Beispiel aus dem Fenster schaute, verband ich das mit seinen widersprüchlichen Gefühlen, kommen zu wollen, aber gleichzeitig auch weit weg, draußen sein zu wollen. Er schaute mich überrascht und zustimmend an, dann setzte er sein Herumschauen fort. Später sprach ich von unseren unterschiedlichen Perspektiven, den Raum von einer verschiedenen Position anzuschauen. Da er mich selten und ganz scheu anschaute, sagte ich, dass es für ihn leichter zu sein schien, sich mit Gegenständen zu beschäftigen, als mit Personen, die komplizierter und schwieriger zu verstehen seien. Später, als ich ihn auf seine Box mit Zeichensachen und Spielsachen (kleine Match-Box-Autos, Bausteine, Ball etc.) aufmerksam machte, schaute er kurz neugierig hin, bewegte sich aber nicht.
> Ich sagte: »Du benützt deine Augen, um die Umgebung aufzunehmen und du betrachtest sie aufmerksam. Du scheinst dir ein Bild machen zu wollen, wie es hier zugeht.« Als ich laut darüber nachdachte, ob er sich fragte, ob ich das, was er mir hier in der Stunde anvertraute, seinen Eltern weiterer-

zählte, schaute er mich an und schien sich ein bisschen zu entspannen. Als ich aber seine Zweifel ansprach, dass er nicht sicher sei, ob er mir wirklich vertrauen könne, lehnte er sich zurück und schien entspannter zu sein: er lächelte sogar ein bisschen und sagte: »Mhm«, aber danach lehnte er sich langsam zurück und berührte die Rückenlehne. Er wirkte entspannter.

Als seine Augen länger auf dem weißen Zeichenpapier, das am Tisch lag, ruhten, verglich ich das unbeschriebene Papier mit der Offenheit unserer Beziehung und seiner möglichen Frage, wie sich unsere Beziehung entwickeln könnte – was er auf das Papier malen könnte. Ich bekam einen direkten, zustimmenden Blick. Meine Gegenübertragung schwankte zwischen dem Wunsch, ihn mit Fragen zum Sprechen zu bringen und später, dass ich ihn wie ein Baby halten und wiegen wollte.

Ich fragte ihn, ob er wollte, dass ich meine Beobachtungen und meine Vermutungen, was er denke, mit ihm teilen soll. Er schien erfreut zu sein und nickte. Ich beschrieb die ganze Stunde, wie er hereingekommen ist und seine Art, still zu sitzen, als ob er ohne Worte verstanden werden will, wie ein Baby. Der Ausdruck seines Gesichts wurde plötzlich schmerzlich, so als ob ich eine offene Wunde berührt hätte. Als er sich rasch fasste und starr saß, erinnerte er mich an einen Indianer, der ruhig sitzt, um keinen Schmerz zu zeigen. Ich fragte ihn, ob es sein könnte, dass er denke, seine Gedanken und Erinnerungen seien weniger schmerzlich, wenn er ganz ruhig, fast unbeweglich bleibe. Er könnte unsicher sein, ob er diese schmerzlichen Gefühle mit mir teilen wolle, ob er mir vertrauen könne.

Wir beide saßen eine Zeitlang schweigend.

Gegen Ende der Stunde versuchte ich herauszufinden, ob er wiederkommen wolle. (Seine Mutter hatte mir gesagt, dass er nichts mache, was er nicht wolle.) Sein Gesicht blieb ganz neutral, als ob er nachdachte. Er sah mich kurz an und ich warte. Dann sagte ich, dass er durch sein Nachdenken die Stunde verlängern wolle, und vielleicht auch, dass er mir die Entscheidung überlassen wolle. Ich fuhr fort: »Wir sollten zu einer Entscheidung kommen. Auch wenn ich ein Treffen nächste Woche vorschlage, kann niemand anderer als du sagen, ob du kommen willst«. Sein Gesicht schien auszudrücken, dass er kommen, aber herausfinden wolle, ob ich ihn zu sehen bereit wäre. Ich fragte ihn, ob ich einen Vorschlag machen solle. Mark schaute mich an und nickte. Ich schlug die folgende Woche zur selben Zeit vor, und er stimmte zu. Als die Stunde vorbei war, fiel es ihm schwer zu gehen.

Nachdenken über die erste Stunde

Es war wichtig ihm zu zeigen, dass ich sein Schweigen akzeptiere. Ich war überrascht, da die Eltern sein Schweigen und seine Sprachverweigerung (Mutismus) nicht erwähnt hatten. Die Beziehung, die er mir anbot, war, dass ich die Initiative in der Therapie übernehmen sollte, während er durch sein Schweigen mich dazu bringen wollte, ihm Fragen zu stellen. Er zeigte mir, wie schwer es ihm fällt, Kontakt zu mir und draußen zu anderen Person herzustellen. Ich beobachtete seine Körperbewegungen, um zu sehen, ob sie eine Bedeutung hätten. Durch die Infant Observation nach Esther Bick war ich geschult, die kleinsten körperlichen und mimischen Ausdrucksweisen zu beobachten und mich einzufühlen. Ich stellte Hypothesen auf, was seine Bewegungen meinen könnten. Als ich zuerst über seine Angst sprach, mit einer fremden Person in einem unbekannten Raum zu sein, schaute er mir direkt in die Augen. Konnte sein rascher Blickkontakt mit mir bedeuten, dass er überrascht war, verstanden worden zu sein? Als ich seine Art, auf meine Stimme zu reagieren, mit einem Baby verglich, zuckte er schmerzlich zusammen. Es war vermutlich ein Fehler, einen 13-Jährigen mit einem Baby zu vergleichen. Seine unmittelbare Reaktion des physischen Rückzugs und der Starre sollte mir zeigen, dass er ärgerlich mit mir war, weil ich ihn so jung gemacht hatte. Ich hatte das Gefühl, eine offene Wunde berührt zu haben, als er so stark darauf reagierte und sich abwandte, und ich Schwierigkeiten hatte, den Satz zu beenden. Mit seiner Passivität verführte er vermutlich seine Mutter dazu, ihn wie ein Baby zu behandeln und als sein Hilfs-Ich zu dienen, indem sie Dinge für ihn erledigte. Deshalb war es wichtig, dieses Angebot, statt ihm aktiv zu sein, nicht anzunehmen. Er zeigte, dass er starke Probleme hatte und dringend eine Analyse brauchte. Es war wichtig, ihm zu helfen, sich zu entwickeln.

Zu diesem Zeitpunkt war ich skeptisch, ob ich mich wirklich so stark auf meine Gefühle und Gegenübertragungsreaktionen verlassen konnte. Am Ende der ersten Stunde betonte ich, dass nur er entscheiden könne, ob er wiederkommen wolle. Ihm zu helfen bedeutet, ihn zu ermutigen in Therapie zu kommen, ihn aber die Details selbst bestimmen zu lassen. Sehr vorsichtig verhandelte ich mit ihm sein Wiederkommen. Ich war mir bewusst, dass sein Fernbleiben ihn wieder in seine Burg zurücktreiben würde. Sein Zögern könnte bedeuten, dass er felsenfest überzeugt war, dass niemand mit ihm sein wolle und ihn niemand jemals verstehen könne.

Es war wichtig, ihm keine Fragen zu stellen, sondern zu versuchen, sein Verhalten als Kommunikation zu verstehen. Ich fand es hilfreich, das Material von Mark mit Betty Joseph in London zu besprechen, ob meine Hypothesen über die Bedeutung seines Verhaltens plausibel seien. Betty Joseph (1985) beschreibt den analytischen Prozess als »Gesamtsituation«, die in der Hier-und-Jetzt-Situation als Übertragung und Gegenübertragung verstanden werden kann. In Wien waren meine Kollegen skeptisch, ob ich ohne Zeichnungen, Sprechen und Spielen seine inneren Konflikte und seine schwierige Beziehung zu seinen Eltern verstehen könne.

Hypothesen über Marks Kommunikation über seine Bewegungen

Ich möchte ein Beispiel geben, wie ich versuchte, zu überprüfen, ob meine Annahmen der Entschlüsselung der Bedeutung seiner Bewegungen von ihm bestätigt oder korrigiert wurden.

Zu einer Stunde kommt er einige Minuten zu früh, nachdem er am Tag zuvor zu spät gekommen ist. Er setzt sich, lehnt sich zurück, legt beide Unterarme auf die Stuhllehne und sitzt entspannter als am Tag zuvor. Nach einer kurzen Pause sage ich, dass er bemerke, welchen Unterschied es macht, gleich am nächsten Tag zu kommen und nicht ein paar Tage dazwischen zu haben. Er hört mir aufmerksam zu, dann schaut er mich an und wendet sich dann ab, um zum Fenster hinauszuschauen.

Mark reagiert auf meine Deutung mit zwei Verhaltensweisen. Er hört aufmerksam zu, schaut mich an und scheint zuzustimmen, aber sobald er meine Worte in sich aufgenommen hat, dreht er sich weg und schaut zum Fenster hinaus. Kann sein direkter Blickkontakt mit mir bedeuten, dass er ausdrückt, wie froh er ist, wieder bei mir zu sein? Oder wenn er gleich wieder wegschaut, dass er sich schämt? Und zeigt sein Wegschauen, dass er feindliche Gefühle hat, weil ich ihm das gezeigt habe? Als ich später vorschlage, dass er viele Gedanken in seinem Kopf haben könnte, ob es möglich wäre, seine Erfahrungen in der äußeren Welt hierher zu bringen, wird er weicher und betrachtet den Raum mit Interesse.

Mark fand es schwierig, sich auf eine vierstündige Analyse einzulassen. Zuerst bemerkte er, dass er nur zwei Mal pro Woche kommen könnte. Später, als er akzeptierte, dass seine großen Probleme eine höhere Frequenz erforderten, schüttelte er seinen Kopf, als ich Montag und Dienstag vorschlug und sagte »Wir haben Nachmittagsunterricht in der Schule«. Ich bot ihm dann zusätzlich zu Mittwoch, Donnerstag und Freitag auch eine Stunde am Samstag an, die er akzeptierte. Er wusste wohl, dass er damit eine Ausnahmeregelung erhielt und diese Stunde hatte eine besondere Bedeutung. Er versäumte sie selten – es war nicht klar, ob er alleine kam oder ihm seine Mutter am Samstag zur Stunde brachte.

Er fand nur mit Schwierigkeiten einen Platz in der Analyse, so wie er auch als Baby einen schwierigen Start gehabt hatte. Er war ein Baby gewesen, das viel geweint hatte, schwierig zu beruhigen war und schwer einschlief. Seine Mutter sagte, er sei ein Wunschbaby gewesen, die Schwangerschaft und Geburt verliefen »normal«, aber er war »ein schreckliches Baby«. Während der ersten drei Jahre wachte er in der Nacht einige Male auf. Erst als die Mutter ihm mit drei Jahren sagte, dass sie im Raum daneben schlief, war er imstande, sich zu beruhigen und durchzuschlafen. Ich nahm an, dass seine Eltern seine Ängste nicht wahrgenommen hatten und seine Mutter seine Projektionen nicht aufnehmen, verdauen und verstehen (containen) oder seine Bedürfnisse verstehen konnte. Bion beschreibt diese Art von Mutter, indem er einen Patienten schildert,

> (...) der eine Mutter hatte, die sich pflichtgemäß um die kindlichen Äußerungen kümmerte. Dieses Kümmern hatte ein Element der Ungeduld (...) Aus der Perspektive des Kindes hätte die Mutter seine Angst zu sterben aufnehmen und so erleben sollen, dass das Kind fürchtete zu sterben. Es war diese Angst, die das Kind nicht aushalten konnte. (Bion 1959, 104, Übers. GDW)

Bions Patient erlebte eine Mutter, die seine intensiven Gefühle nicht wahrnehmen konnte und sie verleugnete. Im Fall von Marks Mutter zeigte sich, dass seine Mutter zur Zeit seiner Geburt selbst eine schwere Krise zu bewältigen hatte, wie sie in späteren Elterngesprächen erzählte. Ihr Vater hatte zur Zeit von Marks Geburt die Familie verlassen mit dem Kommentar, dass er darauf 18 Jahre gewartet hatte, bis sie erwachsen war. Sie weigerte sich danach, mit ihrem Vater zu sprechen, sodass der Großvater Mark erst sah, als er 10 Jahre alt war. Marks Mutter schien bei seiner Geburt nicht nur mit ihrer eigenen Wut und Trauer, sondern auch durch den Stress ihrer Mutter überfordert gewesen zu sein. Sie kümmerte sich auch um ihren behinderten Bruder, so dass sie fast keinen psychischen inneren Raum hatte, um sich mit dem Baby Mark zu beschäftigen. Marks Versuche, als Baby Kontakt zu seiner Mutter herzustellen, dürften immer massiver und überwältigender gewesen sein – Schreien wie am Spieß –, was die Mutter noch mehr in Angst versetzt haben dürfte. All diese Erzählungen über die schwierige emotionale Situation der Mutter bei Marks Geburt, vertraute sie mir bei einem Elterngespräch an. Sie war damals gekommen, um die Analyse mit Mark zu beenden, obwohl er erstaunliche Veränderungen in der Schule aufwies. Ich vermutete, dass die Mutter ihren Sohn beneidete, soviel Zuwendung zu bekommen, und sie sich selbst noch viel bedürftiger als Mark fühlte. Ich entschloss mich daher, diese Stunde ihr zu widmen. Beim Erzählen weinte sie und nahm sich vier Taschentücher – vier Stunden Analyse hatte Mark – um ihren Schmerz auszudrücken. Nach dieser Stunde bedankte sie sich, nahm meinen Rat an, selbst in Therapie zu gehen, und wollte, dass Mark die Analyse fortsetzte.

Meine Gegenübertragungsreaktionen waren unterschiedlich – seine Passivität sollten mich ganz nahe zu ihm hinziehen, mich kontrollierbar machen; manchmal hatte ich den Eindruck, dass er mich nicht erreichte und dann fühlte ich mich bombardiert von Gefühlen der Panik, Verzweiflung und Verachtung.

Marks Vater kam nur zwei Mal zu den Elterngesprächen; er war ein erfolgreicher Computerfachmann, der nicht gerne redete. Entweder überließ er seiner Frau das Sprechen, oder er beendete ihren Satz. Sie sprachen in einer eigenartigen Form, wie ein Duett in der Oper. Beide schauten mich dabei an, und setzten mich unter Druck, ihnen beiden meine Aufmerksamkeit zu schenken.

Mark teilte sein Zimmer mit seinen beiden jüngeren Schwestern und wünschte sich einen eigenen Raum, um eine Privatsphäre zu haben; er versuchte eine Trennungslinie im Zimmer zu ziehen, die die Schwestern aber ignorierten.

Das erste Jahr der Analyse

Erst während des ersten Jahres wurde deutlich, wie schwer gestört Mark war. Er vermittelte, wie dringend er Hilfe brauchte. Sein Erscheinungsbild konnte sich in überraschender Weise ändern, wenn er von Figuren seiner inneren Welt in Besitz genommen und bedroht erschien. Er wollte die Kontrolle haben. Oft schien er in Tagträumen gefangen zu sein, in denen er allen überlegen war. Wenn er Probleme beim Gehen hatte und sich wie ein Roboter bewegte, schaute er angstvoll in die linke Ecke des Therapiezimmers und schien dorthin gezogen zu werden. Üblicherweise ging er rasch und schlüpfte so rasch ins Therapiezimmer, dass ich Schwierigkeiten hatte, ihm nachzukommen. Wenn er depressiv war, ging er ganz langsam. Oft dachte ich, er habe Halluzinationen. Die Analyse schien seine Routine zu verändern, was ihm einerseits angenehm war, ihn andererseits aber störte. Von der ersten Stunde an fand er es schwer zu gehen, so als ob er sich losreißen müsste. Wenn ich sagte, die Stunde sei vorbei, versuchte er oft aufzustehen und es gelang nicht, als ob er angeklebt wäre. Erst nachdem ich aufgestanden war, konnte er sich erheben.

Seine bevorzugte Art, mich zu kontrollieren, war, nicht zur Stunde zu kommen oder 20, 30 oder 45 Minuten zu spät, aber zugleich zu vermitteln, wie lebenswichtig die Stunden für ihn waren. Nach einer versäumten Stunde hatte sich sein Erscheinungsbild dramatisch verändert: er war geistesabwesend und voller unterdrückter Aggression. Manchmal bewegte er sich wie eine leblose Maschine, als ob er Schwierigkeiten hätte, sich zu bewegen. Er war immer leger gekleidet und gepflegt – das ist ein wichtiger Maßstab für die Intensität der Störung, ob er seinen Körper pflegen kann. Ein Ausschnitt einer Stunde:

> Während der letzten Woche vor Weihnachten sagte er plötzlich in einer tonlosen Stimme: »Heute muss ich um 14.50 weg!«. Auf meine Frage, warum er heute früher gehen will, antwortet er mit Schweigen. Ich war verwirrt und überrascht, da er fast nie sprach. Bevor ich die enorme Bedeutung, einen zusammenhängenden Satz von Mark zu hören, erfassen konnte, war mir klar, dass ich ihn nicht früher wegschicken würde. Wenn er früher gehen wolle, könne er das tun, dachte ich. Später interpretierte ich, dass er herausfinden wolle, ob ich wie ein Schüler oder ein Lehrer froh sei, wenn die Stunde kürzer sei, er sehen wolle, ob ich ihn früher loswerden möchte. Es lief ein Schauer durch seinen Körper. Als es 14.50 war, die Zeit, bei der er angekündigt hatte, gehen zu wollen, schaute er auf meine Uhr und dann auf mich. Es herrschte eine intensive Spannung, während wir beide sitzen blieben. Ich erwiderte seinen Blick, ohne etwas zu sagen, dann schaute er weg. Ich sagte, dass er herausfinden wolle, ob ich ihn wirklich hier haben wolle. Mark schien tief berührt zu sein. Er blieb bis zum Ende der Stunde sitzen und erhob sich erst, nachdem ich aufgestanden war.

Mark zeigt mir, dass er ambivalente Gefühle hat, verstanden werden zu wollen und gleichzeitig nicht. Einerseits scheint er zu triumphieren, wenn er mir zeigen kann, dass er emotional weit weg ist. Auf der anderen Seite zeigt er mir, dass er tief bewegt ist, dass ich ihn die ganze Stunde bei mir behalten will und ich seine Gefühle und Zweifel ausdrücken kann. Immer wieder versucht er, mich zu zwingen, ihn abzulehnen. Er ist ängstlich und zugleich überzeugt, dass ich ihn bald weggehen lasse.

Sein Versäumen der Stunden war frustrierend und ärgerlich für mich. Oft dachte ich, er werde nicht mehr kommen und das sei das Ende der Analyse. Ich fragte mich nach den Gründen für sein Wegbleiben. War er klaustrophobisch und hatte Angst, nicht mehr gehen zu können? Ich deutete sein Wegbleiben in verschiedener Weise, sagte ich ihm, dass er und ich wissen, dass er kommen könne, er mir aber lieber eine über den Kopf gebe, mich durch sein Nichtkommen bestrafte, um sich stark und mächtig zu fühlen. Besonders vor den angekündigten ersten Weihnachtsferien kam er besonders unregelmäßig. Ein Weg, mit ihm in Kontakt zu kommen, war, ihm einen Brief zu schreiben, dass er zu seinen beiden letzten Stunden nicht erschienen war und ich ihn zu seiner nächsten Stunde erwartete. Diese Briefe wirkten und er kam zur nächsten Stunde. Ich schrieb im Verlauf der vier Jahr einige solcher Briefe an ihn und er richtete es so ein, dass die Eltern diese Briefe nie zu Gesicht bekamen.

Ein anderer schwieriger Punkt war, Marks invasive Mutter zu sehen und dabei seinen analytischen Platz für ihn frei zu halten und gleichzeitig ihre Kooperation zu erhalten, ihn oft zu den Stunden zu bringen. Sie fühlte sich eng mit Mark verbunden. Als sie alleine zum zweiten Elterngespräch kam und ich Mark als sensibles Kind beschrieb, das Schwierigkeiten hatte, seine Gefühle auszudrücken, sagte sie: »Wie Ich«. Als ich fortfuhr und meinte, er sei sehr intelligent, aber verletzlich, sagte sie: »Er ist wie ich!« Es war wie ein Refrain, den sie mehrere Male wiederholte. Mit ihr umzugehen war schwierig und jede seiner Veränderungen – auch positive – schien wie eine Bedrohung für sie zu sein. Sie konnte meine Anregung aufnehmen, selbst in Therapien zu gehen.

Vor Ostern kam sie und berichtete, dass sich Marks Mitarbeit in der Schule enorm verbessert hätte, besonders seine sprachliche Ausdrucksweise. Wenn er einen Aufsatz schreiben sollte, hatte er früher nur ein paar Zeilen geschrieben, aber nun schrieb er zwei Seiten und mehr. Er habe nun zwei gute Freunde, die ihn zu Hause besuchten. Er interessierte sich sehr für Computer und sei sehr gut dabei. Aber sie konnte seine Verbesserungen nicht mit der Analyse in Verbindung bringen.

Im ersten Jahr zeigte sich das Ausmaß der Schwere seiner Störung und sein konkretistisches Denken. Wenn ich sagte: »Du fürchtest, dass ich dich hinauswerfe« schien er zu hören »Ich werfe dich hinaus« als konkrete Drohung und reagierte panisch. Er scheint immer wieder in einer besonderen Weise in die linke Ecke des Therapieraums zu schauen, als ob er etwas Konkretes dort sehe – wie ein Halluzination – und konnte seine Augen nicht losreißen. Wenn er so große Angst hatte, begann er, mit seinem ganzen Körper zu schaukeln, als ob er sich selbst wie ein Baby in der Wiege schaukeln und beruhigen wollte.

Oft nannte er nur widerwillig seinen Namen bei der Gegensprechanlage, als ob er ohne ein Hindernis rasch Hereinkommen wollte. Sprechen schien auch ängstigend zu sein, als ob er dann erkennen müsste, dass wir zwei verschiedene Personen wären und seine Phantasiewelt zusammenbrechen würde. Seine Lieblingsbücher, die er stundenlang zu Hause las, waren Bücher von Stephen King, wobei er ganz gebannt war, wie seine Mutter sagte. Ich las dann auch Bücher von Stephen King, um mich mit seinem magischen Denken vertraut zu machen. Sein Nicht-Sprechen in einer freundlichen Atmosphäre konnte bedeuten, in der fixen Überzeugung zu sein, er und ich wären eine Person, verbunden ohne Worte. Am Ende der Stunde war die Trennung dann wie ein Schock. In anderen Stunden konnte sein Schweigen eine grausame Form sein, mich zu quälen, mich schlecht zu behandeln und die Situation zu kontrollieren. Er triumphierte, da er bestimmen konnte, ob er kam oder nicht, was er von sich zeigte oder verbarg. Sein Triumph über mich zeigte sich in einer arroganten Ausdrucksweise, die Bion als Ausdruck des Todestriebs sieht, wenn mögliche Verbindungen zum Analytiker attackiert werden (Bion 1957b, 87). Die analytische Deutung richtet sich auf ein Erforschen der inneren Welt des Patienten und wird von so stark gestörten Patienten dann wie »eine eindringende Komponente eines Desasters« erlebt, die massiv abgewehrt werden muss.

Das erste Jahr bewegte sich von Krise zu Krise, immer bedroht vom Abbruch. Seine Mutter konnte sich nach einigen Monaten eingestehen, wie gestört Mark war und wie dringend er Hilfe brauchte. Sie wurde kooperativer und setzte sich dafür ein, dass er kam. Sie brachte ihn öfter zur Stunde oder telefonierte mit ihm, um ihn zu erinnern, zu kommen. Ich fragte mich, wie lange ich diese schmerzlichen und frustrierenden Situationen aushalten wollte. Fernbleiben von den Therapiestunden ist eine häufige Kommunikationsform von Adoleszenten, um ihre Selbständigkeit und ihren Widerstand zu demonstrieren. Das Warten auf Mark rief verschiedene Gefühle in mir wach: Ich hatte manchmal den Impuls, die Bedeutung seines Fernbleibens zu verleugnen und es als Zeichen seiner Unabhängigkeit sehen zu wollen; manchmal war ich besorgt, ihn zu verlieren. Manchmal war er so verwirrt, dass er an der Gegensprechanlage läutete, dann aber nicht heraufkam. Ich besprach den Fall mit Betty Joseph in London und sie ermutigte mich, sein Spätkommen oder Fernbleiben, so lange es ging, zu tolerieren. Wenn er mehr als zwei Mal nicht kam, hatte ich angekündigt, seine Mutter zu kontaktieren – was nie nötig war. Seine Mutter begann dann mich anzurufen, um zu fragen, ob er gekommen sei, was ich beantwortete. Betty Joseph und ich dachten nach, was sein Spätkommen oder Fernbleiben bedeuten könnte: Hatte er Angst klaustrophobisch zu werden, Angst zu haben, stecken zu bleiben und nicht weg zu können? Das könnte der Grund sein, warum er oft nur für 5 Minuten kam. Oder wollte er erleben, wie erleichtert ich war, dass er doch noch kam? Eine andere Idee war, ob er sich im Therapiezimmer wie in einer Falle erlebte, wenn er anerkannte, wie lebenswichtig die Analyse für ihn geworden war? Oder wollte er demonstrieren, dass ihm die Analyse egal war und er mich deshalb so verächtlich behandelte, was ich als grausam erlebte. Die Trennung am Ende der Stunde war immer schmerzlich und schwer für ihn und konnte enormen Ärger in ihm wachrufen, der vermutlich seine Angst erhöhte, wiederzukommen.

Nichtsdestoweniger gab es Veränderungen in der äußeren Welt, und seine Eltern unterstützten seine Analyse. Und trotzdem blieb er in den Stunden still und die meisten Informationen erhielt ich von seiner Mutter, die ich zwei Mal im Semester sah. Als er einmal drei Stunden nicht kam, konfrontierte ich ihn mit der Möglichkeit, die Analyse zu beenden. In der Stunde stöhnte er beim Wort »beenden«. Ich sprach über meine Funktion, der Anwalt seines winzigen Teils zu sein, der kommen wolle und der glaube, dass das Leben auch freundlich sein könne. Als Reaktion erhielt ich ein kleines, freundliches Lächeln. Als ich meinte, wie winzig es sei, wird sein Lächeln breiter. Ich sprach weiter über den winzigen, optimistischen Teil in ihm, der grausam herumgestoßen, ausgelacht und eingeschüchtert werde. Ich sagte aber auch, dass ich nicht wisse, ob ich die Analyse fortsetzen könne und es vielleicht heute die letzte Stunde sei, wenn er nicht mehr käme.

Der erste Satz, den die Mutter am nächsten Tag beim Gespräch mit mir sagt, lautet: »Ich habe ein neues Kind! Seit gestern habe ich ein neues Kind! Ich bin total überrascht!« Mark spreche jetzt mit ihr. Er habe sogar angeboten, Milch einkaufen zu gehen. Üblicherweise sage er, wenn er darum gebeten werde: »Mhm«, ziehe sich dann aber in sein Zimmer zurück und gehe nicht einkaufen. Nach diesem Gespräch war klar, dass Mark das weitere Jahr in Analyse kommen werde, da er seine Leistungen in der Schule sehr verbessert hatte – wollte er zeigen, dass die Analyse ihm helfe? Für die Eltern war es jedenfalls ein wichtiges Argument.

Die folgenden beiden Jahre

Nach der ersten sechswöchigen Sommerpause schaffte es Mark nicht zu kommen. Er antwortete nicht auf meinen Brief. Dann rief er mich an und teilte mir mit, dass er nicht mehr kommen wolle. Als mich seine Mutter alarmiert anrief, sagte ich, dass wir seine Entscheidung akzeptieren müssten. Ich war traurig, aber auch erleichtert. Nach vier Wochen rief mich seine Mutter an, um mich zu fragen, ob ich ihn zurücknehmen würde. Seine Leistung in der Schule habe sich dramatisch verschlechtert, er mache überhaupt keine Hausübung mehr und nehme an keiner Aktivität mehr teil. Ich erwiderte, ich könnte ihn zurücknehmen, aber ich erwarte seinen Anruf, um Stunden zu vereinbaren. Mark rief widerwillig am selben Tag an und sagte: »Ich soll anrufen«. Beim Vereinbaren seiner vier Stunden, akzeptierte er nur Stunden zur selben Tageszeit, wie er sie im Vorjahr gehabt hatte. Er nahm Zuflucht zu einer Unwahrheit, nämlich, dass er am Montag und Dienstag Nachmittagsunterricht habe, um wieder »seine« Samstagstunde zu behalten.

In den folgenden zwei Jahren wurde klar, wie tief gestört Mark war, dass er Halluzinationen hatte, immer wieder die Beziehung zu mir und anderen attackierte und sich in ein arrogantes Verhalten zurückzog, wo er seine Allmachtsphantasien ausleben konnte. Als er das erste Mal wiederkam, war er ganz in sich zurückgezogen, die Atmosphäre war extrem kalt und gespannt. Während der Stunde entspannte er sich etwas, sein ängstlicher Gesichtsausdruck wurde sanfter. Er sah mich an, als ob ich sein Rettungsanker sei. Er sah aus, ob er einen psychotischen Zusammenbruch haben könnte. Ich versuchte, zu verstehen, wie krank er war, um nicht ärgerlich auf ihn zu sein. Zweimal läutete er, ohne heraufkommen zu können. War er so ängstlich in den Raum zurückzukommen, in den er am Vortag so primitive Ängste projiziert hatte? Ich versuchte anzuerkennen, dass er trotz dieser großen Probleme kommen konnte.

Ich besprach meine Stunden weiter mit Betty Joseph, um diesen schwer zu erreichenden Patienten zu verstehen (Joseph 1975). Es ist bei schwierigen Fällen sehr wichtig, die Unsicherheit und den Zweifel gemeinsam zu ertragen und gemeinsam nachzudenken. Es gab auch Anlass zur Hoffnung, dass er seine Analyse weiter nützen könne. Sobald er wieder in Analyse kam, konnte er wieder am

Unterricht in der Schule aktiv teilnehmen, seine Hausaufgaben machen und gute Erfolge haben. Mark begann auch, mit seinen beiden Schwestern zu spielen. Einmal als die Eltern heimkamen, fanden sie Mark und seine Schwestern gemeinsam einige Stunden lang ein Brettspiel spielen. In der Schule war er nicht mehr ein verspotteter Außenseiter, sondern hatte zwei gute Freunde. Im folgenden Jahr bewarb er sich selbständig erfolgreich für eine Höhere Technische Schule und wurde akzeptiert. Er konnte sogar den früheren Freund aus seiner alten Schule treffen, der sich dann gegen ihn gestellt hatte. Als die Familie in ein größeres Haus zog, bekam er einen Raum für sich.

Eine Art Halluzination

Ich möchte beschreiben, wie ich zu der Annahme kam, dass Marks In-die-rechte-Ecke-Schauen ein Anzeichen einer Art Halluzination war. Sein Blick hatte eine eigenartige Intensität, als ob ihn etwas in diese Ecke zog, und er in eine geheime Welt eintrete.

In der beschriebenen Stunde war er schweigsam wie immer aber zeigte, wie er in seine geheime Welt gezogen wurde. Die Therapiestunde stand für Realität, die er zu vermeiden suchte.

> Mark kam 15 Minuten zu spät, sein Gesicht war von der Sonne gebräunt; er setzte sich mit verschränkten Armen, die Sohlen seiner Schule berührten sich fast (ca. 1 ½ cm entfernt).
> Analytikerin: (Nach ein paar Minuten Schweigen, um ihm zu ermöglichen emotional anzukommen.) Du bist wieder hier!
> Mark: (schaute sehr ärgerlich, er zog seine Augenbrauen nach oben und schaute in die rechte Ecke).
> Analytikerin: Indem du vier Mal nicht gekommen bist, zeigst du mir, wie ärgerlich du mit mir bist.
> Mark: (schien tiefer in die Ecke gezogen zu werden).
> Analytikerin: Wenn ich davon spreche, wie ärgerlich du mit mir bist, schaust du in dieses Eck: du denkst, du siehst etwas dort drüben, das deine Stunde auffisst.
> Mark: (wurde unruhig).
> Analytikerin: Du fühlst dich von mir angegriffen und fliehst von mir, als ob ich eine gefährliche Person wäre.
> Mark: (wurde ruhiger und er senkte seinen Blick auf den Teppich zu seinen Füßen).
> Analytikerin: Und du möchtest wissen, ob ich deine Panik sehe und dann wirst du ruhiger.
> Mark: (Entspannte sich und langsam fielen seine Lider zu; er öffnete sie mit Anstrengung einige Male).
> Analytikerin: Mit deinen Füßen drückst du deinen Wunsch aus, mit mir ganz eng zu sein, aber du hältst ein bisschen Abstand zwi-

	schen den Sohlen, zwischen uns, um eine getrennte Person zu bleiben.
Mark:	(Pause, dann schloss er seine Augen wieder und er schlief ein).
Analytikerin:	(nach fünf Minuten) Du ziehst dich in den Schlaf zurück, weil du nichts über die herannahende Sommerpause wissen willst.
Mark:	(war tief eingeschlafen).
Analytikerin:	(nach einigen Minuten) Wenn du in einen tiefen Schlaf fällst, kannst du vielleicht deinen Wunsch oder deine Phantasie ausdrücken, in mir zu sein und mich dazu zu bringen, über dir zu wachen.
Mark:	(schläft ruhig).
Analytikerin:	(3 Minuten vor dem Ende der Stunde). Nun zeigst du mir die andere Seite von dir, dass du hier bleiben und nicht weggehen willst und ich muss dann die Grausame sein, wenn ich dir sage, dass die Stunde in zwei Minuten aus ist.
Mark:	(reagierte nicht, sondern schläft so tief, als ob ihn nichts wecken könnte).
Analytikerin:	(erhob mich und sagte mit lauter Stimme): Mark, die Stunde ist vorbei!
Mark:	(keine Reaktion).
Analytikerin:	(Ich nahm ein Polster und berührte seinen Arm zwei Mal): Mark!
Mark:	(er öffnete seine Augen und schaute, um zu sehen, ob ich ihn berührt hatte, dann bemerkte er, dass es der Polster gewesen war; er schaute den Polster an, den ich auf den Tisch gelegt hatte, schaute mich lange und tief an, stand auf, schüttelte mir die Hand und verließ den Raum).

Dieses »Angst-Eck« bedeutet, so meine ich, eine geheime Welt, in die er sich zurückzieht, um sich von der Realität abzuschneiden – wie ein Rückzugsort. Als ob etwas ihn dort hineinzieht. Sein Verhalten erinnerte mich an Bions Artikel »On Hallucination«, in dem er schreibt, dass der Patient seine »halluzinatorische Aktivität benützt, als Versuch, mit seinem gefährlichen Teil seiner Persönlichkeit umzugehen« (Bion, 1957c, 71; Übers. GDW). Als ich darüber sprach, dass er ärgerlich wurde, spaltete er sein Gefühl ab und zog sich in den Schlaf zurück. Wie ein Baby, das vor einer unerträglichen Situation in den Schlaf flieht. Es war unklar, was er in diesem Eck sah. Er zeigte, dass er seine Augen nicht davon lösen konnte. Vielleicht hatte er seine gefährlichen Teile seiner Persönlichkeit in die Analytikerin projiziert, die dann ein gefährliches Objekt wurde. Ich versuchte eine deutlichere Reaktion zu bekommen, indem ich später sagte, dass ich dachte, er sehe etwas in dieser Ecke, aber er könne mir nicht sagen, was es sei, ein Schatten, eine Figur, eine Bewegung. Gegen Ende der Analyse erzählte Marks Mutter, dass er manchmal Wellen der Kälte oder der Hitze gespürt habe. Später, als ich über meinen Urlaub sprach, zog er sich in den Schlaf zurück, weil er nicht an die damit verbundene Trennung denken wollte.

Manchmal, wenn er kam, stürmte er ins Therapiezimmer und schaute in die Angst-Ecke, als ob jemand ihn dort erwarten würde, und mir warf er einen kurzen, kontrollierenden Blick zu, schaute geistesabwesend. Ich interpretierte, dass er meinte, diese Dinge seien real und könnten ihn tatsächlich näher und näher hinziehen; er gehe dann in eine andere Welt, mit Gedanken, dass er mächtig sei und die ganze Welt unter Kontrolle habe. Darauf entspannt er sich, löste die verschränkten Hände und legte eine Hand über die andere wie ein Schutz. Ich verstand das als Reaktion auf meine Deutung, indem ich sagte, dass ich denke, es existiere auch ein anderer Teil seiner Persönlichkeit, der in einer stillen Weise mächtig sei und ihm ermögliche, herzukommen und all diese inneren Hindernisse zu überwinden. Nach einer Pause sagte ich, dass er sich für einen Moment verstanden und sicher gefühlt habe und er seine Hand über die andere als Schutz legte, er sich in dem Moment berührt und beschützt gefühlt habe.

Obwohl er physisch auf meine Worte reagierte, blieb er in den Stunden stumm. Er schien entschlossen, nicht aufzugeben. Zu seiner Mutter sagte er: »Wird sie nie verstehen, dass ich niemals sprechen werde?« Hat er mit der Analytikerin eine Art der Beziehung installiert, um sie leiden zu machen, weil das die einzige Art der Beziehung ist, die er kennt? Ist das die vertraute Form der Beziehung, die ihm eine Gratifikation gibt? Als er regelmäßiger zu kommen begann, meinte die Mutter, er mache das, um sie nicht zu enttäuschen und auch, weil sie nett über mich sprach. Wie hatte sie wohl früher über mich gesprochen? Abwertend? Es schien einiges erreicht worden zu sein. Die Lehrer waren glücklich mit seinen ausgezeichneten Erfolgen in der Schule, obwohl sie dachten, er könne noch mehr leisten. Seine physische Erscheinung änderte sich, er war gewachsen und sah nun wie ein 15-jähriger Jugendlicher aus, groß, mit breiten Schultern. Die Tatsache, dass er so rasch gewachsen war, könnte seine Angst verstärkt haben, die Kontrolle über seine Gewalttätigkeit und seinen Ärger zu verlieren. Seine sexuellen Ängste und ihre Auswirkungen schienen mit seinen verfolgenden Ängsten über seine Analyse verbunden zu sein.

Der unsichtbare Ödipuskonflikt

Marks Verhaltensmuster war, mich durch sein Schweigen in eine mächtige und extreme Nähe zu ziehen. Sein Wunsch schien zu sein, mich neugierig und so aufmerksam zu machen, als ob wir nicht zwei getrennte menschliche Wesen wären. Er wollte mich unter seine Kontrolle bringen und behandelte mich schlecht, weil er nur in so einer Art Beziehung Vertrauen hatte. Es gab einen Konflikt zwischen seinem bedürftigen und seinem stolzen Teil, der nicht wissen wollte, wie wichtig ich für ihn war, was er demütigend fand, und seinem bedürftigen Teil für den die Analyse lebenswichtig war. Wenn er meinte, die Kontrolle zu haben, schaute er zufrieden mit sich aus. Wenn ich ihn verstand, fürchtete er, dass ich in seine Gedanken eindringen könne; dann rieb er sich die Augen, wie um meine Worte wegzuwischen. Er ließ mich nicht wissen, welche sexuellen Phantasien er hatte, und versuchte mich so um den Erfolg und die Befriedigung meiner analytischen Tätigkeit zu bringen.

Edna O'Shaughnessys Aufsatz über »Den unsichtbaren Ödipuskonflikt« half mir, Marks Verhalten als Manifestation eines frühen, verdrehten Ödipuskomplexes zu verstehen. Mark könnte sich vom ödipalen Elternpaar ausgeschlossen gefühlt haben, wie ihr Patient. Sie schreibt:

> Der Zugang, wenn der Ödipuskonflikt in einer Form, die ich ›unsichtbar‹ nenne, auftritt, ist nicht deshalb, weil er unwichtig ist, sondern weil es so wichtig ist und vom Patient als nicht verhandelbar erlebt wird (aus welchen Gründen auch immer), dass er einen psychischen Mechanismus anwendet, um ihn unsichtbar zu machen. (O'Shaughnassy 1989, 129)

Mark trennte die Verbindung zwischen seiner inneren Welt und seiner Analyse und wollte mich dazu bringen, diese Nichtverbindung und seine omnipotente Phantasie zu akzeptieren, dass er der große, Erwachsene war und ich das Kind, das auf ihn wartete und sich hilflos fühlte. Als ich deutete, dass er wolle, dass ich mich wie ein hilfloses Kind fühle, war er erfreut und hatte ein grausames Lächeln um seinen Mund. Wenn er in den Therapieraum rauschte und gleichsam in den Raum eindrang, gleichsam in den analytischen-mütterlichen Körper und dort blieb, konnte er seine Phantasie aufrechterhalten, dass es keine Veränderung und keine Trennung gab.

Die spezielle Art, wie der Ödipuskomplex ausgedrückt wird, kann nur erschlossen werden durch die Art, wie sich die Analytikerin unter Druck fühlt, in einer besonderen Art zu handeln, da diese primitiven inneren Objekte des Patienten aus einer frühen Zeit stammen, bevor er sprechen konnte. Ich möchte zeigen, wie ich seinen Wunsch, in mir zu sein, interpretierte:

> Nach zwei Stunden, bei denen er pünktlich kam – etwas Seltenes –, betrat er den Raum in seiner üblichen Weise, ohne mich anzuschauen. Er schaute herum und setzte sich, indem er einen Arm mit seiner Jacke bedeckte und so seinen rechten Arm in der Jacke versteckte.
> Analytikerin: »Wenn du hier bist, hältst du es nicht für notwendig zu sprechen, als ob du dich in der Jacke, in dem Raum sicher fühlst.«
> Mark: (bewegte eine Hand in der Tasche seiner Hose).
> Analytikerin: »Du zeigst mir, dass du dich von dem Zwischenraum zwischen den Stunden schützt.«
> Mark: (schaute mich an, macht eine Pause, dann raschelt etwas).
> Analytikerin: (Ich sah ein Stück Papier in seiner Tasche). »Du möchtest etwas aus deiner Tasche herausnehmen, aber sobald du es versuchst, hindert dich etwas daran, als ob es ein Risiko gäbe, dass die Welt zusammenbricht. Du fühlst dich in mir stecken geblieben.«
> Mark (schaute alarmiert, dann schaute er auf die Couch).
> Analytikerin: »Du hast Angst, dich nicht bewegen zu können, wenn du feststeckst. Manchmal möchtest du dich vielleicht hinlegen auf die Couch, aber hast Angst, dann nicht weggehen zu können.«
> Mark: (schaute rasch aus dem Fenster und dann zog er langsam ein Papier aus seiner Tasche, Zentimeter um Zentimeter, sodass es nicht raschelt und gab es mir am Ende der Stunde).

Im Moment, an dem er die Glocke betätigte, nahm er an, direkt ins Therapiezimmer gehen zu können, und war irritiert, als er seinen Namen an der Gegensprechanlage nennen musste – so als ob ich eine Barriere zwischen ihn und mich gegeben hätte. Welche Bedeutung hatte das Papier? Etwas behinderte ihn, als er es herausnehmen wollte. Sein Schweigen hatte die Qualität eines Kindes, das nicht sprechen wollte, weil das gezeigt hätte, dass er von seinen Eltern getrennt sei. Wenn er sich im Stuhl, in der Jacke, im Raum, in mir fühlte, bezog er sich nicht auf mich als ganzes Objekt (als Person mit guten und schlechten Eigenschaften), sondern wie ein Fötus in meinem Bauch. Er war nie in Konkurrenz mit seinen Geschwistern, seinem Vater oder seinen Schulkollegen, erzählte die Mutter.

Da sich Marks Mutter nicht an irgendeine Besonderheit beim Abstillen erinnern konnte – was ja ein wichtiges inneres Muster und Modell von Trennungen darstellt – war ich darauf angewiesen, Spekulationen anzustellen. Wie war der Zusammenhang zwischen seiner gehemmten Aggression und der Bedeutung seiner Schwierigkeiten bei der Trennung? Sein Ausweg war, sich in seine Phantasie zurückzuziehen, in mir zu sein. Wenn er sich dieses Wunsches gewahr wurde, wurde er ängstlich und die Analytikerin würde in seiner Vorstellung eine Version des vereinigten ödipalen Paares, das sich gegen ihn wendet. Klein schreibt

Mitunter scheint der Analytiker beide Elternteile gleichzeitig zu repräsentieren – in diesem Fall bilden sie häufig eine feindselige, gegen den Patienten gerichtete Allianz, was der negativen Übertragung eine besondere Intensität verleiht. (Klein 1952, 92)

Der Beginn des Ödipuskonflikts war so intolerabel für Mark, als seine Mutter unter dem plötzlichen Verlassen ihres Vaters litt, dass er vermutlich seine und seiner Eltern Sexualität ausschloss. Marks Erleben des Ausgeschlossenseins und der Frustration dürfte noch erhöht worden sein, als seine Mutter mit seiner Schwester schwanger war, die den Platz im Körper der Mutter einnahm, den er einnehmen wollte. Zusätzlich war seine Schwester ein attraktives, einfaches Baby, das gut schlief und aß.

Mark hatte vermutlich kein Bild eines liebevollen Elternpaares in seine innere Welt aufgenommen, die sich über ihn Gedanken machte, deshalb fand er es intolerabel, dass seine Analytikerin über ihn nachdachte. Stattdessen wurde die Analytikerin zu einem gefährlich vereinigten ödipalen Paar und er fühlte sich ausgeschlossen. Diese Bilder stammen aus einer frühen Phase von Mark bevor er sprechen konnte. Wenn die Eltern nicht in der Lage sind, Marks Ängste, die er in sie projiziert, aufzunehmen und emotional zu verdauen. Marks Mutter dürfte eher ihren Hass auf den Vater, der die Familie verlässt, auf Mark übertragen haben. Selma Fraiberg (1980) nennt dieses Phänomen, ungelöste Konflikte mit den eigenen Eltern auf das neue Baby zu übertragen, die die Wahrnehmung des neuen Babys verzerren: »Geister im Kinderzimmer«.

Feldman zeigt, dass sich das Bild eines inneren, kreativen Paares im Kind nur entwickeln kann, wenn die früheste Beziehung zwischen Mutter und Baby zureichend stabil ist. Wenn die Beziehung zu frustrierend und verzweifelt ist, entsteht das Bild einer inneren Mutter, das sich nicht zureichend von der Wahrnehmung des Kindes selbst unterscheidet. Da Mark sich wünscht, in mich einzudringen, um ganz eins mit mir zu sein, spricht er nicht. Dadurch erzeugt er einen Druck, ganz aufmerksam zu sein und mit dieser ungewöhnlichen Konzentration auf ihn, stütze ich Marks Phantasie, dass Reden gar nicht notwendig sei. Damit geht die Analytikerin eine Kollusion (eine geheime Absprache) ein, die Analytikerin und der Patient seien ein intimes Paar, die alle anderen ausschließen:

> *This seems to be directly connected with the development of the patient's capacity to allow thoughts and ideas to interact in a kind of healthy intercourse. On the other hand, the phantasy that any connection forms a bizarre or predominately destructive couple seems to result in a damaged, perverse of severely inhibited form of thinking* (Feldmanind, 1998, 106)

Aushandeln des Endes der Analyse

Das Beenden der Analyse war so schwierig wie das Beginnen. Mark sandte widersprüchliche Botschaften. In der äußeren Welt war er erfolgreich: Er bestand die Aufnahmeprüfung zu einer anspruchsvollen Höheren Technischen Schule. Er hatte einen Freund, mit dem er gemeinsam in Diskotheken ging, obwohl seine Mutter sich Sorgen machte, dass das zu gefährlich für einen Sechzehnjährigen sei und er dort zu Drogenmissbrauch genötigt werden könnte. Mark konnte seinen Teilzeitjob in einem Computerladen ausüben und genug Geld verdienen, um sich selbst einen Personal Computer zu kaufen. Sein Job bestand darin, den Kunden neue Computersysteme zu erklären und sein Chef war sehr zufrieden mit ihm. Als seine Mutter wollte, dass er den Job aufgebe, machte er ihr klar, dass er den Job behalten wollte: sie mache ihre Arbeit und er wolle seinen Job machen. Mark konnte sich nun besser durchsetzen und hatte mehr Selbstvertrauen.

Aber in der Therapie gab es keine Entwicklung: er war gefangen von einem grausamen Teil von sich, der es ihm oft nicht erlaubte, zur Stunde zu kommen oder zu kooperieren. Er verwendete mich wie eine Krücke, die er benütze, aber etwas hinderte ihn, seine Analyse zu nützen, etwas zu verstehen oder etwas zu ändern. Obwohl sich seine Angst vermindert hatte, war es klar, dass wir so nicht weitermachen konnten. Ich musste die Initiative ergreifen, ihm zu helfen versuchen, herauszufinden, was er wolle. Es war wichtig, nicht seinen Erwartungen zu entsprechen, dass ich ärgerlich mit ihm sei und ihn wegschicke, sondern dass er die Verantwortung für das Beenden übernehmen müsse. Es war auch wichtig, ihm verständlich zu machen, dass er eine Grenze erreicht hatte und ich ihn aktiv werden lassen musste. Im Herbst des letzten Jahres, begann ich das Thema des Beendens anzusprechen.

In einer Stunde zu der er 5 Minuten zu spät gekommen war, nachdem er drei Stunden versäumt hatte, ließ ich zwei Minuten verstreichen und konfrontierte ihn dann mit der Art und Weise, wie er seine Analyse von verschiedenen Seiten bedrohe: er war letzte Woche nicht gekommen, er behielt die Rechnung lange bei sich, er brachte das Antragsformular für die Versicherung zu spät. Auf diese Weise, so fuhr ich fort, machte er mich ärgerlich und frustriert. Er stöhnte, als ich von seinem dreifachen Angriff auf seine Analyse sprach, fasste sich aber rasch und machte ein starres Gesicht. Wenn er meine Worte wie einen

Angriff auf sich empfand, bekam er Angst. Es war unmöglich, nicht auf sein provokantes Verhalten zu antworten. Er rief in mir eine Reaktion hervor, die einer massiven projektiven Identifikation entspricht. Er zwang das externe Objekt (Analytikerin), sich so wie sein inneres Objekt zu verhalten, und erzeugte so enormen Druck auf die Analytikerin (vgl. Feldman 1999, 2000). Es schien wichtig, ihm Zeit zu geben, mit mir zu sein, bevor ich etwas sagte, auch wenn nur 5 Minuten Zeit blieben, weil er Vorwürfe und Angriffe erwartete. Ich wollte ihm Zeit lassen, emotional anzukommen. Ich selbst brauchte auch Zeit, mir über meine Gefühle klar zu werden, die er in mir auslöste.

Manchmal behandelte er mich, als ob ich eine Maschine ohne Gefühle wäre. Erst wenn ich beschrieb, was er mit mir tat, konnte er es bemerken. Wenn er erkannte, dass er mich verletzte, schien er zu bemerken, dass ich eine Person war und er eine von mir getrennte. Seine Fähigkeit zu denken, wurde durch mein Nachdenken über seine Gefühle stimuliert. Das ermöglichte ihm, eine Entwicklung von der kindlichen Ebene zu einer differenzierten Ebene des Denkens zu erreichen. Er konnte das in seinen Aufsätzen in der Schule unter Beweis stellen. Aber er wollte nicht erkennen, dass er die Analyse schätzte und es ihn zugleich ärgerlich machte, dass jemand so wichtig für ihn geworden war.

Ich hatte verschiedene Ideen, was hinter diesem Verhalten lag. Konnte er die Stunden nicht schätzen? War er neidisch auf die Art, wie ich ihm helfen konnte? Oder dachte er, sein Reden sei entwürdigend, weil er seine Probleme benennen würde? Unvermeidlich erregte er immer wieder Ärger und Frustration bei mir, wenn er mich warten ließ.

Als ich ihm sagte, dass ich die Initiative übernehmen müsse, um über das Beenden nachzudenken und dass es an ihm läge, ob er die Stunden nützen wolle, um zu sprechen, war er schockiert. Er versuchte, mich zu kontrollieren, indem er mich anrief und die Stunde verschieben wollte, weil er am nächsten Tag früher Schule aus hatte. Wenn ich ihm sagte, dass ich zu dieser Zeit nicht frei wäre, kam er gar nicht. In einer späteren Stunde, als ich sagte, ich könne ihm helfen herauszufinden, ob er die Analyse beenden wolle, schlief er plötzlich ein, um vor dieser Frage zu fliehen. Bis Weihnachten versäumte er viele Stunden. Wie groß die Wirkung meiner Worte waren, erfuhr ich von seiner Mutter, die mich anrief und sagte: »Mark ist seit 6 Wochen ein neues Kind. Er spricht, zeigt guten Humor und bietet seine Hilfe im Haushalt an. Er ist wirklich kooperativ. Er ist wirklich nicht mehr unser alter Mark.« Sie berichtete weiter, dass in der Schule alles exzellent laufe. Sein Klassenlehrer hatte den Eltern zu so einen Sohn gratuliert. So etwas hatten sie während seiner gesamten Schullaufbahn noch nie gehört.

Auch nach vier Jahren Arbeit mit Mark hoffte ich noch darauf, dass er sich ändern könnte und in den letzten Wochen mit mir sprechen würde. Aber ich wurde enttäuscht. Als er sein Verhalten nicht änderte, er mich warten ließ oder gar nicht zur Stunde kann, schlug ich vor, einen Termin für das Ende der Analyse festzusetzen. Er schien traurig und zugleich erleichtert zu sein. Wir vereinbarten Ende Februar. Marks Mutter rief an und war überrascht, dass ich das Datum für das Ende der Analyse bestätigte. Sie fragte mich, ob er sein Verhalten in der Analyse so verändert hatte wie zu Hause. Er sei nun richtig mitteilungsbedürftig, gehe aus sich heraus, sprach viel, sogar Small Talk, als ob er alles, was er versäumt hatte, nachholen wollte. Er hatte sogar vorgeschlagen, mit seinem Vater ins Kino zu gehen. Ich antwortete, dass er seine Probleme in die Stunde bringe.

Mark war in der Lage, zu seinen zwei letzten Stunden zu kommen; er schaute erwachsen und stabil aus, aber er war nachdenklich und traurig. Nach einer Zeit des gemeinsamen Schweigens sagte ich, dass er es wichtig finde, mir ohne Worte zu zeigen, dass er es schätze, hier zu sein und einen Raum zu haben, und auch, dass er negative Gefühle über das Beenden habe. Vielleicht war es für ihn wichtig, bei seiner Entscheidung zu bleiben, in der Analyse nicht zu sprechen, und er wollte, dass ich das akzeptierte. Ich verstand, dass er eine Strecke des Weges mit mir gehen wollte, aber die Dinge so belassen wollte, wie sie jetzt waren. Als wir einander die Hände zum Abschied schüttelten, sagte er »Auf Wiedersehen« und schaute dankbar.

Abschließende Bemerkung

Mark ließ mich mit Unsicherheit über seine Motive zurück. Es war klar, dass er sich in vielen Dimensionen signifikant verbessert hatte. Ich hörte über die Therapeutin der Mutter, dass er sehr selbständig sei und in der Schule ausgezeichnete Erfolge hatte. Er hatte einen Sommerjob in England und Dänemark erfolgreich ausgeübt, hatte viele Interessen und soziale Kontakte. Aber im Innersten seiner Persönlichkeit hatte er ein Problem eingekapselt, das er nicht ändern konnte und er konnte sein Verhalten, mich schlecht zu behandeln, nicht verändern. Obwohl er sein Verhalten den Eltern und Geschwistern sowie den Lehrern gegenüber neu gestalten konnte, blieb er in den Therapiestunden schweigsam. Es war klar, dass er meine Deutungen hörte und nützte. Er stellte in der Schule interessierte Fragen, arbeitete mit und war neugierig. Er verbesserte seine verbale Ausdrucksweise und konnte in seinem Computerjob den Kunden alles sehr gut erklären.

Ich blieb mit meinen verschiedenen Vermutungen, sein Verhalten zu verstehen, alleine. Seine Verbesserung erfolgte nur in der äußeren Welt. In der Analyse hielt er starr an der Sprachverweigerung fest und war nah bei Halluzinationen. John Steiner beschreibt die Furcht, sich bloßzustellen, wenn ein Patient seinen psychischen Rückzugsort verlässt: »Emerging is felt to result in a loss of this protection and involves contact with anxieties associated with being exposed and unprotected« (Steiner 2002, 1). In Marks Fall nahm ich an, dass er auch die Idee hatte, er könne jeden mit seinen Machtspielen kontrollieren, so wie es sein Lieblingsautor Stephen King beschreibt. Die Pathologie wird idealisiert und in eine magische Kraft umgedeutet.

Das genaue Beobachten, was Mark von Moment zu Moment zeigte und in mich projizierte, war ein wichtiger Zugang, Hypothesen über seine innere Welt zu entwickeln.

Schwierigkeit der Eltern, die psychischen Probleme ihres Kindes zu verstehen

Bei Mark war auffallend, wie lange die Eltern seine Verzweiflung und seine durch Arroganz und Pseudoselbständigkeit überdeckte Einsamkeit nicht erkannt hatten. Der Vater dachte, er sei zu intelligent und langweile sich in der Schule, die Mutter hielt ihn für einen »Intellektuellen«, der nur an Büchern und nicht an Menschen interessiert sei. Erst die Lehrer in der Schule und der Bruder der Mutter halfen, den Eltern die Dringlichkeit einer Therapie vor Augen zu halten. Bei schwer gestörten Kindern ist es immer wieder überraschend, wie fast undurchdringlich das Nicht-Sehen-Wollen der Eltern Bestand hat.

Das Erscheinungsbild der Kinder, von denen das Buch *The Silent Child* (Magagna, 2012) handelt, sind körperlich gesunde Kinder, die – für die Eltern meist überraschend – verschiedene lebensbedrohliche Rückzugsformen wählen. Einige hören zu reden auf, andere steigern ihren Rückzug, indem sie kaum noch etwas essen oder sich kaum mehr bewegen. In krassen Fällen müssen sie stationär behandelt und künstlich ernährt werden, da sie nicht mehr leben wollen. Dieses massiv selbstzerstörerische Verhalten der Kinder entspricht der massiven Verleugnung der Probleme zwischen Eltern und Kindern auf der Seite der Eltern. Der wohl schockierende Beitrag »Milo was a normal Baby« wurde von Milos Mutter verfasst (Magagna 2012, S. 13ff). Obwohl die Eltern über einen Zeitraum von mehr als einem Jahr intensiv betreut worden waren, um ihren Umgang mit Milo radikal zu verändern, sprechen sie so, als ob die Krankheit nur eine körperliche gewesen sei, die durch eine Grippe ausgelöst wurde. Es gibt keine Einsicht, keine Reflexion und kein Verständnis, obwohl sie beschreiben, dass sie ihr Verhalten zu Milo radikal geändert hatten. Bei Milo begann der Rückzug durch heftige Bauchschmerzen, die auf keine Medikamente ansprachen, das Sprechen schmerzte ihn. Milo wollte weder sprechen noch gehen (Magagna 2012, 13). Er schirmte sein Gesicht mit den Händen ab. Alle Untersuchungen des Gehirns und des Körpers waren negativ, er habe ein psychologisches Problem, meinten die Ärzte. Er wurde mit einer Sonde ernährt und blieb über ein Jahr im Spital. Die Mutter sah die Ärzte, die Freunde und alle anderen als schwierig. Milo wollte während seines Spitalsaufenthalts einen der Eltern um sich haben. Mit seiner Krankheit erzwang er sich in dramatischer Weise, von den Eltern endlich wirklich wahrgenommen zu werden. Mit Hilfe einer Therapeutin gelang es ihnen, Kontakt zu Milo aufzunehmen und über ihre Gefühle zu sprechen. In keiner Weise können die Eltern die Eifersucht von Milo seinen Geschwistern gegenüber erkennen. Die Mutter fragte sich: »I still find myself wondering what on earth went wrong. Did something go wrong? Will we ever know?« (Magagna 2012, 28). Trotzig schreibt die Mutter am Ende, dass Milo nun sein Universitätsstudium abgeschlossen habe. Man kann sich vorstellen, wie schwierig es ist, die Betonwand der Abwehr dieser Eltern zu mildern und Kontakt zu ihnen herzustellen, um ihr krankes, verzweifeltes aber auch sehr mächtiges Kind zu verstehen.

Bei psychotischen Episoden ist es für die Eltern unmöglich, das ganz verstörte Verhalten ihres Kindes zu übersehen. Dazu ein Fallbeispiel:

Fallbeispiel für die psychotische Episode einer Adoleszenten: Chrisse

Die Symptome eines psychotischen Zusammenbruchs wie Stimmenhören, Halluzinationen, Rückzug in eine eigene Welt und Verweigerung der Teilnahme an der äußeren Welt sind nicht zu übersehen. Sie sind für die Eltern des Kindes ein Schock, obwohl in den ersten Gesprächen dann von den Eltern berichtet wird, dass ihre Tochter »schon immer anders« war.

Da der oder die Jugendliche keine klare Grenze zwischen Realität und Phantasie ziehen kann, können die Ängste und die verfolgende Qualität der Phantasievorstellungen so bedrohlich werden, dass nur mehr eine Flucht in den Tod als Rettung offen bleibt (vgl. Bion 1957). Es ist daher sehr wichtig, eine klare Verantwortung für den Jugendlichen zwischen verschiedenen Institutionen zu definieren. Die betroffenen Institutionen sind die Jugendpsychiatrie, die Eltern, die Schule und die Analytikerin. In dieser Krisensituation des Ausstiegs aus der Realitätsprüfung und der Zuflucht oder Gefahr der Phantasiewelt, ist das Ziel der Analyse: **eine Brücke zwischen der Verrücktheit (madness) und dem normalen Denken** herzustellen.

Überweisung

Von der Jugendpsychiatrie erhielt die Mutter von Chrisse meine Telefonnummer, rief mich an und teilte mir mit, dass ihre fünfzehnjährige Tochter nicht mehr in die Schule gehe, sich in ihr Bett zurückziehe und Suizidgedanken habe. Chrisse rief mich an und wir vereinbarten einen Termin.

1. Erstes Gespräch

> Chrisse kam mit ihrer Mutter, die ich dann bat, ihre Tochter in 50 Minuten abzuholen. Sehr distanziert erzählte sie ihre »Krankengeschichte«. Sie möchte ein Geburtstagsfest machen, aber ihre beste Freundin, die sich das Leben nehmen wolle, möchte ein »Abschiedsessen« geben. Sie erzählte von einem Streit mit ihrer Freundin und von ihrem Rückzug in ihr Zimmer, wo sie bei lauter Musik in ihre Phantasiewelt abtauchte.
> Sie war schon immer eine Außenseiterin, habe in der Volksschule keine Freundin gehabt, war immer alleine, war sich hässlich und ungeliebt vorgekommen.
> Sehr lebendig begann sie dann, mir von ihrer Phantasiewelt zu berichten: Mit einem Pendel bringe sie sich in eine Art Trancezustand. In ihrer Welt gäbe es ein Schneemädchen, das von einem bösen Geist besetzt werde. Sie sehe den Geist, der lasse den Kopf auf ihre Schultern fallen und verletze sie auf beiden Oberarmen. Sie werde von einem schwarzen Mann verfolgt. Sie springe vom Balkon herab in einem Propeller, der sie weit weg schleudere. Im Teich fand sie ein Skelett ohne Arme und erfuhr die Geschichte, dass die-

ses Mädchen auch heruntergesprungen sei und der Propeller ihr die Arme abgetrennt hätte.
Ich frage sie, ob sie die Geschichte mache oder sie in diese Geschichte hineingezogen werde.
Chrisse: »Beides, ich erlebe diese Geschichte aus einer Vogelperspektive und sehe die Figuren immer von hinten. Manchmal muss ich auch lachen, wenn sich das Schneemädchen in den Spiegel schaut und sich sehr schön findet. Es gäbe auch einen hohen Krieger, der sich unsterblich in sie verliebe. Aber irgendwie will ich nicht, möchte nur schlafen und nicht mehr aufwachen.«
Ich versuchte mit ihr zu klären, ob wir ein Arbeitsbündnis eingehen könnten, ob sie kommen wolle und am Leben bleiben will.

Diskussion

Jedes Detail, das Chrisse erzählt, verweist auf eine Fragmentierung des Denkens: Das Schneemädchen wird von einem Geist besetzt, der Kopf wird vom Körper getrennt, die Arme werden vom Körper getrennt, sie springt in einen Propeller, der sich rasch dreht.

Sie verschiebt ihre Selbstmordgedanken auf ihre beste Freundin, die ein Abschiedsessen geben will, das zugleich ihr Geburtstagsessen sein soll. Dazwischen verweist sie auf ihre Einsamkeit und Verzweiflung. Wie bereits oben angeführt, ist es nicht meine Aufgabe, irgendetwas der fragmentierten Phantasiewelt aufzudecken und Zusammenhänge herzustellen, sondern den Bezug zur Realität zu unterstützen. Ist sie in der Lage zu wissen, dass sie kommen will, weil sie sehr krank ist? Kann sie anerkennen, dass sie Hilfe braucht?

2. Zweites Vorgespräch

In der Zwischenzeit war Chrisse in der Jugendpsychiatrie von einer Psychologin getestet worden und sie hatten mit ihrer Familie an einer familientherapeutischen Sitzung teilgenommen. Die Mutter brachte Chrisse, die den Befund in Händen hielt. Im Vorzimmer besprach ich mit der Mutter die organisatorischen Dinge, wobei die Mutter mir mitteilte, dass ihre Tochter vermutlich stationär in der Psychiatrie aufgenommen werden würde.

Im Behandlungszimmer setzte sie sich hin. Mir war klar, dass ich sie nicht als Gegenstand behandeln durfte, über den ich einen Befund las, sondern sie aktiv sein lassen wollte. Als sie den Befund mühsam gelesen hatte, schob sie ihn zu mir herüber. Ich nahm ihn aber nicht, sondern sagte, dass ich daran interessiert sein, was er für sie heiße.
Chrisse begann nun ausführlich über die erste familientherapeutische Sitzung zu erzählen. Dort wurde ausführlich die bis dahin unbekannte Geschichte der Mutter erforscht: Mutters Bruder habe sich mit 15 Jahren das Leben genommen und ihr Vater war Alkoholiker. Die Mutter hatte als junges Mädchen eine Beziehung und bekam ein Baby, das sie zur Adoption freigegeben

und nie gesehen hatte. Die Mutter war traurig, aber Chrisse meinte, sie habe keine Gefühle für das weggegebene Baby.
Chrisse meinte, sie könne nie wieder in die Schule gehen, als der Arzt diese Möglichkeit nannte, »sei sie innerlich in einen Abgrund gefallen«, sagte sie.
Der Tod hatte eine enorme Attraktivität, wie schon in den japanischen Trickfilmen. Zum Phantasieren verwendete sie ein Pendel, um besser »hineinzukommen«. Sie hatte Angst, dass man ihr jetzt das Träumen noch wegnehmen könnte. Abschließend lasen wir gemeinsam den Befund, wobei sie bei allen Worten und Ausdrücken, die sie nicht kannte, nachfragte. Beim Baumtest zeichnete sie einen Baum ohne Wurzel. Sie ergänzte, dass sie nicht nur, wie sie es gezeichnet hatte, einen Sonnenuntergang und eine graue Wolke gesehen habe, sondern innerlich ein großes, gefährliches Gewitter, das jederzeit ausbrechen könnte.
Gegen Ende der Stunde meinte sie, dass sie gerne kommen würde. Dabei sagte sie, »Nun ändert sich das Bild vom Baum: der Baum brennt, das Feuer hat aber noch nicht auf die dicken Stämme übergegriffen«.

Analytikerin: »Du sagst mir, dass du rasch Hilfe brauchst, weil dein Baum schon Feuer gefangen hat. Ich bin nächste Woche nicht da, ich kann dich aber Donnerstag und Freitag in der Woche darauf sehen.«
Chrisse: »Jetzt hat der Blitz in den Baum eingeschlagen.«
Analytikerin: »Jetzt warnst du mich, dass es gefährlich ist, mit dir zu arbeiten, wenn ›dein Baum‹, deine Gedanken schon brennen.«
Chrisse: »Ich möchte kommen, wenn nichts Unvorhergesehenes geschieht – nicht so, wie in die Schule gehen.«

Da die Stunde zu Ende war, läutete die Mutter und kam sie abzuholen. Beim Hereinkommen setzte ich zu sprechen an, besann mich aber und bat Chrisse, die Mutter zu informieren. Chrisse ging ganz nahe zur Mutter und erzählte ihr leise von den zwei vereinbarten Stunden. Ich teilte ihr die Stunde um Donnerstag um 11.00 und Freitag um 10.00 mit. Chrisse beobachtete, dass die Mutter auch am Freitag 11.00 eingetragen hatte und korrigierte sie. Ich bedankte mich bei Chrisse für ihre Aufmerksamkeit. Die Mutter erzählte, dass sie Chrisse nun in die Arbeit mitnehme. Die Frage der Mutter, wie sie sich ihrer Tochter gegenüber verhalten sollte, verwies ich auf die zuständige Ärztin im AKH.

Diskussion

Chrisse schien sich zu wünschen, dass ich sie in ihre private Computerwelt begleite und Interesse an ihren Phantasiefiguren habe. Das ist ihr psychischer Rückzugsort (Steiner 1987), der ihr ein bisschen Sicherheit gibt. Sie hatte Angst, dass man ihr auch diesen wegnehmen würde. Ich zeigte ihr, dass ich diesen Rückzugsort tolerierte. Die japanischen MANGAS werden von Schizophrenen gerne als Ausdrucksmittel ihrer fragmentierten Welt gewählt.

Die streng gehüteten Familiengeheimnisse erfuhr Chrisse in der Familientherapie und teilte sie mir gleich mit, wohl auch, um ihr Erschrecken mit mir zu teilen. Die Finsternis in ihrer Phantasiewelt bezieht sich auf die »dunklen Verbrechen«, das Weggeben des Babys. Sie versuchte ihre bedrohliche Gegenwart und die ungewisse Zukunft durch ihre Phantasie zu meistern. Sie zeichnete eine dunkle Familiensituation mit einer Mutter, die sich nicht in die Gefühle ihres Babys einfühlen kann. Wir gehen davon aus, dass die Kommunikation des Unbewussten Chrisse die große Bürde der Mutter erahnen ließ. Wie fühlt sich ihre Mutter, die ihr erstes Baby weggegeben hat, als sie nun Chrisse als Baby in den Armen hielt, das liebes- und schutzbedürftig war? Konnte sie sich ihre Schuldgefühle, ihr erstes Baby weggegeben zu haben, eingestehen? Sie darum trauern? Wir wissen, dass Verluste, die nicht »betrauert«, sondern verdrängt werden, als »Geister im Kinderzimmer« (Fraiberg 1980) Platz nehmen. Es ist so, als ob zwischen Chrisse und ihrer Mutter dieses weggegebene Kind als Barriere stünde. Diese Unfähigkeit der Mutter, adäquat auf die Bedürfnisse ihrer Tochter zu reagieren, ihre fehlende »Reverie« wirkt als zerstörerische, passive Aggression. Wie kann ein Baby so komplexe Zusammenhänge erkennen? Babys nehmen die andere Person durch ihre Sinneswahrnehmungen wahr, die Qualität der Berührung, die Stimme, den Hautkontakt. Wir können uns vorstellen, dass Chrissis Mutter sie als Baby vielleicht nicht mit einem selbstverständlichen, festen Griff aufnehmen und an sich drücken konnte, was dem Baby Sicherheit und das Erleben einer eigenen Haut vermittelt hätte, wenn das Baby die Haut der Mutter berührt. Konnte die Mutter mit ihr in der Babysprache Zweigespräche führen, auf ihre Antwort warten – oder schob sich jeweils hier ein nicht gedachter Gedanke, wie es ihrem ersten Baby in der Zeit gegangen war, dazwischen? Bei der psychoanalytischen Beobachtung sehen wir sehr deutlich, ob die Mutter und das Baby in »Harmonie« sind (Stern 1985) oder es zu Misstönen kommt. Wie in einem Orchester, wenn ein Instrument eine unpassende Melodie spielt, wird die Harmonie gestört. Wenn die Mutter mit Chrisse als Baby nicht wirklich emotionalen Kontakt herstellen konnte, erzeugte das einen Misston, wie das Baby in seinen Reaktionen zeigt: Es schafft sich eine »zweite Haut« (Bick 1968) als Ersatz für das Gehaltenwerden der Mutter; es fehlt dem Baby die Erfahrung, gehalten zu werden. Dann muss es sich selbst zu halten versuchen und könnte in eine Pseudoselbständigkeit flüchten. Wie oft hatte wohl Chrisse versucht, Blickkontakt mit der Mutter herzustellen und die Mutter war so tief in schmerzlichen Gedanken versunken, dass sie es nicht bemerkte? Konnte Chrisse den Glanz in den Augen der Mutter erleben, wenn sie sich freute, dass ihr Baby existiert? Konnte sie mit der Mutter aufgeregte »Dialoge« mit Babylauten führen, gemeinsam Lachen und Gurren? All diese Frustrationen und enttäuschten Kontaktaufnahmen können im Baby gespeichert werden und, wenn sie überwiegen und nicht von zureichend vielen liebevollen und freundlichen Erfahrungen wettgemacht werden, sich zu einem gefährlichen emotionalen Gewitter oder Ausbruch zusammenbrauen. Bei einer psychotischen Episode bricht die Struktur des Bewusstseins auseinander, sodass es auch sinnvoll ist, die Patienten nicht an zwei aufeinander folgenden Tagen, sondern eher am Anfang und am Ende der Woche zu sehen. In späteren Elterngesprächen erzählt die Mutter, dass Chrisse ein »genügsames Baby« war, stundenlang alleine im Bett gelegen sei und sich alleine beschäftigt habe. Erst meine Deutung, dass sie damals schwer verstanden hätte, dass Chrisse Zuwendung gebraucht hätte, auch wenn sie sie nicht selbst einfordern konnte, macht die Mutter nachdenklich. Sie erzählte, dass sie die Kinder oft geschlagen hatte, dann aber aufgegeben hatte, weil es nicht genützt habe. Chrisse sei trotzig gewesen. Die Mutter hatte in der Familie die Rolle der Kepplerin.

Auch in der momentanen Krise zeigten die Eltern kein Verstehen der Größe der Störung, die Mutter reagierte emotional flach, als ob sie neben ihrer eigenen Depression nichts spüren könnte. Versuche, den Eltern zu helfen, zu sehen, dass sich ihre Tochter oft wie eine Dreijährige im Körper einer Fünfzehnjährigen fühlte, wurden nicht wirklich gehört.

Wichtig ist es, die institutionelle Zusammenarbeit zwischen dem psychiatrischen Spital, Frau Dr. E., und den Eltern unter Einbeziehung von Chrisse klar zu besprechen, wobei die Selbständigkeit der Jugendlichen betont werden soll. Auch die Information, was ich mit Chrisse vereinbart hatte, bat ich Chrisse der Mutter mitzuteilen. Frau Dr. E. war verantwortlich für die Entscheidungen, ob und wann Chrisse zu mir kommen oder nach Hause gehen könne, da sie stark suizidgefährdet war. Ich nahm nach den ersten Stunden, wie ich Chrisse angekündigt hatte, Kontakt mit Dr. E auf, um zu besprechen, wie die Therapiestunden auf sie gewirkt hatten. Sie bestätigte, dass Chrisse sehr gerne komme, es ihr danach gut gegangen sei, sodass sie am Wochenende zu Hause sein durfte.

Regelmäßige Therapie

Nach der dreiwöchigen Osterpause sah ich sie zwei Mal wöchentlich. Sie hatte sich durch ihren Aufenthalt in der Psychiatrie und die starken Medikamente deutlich verändert, sie hatte stark zugenommen, wirkte ganz aufgedunsen und ihre Sprache war undeutlich und verwaschen, was sich aber im Laufe der Stunde besserte. Zu Beginn war sie sehr nervös, wirkte verwirrt. Sie brachte eine Zeichenmappe mit, in der sie ihre Zeichnungen aus den drei Wochen gesammelt hatte.

> *Analytikerin: »Es ist viel passiert, seit du das letzte Mal hier warst. Du möchtest, dass ich weiß, was mit dir geschehen ist.«*
> *Chrisse zeigt mir die Mandalas, sehr einfach angemalt, als ob sie drei Jahre alt wäre. Dann betrachteten wir gemeinsam die Zeichnungen – sie hatte wunderschöne Gesichter abgezeichnet. Sie erzählte, dass sie in der ersten Woche 3 kg und in der zweiten Woche 2 kg zugenommen hatte. Nun hatte sie mit ihrer Betreuerin einen Zeitplan zum Turnen, Laufen und Gymnastik. Es war sehr stressig gewesen herzukommen, aber es war ihr sehr wichtig, da sie wieder gesund werden wolle. Die Liedtexte, die sie geschrieben hatte, sang sie mir mit fester Stimme vor. Die Lieder handelten von unglücklicher Liebe, Verzweiflung und Abgrund.*

Für Chrisse war die Therapie zu einem Raum geworden, bei der sie sich sicher fühlte und sie kam gerne. Es gelang ihr manchmal, zwischen Phantasie und Realität zu unterscheiden. Doch an die Figuren der früheren Phantasien – wie das Schneemädchen – konnte sie sich nicht mehr erinnern. Da sie gut auf die Therapiestunden reagierte, hatte Dr. E nichts gegen eine zweistündige Therapie. Durch die Medikamente verloren die Tagträume ihre quälende Dringlichkeit und sie konnte wieder lesen und Musik hören. Sie hörte noch Stimmen und bekam stärkere Medikamente. Chrisse beteiligte sich an den Angeboten im AKH, sie ging zum Ballspiel und schoss vier Tore, sodass ihre Mannschaft gewann – was sie sehr stolz erzählte.

Zur nächsten Stunde kam die Mutter mit Chrisse 30 Minuten zu früh, ich öffnete erst 10 Minuten vor ihrem Termin die Tür.

Chrisse war sehr nervös beim Hereinkommen.
Analytikerin: »Was hast du denn gedacht, als ich nicht gleich aufgemacht habe?«
Chrisse: »Sie sind umgebracht worden!!« (sehr aufgeregt). »Meinen Eltern ist geraten worden, Acht zu geben, was sie zu mir sagen, weil ich so sensibel bin. Habe mich immer nur zurückgezogen, wenn ich verletzt war.«
Analytikerin: (Ich spreche ihr Wunschdenken an.) »Du wünschst dir, dass ich für dich alles auf Knopfdruck löse«.
Chrisse: »Wäre nicht schlecht« (lacht, zupft an ihren Haaren herum und wirft einige zu Boden).
Analytikerin: »Du möchtest etwas von dir hier bei mir lassen, deine Haare, so bist du sicher, dass du am Montag wiederkommen kannst.«

Sehr klar, ermögliche ich ihr, mir von ihrer Situation in Krankenhaus zu berichten. Jeder Schritt in Richtung Normalität, wie die Teilnahme am Ballspiel, Turnen, Zeichnen und Singen, Teilnahme an der Schule im Spital sind stabilisierend. Sie hatte nun 10 kg zugenommen, als ob sie die innere Leere mit Essen füllen wollte.

In den Stunden zeichnete sie viel und kam mit ihrer Zeichenmappe. Sie zeichnet nur Augen oder den Satan, dessen Geschlecht gegen seinen Willen umgewandelt wird. Beim Zeichnen der zerfallenden Welt thematisiert sie ihre Gefühle: Wut, Verachtung und Angst zu zerfallen. Sie kaufte sich einen Anhänger mit einem Totenkopf mit Flügel.

Sie war enttäuscht und frustriert, dass die anderen, magersüchtigen Mädchen schon heimgehen durften.

Chrisse wird von verschiedenen Zwangsgedanken gequält: dass sie schwanger ist, obwohl sie noch Jungfrau ist. Meist projiziert sie ihre Phantasien und Ängste auf die anderen Mädchen in der psychiatrischen Abteilung. Ist sie vergewaltigt worden? Erst als sie die nächste Regel bekam, war sie beruhigt.

> *Sie bringt einen Traum:*
> *Ich bin in einem Einkaufszentrum. Es gab dort ein dreiteiliges Glasgefäß. Im ersten sind harmlose, friedliche Tiere. Im zweiten Krokodile und im dritten eine gefährliche Wildkatze, ein Leopardenmonster, das das Krokodil auffraß. Dann bemerke ich, dass die Teile gar nicht durch eine Glaswand getrennt waren. Ich bekomme Angst und laufe weg. Ich steige in einen Aufzug, der stecken bleibt. Ich wache mit Panik auf.*

Im Traum möchte sie die guten von den gefährlichen Tieren fernhalten, was ihr aber nicht gelingt. Ihre Impulse überwältigen sie und drohen, alles einstürzen zu lassen. Die Verwirrung wird ausgedrückt. Stellen der Leopard und das Krokodil mit ihren großen Zähnen die Familie dar? Sind die gefährlichen Zähne des Krokodils die der keppelnden Mutter mit ihren verletzenden Äußerungen? Die verwaschene Sprache ist nicht nur eine Nebenwirkung der Medikamente, sondern drückt aus, dass ihre Gedanken im Kopf »zerbrochen« werden und dann in dieser zerstückelten Weise aus ihrem Mund kommen.

Während meiner sechswöchigen Sommerpause konnte sie drei Wochen einen einfachen Job im Büro der Mutter machen, im Herbst kam sie zurück. Sie schaffte es, zeitig in der Früh aufzustehen und nach Wien in die Schule zufahren, sodass sie in derselben Schule bleiben konnte, aber zu Hause übernachtete. Sie hatte verwirrende, belastende Träume, die sie erzählte. Während meiner Sommerpause war sie ganz alleine mit diesen bedrohlichen Träumen gewesen:

> Aus der ersten Stunde nach den Ferien:
> Chrisse kam alleine. Sie hatte zugenommen, hat jetzt ca. 80 kg, aber passende Kleider, schaut kompakter aus. Sie ging aufs Klo und fragte beim Hereinkommen in den Therapieraum, ob sie die Türe schließen solle.
> Chrisse: »Ich weiß nicht, wo ich beginnen soll.«
> Analytikerin: »Es ist schwierig für dich, nach so einer langen Zeit ohne Stunden, wo so viel passiert ist, anzufangen.«
> Chrisse: »Ich war im Spital und sah Dr. T. und erzählte ihm über meine Träume. Er sagte, er wolle mich nach seinem Urlaub alleine sehen, um die Träume zu besprechen.«
> Analytikerin: »Du sagst mir, dass nicht nur ich, sondern auch Dr. T. auf Urlaub war und du mit deinen gefährlichen Träumen ganz alleine warst.«
> Chrisse: »Ich kann dir einige erzählen.«
> Traum:
> Ich bin in einer Schlucht mit Felsen und Sand, es gibt drei Schichten. Es kommen Kinder, die herumlaufen und auf die Felsen klettern. Ich belästige ein Mädchen sexuell. (Frage nach, wie?) Das Mädchen liegt auf einem Bett und ich gebe die Decke weg und lege mich auf sie. Es war nicht nett, wirklich. Ich schäme mich, aber ich habe gedacht, es ist nur ein Traum.

Analytikerin:	»Im Traum bist du die Täterin und das Opfer, es ist eine verwirrende Welt, in die du verstrickt bist. Du nützt sie aus – bist Opfer und Täterin, wie eine Erwachsene.«
Chrisse:	»Ich hatte noch andere Träume, die ich mir aufgeschrieben habe, damit ich sie nicht vergesse: Einer handelte von Harry Potter. Kennst du Harry Potter? In ihren Schlafräumen bekommen sie drei Preise für ihre schulischen Erfolge – jedes Jahr verbessert er sich. Dann änderte sich der Traum und ich konnte fliegen – vor einigen Jahren hatte ich einen Traum übers Fliegen, aber ich konnte es nicht. Jetzt konnte ich wirklich fliegen, dann verfolgten mich die anderen und ich konnte ein Versteck finden.«
Analytikerin:	»In deinem Traum drückst du aus, dass du so gut sein willst, wie Harry Potter, dein Lernen verbessern willst. Du möchtest auch herausfinden, was mit deinem Kopf geschah, als du den Zusammenbruch hattest. Du möchtest mit meiner Hilfe die Gründe herausfinden und die Dinge in deinem Kopf ordnen.«
Chrisse:	»Ich kann die Schule managen. Ich stehe um 4.30 auf, nehme den Bus um 5.20 nach Wien. Die Lehrer sind nett, meine Nachbarin Marlies ist sehr nett, ich mag sie, aber wenn sie ausflippt, geht sie mir auf die Nerven.«
Analytikerin:	»Du bist erleichtert, dass du es schaffst, in die Schule zu gehen, was wirklich nicht leicht ist aus dieser Entfernung.« (Früher ging sie ins Internat.) »Du warst dir nicht sicher und jetzt geht es. Du sitzest neben einem netten Mädchen. Kannst du mir ein Beispiel geben, was du mit ›ausflippen‹ meinst?«
Chrisse:	»Sie fragt mich zum Beispiel, ob sie mich schlagen kann.«
Analytikerin:	»Schlagen?«
Chrisse:	»Ja, leicht auf meinen Arm mit dem Lineal. Zuerst macht es mir nichts aus, aber dann geht es mir auf die Nerven.«
Analytikerin:	»Du findest es dann schwer, ›Nein‹ zu sagen, wenn es dir auf die Nerven geht. Und wie kannst du dich auf den vorgetragenen Stoff konzentrieren?«
Chrisse:	»Nur zum Teil, dann konzentriere ich mich auf einen Punkt, und dann ziehe ich mich in meine Phantasiewelt zurück.«
Analytikerin:	»Weißt du den genauen Zeitpunkt, wo du in seine Phantasiewelt gehst?«
Chrisse:	»In Rechnen, wenn er spricht und ich nicht folgen kann, dann gehe ich in meine Phantasiewelt.«
Analytikerin:	»Wenn du frustriert bist, weil du den Lehrer nicht verstehst, legst du dir eine Geschichte zurecht, wo du die Handlung bestimmst.«
Chrisse:	(Nahm aus ihrer Tasche einen Kalender) »Ich habe einen Kalender, wo ich alle wichtigen Termine eintrage.« (Sie las laut vor) »Ging ins Spital, Dienstag habe ich meine English Haus-

	übung zu machen. Einmal habe ich sie vergessen. Ich erwarte ein SMS von einem Mädchen, das ich im Spital kennen gelernt habe, und mich sehen will. Am Freitag komme ich zu dir.« (Sie zeigte mir ihre Schul-Identitätskarte). »Das ist das erste Mal, dass ich eine Identitätskarte habe.«
Analytikerin:	»Du zeigst mir, dass du dir große Mühe gibst, deine Dinge in Ordnung zu halten, wie du auch in deinen Kopf wieder Ordnung bekommen willst. Wenn es mühsam wird, machst du eine Geschichte.«
Chrisse:	»Ja, meine Geschichte geht so: Ich erfand ein MANGA Mädchen, deren Mutter starb. Sie war eine Frühgeburt.« (Denkt nach). »Oder eher, starb ihre Mutter, bevor sie geboren wurde und sie wurde durch aus ihrem Leib geschnitten. Ihr Vater hatte eine Frau, die lebensgefährlich krank war. Er entseelte sie, um sie gesund zu machen, aber sie starb. Mit der Mutter des Mädchens hatte er nur einen One-Night-Stand und wusste nicht, dass sie schwanger war. Er entseelt sie und sie stirbt. Als er entdeckt, dass sie schwanger ist, rief er ausgezeichnete Ärzte, um ihr Leben zu retten. Aber sie wird gerettet und kommt in einen Brutkasten, wo sie lange bleiben kann. Dann wird sie zur Adoption freigegeben. Sie kommt zu drei Adoptionsfamilien, die alle drei sterben. Erst mit der vierten Familie geht es gut. Da gibt es einen Vater, eine Mutter, eine Schwester und sie. Sie entdeckt später, dass sie halb Geist und halb Mensch ist. Sie kann zaubern.«
Analytikerin:	»Wenn du dir die Geschichte ausdenkst, stellst du dir ein Mädchen vor, das zu kurz gekommen ist. Sie hatte keine ganzen 9 Monate im Bauch der Mutter, sie kam in einen Brutkasten, ihre Mutter starb und sie kann lange keinen sicheren Platz finden. Du drückst in der Geschichte dein Gefühl aus, dass du nicht genug Sorge und Verständnis bekommen hast. Aber es gibt auch Hoffnung, da das Mädchen dann eine vierte Familie findet, Hoffnung, dass deine Familie dich jetzt verstehen kann und ich mit dir deine Probleme tragen und verstehen kann. Du beschreibst ein schmerzliches Leben.«
Chrisse:	(Nachdenklich, dann zog sie ein Buch heraus, das der 2. Band war: war halb abwesend.) »Das ist der zweite Band der Geschichte von einem Vampir.« (erzählte es ausführlich.) »Ich möchte den ersten Band bekommen, weil ich wissen will, wie es begonnen hat.«
Analytikerin:	»Du erzählst mir von deinem Wunsch, wissen zu wollen, wie die Geschichte beim Vampir begonnen hat, aber du sprichst dabei auch von deiner Geschichte. Du möchtest herausfinden, wo in deinem Leben die Probleme begonnen haben. Jetzt im Moment gehst du weg von der Beschreibung, wie es dir in der Schule geht, suchst Zuflucht bei deinen Geschichten.«

Chrisse:	»In der Schule bin ich halb anwesend und halb abwesend. Wenn es zu viel wird, konzentriere ich mich auf einen Punkt, aus dem dann die Geschichten hervorkommen. Später wache ich auf und weiß nicht, wovon der Lehrer gesprochen hat.«
Analytikerin:	»Wenn du mir von dem Mädchen erzählst, das halb Mensch und halb Geist ist, sprichst du auch von dir und von deiner Angst, was du hier über deine dunkle Seite erfährst.«
Chrisse:	»Ich möchte dir noch zwei Sachen erzählen. Ich bin schnell. Mein Lehrer hat etwas gesagt, was lustig klingt: Ich bin gleich fertig. Das hat zwei Bedeutungen.«
Analytikerin:	»Ja, dass du ›fertig bist‹ im Sinn, dass du nicht noch mehr aushalten kannst und vielleicht auch, dass du denkst, dass ich fertig bin, wenn du mich mit all deinen Geschichten belastest. Und du sagst auch, dass die Zeit so kurz ist und du noch viel mehr erzählen möchtest.«

Diskussion

Beim Hereinkommen fragte sie, ob sie die Türe des Therapiezimmers schließen solle. Es ist ein gutes Zeichen, dass sie die Türe des Therapiezimmers nicht offen lassen, sondern eine Grenze setzen und das Zimmer schließen wollte. Sie schwankte zwischen den Erzählungen, wie sie die Realität meisterte – mit großem Einsatz, früh aufzustehen, um in derselben Schule bleiben zu können. Sie kann Prüfungen und Hausaufgaben machen. Wenn es ihr zu viel wurde, ging sie in ihre Phantasiewelt. Im Traum werden ihre großen Probleme sichtbar.

Obwohl Chrisse wusste, dass es ein Traum war, fühlte sie sich bedroht. Sie ahnte, dass Fliegen ihre Omnipotenzwünsche ausdrückt und ihre Zwangsvorstellung zeigte, vor der sie sich fürchtete. Sie sprach über ihren Wunsch, wieder gesund zu werden. Wenn sie Angst hatte, etwa vor dem Ende der Stunde, flog sie im Traum aber auch in der Stunde weg – wechselte das Thema. Der Wahn wurde von ihr idealisiert, aber sie konnte in die Therapie zurückkommen. Vampire, ein Werwolf – alle verrückten Figuren waren auf ihrer Seite. Sie hatte eine Freundin, die ein normales Mädchen war, und eine andere, die die dunkle Seite von Chrisse anziehend fand. Auch in der Übertragung versuchte sie, mich in ihre verrückte Welt hineinzuziehen, den Werwolf sollte ich als mythologische Figur als ungefährlich sehen, Verrücktheit, Gewalt und Grenzverletzung übersehen. Sie war felsenfest überzeugt, dass niemand sie mögen könne. Die Geschichte von dem Manga-Mädchen, das zu früh geboren wurde, zeigt ihre tiefe Überzeugung, zu kurz gekommen zu sein, emotional nicht angenommen worden zu sein. Sie hat aber die Hoffnung, eine vierte Familie zu finden, wo sie bleiben könnte – wohl auch ein Hinweis auf ihre Hoffnung, hier in der Therapie einen Platz zu finden, wo sie so, wie sie ist, angenommen wird. Als ich es in die Übertragung nahm und sagte: »Du denkst dir, dass niemand dich mag, auch ich nicht!«, sagte sie: »Darüber habe ich noch nicht nachgedacht«. Sie zeigte, dass sie mehr Zeit hier brauchen würde, da sie am Ende der Stunde noch neue Dinge erzählen wollte. Als ich eine dritte Stunde vorschlug, verstand sie das als Beweis, dass ich sie in all ihrer Verrücktheit und Schrecklichkeit aushalte. Sie wollte die Chance nützen, sich selbst kennenzulernen. Aus organisatorischen Gründen und wegen der mangelnden Unterstützung der Eltern kam es jedoch nicht zu einer dritten Stunde, die ihr sehr geholfen hätte. Chrisse konnte meine Deutungen klar annehmen und zeigte, dass sie sich verstanden gefühlt hatte. Die Verbindung zwischen ihren Träumen und ihren Gefühlen zu benennen, bringt die massiven unbewussten Vorwürfe gegen die Eltern und ihr Gefühl, verlassen und einsam zu sein, ins Bewusstsein und vermindert so die Angst und den inneren Druck. Sie konnte in der Familientherapie dann direkt mit den Eltern darüber sprechen.

Weiterer Verlauf

Chrisse konnte nun wieder am Schulunterricht teilnehmen, ihre Medikamente wurden herabgesetzt. Der Psychiater meinte, sie habe sich sehr positiv entwickelt: Früher konnte sie überhaupt nicht artikulieren, jetzt spreche sie Probleme mit anderen Familienmitgliedern direkt an. In den Stunden war es wichtig, aufmerksam zu bleiben, ob sie mich durch ihre »Normalität« beruhigen wollte und heimlich einen Suizid vorbereitete. Die Stunden stellten eine Entlastung für sie dar. Sie brachte ihre Last gleichsam zu mir, deshalb konnte sie draußen ihre Aufgaben wahrnehmen. Nicht immer gelang es mir, ihre Sorge und Angst mit der nötigen Ernsthaftigkeit aufzunehmen. Es half, wenn ich es in Worte fassen konnte, wie groß ihre Verwirrung und ihre Angst vor einem neuerlichen Rückfall waren.

Sie konnte anerkennen, dass sie anders als die anderen Mädchen war. Die Anforderungen der Schule stellten einen Stress für sie dar. Ihre Angst, wieder stationär in der Psychiatrie aufgenommen zu werden, konnte auch in einer zweiten Bedeutung verstanden werden: es stellte einen Zufluchtsort dar, ein Platz, wo es nicht ungewöhnlich war, solche Symptome zu haben. In der Polarität einerseits Spital andererseits die Anforderungen in der Schule bildete die Therapie einen Kompromiss. Hier konnte sie sie selbst sein und ihre Symptome zeigen und gemeinsam mit mir verstehen. Sie konnte mein Angebot einer dritten Stunde hören, ohne es als Zeichen auf eine Verschlechterung oder als eine Forderung nach harter Arbeit zu verstehen, eher wie eine Oase. Sie begann die nächste Stunde mit der Äußerung: »Gott sei Dank, da ist jemand, mit dem ich über meine Halluzinationen sprechen kann!« – und eine Person zu treffen, die sich nicht ängstigt, könnte man hinzufügen – eine Erleichterung für sie. Sie konnte auch besprechen, wie hart es war, den Forderungen von strengen Lehrern, wie der Französischlehrerin, zu entsprechen. Die Idealisierung des Todes war nach wie vor vorhanden – als Ausweg, statt den schwierigen Kampf um Normalität zu bestehen. Umso wichtiger war es, über die Analyse als Erleichterung zu verfügen. Ihre konstruktive, hoffnungsvolle Seite wurde stärker.

Aus einer Montagstunde Ende September:
Sie war 10 min. zu früh und ich bat sie, im Wartezimmer Platz zunehmen. Sie ging aufs Klo.

Chrisse: »Ich habe eben meine Medikamente genommen. Ich vergaß, sie in der Schule zu nehmen, jetzt war es zwei Stunden zu spät.« (Schaut auf ihre Uhr.)

A: »Als du warten musstest, was schwirig für dich war, hast du daran gedacht, deine Medikamente zu nehmen.«

Chrisse: »Ich habe auf die weiße Wand geschaut und dabei Blutspuren meiner Hand gesehen. Dann habe ich noch einmal geschaut und wusste, es war eine Phantasie. Das sind Wahrnehmungsstörungen.«

A: »Wenn ich dich warten lasse, – jetzt aber auch schon seit Freitag – bist du enttäuscht und ärgerlich – dann hast du die Wahrnehmung der Spuren deiner blutigen Hand auf der weißen Wand. Wenn du noch einmal schaust und weißt, dass ich gleich bei dir sein werde, erkennst du, dass das eine Phantasie ist und kannst deine Medikamente nehmen. Hast du das öfter?«

Chrisse: »Heute in der Schule schaute ich auf meine Daumen und sah eine Brandwunde (sie zeigt mir den Punkt); wenn ich genauer hinschaue, ist nichts zu sehen. Als sie letztes Mal von einer dritten Stunde sprachen, hatte ich Angst, ich könnte einen Rückfall haben.«

A: »Du hast Angst, wenn du deine Gefühle über Bilder ausdrückst, dass du verrückt bist. Es ist schmerzlich über deine Symptome mit mir zu sprechen.«

Chrisse: »Am Freitag gehen wir zu Dr. T. (Jugendpsychiater im Allgemeinen Krankenhaus) und ich bin neugierig, was er über meine Träume nach den Ferien sagen wird.«

A: »Du denkst, es ist so lange her, seit du Dr. T. gesehen hast, aber auch so lange her, seit unserer letzten Stunde vor dem Wochenende und dann war ich unerreichbar. Und dann hast du dich nicht ausgekannt, was mein Angebot einer dritten Stunde bedeutet. Ist das Angebot ein Hinweis, dass du einen Rückfall haben könntest? Das ist eine reale Möglichkeit.«

Chrisse: »Manchmal wünsche ich mir einen Rückfall zu haben. Ich denke manchmal, es ist mir alles zu viel – die Schule – aus – aus –aus. Keine Schule mehr. Ich hatte einen Test in kaufmännischem Rechnen und ich hatte einen Punkt zu wenig für Bestanden. Ich habe am Dienstag einen Nachtest. Claudia, das Mädchen, das ich nicht mag, hat 11 von 11 Punkten bekommen und schaute uns triumphierend an. Marlies hatte zwei Punkte zu wenig. Ich hätte fast eine witzige Bemerkung machen wollen: ›Zwei Punkte‹ – d. h. schlechter als ich, aber ich habe es nicht gesagt.«

A:	»Du sagst mir, dass du all diesen Druck gerade noch aushältst, auch wenn es sehr schwer ist. Dann hast du die Idee aufzugeben. Wann genau hattest du die Idee, wieder zurück ins Spital zu gehen?«
Chrisse:	»Nach dem Streit mit meiner Mutter am Wochenende, als sie sich aufregte, dass ich so viel am Computer sitze und Spiele spiele, schrie sie wieder mit mir. Ich wollte nur weg, ins Spital oder einfach weg.«
A:	»Die Psychiatrie ist dann wie ein Zufluchtsort, aber ›weg‹ heißt auch ganz weg, weg vom Leben.«
Chrisse:	»Ich glaube nicht, aber einen Moment lang dachte ich, ›Ende‹ wäre ein Ausweg.«
A:	»Du hast Angst, dass etwas Tödliches in dir dich verführt, aus dem Leben zu gehen.«
Chrisse:	»Claudia fragte mich, ob ich nur Schwerter zeichne, mich nur mit Schwertern beschäftige.«
A:	»Du hast Claudias Frage als Frage verstanden, ob du normal oder verrückt bist, anders als die anderen. Und meine Bemerkung hast du vermutlich auch so verstanden.«
Chrisse:	»Meine Französischlehrerin war taktlos. Sie fragte mich, was ich letztes Jahr in Französisch hatte. Ich antwortete, dass ich kein Zeugnis bekommen hatte, und sie fragte, was ich im Semesterzeugnis gehabt hatte. Ich sagte »Nicht-Genügend«. Dann fragte sie, warum ich kein Zeugnis bekommen hatte. Ich erzählte von meiner langen Abwesenheit, 2–3 Monate. Sie sagte dann genervt: Waren es jetzt zwei oder drei Monate? Ich sagte: Ich weiß es nicht! Sie fragte, ob ich darüber sprechen wolle und ich schüttelte den Kopf. Dann hat sie verstanden.«
A:	»Du sprichst über die taktlose Französischlehrerin und bist froh, dass ich hier anders mit dir umgehe.«
Chrisse:	»Ja. Ich bin mehr normal-verrückt, ich schreie nicht herum. Lust hätte ich herumzubrüllen: ›**Du stirbst!**‹ Ich habe etwas in der Schule gezeichnet: ein Schwert, einen Dolch, ein Messer. Ein Liedertext, der auch hier passt: Blut, das herunterrinnt.«
A:	»Du zeigst mir die Bilder und sagst mir, welche Gedanken dich beschäftigen. Aber du bist aufgeregt bei diesen bedrohlichen Gegenständen, sie faszinieren dich.«
Chrisse:	»Ja, ich lese auch gerne Bücher über Vampire. Ich singe oft das Lied ›I am bleeding, do you forget me?‹«
A:	»Jetzt am Ende der Stunde fällt dir dieses Lied ein und auch die Frage, ob ich dich vergessen werde, wenn du weggehst.«

Diskussion

Chrisse zeigte, wie froh sie war, mit mir über all die bedrohlichen und faszinierenden Phantasien sprechen zu können. Hier konnte sie über ihre Faszination, zum Tod, Blut und Schmerz hingezogen zu werden, sprechen, ohne dass ich taktlos reagierte oder sie wie ihre Mutter anschrie. Beruhigend war es für sie, wenn ich ihre Angst und ihre Sorge vor dieser dunklen Seite in ihr verstand. Tatsächlich kann sie die physische Anstrengung des Pendels zur Schule und die Anforderungen der Schule im Großen und Ganzen erfüllen, was ihr eine große Befriedigung verschafft. Sie war vernünftig genug zu erkennen, dass sie anders als die anderen war. Es gab eine raue Seite der Französischlehrerin und vermutlich auch der Mutter, sich nicht wirklich in ihre Belastung und Verwirrung einfühlen zu können. In der Therapie musste sie nicht vorgeben, normal zu sein. Dann wurde auch ihre konstruktive Seite sichtbar, die wieder gesund werden wollte. Eine dritte Stunde würde auch mehr Nähe zwischen ihr und ihrer Analytikerin ermöglichen, die sie wollte, aber zugleich auch nicht, weil es ihre Bedürftigkeit zeigte. In der Gegenübertragung reagierte ich manchmal mit Müdigkeit in der Stunde und fand ihre Erzählungen sehr belastend. Ich versuchte innerlich offen zu sein, ob sie sich stabilisierte und ihre Situation besser wurde oder ob sie mich nur beruhigen wollte und heimlich an Selbstmord dachte. Auch beim Lesen kann sie eine Ermüdung als Übertragungsreaktion herstellen, um das Grauen nicht spüren zu müssen.

Zwei Wochen später:

> *Ihre Mutter rief mich an und meinte, zwei Stunden seien zu viel.*

Chrisses Mutter schien einerseits neidisch auf mich zu sein, dass Chrisse mir Gedanken anvertraute, die sie ihr nicht erzählte. Sie konnte eigentlich die Ernsthaftigkeit der psychischen Probleme ihrer Tochter nicht anerkennen. Wenn sie sich in die Lage ihrer Tochter versetzte, würde sie weglaufen. Sie tat nun so, als ob die Therapie das Problem sei, als ob hier Probleme entstünden und verleugnete den Zusammenhang der Verbesserung von Chrisses Zustand und der therapeutischen Arbeit. Sie wollte am liebsten weglaufen, so wie sie auch versucht hatte, ihre Probleme wegzuschieben und nicht um die weggegebene erste Tochter zu trauern.

> *Chrisse kam ohne Schultasche und erzählte, dass sie von Marlies komme, da sie drei Stunden früher ausgehabt hätten und sie bei ihr bleiben konnte.*
> *Chrisse:* »*Nach der Stunde geh ich wieder zu ihr und bleibe bis 18.00 und wir schauen gemeinsam Filme an. Am Montag gehe ich wieder zur Kontrolle ins Spital. Ich hatte einen Traum:*
> *Ich bin mit einem Freund und wir haben Pfeil und Bogen und gehen durch den Wald. Wir kommen zu einem Felsen mit einem jähen Abgrund, aber davor ist eine mittelhohe Steinmauer. Wie ich hinunterschaue, sehe ich einen großen türkisenen See – ein Wald*

	am Ufer wäre noch besser gewesen. Da kommt ein kleiner Dinosaurier auf uns zu. Ich lege den Bogen an – ich weiß nicht, ob ich den Pfeil abgeschossen habe, aber der Dinosaurier fällt um. Wir gehen weiter, ich weiß nicht, ob es ein Freund oder eine Freundin war. Wir gerieten in den reißenden Fluss. Mit letzter Kraft gelingt es uns beiden, uns aus dem Fluss zu retten. Da taucht eine Figur auf, wie der schwarze Prinz, von dem ich ihnen erzählt habe. Er war mein Bruder – aber nur zur Tarnung, damit man nicht erkennt, dass er meine dunkle Seite darstellt. Einmal in der letzten Zeit habe ich die Idee gehabt, dass sich meine Seele von mir loslöst.«
A:	»Das macht dir Angst, wenn du so einen Gedanken hast.«
Chrisse:	»Angst, nein. Ich habe gar kein Gefühl – auch im Traum habe ich keine Gefühle gehabt. Ich habe auch nicht gewusst, ob ich aktiv gewesen bin. Ich habe nur den Bogen gespannt. Sonst träume ich immer, dass mir etwas passiert, dass ich das Opfer bin und nichts tun kann.«
A:	»Im Traum könnt ihr euch nur mit letzter Kraft aus dem reißenden Wasser retten. Du sagst mir damit auch, wie dringend du meine Hilfe brauchst, dich da rauszuziehen. Du zeigst mir, wie gefährlich dein inneres reißendes Wasser ist. Dir fällt auch auf, dass du im Traum gar keine Angst spürst, so als ob das einer anderen Person passiert. Du zeigst mir auch, wie bedrohlich es ist, über das Wochenende ohne Stunden zu sein.«
Chrisse:	»Ich konnte zwei Mal mit meiner Mutter über meine Träume sprechen und über meine Sorge, ob ich die Schule wirklich schaffen kann.«
A:	»Wenn ich nicht da bin, kannst du mit deiner Mutter sprechen. Du möchtest sehen, ob ich erkennen kann, wie gefährlich deine Situation ist, knapp am Abgrund zu sehen mit einem attraktiven türkisenen See unten.«
Chrisse:	»Jemand, der so nahe am Tod war und sich geschnitten hat, wird das nie vergessen.«

Diskussion

Auffallend ist, dass die Gefühle beim Träumen ganz abgespalten waren. Sie spürte keine Angst. Ihr Traum und die Art, wie sie es erzählte, zeigen ihre psychotische Struktur. Der Traum war wie ihre Phantasiegeschichten, aber auch noch etwas Anderes war da. Sie hatte Angst, wieder verrückt zu werden. Es war bedrohlich, dass sie im Traum und beim Erzählen nicht beunruhigt war. Die Gestalt des Traumes zeigte eine Spaltung zwischen dem Inhalt der Geschichte und ihren Gefühlen. Sie schien eine minimale Einsicht zu haben, wie sie ihre Gefühle abschnitt – es war ihr selbst aufgefallen. Die Einsicht, dass sie tatsächlich in diesem reißenden Fluss unterzugehen drohte, bedeutete einen

Rückschlag zu haben und wieder zusammenzubrechen. Sie konnte mir zeigen, dass sie wusste, dass sie in den gefährlichen Strom fallen könnte und sie mich brauchte, sie herauszuziehen. Der Tod wurde unpersönlich. Schwierig war der Umgang mit der chronisch depressiven Mutter, die unter ihrer eigenen Krankheit litt und Chrisse nicht unterstützen wollte, regelmäßig zur Therapie zu kommen. Immer wieder sagte sie für ihre Tochter Stunden ab oder ließ sie in den Semesterferien zu Hause.

Die Beendigung der Therapie

Chrisse und ihre Eltern beendeten die Therapie im November, bevor ich eine Woche wegen eines Urlaubs ihre Stunden abgesagt hatte. Besonders bei Therapien mit Kindern und Jugendlichen hängen der Erfolg und die Weiterführung sehr davon ab, ob die Therapie von den Eltern unterstützt wird. Es geht um eine Kooperation zwischen Eltern und Therapeut. Im Fall von Chrisse war der Vater sehr zurückgezogen und fand es zu beschwerlich, den Weg von seiner Wohnung außerhalb von Wien mehr als einmal zu einem Elterngespräch zurückzulegen. Die Mutter fand es schwer zuzuschauen, wie Chrisse so viel von mir bekam, die Analyse in ihrem Leben so einen wichtigen Platz einnahm, obwohl sich die Mutter unbewusst als viel bedürftiger als ihre Tochter erlebte. Ihre Lebensphilosophie war, alle Probleme und Schmerzen zu verdrängen und so zu tun, als ob nichts gewesen wäre, – dabei war sie depressiv, verstimmt, nörgelte und schimpfte und erlebte die Welt als feindlich.

Aus den beiden letzten Stunden.

> Chrisse: (Beim Kommen schaute sie geistesabwesend.) »Ich habe einen Film gesehen: Er handelt von 100 Jahre lang tiefgekühlten Lebewesen, denen ein Gen fehlt, deshalb können sie fliegen und andere Dinge tun, die Menschen nicht können.«
> Analytikerin: »Du kommst und erzählst mir nicht von deinem Leben, sondern von dem Film.«
> Chrisse: »Diese Filme sind mein Leben.«
> Analytikerin: »Du sagst mir, dass diese Filme dein Leben ersetzen, weil du ein Albtraumleben hast.«
> Chrisse: »Ich hatte einen Traum. Er handelt von einem Vampir, der fast stirbt, weil er kein neues Blut bekommt. Dann findet er eine Mischung von altem und frischem Blut.
> Dr. T., dem ich meinen Traum von dem Mädchen erzählt habe, das vergewaltigt und missbraucht wurde, hat gemeint, er glaube an die Wiedergeburt. Dass ich Dinge träume, die meiner Mutter passiert sind. Ich fragte meine Mutter, die sagte, ja, es ist etwas passiert, aber sie kann sich nicht erinnern – es ist wie ein großes schwarzes Loch.«

Analytikerin: »Es muss verwirrend sein, wenn du nicht weißt, wessen Probleme du träumst. Aber nach der versäumten Stunde erzählst du mir von einem hungrigen Vampir – wie ein Baby, das von mir nicht genug zu essen bekommt und fast verhungert wäre. Dann gibt es nur mehr ein schwarzes Loch, wie deine Mutter sagt, voller schrecklicher Dinge ...«

Diskussion

Chrisse reagiert sehr stark auf Unterbrechungen und entfallende Stunden. Im Bild des hungrigen Vampirs in Ergänzung mit der Schilderung von ihr als ewig unzufriedenes, hungriges Baby, das keinen Kontakt zur Mutter herstellen konnte, verschob sie ihre Probleme auf den Vampir. Er bekam kein frisches Blut, verhungerte fast, um endlich eine Mischung aus altem und frischem Blut zu bekommen. Sind hier auch die »alten« Gefühle der Mutter in Bezug auf das weggegebene Baby und die »frischen« Gefühle ihr gegenüber ausgedrückt? Sie dürfte vermutlich immer heftigere Versuche gestartet haben, durch den emotionalen Panzer der Mutter (unbewusste Schuldgefühle) zu dringen, immer heftiger Zugang gefordert haben, sodass sie sich aggressiv erlebt haben dürfte und die Überzeugung entwickelt haben dürfte, sie würde die Mutter mit ihren dringlichen Wünschen töten. Wie in dem Bild vom Vampir, der sein Opfer aussaugt, bis es stirbt, um selbst zu überleben. Nur einer kann sozusagen überleben. In dieser heiklen Situation wäre es eine Überforderung, die dunkle Seite von ihr als hungrigem Baby aufzuzeigen, es genügte, den hungrigen und verzweifelten Vampir zu verstehen. Das schwarze Loch meinte vermutlich Verschiedenes, es kann andere Materie anziehen: sie selbst, ihre Verwirrung, vermutlich das schwarze Loch der Mutter – eine sehr mächtige, negative Energie, die jede Materie verschlingen kann.

Im Traum vom Fliegen schaffte sie bizarre Lebewesen, denen ein Gen fehlte, darum könnte sie so viele Dinge tun – auch fliegen. Sie identifizierte sich mit ihnen und hob ab, sie flog einfach. Zugleich drückte sie ihre Angst vor einer genetischen Schwäche aus, die sie für ihren Zusammenbruch verantwortlich machte. Sie wurde manisch, hatte keine Probleme, sondern stellte sich über alle, besonders über ihre Analytikerin. Sie wollte nicht verletzlich sein, sie wollte fliehen und wegfliegen. Rasch wechselten diese verschiedenen Stimmungen in ihr so wie in der Stunde.

Der Psychiater T. zeigt sich nicht respektvoll der Analytikerin gegenüber, nahm keinen Kontakt, wie Dr. E., auf. Seine Deutung der Wiedergeburt – falls er das so gesagt haben sollte – ist noch verwirrender für Chrisse.

Letzte Stunde
Chrisse: (Sie kam rechtzeitig) »Am Wochenende kann ich nicht bei meiner Freundin bleiben, weil ihr Onkel kommt und mir wurde gesagt, ich soll nicht kommen.«

Analytikerin:	»Du bist enttäuscht, weil du nicht zur Freundin gehen kannst und auch, weil du nächste Woche nicht zu mir kommen kannst, weil ich weg bin.«
Chrisse:	(trotzig) »Ich habe ein eigenes Leben! Du gibst mir keine Ratschläge, wir reden nur. Mit meinem Vater war ich in einer Ausstellung über Renaissance. Er wusste die Namen der Maler nicht, aber ich schon: Rafael, Michelangelo und Pintorello.«
Analytikerin:	»Du bist verletzt, weil deine Freundin und ich nicht mit dir sein können, dann deckst du diese Gefühle zu und sprichst von dem, was du gut gekonnt hast.«
Chrisse:	(Berührte ihren Finger, und sagte mit sanfter Stimme) »Ich habe mich heute in der Schule verletzt am Finger, als ich meine Feder spitzen wollte. Das ist genau dieselbe Stelle, wo ich mich im Turnen beim Seilklettern verletzt habe.«
Analytikerin:	»Du zeigst mir, wie verletzt du bist, wenn du deinen Finger anschaust und du fühlst dich von mir verstanden.«
Chrisse:	»Mir geht es gut, alles ist in Ordnung.« (Während sie spricht, zieht sie ihren Schal, den sie um den Hals geschlungen hat, immer enger, – wird rot im Gesicht – ist halbstranguliert).
Analytikern:	»Du zeigst mir zwei Dinge gleichzeitig: du sagst, wie gut es dir geht und gleichzeitig, wie du keine Luft mehr bekommst, wenn du dir den Schal so fest zuziehst, um zu zeigen, wie stark du unter Druck stehst. Die Eltern wollen deine Stunden beenden.«
Chrisse:	»Das ist eine Gewohnheit von mir, das mache ich immer, wenn ich einen Schal trage. Es ist o.k.« (Sie wandte sich zu der Pflanze hinter ihr und streichelte sie)
Analytikerin:	»Du streichelst die Pflanze und dabei gehen dir Gedanken durch den Kopf.«
Chrisse:	»Was denkst du, was geschieht, wenn meine Eltern sterben?«
Analytikerin:	»Du sagst mir, dass es wie Sterben ist, wenn du keine Stunden mehr hast. Dann denkst du daran, was passiert, wenn deine Eltern sterben. Auch wenn jetzt eine Fortsetzung der Therapie nicht möglich ist, kannst du später wiederkommen.«

Es war ein schmerzlicher Abschied nicht nur für Chrisse, sondern auch für die Analytikerin, die verstand, wie dringend Chrisse weitere Stunden gebraucht hätte. Die Eltern beriefen sich auch auf den Psychiater, der die Medikamente abgesetzt und gemeint hatte, es gehe ihr viel besser. Chrisse war nicht stark genug, um selbständige Entscheidungen zu treffen. Ich dachte, sie sei nach wie vor sehr fragil und ihr Denken bräuchte noch eine äußere Hilfe und Stabilisierung. Die Eltern bedankten sich dann für die gute Zusammenarbeit und konnten schätzen, wie sehr die Therapie Chrisse geholfen hatte, die Krise zu überwinden. Ich machte mir Sorgen um Chrisse. Ihre Überzeugung, sich selbst heilen zu können, stellte eher eine Größenphantasie dar, die von den Eltern noch gefördert wurde. In einem Brief bot ich ihr an, sich später an mich wenden zu können.

Fallbeispiel – Lösen aus der mütterlichen Verstrickung: Vinzenz

Die Entwicklung von Vinzenz soll aus der Perspektive der mütterlichen Analyse beschrieben werden. Zum Zeitpunkt des Beginns der Analyse der Mutter befand sich Vinzenz in der psychiatrischen Abteilung, da er die Mutter mit Alkohol übergossen und sie angespuckt hatte. Sie rief die Polizei, um ihn einliefern zu lassen. Sie wusste, dass sie zu eng mit ihrem Sohn verstrickt war und suchte dringend Hilfe, wusste nicht mehr, was sie tun sollte.

Familienhintergrund

Vinzenz ist der zweite Sohn, er hat einen zwei Jahre älteren und einen vier Jahre jüngeren Bruder. Beide Eltern sind berufstätig. Ab dem Alter von drei Jahren war er schwierig, auffällig. Die Familie hatte verschiedene therapeutische Angebote angenommen, doch nichts habe wirklich geholfen. Vinzenz war stark übergewichtig, hat ca. 100 kg gewogen, hat keinen Schulabschluss und ist 18 Jahre alt. Der ältere Bruder ist schon ausgezogen und studiert, der jüngere Bruder geht in die 5. Klasse Mittelschule. Mit 14 Jahren wurde Vinzenz erstmals von der Polizei in die Psychiatrie eingewiesen, weil er gegen den jüngeren Bruder gewalttätig war, ihn blutig schlug und drohte, ihn umzubringen. Der jüngere Bruder hatte sich dann im Bad eingesperrt und die Mutter angerufen.

Vorgespräche

Schon bei den Vorgesprächen weinte die Mutter, machte sich Vorwürfe, dass Vinzenz ein anderer geworden wäre, hatte er eine andere Mutter gehabt. Im Zentrum ihrer Erzählungen stand ihr als schizophren diagnostizierter zweiter Sohn, Vinzenz, der auch immer wieder Selbstmorddrohungen äußert und ihr das Gefühl gibt, versagt zu haben.

Die Familiengeschichte der Mutter: Sie ist die zweite von drei Schwestern, eine ist um zwei Jahre älter und die andere um 14 Monate jünger. Sie hatte sich nie von den Eltern verstanden gefühlt; die Großmutter und Urgroßmutter lebten bei ihnen in der Familie; bei der Großmutter hat sie sich aufgehoben gefühlt. Nach drei Monaten ging die Mutter wieder arbeiten; sie hat einen akademischen Beruf.

Zunächst entscheidet sie sich für eine zweistündige Psychotherapie.

Eskalation

In der dritten Stunde brachte sie einen Traum, der in einem fremden Land spielte, in dem jeder durch altmodische Waffen getötet wird. Meine Interpretation, dass sie voller mörderischen Hass gegen Vinzenz sei, fügte sie hinzu: »Und gegen meine Mutter«. »Die sagt dauernd, ich konnte meine drei Töchter gut erziehen, warum schaffst du das nicht bei deinen drei Söhnen.«

Diskussion

Die altmodischen Waffen verweisen auf frühe Gefühle ihrer Kindheit, die mörderische Wut in ihr, die sie selbst als gefährlich einschätzt. Sie ist beides, Opfer der elterlichen Gewalt – noch nicht klar, wie sich die gezeigt hat – und Täterin (vermutlich in der Phantasie). Die Patientin projizierte ihre Bedürftigkeit in Vinzenz, aber eigentlich zeigte sie, dass sie eine Mutter gebraucht hätte und brauchte.

Bereits in der 7. Stunde rief sie vor der Stunde aufgeregt an, weil Vinzenz eben von der Polizei und der Rettung in die Psychiatrie gebracht wurde. Da er spielt und trinkt, forderte er von ihr mehr Geld, was sie ihm verweigerte, da versperrte er ihr den Weg und stieß sie weg. Der Vater eilte ihr zur Hilfe. Vinzenz würgte den Vater bedrohlich, sodass sie die Polizei verständigte. Als die Polizei gekommen war, ließ sich Vinzenz ohne Gegenwehr einweisen. Der Plan war, dass Vinzenz nach einer Woche auf der Psychiatrie eine 6- bis 8-wöchige Intensivtherapie machte. Die Mutter machte sich Sorgen um ihn. Tatsächlich brach er die Intensivtherapie nach zwei Tagen wieder ab und kam nach Hause.

Als ich ihre Wut und Aggression auf ihn ansprach, konnte sie sagen, dass sie manchmal denke: »Dann bring dich halt um, dann habe ich endlich Ruhe von dir«.

Meine Deutung, wie groß ihre Angst vor ihrer eigenen Aggression und Destruktion ist, und sie sich deshalb nicht traut, eine vierstündige Analyse zu beginnen, macht sie nachdenklich.

Es gelang der Patientin, ihre Überzeugung, ungeliebt zu sein, weggeschickt zu werden und keinen Platz zu haben, so zu agieren, dass sie es tatsächlich in der Analyse erlebte. Sie konnte sich nach der Eskalation mit Vinzenz auf eine vierstündige Analyse einlassen. Bereits in der ersten Woche kam sie zu ihrer Mittwochstunde statt um 11.00 bereits um 9.50 Uhr, fragte, ob sie aufs Klo gehen könne. Als ich ihr dann sagte, dass ich sie um 11.00 Uhr erwarte, ging sie und kam eine Stunde später wieder. Sie war wütend gewesen, weggeschickt worden zu sein. Sie verband diese Erfahrung mit ihrer Kindheit, wo die ältere Schwester und die jüngere immer bevorzugt worden seien, für sie sei nie Platz gewesen. Ich konnte die Zeitstruktur halten, was sie nicht nur wütend machte, sondern sie auch entlastete. Trotzig fügte sie hinzu, sie sei stolz auf ihr Chaos, Ordnung sei spießig und lächerlich.

In der folgenden Woche vergaß sie ihre Haarspange, um etwas von ihr bei mir zu lassen. Ihre großen unbewussten Wünsche nach Geborgenheit und Nähe konnte sie nur durch Fehlleistungen zeigen. Sie konnte die Deutung dann aber annehmen und fühlte sich verstanden.

Ihrem Mann und den Kindern gegenüber konnte sie keine Freude zeigen oder Lob äußern. Als sie aber sehr stark fühlte, wie sie sich freute, dass ich sie zu ihrer Zeit vier Mal pro Woche erwartete, fiel ihr auf, wie selten sie ihre Freude ihren Mann zeigte. Am Tag nach dieser Stunde konnte sie im Küchenstudio, wo sie und ihr Mann eine neue Küche für die neue Wohnung aussuchen, sagen, dass sie es schön fand und sie sich freute.

Immer wieder vergaß sie ihre Haarspange vor dem Wochenende und war beschämt, wie sie damit ihren dringlichen Wunsch bei mir zu bleiben, ausdrückte. Sie hatte das Gefühl »mit einer Kette« mit Vinzenz verbunden zu sein.

Zu Beginn des neuen Jahres zog Vinzenz in eine betreute Wohnung, wo er zwei Mal die Woche von einem Sozialarbeiter besucht wurde. Untertags besuchte er ein Ausbildungstraining. Es fiel ihr sehr schwer, Vinzenz ausziehen zu lassen. Wenn ich ihre Sorge als Wunsch deutete, dass Vinzenz doch nicht ohne sie zurechtkommen könnte, konnte sie das erkennen. Sie weinte, als ich verstand, wie froh sie war, hier endlich einen Platz zu haben. Sie schwankte zwischen der Überzeugung, Vinzenz stünde nach zwei Tagen wieder vor ihrer Türe und dem Verstehen, dass sie ihn eigentlich nicht aufgeben wollte, ihn nicht selbständig werden lassen wollte. Vinzenz besuchte nun regelmäßig – ohne ihre Vermittlung – eine Verhaltenstherapie.

Nach drei Monaten, als es Frühling wurde, konnte sie erkennen, dass sie immer die Unzufriedene gewesen sei. Sie sprach von ihren Selbstmordimpulsen, als sie im Auto den starken Wunsch hatte, gegen einen Baum zu fahren, damit endlich alles zu Ende sei. Einmal wollte sie sich zu Hause aus dem Fenster stürzen; sie wollte sich aber nicht »schleichen«.

In einer Mittwochstunde wurde die Verschränkung zwischen ihren Erfahrungen mit Vinzenz und ihren eigenen Wünschen als Baby deutlich. Nachdem Vinzenz in dieser betreuten Wohnung gut zurechtkam, begann der jüngste Sohn Justin schulische Probleme zu entwickeln.

Mittwochstunde
Zunächst versichert sie sich, dass sie ihre Haarspange so hinlegt, dass sie sie nicht vergessen werde (es ist die letzte Stunde vor einem zehntägigen Urlaub)
....
P: »Ich habe meine Freundin gefragt, warum sie denkt, dass aus ihren Kindern etwas geworden ist. Sie ist auch psychologisch gebildet und sie hat gesagt: ›Sie sind eben sicher-gebunden‹. Das hat mich so gegiftet. Ich habe ihr damals in der Schule geholfen, wie sie neu gekommen ist, und jetzt ist es umgekehrt, sie macht alles besser.«
A: »Sie erleben die Freundin so, dass sie sich über sie stellt. Sie macht es richtig und sie machen es falsch. Vielleicht denken sie, dass ich auch so bin wie ihre Freundin. Sie denken, ob ich Kinder habe aus denen etwas geworden ist.«
P: »Das ist wieder so. Ich denke gar nicht daran. Und wenn ich sie fragte, würden sie mir keine Antwort geben. Ich habe mir schon gedacht, ob ich

auf Justin (ihr jüngster Sohn) meine Gefühle hinüberschiebe. Für mich wäre es das Ärgste gewesen, die Klasse zu wiederholen. Aber vielleicht ist es für ihn gar nicht so schlimm. Aber in der Nacht, wenn ich so an Justin denke, ist es so arg. Da habe ich solche Angst, dass alles wieder so wie bei Vinzenz sein wird.«

A: »Sie können es gar nicht aussprechen, was so wie bei Vinzenz sein könnte.«

P: »Dass er auch auf die Psychiatrie kommt. Damals die Szene, wo sie mich weggeschickt haben und er alleine dortbleiben musste.«

A: »Und hinter dieser Trennung steht noch eine frühere, bei der man sie von Vinzenz getrennt hat.«

P: »Ja, wie er ein Baby war und ins Spital kam, weil er so schlecht geatmet hat.«

A: »Sie haben noch nie erzählt, wie es dazu gekommen ist; wie sie es bemerkt haben.«

P: »Ich bin mit den beiden Kindern zu einer Geburtstagsparty gegangen. Mein Mann konnte nicht mitkommen. Es war sehr anstrengend und überfordernd. Ich hätte vier Wochen nach der Geburt gar nicht hingehen sollen. Beim Heimfahren hatte ich dann bemerkt, dass Vinzenz so schlecht atmet, dass er den Hals (sie greift sich an den Hals) so einzieht. Ich bin gleich ins Spital gefahren.«

A: »Und heute, in der letzten Stunde vor der langen Trennung geht es nicht nur um die Trennung von Vinzenz und sie bringen die Haarspange, um mir mitzuteilen, wie gerne sie dableiben wollen.«

P: »Das haben wir besprochen, dass ich dableiben will. Und da fallen mir Gedanken ein, die ich als Kind gehabt habe.« (Pause)

A: »Sie erinnern sich an Gedanken, aber sie können sie nicht sagen.«

P: (beginnt zu weinen) »Ja. Ich habe sie im Kopf, aber es fehlt etwas. Ich spüre mich nur bis daher« (zeigt auf die Brust) »und den Kopf – dazwischen fehlt etwas.«

A: »Da ist etwas unterbrochen und fehlt. Sie zeigen auf dieselbe Stelle, auf die sie hingezeigt haben, als sie sagten, dass Vinzenz den Hals eingezogen hat, wie eine große Last. Vermutlich hat Vinzenz nicht nur seine Last, sondern auch ihre getragen und die Überlastung mit seinem Körper gezeigt.«

P: (schluchzt) »Und – ich – kann – es – nicht – aus – sprechen!«

A: (nach einigen Minuten) »Vielleicht wollen sie auch schauen, ob ich es wirklich wissen will oder so wie ihre Mutter bin, die denkt, es ist ganz normal nach 4 Wochen wieder arbeiten zu gehen und abzustillen, und es ist kein Unterschied zwischen einer Mutter und einer Großmutter.«

P: »Ich – sage –, dass – sie – nicht – weg – gehen – sollen!«

A: »Welche Worte haben sie verwendet?«

P: (heftig schluchzend) »Bleib – da! Geh' – nicht – weg!«

A: »Wenn sie die genauen Worte sagen, sind sie ganz mit ihren Gefühlen verbunden. Sie wollten es zur Mutter sagen und haben sich nicht getraut

und jetzt sagen sie es zu mir, zu ihrer analytischen Mutter und hoffen, dass ich es verstehe. Wenn sie ihren Haarkamm dalassen, sind sie in der Phantasie bei mir und ich gehe nicht weg.«
P: »Ich habe es gesagt, aber die Mutter ist einfach weggegangen. Es war auch so wie mein Ältester in den Kindergarten gegangen ist. Die Kindergärtnerin hat zu den Müttern gesagt, sie sollen gehen .... Aber ich bin immer stehen geblieben und habe gewartet, bis er aufhört zu weinen ... Jetzt ist mein Hals wieder frei.«
A: »Und jetzt ist es auch hier so, dass ich sie wegschicke und ich nicht mehr weiterhören will, wenn sie gerade so wichtige Dinge erzählen.«
P: (Steht auf, verabschiedet sich und geht. An der Tür dreht sie sich um, schaut auf die Couch, nimmt ihren Haarkamm, schaut mich an und lächelt.)

Diskussion

Es war auch für mich eine sehr bewegende Stunde. Wir erlebten beide, wie dünn ihre Abwehr ist. Wenn sie sich nicht aufgehoben, »contained« fühlte, projizierte sie ihre Bedürfnisse in ihre Kinder. Sie will keine schlechte Mutter sein; sie hatte aber selbst eine Mutter, die sie bei der Großmutter ließ und ging, ohne sich schuldig zu fühlen, weil sie nicht wusste, was sie ihrem Baby antat. Die Patientin hatte sich in dieser Stunde verstanden gefühlt, wie schlecht sie sich fühlte, als Mutter für Vinzenz nicht gut genug gewesen zu sein. Ich erkenne, wie sie den gravierenden Unterschied, nicht bei der ersehnten Mutter, sondern bei der Großmutter gewesen zu sein, erkannt hat und darunter gelitten hatte. Wenn sie sich verstanden fühlte, konnte sie diese Erfahrung verinnerlichen. Sie fühlte sich erleichtert und konnte die Haarspange mitnehmen. Ihr Lächeln beim Umdrehen zeigte, dass sie ihren Wunsch zu bleiben durchaus erkennen konnte.

Die Patientin begann die Stunden mit Themen über ihren zweiten oder den jüngsten Sohn. Vinzenz konnte alleine in der betreuten Wohnung leben, sein Training und Praktika in geschützten Werkstätten oder mit Begleitung in Betrieben durchführen. In ihren Träumen wurden gewalttätige Szenen dargestellt: eine Kinderrutsche, die statt der Rutschfläche ein Messer eingebaut hatte und den Kindern beim Herunterrutschen die Popobacken abschnitt. Ihre Assoziationen führten zu ihrer Erfahrung als Baby, so bedürftig und gierig gewesen zu sein. Die Trennung von der Mutter, das frühe und abrupte Abstillen war von ihr wie eine Verstümmelung erlebt worden. In der Phantasie hatte sie dann die Brüste der Mutter abgetrennt. Auch die Trennungen von mir am Ende der Woche waren sehr schmerzlich, wie eine Verletzung. Ihre Bedürftigkeit projizierte sie in Vinzenz und sorgte sich um ihn. Gleichzeitig waren er und sie aber so wütend, dass beide Selbstmordgedanken hatten. Sie erinnerte sich, dass sie einmal in sein Zimmer kam und das offene Fenster sah. Er hatte sich versteckt, um sie zu erschrecken, und sie war tatsächlich überzeugt, er sei aus dem Fenster gesprungen – er hatte sich schon früher auf das Fensterbrett gestellt und gedroht, hinunterzuspringen. Sie traute sich nicht aus dem Fenster schauen, da sie seinen zerschellten Körper nicht sehen wollte.

Nun erzählte sie aber, dass Vinzenz sich gut entwickle, abgenommen und eine Freundin habe, mit deren Familie er Bootsfahrten unternehme. In einer Art Wachtraum hatte sie die Vorstellung, er sei mit seiner Freundin auf dem Boot; der Vater der Freundin stoße Vinzenz ins Wasser und er ertrinke. Sie machte sich solche Sorgen um ihn.

Auf meine Deutung, dass hinter der Sorge ihre verdrängten aggressiven Impulse verborgen seien, antwortete sie: »Ich habe mich selbst gewundert, warum ich nicht froh sein kann, dass Vinzenz jetzt eine Freundin hat. Halte ich es nicht aus, dass jetzt eine andere Frau meine Stelle einnimmt? Eigentlich habe ich ihm das ja gewünscht und jetzt stört es mich total«.

Ihr tiefer Groll gegen ihre Eltern wurde besprechbar; sie hatte sich nie angenommen gefühlt, war nicht so gescheit wie die beiden Schwestern, musste sich genau an die Regeln halten. Mit ihren Kindern wollte sie es anders machen: ihre Kinder sollten ihre Rebellion, ihren Widerspruchsgeist und ihre Vorstellungen ausleben dürfen. In alten Photographien sieht sie, dass Vinzenz sich bis zum Alter von fünf Jahren gerne ganz nackt ausgezogen hatte. Ihr hatte das imponiert, er sei ihr so »animalisch« und attraktiv vorgekommen. Sie konnte ihm keine Grenzen setzten. Bis zum Alter von drei Jahren sei Vinzenz ein besonders geschicktes Kind gewesen. Erst während ihrer dritten Schwangerschaft mit dem jüngsten Kind, Justin, sei er so schwierig geworden, dass sie sich kaum um die beiden anderen Kinder kümmern habe können. Sie sei von Testung zu Testung, von Arzt zu Arzt mit ihm gefahren, habe systemische Familientherapie gemacht. Alle hätten gesagt, sie sei zu nah verwoben mit Vinzenz, sie habe es aber besser gewusst. Vinzenz brauchte sie einfach. Es wurde zunächst eine Wahrnehmungsstörung diagnostiziert. Er weigerte sich aber dann, in die Schule zu gehen – sie »musste« ihm die Schuhe und Socken anziehen – sie behielt das bis zum Alter von 17 Jahren bei, obwohl sie sich wie seine Sklavin gefühlt habe.

Nach und nach zeigte sich, wie stark sie sich mit Vinzenz identifizierte. Sie selbst war fünf Monate, als ihre Mutter mit der jüngsten Schwester schwanger geworden war. In der Stunde konnte sie nicht ausrechnen, wie alt sie damals gewesen ist – so als ob sie eine Denkblockade hätte, dumm wäre. Sie durfte ihre Eifersucht auf ihre Schwester nie zeigen – also sollte Vinzenz seine »animalischen« Instinkte, seinen Willen ohne Schranken durchsetzen – etwas was sie sich nie getraut hatte. Emotional war meine Patientin im Alter von drei Jahren stecken geblieben, obwohl sie beruflich sehr erfolgreich war und auch die Familie versorgen konnte.

Wie zu erwarten war, verschob sich das Hauptsymptom – nachdem die Probleme mit Vinzenz geringer geworden waren, auf eine andere Person in der Familie. Schlagartig begann Justin, der jüngste Sohn, Probleme zu machen, sperrte sich in sein Zimmer ein und saß nur vor dem Computer. Er sah keine Freunde, bekam in der Schule schlechte Noten, machte seit März keine Hausaufgaben mehr. Nun hatte die Patientin ein neues Thema, über das sie ausführlich sprach. Es war wichtig immer wieder einen Bezug zu ihr und ihrem Leben, den

Bezug zu der Übertragungssituation zu mir in der Analysestunde herzustellen, um so lebendige Erfahrungen zu ermöglichen. Dazu ein Ausschnitt einer Stunde:

> *Donnerstagstunde im Juni*
> *Sie zahlte die Rechnung und bemerkte, dass sie zu wenig Geld mitgebracht hatte.*
> P: »*Ich dachte, ich hätte genug Geld mit, aber ich habe meinem Mann Geld für das Benzin gegeben. Ich weiß, Geld hat eine große symbolische Bedeutung. Ich schätze die Arbeit, die wir hier in der Analyse machen und ich weiß, dass sich viel in meinem Leben geändert hat. Aber ich komme vier Mal pro Woche! Könnte ich einen rascheren Erfolg erzielen? Ich will mehr über meine Gefühle herausfinden.*«
> A: »*Sie haben gemischte Gefühle beim Zahlen und ebenso über den Fortschritt in der Analyse.*«
> P: »*Gestern habe ich noch über Justin nachgedacht, es fällt mir so schwer, ihn nicht mit vorwurfsvollen Fragen zu sekkieren. Er war gestern auf einem Ausflug und beim Heimkommen fragte ich, wo sie gewesen seien. Er antwortete, er wisse es nicht. Ich bohrte nach und sagte, du musst es doch wissen, wo ihr gewesen seid. Ich kann mich nicht stoppen. Er sagt dann gar nichts mehr. Ich redete weiter und nach einiger Zeit sagte er: ›Mutter, du gehst mir auf die Nerven!‹ Ich weiß den genauen Wortlaut nicht mehr. Ich fragte ihn dann: ›Warum‹. Er antwortete: ›In jeder Hinsicht‹ – und ging ins Zimmer und sperrte zu.*«
> A: »*Es ist so schmerzlich, wenn er älter wird (15 Jahre) und ihnen nicht mehr so nahe sein will.*«
> P: *(wird sehr traurig)* »*Justin war das einzige Kind, das so gerne mit mir gekuschelt hat, mehr als die beiden anderen. Und jetzt will er mich nicht mehr berühren, wenn ich ihm über das Haar streicheln möchte, wendet er sich ab. Das tut so weh!*«
> A: »*Die beiden anderen leben alleine, er ist das einzige Kind, das noch zu Hause ist.*«
> P: »*Nun, da ich mehr Zeit habe, würde ich gerne mehr Zeit mit ihm verbringen. Ich fühle mich auch schuldig, weil ich ihn so vernachlässigt habe, wie ich mit Vinzenz von Arzt zu Arzt gegangen bin ...*«
> A: »*Sie sehnen sich so nach Nähe und physischen Kontakt. Hier fühlen sie sich manchmal von meinen Worten berührt, aber das scheint nicht genug zu sein. Sie wollen es ganz konkret fühlen.*«
> P: »*Meinem Mann habe ich gesagt: ›Bitte, halte mich fest, berühre mich! Ich brauche das!‹ Nun kann er es tun.*«
> A: »*Nun, da die Stunde zu Ende ist, fällt es ihnen auch schwer zu gehen.*«
> P: »*Ja. Ich komme aber morgen!*«

In dieser Phase, wo auch der zweite Sohn selbständiger sein will, wird sie von der bisher in beide Söhne projizierten Bedürftigkeit eines Babys überschwemmt. Sie brauchte Justin viel mehr, als er sie brauchte. Sie konnte nun langsam ihre

Bedürftigkeit spüren, statt sie hinter ihrem Ärger, einem Nörgeln und der Überzeugung, zu kurz zu kommen, zu verbergen. Ihr Mann konnte auf ihre Bedürfnisse eingehen. In der Analyse wollte sei eine gute Patientin sein, große Fortschritte machen. In der Übertragung war ich dann wie Justin, der sie nicht brauchte und alleine mein Wochenende und meinen Urlaub verbringen wollte. Sie fühlte den Wunsch, Justins Haare zu streicheln, aber eigentlich wollte sie wie ein Baby von mir gestreichelt und umsorgt werden. Sie will auf meinem Schoß sitzen, da ihre Mutter diese Bedürfnisse nie befriedigen konnte, sondern sie zurückgewiesen hatte. Ihre Wünsche zu reisen, traut sie sich nach langer Diskussion erfüllen. Da ihr Mann in diesem Jahr keinen Urlaub machen konnte, verreist sie mit einer Freundin und konnte es auch schön finden.

Langsam tauchten neben den dunklen Tönen der Anklage, Groll, Vorwürfe und Verzweiflung auch andere Gefühle wie die Sehnsucht nach Nähe und Geborgenheit auf. Könnte das Leben neben all den schmerzlichen Erfahrungen auch freundlich und angenehm sein? Durfte sie sich mit ihren Wünschen beschäftigen? Ihr runder Geburtstag wurde Kristallisationspunkt dieser Fragen? Durfte sie sich ihren großen Wunsch erfüllen, ein Fest zu machen, bei dem sie der Mittelpunkt sei? Zu dem sie Personen ihrer verschiedenen Lebensbereiche einladen durfte? Konnte sie sich in den Mittelpunkt stellen und eine Rede halten? Traute sie sich das? Würden ihre drei Söhne sie feiern wollen? Konnte sie ihre Familie all den Freunden und ihrer Herkunftsfamilie präsentieren? Würde ich ihr so eine schöne Feier gönnen und sie sogar emotional dabei unterstützen oder sie dafür kritisieren?

Ihre Erfahrungen in der Analyse hatten einen wiedergutmachenden Aspekt. Sie hatte ein sinnliches Erleben der Couch, das ihre Sehnsucht befriedigte: wie ein Baby, das nun endlich diesen Körperkontakt erlebt, der ihr vorenthalten worden war. Bei den Erzählungen über die Probleme mit Justin erkannte sie, dass sie ihn mit harter Stimme aufforderte, trotz seiner Angst in die Schule zu gehen. Sie konnte ebenso wenig zu ihm freundlich sein wie zu sich selbst. Sie klagte sich an und machte sich Vorwürfe. Sie hatte den Eindruck, ihre Verfehlungen und Misserfolge als Mutter in die Analyse zu bringen, und dass ich sie nicht – wie sie erwartete – wie ein Staatsanwalt anklagen und verurteilen würde. Es war, als ob sie ein neues Verhaltensrepertoire erlebte, wie man liebevoll und mit Verständnis reagieren kann. Manchmal konnte sie dann auch ihren Söhnen gegenüber Hilfe statt Tadel und harter Kritik anbieten. Ihre innere kritische und unerbitterliche Stimme wurde in der Stunde von mir gehört. Ihre ärgerliche Kritik an ihrer eigenen Person und ihren Söhnen wich langsam einer verständnisvolleren Haltung. Auch ihrem Wunsch, für sich ein großes Geburtstagsfest zu organisieren, stand sie nun wohlwollend, wenn auch ängstlich gegenüber. Sorgfältig plante sie es mit Unterstützung ihres Mannes und einer Freundin.

Das Fest wurde ein großer Erfolg, obwohl sie pessimistisch gewesen war. Alle eingeladenen Freunde waren gekommen, das Essen war gut vorbereitet – mit kleinen Pannen. Sie hatte eine Rede vorbereitet. Sie konnte erstmals – öffentlich – die Leistungen ihrer Eltern würdigen, ohne die schwierigen Bereiche zu verschweigen, aber machte ihnen keine Vorwürfe. Auch auf die Schwierigkeiten und ihr Engagement mit Vinzenz ging sie ein und dankte ihren Mann für die gemeinsame Verantwortung.

Mein Mann hielt dann eine wunderschöne Rede, bei der er sagte, wie er mich liebte, was mich sehr rührte. Anschließend sangen zu ihrer großen Überraschung alle drei Söhne mit meinem Mann ein Lied mit dem Refrain »Applaus, Applaus!!« mit einem für mich neu geschriebenen, passenden Text. Ich war überwältigt als alle vier Männer mich anschließend fest umarmten und küssten. Ich war so stolz! Anschließend wurden meine Eltern interviewt, welches Erlebnis sie mit mir, ihrer Tochter (Vinzenz Mutter), das schönste gewesen sei: die Mutter fand meine Hochzeit am schönsten und mein sonst strenger und unnahbarer Vater meinte unter Tränen: das heutige Fest. Beim Umarmen waren die Eltern und ich zu Tränen gerührt.

Da sie beim Kommen die Glocke so leicht gedrückt hatte, dass es nicht geläutet hatte, deutete ich, dass sie sich vielleicht bestrafen wollte, weil das Fest so ein Erfolg gewesen war und sie Zweifel hatte, ob ich ihr das gönnte. Die Patientin meinte, wie dankbar sie sei, weil sie so ein Fest nur machen hatte können wegen der Arbeit in der Analyse.

Diskussion

In dem Maß, in dem sie Vinzenz gestatten kann, sich aus der Verstrickung mit ihr zu lösen, da sie in der Analyse einen sicheren Platz hat, kann sie sich auch liebevoll um ihre eigenen Bedürfnisse kümmern. Statt den Eltern und dem Leben vorwurfsvoll gegenüberzutreten, Kritik zu üben und Katastrophen zu erwarten, konnte sie nachdenken, was sie sich wünschte. Einige Stunden später fügte sie hinzu, dass alle Freunde sie beim Fest angesprochen hätten, um wieviel besser es Vinzenz nun gehe, und wie erfreut sie darüber seien. Auch sie sagte, er habe sich ganz normal mit den Freunden unterhalten. Sie beklagte aber, dass nun, da es ihm besser gehe, niemand sie für seinen Fortschritt lobe. Als es ihm schlecht gegangen war, meinten alle, es hänge an der zu engen Beziehung zur Mutter, zu ihr. Von ihrer Analytikerin fühlte sie sich anerkannt. Überrascht erzählte sie ein Monat nach dem Fest, dass sie nun gar nicht mehr gegen den Impuls, ihn anzurufen, ankämpfen müsse. Er melde sich in regelmäßigen Abständen.

Vinzenz' Mutter begann, sich selbst in ihrem Verhalten mit Vinzenz und Justin zu beobachten. Ihr fiel auf, dass sie subtil deren Selbständigkeit und emotionale Entwicklung zu behindern suchte, obwohl sie auf der bewussten Ebene diese Entwicklung begrüßte. Justin, der nur in seinem Zimmer vor dem Computer saß, und sie fürchtete, dass er computersüchtig sei, schlug vor, im Sommer eine Woche nach Deutschland zu seinen vier Freunden, mit denen er chattete, zu fahren. Die Eltern des einen gleichaltrigen Jungen hatten ihn eingeladen. Meine Patientin begann nun Probleme zu sehen: Waren das anständige Eltern? Könnte er alleine hinfahren? Obwohl alle vier sehr gerne Fußball spielten, hatte sie Angst, dass sie nur im Zimmer sitzen würden. Sie machte dann den Vorschlag, dass Justin mit ihr in einem Hotel dort wohnen sollte, und er die Jungen nur besuchen sollte. Justin sagte dann nur: »Vergiss es Mama, ich weiß, du willst nicht, dass ich fahre«.

In der Besprechung in der Stunde wurde klar, dass sie Justin um seinen Mut, alleine nach Deutschland zu fahren, beneidete. Sie hatte in seinem Alter nach Frankreich fahren müssen zu einer befreundeten Familie, sei dort aber vor Heimweh fast gestorben. Unbewusst wollte sie verhindern, dass er das konnte, was sie sich nicht einmal zu träumen gewagt hätte.

Ein ähnliches Verhaltensmuster beobachtete sie im Umgang mit Vinzenz. Als er einmal eine Woche unregelmäßig zum Training gekommen war und der Sozialarbeiter mit ihm ein Gespräch darüber hatte, versuchte sie, sich hineinzudrängen. Sie rief bei der Zentralstelle der betreuten Wohnung an und erreichte es, dass sie Informationen über Vinzenz erhielt, obwohl das verboten ist. Als er dann am Wochenende zum Essen kam, stellte sie eine Unzahl von Fragen, ob er in dieser Woche wirklich jeden Tag hingegangen sei. Sie glaubte seine Antwort nicht, fragte: »Wirklich? Jeden Tag? Was hast du genau gemacht?« Als Vinzenz erzählte, dass er sein Handballtraining wieder aufgenommen habe (wozu sie ihn früher immer gedrängt hatte, er aber abgelehnt hatte), entmutigte sie ihn und sagte: »Ist dir das nicht zu anstrengend?« Er sagte aber bestimmt: Nein, im Gegenteil. Dann bin ich am nächsten Tag fitter!«

Es wurde deutlich, wie schwer es ihr fiel zu akzeptieren, dass sich ihre Söhne selbständig machten. Die dahinterstehende Leere wurde fühlbar.

Vinzenz hat nach drei Monaten der Analyse seiner Mutter aufgehört die Psychopharmaka gegen »Borderline-Störung« zu nehmen. Sein Therapeut meinte, die Diagnose treffe nicht mehr zu. Ein Jahr danach will nun die betreuende Institution eine neue Diagnose bei Vinzenz erstellt bekommen, da sein Verhalten in keiner Weise auffallend ist. Er wohnte in der betreuten Wohnung, hatte eine Beziehung und ging regelmäßig zur Therapie. Vinzenz begann eine berufliche Ausbildung im Rahmen eines Projektes und möchte diese abschließen. Er hat sich eben für eine Lehre bei der von ihm gewünschten Firma beworben. Nicht nur er, sondern auch seine Mutter trauen ihm zu, diese auch abzuschließen. Er braucht sicherlich noch einen längeren Weg zur Erreichung seiner »Liebes- und Arbeitsfähigkeit«, wie Freud es definiert.

Erst nach dieser Auflösung der Verstrickung kann sich die Patientin mit sich beschäftigen, statt ihre Problemkinder vorzuschieben.

Dieses Fallbeispiel soll zeigen, wie wichtig es ist, das Kind und das Baby in der Mutter von psychisch gestörten Jugendlichen mitzudenken, statt ihnen Schuld zuzuweisen oder sie als »Eiskastenmütter« zu bezeichnen (Laing 1964).

6.4 Selbstmordgedanken – Selbstmordversuche

In diesem Kapitel beschäftige ich mich mit der Frage der Selbstmordgedanken, Suizidphantasien und Selbstmordversuchen aus einer psychoanalytischen Perspektive, um zu verstehen, was in den Vorstellungen von Jugendlichen vor sich geht, die sich das Leben nehmen wollen und in welcher Situation die Personen leben, die ihnen zu helfen versuchen.

I do not stir.
The frost makes a flower,
The dew makes a star,
The dead bell,
The dead bell.

Somebody's done for.
(Sylvia Plath)

Die Totenglocken hörte Sylvia Plath schon ab ihren Jugendjahren läuten, vielleicht schon seit dem schmerzlichen Verlust ihres Vaters im Alter von sieben Jahren. Ihren ersten, sehr ernst gemeinten Selbstmordversuch unternahm sie mit 16 Jahren. In ihrem halbautobiographischen Roman »The Bell Jar« beschreibt sie, wie sie heimlich Schlaftabletten hortete und dann eine Nachricht in ihrem Zimmer ließ, die ihre Abwesenheit erklären sollte, um von ihrer Mutter nicht gesucht zu werden. Sie versteckte sich im dunkelsten Eck des Kellers hinter einem Stoß Holz. Dann schluckte sie 50 Schlaftabletten und überlebte nur durch ein Wunder, da sie drei Tage später zufällig gefunden wurde. In ihren Gedichten zeigt sich der innere Kampf zwischen ihrer Todessehnsucht als Ausdruck ihrer Verzweiflung und Depression und dem Willen zu leben. Dieser Wille zum Leben zeigt sich bei vielen Selbstmordversuchen in der Art der Durchführung, die dann unbewusst so gestaltet wird, dass die Person doch gerettet werden kann. Das kann allerdings auch schiefgehen, wie Al Alvarez in seinem Buch The Savage God über Sylvia Plaths letzten Suizidversuch schreibt: »In her last attempt, she seemed to be taking care not to succeed. But this time everything conspired to destroy her« (Alvarez 1971, 50).

Sylvia Plath ging gegen 6.00 in der Früh ins Kinderzimmer, stellte etwas Brot und Butter sowie zwei Gläser Milch zu den Kinderbetten, damit sie etwas zu essen hätten, bevor das Au-Pair-Mädchen kam. Dann ging sie zurück in die Küche, versiegelte die Türe und die Fenster so gut sie konnte mit Handtüchern, öffnete den Küchenherd, legte ihren Kopf hinein und drehte das Gas auf. Obwohl das Au-Pair-Mädchen pünktlich um 9.00 Uhr kam und läutete, wurde sie nicht eingelassen. Da auch der unter Plath wohnende Mieter vom Gas in einem tiefen Schlaf versetzt worden waren, hörte er nichts. So wurde erst um 11.00 Uhr die Türe mit Gewalt geöffnet. Sylvia Plaths Körper war noch warm. Sie hatte eine Nachricht hinterlassen mit dem Inhalt: »Bitte ruft Dr. N. an« – den Therapeuten, zu dem sie plante zu gehen, mit seiner Telefonnummer. Aber es war zu spät (vgl. Alvarez 1971, 51f).

So wie bei Sylvia Plath gehen Selbstmordgedanken oft auf sehr frühe traumatisierende Erfahrungen zurück oder sind Ausdruck emotionaler Konflikte. In der Adoleszenz spielen Gedanken an den Tod aber eine besondere Rolle, wobei oft nicht klar ist, wie ernsthaft die Bedrohung ist.

Die Adoleszenz ist eine Zeit der stürmischen körperlichen und psychischen Entwicklung. Das Ausmaß der Umgestaltung der inneren Welt macht es oft nicht möglich, ruhig darüber nachzudenken. Die neue körperliche Entwicklung, die sexuelle Reifung und die Entwicklung der körperlichen Kräfte sowie der gesellschaftlichen Möglichkeiten würden eine Verwirklichung der Phantasievorstellungen und unbewussten Wünsche ermöglichen. Das Kleinkind, das phantasiert, Sex mit seinem gegengeschlechtlichen Elternteil zu haben und ein Baby zu bekommen, weiß irgendwie, dass das nicht realistisch ist: dass der Junge nicht wirklich so einen großen Penis wie der Vater hat; dass der Vater ihr nicht wirklich ein Baby machen kann. Dass der Wunsch, den väterlichen Rivalen niederzuschlagen oder zu töten, nicht durchgeführt werden kann. Aber nun gibt es physisch diese Möglichkeiten und das macht große Angst. Eine Angst, die durch all die körperlichen Veränderungen hervorgerufen wird, über die der Jugendliche keine Kontrolle hat; auch wenn er oder sie alle Veränderungen stoppen oder rückgängig machen will, ist er ihnen hilflos ausgesetzt. Die große Unsicherheit und die Frage: »Wer bin ich?« kann dann zur Frage führen: »Will ich überhaupt – so wie ich jetzt bin – leben?« Auch zur Selbstmordhandlung ist der Jugendliche jetzt fähig. Auf diese besondere Konstellation soll eingegangen werden. Die Fragen »Wer bin ich? Wozu lebe ich?« sind auf der bewussten Ebene Auseinandersetzungen mit realen Anforderungen. Sie können auf der unbewussten Ebene Ausdruck unbewusster Schuldgefühle sein, die durch einen unbewussten Bestrafungswunsch erweckt worden sind (vgl. Anderson 2005). Bevor wir nun genauer auf die innere Dynamik eingehen, wollen wir uns in Erinnerung rufen, dass wie beim kleinen Kind, der Jugendliche – aber auch Erwachsene – sich nicht nur für böse, grausame, gemeine, verächtliche Taten schuldig fühlt, sondern sich für die in der **Phantasie vorgestellten Taten** schuldig spricht. Es handelt sich um die beim Kleinkind als magisches Denken bezeichneten Residuen, die die Grenze von Phantasie und Wirklichkeit aufheben. Ein kleines Kind, das so wütend auf seine Mutter ist, dass sie ihr den Tod wünscht, fühlt sich bei einem Unfall der Mutter als Täter.

Selbstmord und Selbstmordversuche als gesellschaftliches Problem

Laut WHO-Bericht »Preventing Suicide« von 2014 verüben 800.000 Menschen im Jahr Selbstmord, im Alter zwischen 12 und 19 Jahren. In Österreich nahmen sich im Jahr 2012 insgesamt 1319 Menschen das Leben. Dabei sind die Dunkelziffern nicht berücksichtigt, also jene Selbstmorde, die durch riskantes Autofahren oder bei riskanten Sportarten mit der oft unbewussten Absicht, dabei zu sterben, geschehen. Besonders schmerzlich sind Selbstmorde bei Jugendlichen, deren ganzes Leben noch vor ihnen liegt. Es ist deshalb besonders wichtig, über die inneren Konflikte nachzudenken, deren »Lösung« dann zu einem gewaltsamen Ende führen. Die Mitgliedstaaten der WHO haben einem Aktionsplan zugestimmt, der die Reduzierung von Selbsttötungen um zehn Prozent bis zum Jahr 2020 zum Ziel hat (WHO-Bericht 2014).

Der Suizid stellt die zweithöchste Todesursache dieser Altersgruppe dar.

Durch einen Selbstmordversuch werden nicht nur die Familie des Jugendlichen, sondern auch die Jugendlichen der Schule tief erschüttert. So beschreibt eine Maturantin ihre Reaktion auf die Erzählung eines Selbstmordversuchs:

> Eine Klassenkollegin berichtete mir eines Tages, dass eine gute Freundin von ihr einen Suizidversuch unternommen hatte. Ohne Ankündigung stürzte sie sich während ihres Aufenthalts im Klassenzimmer aus dem Fenster im dritten Stock der Schule. Niemand hatte etwas davon geahnt und alle Mitschüler waren total erschüttert. Sie zog sich bei dem Sturz schwere Verletzungen zu und wurde ins Krankenhaus gebracht. Erst im Nachhinein erfuhr ich, dass das Mädchen schon vorher einen ähnlichen Selbstmordversuch unternommen hatte. Sie stand damals am Fenster, um hinunter zu springen. Ihre Nachbarn sahen sie und riefen gleich die Polizei, die sie von ihrem Suizidversuch abhalten konnte. Weder meine Freundin noch ich wussten, was die Ursachen für diese beiden Selbstmordversuche gewesen waren. Meine Freundin erzählte mir später, dass die Mutter des betroffenen Mädchens Alkoholikerin sei und dass sie bei ihrem Vater wohne, der selten zu Hause sei und finanzielle Probleme habe.
> Ich überlegte mir, ob es Anzeichen dafür gibt, dass sich jemand mit dem Gedanken an einen Selbstmord beschäftigt oder diesen konkret plant. Was sind die Gründe, dass jemand so jung sterben will – ein Gedanke, der mir ganz unvorstellbar und kaum nachvollziehbar ist. Wenn man die Gründe versteht und die Anzeichen dafür sieht oder erkennen kann, könnten die Familie oder Freunde dieser Person helfen, um so diese psychische Krise zu meistern. (Hadaya 2015, 3)

Diese psychische Erschütterung führte Samira Hadaya zur Themenwahl »Selbstmord bei Jugendlichen« für ihre Vorwissenschaftliche Arbeit, um diese Problematik besser zu verstehen.

Selbstmord bleibt besonders bei Jugendlichen eine äußerst wirksame »Waffe«, die Familie, aber auch die Freunde und Lehrer tief zu erschüttern und Schuldgefühle hervorzurufen. Fragen und Selbstvorwürfe tauchen auf: Hätte ich schon früher Anzeichen erkennen können? Habe ich versäumt, mich um dieses/n Mädchen/Jungenzureichend zu kümmern? Auch Selbstmordversuche rufen vielfältige heftige Gefühle hervor, Schock und Traumatisierung sowie eine Faszination. Es gibt auch das Phänomen, dass andere Jugendliche im sozialen Umfeld einen Selbstmordversuch machen (Liu 2006).

Robin Anderson weist darauf hin, dass zusätzlich zu den Suiziden auch die Selbstmordversuche einer besonderen Aufmerksamkeit bedürfen:

> (…) diejenigen, die einen Selbsttötungsversuch unternehmen, gehören damit automatisch zu einer besonders gefährdeten Gruppe. (Anderson 2005, 220)

Auch Tomandl meint:

> (…) dass das Verhältnis von Suizid zu Suizidversuchen 1:5 bis 1:10 ist. Also es gibt sehr viel mehr Suizidversuche, als Menschen, die tatsächlich an Suizid sterben. (Hadaya 2015, 5)

6.4 Selbstmordgedanken – Selbstmordversuche

Nicht nur der Verlust dieser jungen Menschen stellt einen tragischen Verlust für die Gesellschaft dar, sondern auch für deren Familie und Freunde.

Ein solches Trauma ist verheerend für die anderen Familienmitglieder, die oft noch Jahre danach darunter leiden. Geschwister können in ihrer eigenen Entwicklung durch Suizide sehr beeinträchtigt werden und selbst zu Risikofällen werden. Selbsttötungen sind auch höchst aufwühlend für die umgebende Gemeinschaft, besonders in Schulen und Universitäten, wo sie Wellen versuchter oder vollendeter Suizide auslösen können. (Anderson 2005, 219f)

Nun ein Überblick über das Ausmaß der Suizide weltweit (▶ Abb. 11).

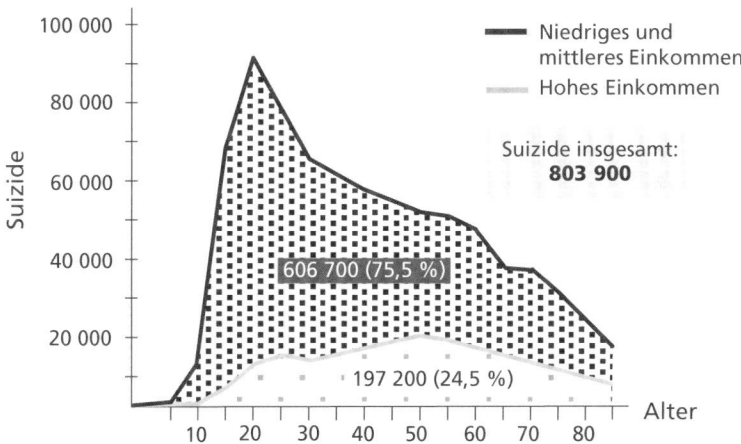

Abb. 11: Weltweite Suizide nach Lebensalter und Einkommen (nach WHO, 2014)

In dieser Graphik zeigt sich der dramatische Anstieg im Bereich der Altersgruppe der 15- bis 30-Jährigen vor allem in Ländern mit niedrigen und mittleren Einkommen, mit einer Zahl von über 600.000 toten Jugendlichen und in den Ländern mit hohem Einkommen mit fast 200.000.

Es gibt einen deutlichen geschlechtsspezifischen Unterschied: Männliche Jugendliche im Alter zwischen 15 und 24 Jahren nehmen sich viel öfter das Leben als Mädchen dieser Altersgruppe, nämlich 3:1. Sie verwenden bevorzugt »harte Methoden«, wie Erschießen (wenn Feuerwaffen leicht zugänglich sind) und Erhängen, die rasch zum Tod führen, und auch wenn jemand sie findet, sie nicht mehr gerettet werden können. Mädchen wählen am häufigsten eine Überdosis von Medikamenten, sodass sie dann noch gerettet werden können, wenn sie gefunden werden.

Die Rate der Selbstmordversuche ist bei Mädchen wesentlich höher als bei Knaben, nämlich viermal so hoch (Arnett & Hughes 2012, 477). In den letzten zwanzig Jahren wurde im pädagogischen und sozialen Bereich ein Schwerpunkt auf die Verhütung von Selbstmord und Selbstmordversuchen gelegt. Es ist in den westlichen Industrieländern gelungen, die Anzahl der Selbstmorde unter Jugendlichen zu senken, in UK in den Jahren von 1997 bis 2003 in der Altersgruppe von 10 bis 19 Jahren um 38 %. Durch die Einrichtung einer Krisenintervention konnte die Suizidrate in Österreich von 28,3 % (eine der höchsten Selbstmordraten der Welt) bis 2006 auf 15,6 % gesenkt werden, das heißt eine Verminderung um 45 % (in Wien sogar um 61 % und liegt jetzt bei 11,8 %). Es ist gelungen, durch das Ernstnehmen von Selbstmordgedanken den Betroffenen rechtzeitig zu helfen, professionelle Hilfe in Anspruch zu nehmen (Sonneck u. a. 2008, 66).

Hughes beschreibt den Schock, den er als 13-Jähriger empfand, als sich ein Schulkollege das Leben nahm:

> *Ich erinnere mich an einen Knaben meiner Schule, Martin, der sich an einem Samstagmorgen erhängte (...) Die Geschichte machte am Montagmorgen die Runde in der Schule, dass er beim Ladendiebstahl ertappt worden war und die Polizei bei seiner Mutter vorbeischauen wollte, um mit ihr zu sprechen. Er war mit seinem Rad zum The Duke's Drive (ein Teil der Laufroute der Schule) gefahren (...) Er warf ein Seil über den Ast eines Baumes (...) lehnte sein Rad gegen einen Baum, balancierte auf dem Sattel und der Radstange und stieß dann das Rad weg. Es gab ein geflüstertes und schockiertes Wispern am Weg zur Schulversammlung. Unser Direktor, John Scott, ergriff die Gelegenheit zu einer berührenden Rede, einer Schweigeminute für Martin, und eine Versicherung (Warnung), dass es kein Problem gäbe, das man nicht lösen könne.*
>
> *Bis zum Schulschluss spielten einige Knaben das nach, was wir annahmen, dass sich seit dem Ladendiebstahl bis zu den schrecklichen, letzten Sekunden in Martins Leben ereignet hat, alleine und kalt auf dem nassen Rasen. Vielleicht verkrafteten diese Akteure auf diese Weise das schreckliche Ereignis, das zu einem persönlichen Erleben von uns allen geworden war.*
>
> *Sogar jetzt, wenn wir uns 50 Jahre danach treffen, sprechen wir über Martin und warum er »es« getan hatte. Welche Auswirkung hatte es auf uns?* (Arnett & Hughes 2012, 477)

Den Kindern war es gelungen, durch das Nachspielen der schrecklichen Stunden zwischen dem Ladendiebstahl und der Verwirklichung von Martins Selbstmord diesen Schock zu verarbeiten. Im Spiel identifizierten sie sich mit Martin und versuchten das Unfassbare fassbar und verstehbar zu machen. Kinder entwickeln spontan, die heilenden Kräfte im kindlichen Spiel und nützen sie zur Bewältigung des Erlebten. Besser als Sprache kann der Schock durch eine Identifikation mental »verdaut« werden. Niemand von den Schülern hat auch einen Selbstmordversuch unternommen. Diese schreckliche Erfahrung war für die anderen lehrreich; sie wurde auch vom Direktor benützt, um den Schülern Zuversicht zu geben, dass jedes Problem lösbar ist, wenn man sich damit identifiziert.

Ein wichtiger Hinweis der WHO-Studie »Preventing Suicide« bezieht sich auf die in dem Beispiel über Martin beschriebenen Situation. Für ihn war der Druck, wie seine Mutter auf die Information der Polizei über seinen Ladendiebstahl reagieren würde, unerträglich und er nahm sich das Leben, um dieser Situation zu entgehen. Es wird empfohlen, bei Missetaten der Jugendlichen die Maßnahmen möglichst unmittelbar nach der Tat zu setzen, um diese Angst vor den Konsequenzen und den damit verbundenen Druck, der zu einem Suizid führen kann, gering zu halten.

Psychoanalytischen Verstehens der psychischen suizidalen Motive

Peter Turrini versucht die widersprüchlichen inneren Kräfte in einem Gedicht zu zeigen:

Ein Selbstmord
Ist etwas Merkwürdiges.
Man sticht
Ins eigene Fleisch
Aber man fühlt
Nichts.
Kein Blut spritzt.
Man sieht
Einen länglichen Schnitt
Und denkt:
Sterben
Will ich nicht.
(Peter Turrini, Im Namen der Liebe. Gedichte. S. 91. © Suhrkamp Verlag)

Wie kann die Frage, warum ein junger, gesunder Mensch sein Leben absichtlich beendet, aus psychoanalytischer Sicht beantwortet werden? Im Unterschied zu einer soziologischen Perspektive, die die gesellschaftliche, soziale und ökonomische Situation zu ergründen versucht, wendete sich die Psychoanalyse der Erforschung der Konflikte der inneren Welt des Jugendlichen zu. Was passiert in der Psyche des jungen Mädchens, des jungen Burschen, das einen Gedanken an Selbstmord hervorruft, ihn wie ein Zwang verfolgt und schließlich zu einem konkreten Plan der Durchführung folgen lässt. Was geschieht emotional zwischen dem Plan zur Selbsttötung und der tatsächlichen Durchführung? Wird er so verübt, dass er »misslingt«, dass jemand ihn retten kann? Welche inneren Kräfte ringen miteinander?

Freud hat sich dieser Frage zugewandt, warum besonders bei Jugendlichen beim Wiedererwachen der Triebentwicklung, der sexuellen Neugierde und den massiven Wünschen nach Befriedigung des entgegensetzten Lebensstriebs sich so oft der Todestrieb durchsetzt. Es herrscht ein Widerstreit zweier einander entgegengesetzter Strebungen, denen Freud in der Erforschung der Melancholie und des Sadismus begegnet ist. Einer inneren starken Kraft, einer destruktiven Komponente im Über-Ich, »gelingt es wirklich oft genug, das Ich in den Tod zu treiben, wenn sich das Ich nicht vorher durch den Umschlag in Manie seines Tyrannen erwehrt« (Freud 1932, 319f). Wie »arbeitet« dieses grausame Über-Ich? Freud spricht von einem sadistischen, von außerordentlicher Härte geprägten Über-Ich, das sich als Schuldgefühl – besser als Kritik – äußert und »mit schonungsloser Heftigkeit wütet« (ebenda).

Melanie Klein (1928) hat dieses grausame archaische Über-Ich mit den Frühstadien des Ödipuskomplexes in Verbindung gebracht, wo das Kind das elterliche Paar nicht als zwei getrennte Personen, sondern als ein gefährliches Monster erlebt, das es bedroht.

Freud versteht den Wettstreit zwischen Lebens- und Todestrieb, der sich in Selbstmordphantasien zeigt. Dazu ein Beispiel eines Knaben, Donnie, 16 Jahre alt:

> *Als Sandy mir sagte, sie wolle die Beziehung zu mir beenden, dachte ich, ich könne nicht weiterleben. Ich liebte sie so sehr. Ich wollte den Rest meines Lebens mit ihr verbringen. So begann ich daran zu denken, mir das Leben zu nehmen. Ich stellte mir vor, wie ich es tun könnte und welchen Abschiedsbrief ich für meine Eltern hinterlassen wollte. Dann dachte ich an meine Eltern und an meine kleine Schwester, wie sie bei meinem Begräbnis um mich weinen und traurig sein würden; da wusste ich, ich konnte das nicht durchziehen. Ich erkannte, dass ich nicht wirklich sterben wollte. Ich wollte, dass alles wieder o.k. wäre.* (Bell 1998, 176)

Diskussion

Nach der Trennung von seiner Freundin denkt Donnie zunächst, er könne nicht mehr ohne Sandy leben. Die erste romantische Liebe ist eine Erinnerung an das erste Liebespaar Mutter und Baby, die frühe Erinnerungen an das Gestreichelt- und Geliebtwerden der frühen Jahre unbewusst aktiviert, Erinnerungen an – psychoanalytisch gesprochen – die gute, ideale Brust, die alles Gute in sich trägt und das Überleben des Babys sicherstellt. Die abwesende Brust, die Mutter, die nicht erreichbar ist, wird dann zur bösen Brust – solange das Baby noch keine ganzen Objekte verinnerlicht hat, d. h. eine Mutter, die gute und böse Seiten hat. In der ersten Zeit wird die Mutter nicht als ganze Person mit guten und bösen Eigenschaften gesehen, die manchmal anwesend und manchmal abwesend ist, sondern das Kind sieht nur Teilaspekte: entweder nur gute, idealisierte Aspekte oder nur böse Aspekte. Da es im Unbewussten keine Verneinung gibt, wird die abwesende Mutter als böse Mutter erlebt, die das Baby alleine lässt und seine Bedürfnisse in diesen Momenten eben nicht erfüllt. Auch Donnie idealisiert seine Freundin, mit der er »den Rest seines Lebens zusammen sein« möchte. Hier gibt es kein realistisches Bild von Sandy, sondern ein idealisiertes. Was ganz ausgeklammert und unbewusst bleibt, ist das Umschlagen von Liebe in Hass und mörderische Wut. Freud hat in seiner Schrift »Trauer und Melancholie« (1915) gezeigt, wie das Ich nach dem Verlust einer geliebten Person sein Ich – wie als Baby – spaltet. Der Hass, der der geliebten Person gilt, die Donnie verlassen hat, wird gegen diesen Teil der eigenen Person (Selbst) gerichtet, der mit der geliebten/gehassten Person identifiziert ist. Nur wenn die Person den Teil von sich als Objekt betrachtet, kann sie es abspalten und töten wollen. Wie nahe die erste Geliebte mit der Mutter verbunden ist, zeigen die Gedanken von Donnie, der dann einen Abschiedsbrief an seine Eltern richtet – und nicht an Sandy. Er genießt zunächst den Gedanken, wie seine Eltern und seine kleine Schwester beim Begräbnis um ihn weinen und trauern werden. Viele bewusste und unbewusste Kränkungen und Zurücksetzungen der Kindheit werden vermutlich in dieser Phantasie lebendig; Donnie will die Eltern bestrafen, indem er ihnen das Liebste nimmt, was sie haben, nämlich sein eigenes Leben. Dann jedoch tauchen die liebevollen Erinnerungen an die Eltern und seine Schwester auf und die zum Leben gerichteten Kräfte gewinnen die Oberhand: Er will leben und will, dass alles wieder o.k. wird. Bei der Phantasie, dass Donnie sein eigenes Begräbnis beobachtet, zeigt sich eine Trennung von Körper und einem körperlosen Selbst. Die Realität des Todes, des Endes wird verleugnet und es erfolgt eine Trennung zwischen dem »guten überlebenden Selbst« und einem bösen Körper, die nach Campell (1999, 77) auf die Vorstellung einer Verschmelzung mit der bösen, archaischen Mutter zurückgeht.

Oft verbirgt sich suizidales Verhalten hinter sogenannten Mutproben, die eigentlich ein Spiel mit dem Tod sind. So beschreibt Heuves eine Mutprobe als Russisches Roulett:

David ist dreizehn Jahre alt. Er kommt wegen depressiver Episoden in Behandlung. In einer Sitzung gesteht er ein Spiel, das er seit ein paar Wochen mit sich selbst spielt. Er vereinbart mit sich einen Tag und eine Zeit. Dann geht er an eine vierspurige, stark befahrene Straße in der Nähe seiner Schule, zählt mit geschlossenen Augen bis dreizehn und überquert, ohne sich umzuschauen, die Fahrbahn. Er nennt diese Übung Angstbeherrschung. Das hat er dreimal gemacht, und beim dritten Mal konnte ihm ein Auto mit quietschenden Reifen gerade noch ausweichen. Zu seiner eigenen Überraschung und mit Schrecken stellte er fest, nie daran gedacht zu haben, die Übung könne einen wirklichen tödlichen Ausgang nehmen. (Heuves 2010, 122)

Erst im Gespräch mit dem Therapeuten erkennt David, dass er sein Leben riskiert. Es ist so, als ob er seine Fähigkeit, sich um sich selbst zu sorgen, abgespalten hätte. Der Therapeut soll sich um ihn sorgen und Angst um ihn haben. Diese verdeckten Selbstmordversuche sind vom Jugendlichen nicht bewusst geplant gewesen, waren aber hochriskant.

Der Tod durch »Unfälle«, vor allem durch Verkehrsunfälle, ist die häufigste Todesart bei Jugendlichen. In den USA sterben von den Jugendlichen im Alter von 15 bis 24 Jahren jährlich circa 45 % durch Unfälle, 16 % durch Gewaltakte und 12 % durch Suizid (Balk 2014, 64). Wie viele der Unfälle verdeckte Suizide sind, bleibt ungeklärt.

Die besondere Anfälligkeit von Jugendlichen für Selbstmordgedanken und Selbstmordversuche ist in den letzten 20 Jahren im Allgemein und besonders unter Pädagogen und Lehrern als ernstes Problem wahrgenommen worden. Es ist allgemein bekannt, wie wichtig es ist, Äußerungen von Jugendlichen erst zu nehmen, die sich mit dem Tod beschäftigen. Anderson nennt eine Reihe von Risikofaktoren, die auf einen geplanten Selbstmord hinweisen:

1. *Häufige mündliche oder schriftliche Beschäftigung mit dem Themenkreis Tod.*
2. *Äußerung von Suizidgedanken oder -drohungen.*
3. *Direkte Suiziddrohungen oder -handlungen, auch wenn sie weiter zurückliegen.*
4. *Längere depressive Phasen von Hoffnungslosigkeit oder Verzweiflung.*
5. *Körperliche Symptome von Depression, etwa veränderte Schlafrhythmen, zu viel oder zu wenig Schlaf, oder plötzlich extreme Veränderungen von Körpergewicht und Essgewohnheiten.*
6. *Rückzug und Isolation von Familie und Freunden.*
7. *Nachlassen der schulischen und universitären Leistungen, ablesbar an schlechten Zensuren; Versäumnis von Vorlesungen und Tutorien; Verzicht auf die Teilnahme an Schul- und Hochschulaktivitäten.*
8. *Eine Vorgeschichte schwerer oder über längere Zeit erlittener Schikanierungen.*
9. *Anhaltender Drogen- oder Alkoholmissbrauch.*

10. Größere Persönlichkeits- und Verhaltensveränderungen, die sich in übermäßiger Angst, Nervosität, Wutausbrüchen, Apathie oder Desinteresse am persönlichen Erscheinungsbild oder am anderen Geschlecht zeigt.
11. Kürzlich erlittener Verlust einer engen Beziehung durch Tod oder Suizid, oder Suizid in der Schule oder Hochschule.
12. Erlass letztwilliger Verfügungen, Abfassung eines Testaments oder Weggabe persönlicher wertvoller Besitztümer.
13. Frühere Suizidversuche.
14. Plötzliche unerwartete Euphorie oder erhöhte Aktivität nach einer langen Depressionsphase. Die Entscheidung, Suizid zu begehen, kann als Befreiung aus einem schmerzhaften Konflikt empfunden werden und deshalb eine Depression tatsächlich aufhellen.
15. Die Entwicklung einer psychotischen Krankheit. Schizophrenie ist mit deutlich erhöhtem Suizidrisiko verbunden. (Anderson 2005, 232f)

Ein genaues Beobachten der Verhaltensweisen durch Familienmitglieder und Freunde kann helfen, eine Einschätzung zu liefern. Schon die Tatsache, dass die engen Freunde und Familienmitglieder achtsam sind, kann für die suizidale Person als Zeichen erlebt werden, dass es nicht egal ist, ob sie leben oder nicht.

Kampf zwischen Lebens- und Todestrieb

Hanna Segal widmet sich der Frage, wie der Lebenstrieb auch noch während eines Selbstmordgeschehens die Person automatisch Bewegungen vollziehen lässt, die sie am Leben erhalten sollen. In ihrem Aufsatz »Klinische Aspekte des Konzepts des Todestriebs« (1993) zeigt Segal, dass nicht der Tod Schmerz verursacht, sondern der Wunsch zu leben, der Lebenstrieb. Sie beginnt mit einem Zitat aus der Novelle von Jack London *Martin Eden* (1909):

> *Martin Eden begeht am Ende der Novelle Selbstmord, und zwar durch Ertrinken. Beim Hinabsinken versucht er automatisch zu schwimmen. Es war der automatische Überlebensinstinkt. Er hörte zu schwimmen auf, aber sobald das Wasser ihm bis zum Mund stieg, schlugen die Hände heftig ins Wasser und stemmten ihn wieder hoch. Der Überlebenswille, dachte er und verzog höhnisch das Gesicht.* (London, 1909, 484)

In dieser Beschreibung bringt Jack London anschaulich den Hass und die Verachtung, die Martin für diesen Teil von ihm fühlt, der Leben möchte. »Der Wille zum Leben«, dachte er verachtungsvoll. Wie er ertrinkt hat er einen zerreißen Schmerz in der Brust. »Dieser Schmerz ist nicht der Tod, war der Gedanke, der durch sein schwankendes Hirn flirrte. Der Tod schmerzt nicht. Es war das Leben – dieses schreckliche Erstickungsgefühl waren die Schmerzen des Lebens; es waren die letzten Stiche, die das Leben ihm zufügen konnte« (London 1909, 485).

Die Qualen des Lebens – dieses schrecklich erdrückende Gefühl, das Martin Eden am Ende seines Lebens fühlt und »er nah sich die Zeit, für diese letzte Freundlichkeit des Lebens noch dankbar zu sein«, schreibt Jack London (1909, 485). Den Konflikt zwischen Lebens- und Todestrieb, beschreibt Hanna Segal, indem sie meint, aller Schmerz komme aus dem Lebendigen. Freud beschreibe in »Jenseits des Lustprinzips« (1920) den Todestrieb als biologische Größe, der zurück zum Anorganischen drängt. Das Nirwana-Prinzip als Form, alles zu vergessen, – ein wichtiges Motiv bei Suizidgedanken. Der Lebenstrieb zielt auf Leben und Vermehrung. (Daher ist die Sexualität ein Teil davon.) Der Todestrieb zielt auf Zerstörung, Auflösung und Tod. Freud entwickelte das Konzept des Todestriebs in der Erklärung der Phänomene des Wiederholungszwangs, des Masochismus und des mörderischen Über-Ichs der Melancholiker.

Der zerstörerische und traumatisierende Einfluss eines suizidalen Elternteiles auf ihr Kind wird in vielen Fallgeschichten als Problem über Generationen hinaus sichtbar. Ein Kind, das jahrelang mit den Drohungen der Mutter oder des Vaters leben muss, sich das Leben zu nehmen, steht unter enormen Druck. Der Elternteil vermittelt damit dem Kind, du bist kein zureichender Grund, das Leben für mich sinnvoll zu machen – was wie eine Auslöschung seiner Existenzberechtigung wahrgenommen wird. Dazu ein Beispiel einer suizidalen Jugendlichen, die sich an die Tavistock Clinic an die Adoleszenten-Abteilung wandte und die Reflexion von John Cleese, dem Gründungmitglied der Monty Python, der sich in seiner Psychotherapie mit diesen traumatisierenden Erfahrungen auseinandersetzt hat.

Anne war 16 Jahre, als sie sich nach zahlreichen Selbstmordversuchen an die Tavistock Clinic wandte. Sie war durch das Einatmen von Substanzen ohnmächtig geworden, hatte eine Überdosis Schlaftabletten genommen und sich ernsthaft geschnitten. Diese Versuche waren unterschiedlich ernsthaft – einige waren eher symbolische Gesten, andere führten zu einer längeren Behandlung in einer Intensivstation. Wenn sie in einen Angstzustand geriet, lief sie davon, betäubte sich mit Drogen oder Gas um zu vergessen. Die Sozialarbeiterin, die sie betreute, kannte weder ihren Namen noch den ihrer Familie. Sie fühlte sich belastet und fand ihre Betreuung fast einen Ganztagsjob.
Anne sagte, sie sei von ihrer Familie weggelaufen. Ihr Vater hatte sie sexuell missbraucht und habe gedroht, sich das Leben zunehmen, wenn sie irgendjemanden etwas davon erzählte. Sie konnte nicht mit den Therapeuten zusammenarbeiten, sondern schien alle Bemühungen sabotieren zu wollen. Über Vermittlung der Therapeuten an der Tavistock Clinic war sie in drei oder vier Erziehungsheimen, einer stationären Adoleszenten Abteilung und mehreren Pflegefamilien untergebracht worden. Sie schien dort gute Erfahrungen gemacht zu haben, die ebenso belastend wie die schlechten Erfahrungen gewesen waren. Von einer Pflegemutter, die sie —wie sie selbst sagte, sehr gern hatte, lief sie weg. Sie meinte, diese liebevollen Gefühle der Pflegemutter ihr gegenüber riefen in ihr so heftige Erinnerungen wach, die sie nicht ertragen konnte. (Anderson 1998, 68)

Diskussion

Annes Verhalten kommunizierte ihre tiefe Verzweiflung, indem sie in den Therapeuten, die ihr helfen wollten, dieselbe Verzweiflung erzeugte, die sie erfüllte. Sie zeigte durch ihr Weglaufen: für mich gibt es keinen passenden Platz auf der

Welt. Kein Platz, bei dem sie Friede und Wärme finden konnte. Intensive Gefühle konnte sie nur an der Grenze zwischen Leben und Tod ertragen. Sie konnte nicht um Hilfe bitten oder einen Kontakt zu ihrer Familie herstellen. Sie war überzeugt, dass sich ihr Vater das Leben nehmen würde, wenn sie den Therapeuten seinen Namen nennen würde. Anderson meint, »Ihre liebevollen Gefühle ihrer Familie gegenüber und ihre Bedürftigkeit nach Hilfe waren mit ihrem Hass vermischt, ihre Überzeugung, dass die Familie ein schrecklicher Ort sei, war gemischt mit der Überzeugung, dass es eben ihre Familie sei – dabei schloss sie ihren Vater ein; Und diese innere Verwirrung wurde auf jede väterliche/elterliche Figur, die ihr helfen wollte, übertragen« (Anderson 1998, 68). Darüber hinaus scheint die Intensität der Sorge, die sie in den betreuenden Personen durch ihr hochriskantes Verhalten hervorrufen konnte, die einzige Form einer engen emotionalen Verbindung darzustellen. Die Verwirrung und Konfusion, die ein sexueller Missbrauch durch den geliebten Vater, der sein Kind schützen sollte, erlebt, wird von Anne inszeniert. Sexueller Missbrauch bringt nicht nur eine Verletzung der körperlichen Integrität, sondern auch eine gravierende mentale Verwirrung, wenn die grundlegenden Eckpfeiler der Sicherheit durch die Eltern verletzt und pervertiert werden. Durch die dramatische Thematik zwischen Leben und Tod konnte auch kaum ein therapeutischer Raum geschaffen werden, bei dem ihre gemischten Gefühle, Vorstellungen und Phantasien beim sexuellen Missbrauch erforscht und durchgearbeitet werden konnten.

> Anne konnte nicht direkt um Hilfe bitten. Sobald sie etwas Gutes fand, das sie an ihre Familie und die Gefühle an sie erinnerte, fühlte sie sich verfolgt und musste fliehen. Meist floh sie in einen falschen Himmel: Oft war es eine Freundesgruppe, die ihren Wunsch nach Vergessen teilte und mit ihr Gas sniffte, so wie sie es mit ihrem Bruder gemacht hatte. Diese Gruppe von Jugendlichen, die in derselben Lage war wie sie, zog sie der Welt der Erwachsenen vor, die sie so bitter enttäuscht hatten. Überraschend war, dass Anne so ganz anders als viele junge Leute in London von den Helfern wirklich gute Hilfe bekommen hatte. Sie wurde von den Mitarbeitern des Spitals nicht mit Verachtung behandelt, als sie bewusstlos von der Bahnstation eingeliefert worden war, sie bekam eine engagierte Sozialarbeiterin und bekam eine Menge Hilfestellungen: all das schien ihr nicht zu helfen oder eher es noch ärger zu machen... (ebenda, 70).

Dieser sadistische Umgang mit den Hilfsangeboten, die eine bestimmte emotionale Reaktion bei den Helfern auslöste, ist wichtig, um die Dynamik von Annes innerer Welt zu verstehen. »Es gibt sowohl eine Gratifikation als auch eine Bestrafung in diesen selbstzerstörerischen Aktivitäten und diese Art von Rache und Triumph, die das suizidales Verhalten begleitet, ist ein weiterer Grund, warum wir es so beunruhigend finden, darin verwickelt zu werden«, meint Anderson (1998, 70, Übers. GDW). Vor allem die engagierte Sozialarbeiterin, die sich um Anne sorgte, war davon betroffen. Anne kehrte immer wieder zu ihr zurück. Wir können annehmen, dass Anne mit ihr dieselbe grausame emotionale Beziehung herzustellen versuchte, die sie mit ihrem Vater erlebt hatte. Statt sich dem psychischen Schmerz auszusetzen, was es heißt, einen Vater zu haben, der sie missbrauchte und gleichzeitig mit seiner Suiziddrohung ängstigte, wird sie zu ihrem Vater. Sie ist mit dem Vater identifiziert und tut der Sozialarbeiterin das an, was ihr Vater ihr angetan hat. Sie bringt die Sozialarbeiterin in die Rolle des ängstlichen Kindes, das sich schuldig fühlt. Statt sich emotional von ihm trennen zu können und den psychischen Schmerz zu fühlen, bleibt sie eng mit ihrem Vater verbunden; sie ist er. Diese Verstrickung zwischen dem Selbst und anderen ist eine überraschende Form suizidaler Jugendlicher, ihr geliebtes und gehasstes Objekt niemals aufgeben zu müssen.

Die in uns allen angelegte Destruktivität erhält ein Gegengewicht der Liebe in einer fürsorglichen und liebevollen Beziehung zu den Eltern. Ist die mütterliche/elterliche Funktion, ihr Baby liebevoll emotional zu halten (Holding Funktion), oder die Aggression des Babys zu groß, so können sie nicht mit dem idealisierten Bild der Mutter und des Bildes von sich selbst als Gut und Böse integriert werden. Im Fall von Anne wurden vermutlich die bösen und grausamen Aspekte des Vaters (wir wissen wenig über die Beziehung zur Mutter) nicht in die Persönlichkeit integriert und bedrohen die Stabilität der Person.

Nun zu einem Beispiel, wie ein Kind einen robusten Umgang mit den permanenten Selbstmorddrohungen seiner Mutter gefunden hat. In seiner Autobiographie beschreibt John Cleese diese Situation.

> Obwohl kaum wirklicher emotionaler Kontakt zwischen uns, meiner Mutter und mir, existierte, gab es doch Momente der Nähe, wenn wir gemeinsam lachten. Sie hatten einen scharfen Sinn für Humor – und als ich älter wurde, entdeckte ich zu meiner Überraschung, dass sie auch über Witze lachte, die eher dunkel, wenn nicht schwarz waren. Ich erinnere mich an eine Situation, als sie methodisch alle Gründe aufzählte, warum sie nicht mehr leben wollte, während ich wie üblich meine hilflose Machtlosigkeit ausdrückte. Dann hörte ich mich sagen: »Mutter, Ich habe eine Idee«.
> »Oh? Welche?«
> »Ich kenne einen kleinen Mann, der in Fulham lebt, und wenn du dich nächste Woche auch noch so fühlst, kann ich mit ihm sprechen, wenn du willst – aber nur, wenn du wirklich willst – und er kann nach Weston kommen und dich töten.«
> Stille.
> »Oh Gott, ich bin zu weit gegangen«, dachte ich. Und dann schüttelte sie sich vor Lachen. Und ich denke, ich liebte sie niemals mehr als in diesem Moment ...
> Also, wie es auch sei (So, anyway)! ... (Cleese 2014, Übers. GDW)

Diskussion

Was genau passiert zwischen der Mutter und dem siebenjährigen Sohn? Zweifelsohne hat John diese Selbstmordgedanken als massive Aggression gegen sich empfunden. Er, ihr Sohn, ist kein zureichender Grund für seine Mutter, am Leben zu bleiben. Seine mörderische Wut wird verkleidet als »Hilfsangebot«, einen Mörder zu finden, der das in die Tat umsetzt, was sie sich wünscht, also ihr fast einen Wunsch erfüllt. Zweimal betont er, nur wenn die Mutter wirklich will. Und dann geschieht etwas Erstaunliches. Nach einem längeren Schweigen entlädt sich die Spannung in einem gemeinsamen Lachen. Nur im Lachen kann sich die explosive Mischung aus Liebe, Verzweiflung und Wut entladen. Mutter und Sohn sind sich beim gemeinsamen Lachen ganz nahe, teilen vermutlich dieselbe Spannung und Entladung. »So, Anyway« in der Vielschichtigkeit von Bedeutungen – ist zugleich der Titel seiner Autobiographie.

Warum konnte der kleine John so mit der tödlichen Bedrohung umgehen, der er so oft ausgesetzt gewesen ist? Ist es seine Robustheit? Seine Widerstandsfähigkeit – seine »Resilienz«! John hatte eine sehr gute Beziehung zu seinem gefühlvollen aber eher passiven Vater, den er sehr bewunderte. Cleese hat auch mit seiner depressiven Mutter Momente der Verbundenheit erlebt, die es ihm ermöglichen, die Belastung durch ihre jahrelangen Selbstmordgedanken zu ertragen und einen humorvollen Umgang zu finden. Diese Form des schwarzen skurrilen Humors ist das Markenzeichen der Monty Python-Gruppe.

Abschließend soll auf jene politischen, sozialen, psychologischen und therapeutischen Maßnahmen hingewiesen werden, die die Suizidrate wesentlich vermindern halfen. Die Who hat als Ziel formuliert, bis zum Jahr 2020 die Selbstmordrate weltweit um 10 % zu senken (WHO 2014, 2).

Maßnahmen, die Suizid verhindern helfen

1. Erschwerter Zugang durch legislative Maßnahmen zu Mitteln, die für einen Selbstmord dienen, wie: Feuerwaffen, Medikamente, Drogen, Suchtmittel. Die im Affekt aufsteigenden Selbstmordimpulse klingen wieder ab, wenn die Pistole oder die Schlaftabletten nicht unmittelbar zugänglich sind und eine Beruhigung z. B. durch das darüber Schlafen, eingetreten ist.
2. Genaue Dokumentation über Alter, Geschlecht und Methode des Suizids oder Suizidversuchs.
3. Erhöhung der Aufmerksamkeit der staatlichen Institutionen von Bundesministerium für Gesundheit und allen sozialen Einrichtungen.
4. Einbeziehung der Medien, um verantwortungsbewusst über Selbstmorde zu berichten. In Österreich gibt es eine freiwillige Verzichtserklärung der Printmedien und des öffentlichen Rundfunks und TV Stationen nicht über Selbstmorde, auch nicht über spektakuläre zu berichten. Diese Maßnahme hat wesentlich dazu beigetragen, dass die Zahl der Suizide drastisch gesunken ist.
5. Schulung von Sozialarbeitern für dieses Thema und Planung der psychologischen Nachbetreuung von Personen, die einen Suizidversuch unternommen haben. Das bezieht sich vor allem auf unmittelbare psychologische Hilfestellung in Spital nach einer Einlieferung.
6. Erhöhung der Aufmerksamkeit auf dieses Problem des Suizids und Abkehr von Stigmatisierung und Verfolgung (Bis 1961 war ein Suizidversuch im UK eine Straftat).

7. Sensibilisierung von Lehrern, Erziehern, Eltern und Jugendlichen. Die meisten hilfreichen Gespräche werden von suizidgefährdeten Jugendlichen mit Schullehrern geführt.

In allen Städten Europas gibt es Kriseninterventionszentren. Alle Menschen, die sich in einer psychischen Krise befinden, können sich an das Kriseninterventionszentrum wenden. Wenn jemand über Selbstmord spricht, ihn ankündigt oder damit droht, sollten Freunde oder Bekannte ihnen empfehlen, psychotherapeutische Hilfe in Anspruch zu nehmen. Dazu ein Statement von Tomandl:

> *(…) 50 % der Menschen, die bei uns in Betreuung sind, haben Suizidgedanken. Aber durch Suizid verlieren wir ganz wenige, weil diese Menschen sich rechtzeitig an uns wenden und von sich aus Hilfe annehmen wollen. Da ist es natürlich leichter, auch mit jenen, die bereit sind, sich helfen zu lassen, weitere Schritte zu überlegen und denen auch eine Hilfe anzubieten.* (Hadaya 2015, 24)

Es ist sehr wichtig, dass bekannt ist, dass es so ein Krisenzentrum gibt, wo man Freunde oder Familienangehörige hinschicken kann. Eine suizidale Krise kann auch ein Wendepunkt im Leben sein und neue Möglichkeiten eröffnen.

> *Wir versuchen dort zu unterstützen, wo es geht, das heißt, wir stehen ganz stark in Kontakt mit diesen Menschen, die zu uns kommen. Suizidgedanken bedeuten noch lange nicht, dass jemand Suizid gefährdet ist. Es ist oft ein Hilferuf und ein Schrei nach Außen, damit sich dort etwas im Leben ändert. Das sind oft ganz wichtige Veränderungen, die dadurch sozusagen in die Wege geleitet werden, was auch die Studie von der Golden Gate Bridge bestätigt, dass das kurze Einzelereignisse sind und es danach sozusagen oft sehr positiv weiter geht. (…) Man kann sagen, die Krise ist ein Tief und ein Wendepunkt und da kann sich oft sehr Vieles in kurzer Zeit zum Positiven verändern.* (ebenda, 24)

Tomandl macht deutlich, dass ein Großteil der Jugendlichen von ihrer Krise und deren Bewältigung lernen kann. Eine Krise ist ein Tief, wo man Altes loslassen kann und Neues entsteht. Wir erfahren etwas ganz Neues über uns, was wir bisher vielleicht noch nicht durchlebt haben.

Jeder Erwachsene, der mit einem Jugendlichen über seine suizidale Krise spricht, kann ihm sehr helfen. Man soll keine Angst haben, mit dem Jugendlichen offen darüber zu sprechen und ihm verständlich zu machen, dass sein Leben noch vor ihm liegt und er hier noch etwas ändern kann, während ein Suizid ein endgültiges Ende darstellt.

Hilfe durch Freunde

Um zu wissen, was ein Jugendlicher machen kann, um einem Freund oder einer Freundin in einer Krise zu helfen, stellte Samira Hadaya in ihrer Untersuchung Tomandl diese Frage, die er folgendermaßen beantwortete:

> »*Das Wichtigste ist, sich ihm/ihr zuzuwenden, interessiert sein, aktiv nachfragen im Sinne von ›Hey du hast gerade gesagt: Du willst nicht mehr leben? Erzähl mir doch, was ist denn passiert in deinem Leben?‹ Denn Suizidgedanken fallen nicht grundlos vom Himmel, sondern haben immer einen Ursprung, einen Auslöser, einen Grund, warum jemand das Gefühl hat, das Leben kann so nicht weitergehen. Man kann ein*

> *Gespräch anbieten und motivieren oder überlegen, wer noch eine vertrauensvolle Person sein könnte. Wenn es wenige Personen gibt, beispielsweise wie ich vorher bei der Klientin erwähnt habe, sie auch zu motivieren ›Hey, ich begleite dich in eine Beratungsstelle, bei der es um Kinder und Jugendliche geht, beispielsweise in die Boje oder hierher. Ich begleite dich, ich zeige mich interessiert und lass dich nicht im Stich.‹ Das ist, glaub ich, die wichtigste Botschaft, die wir, wenn wir in einer Krise sind, von unseren Freunden hören wollen, dass da jemand ist, dem es nicht egal ist, wie es uns geht. (…) Und da reichen oft ein, zwei Personen für den Betroffenen, die in die Geschichte eingeweiht sind. Das kann ein Liebeskummer sein, das kann ein Arbeitsplatzproblem sein etc. (…) Das Wichtigste aber ist ein Gespräch mit dem Betroffenen, das von Herzen kommt und wo man selber auch Interesse zeigt.* (Hadaya 2015, 25)

Es ist wirklich wichtig, emotional zu den suizidgefährdeten Jugendlichen durchzudringen, um ihnen zu zeigen, dass sie dem anderen nicht egal sind. Manchmal ist es notwendig, gemeinsam mit dem Jugendlichen zu einer Hilfestelle zu gehen. Die Botschaft soll lauten: »Ich bleibe bei dir, egal was passiert und stehe dir bei.« Das ist auch die beste Art, die eigenen Sorgen um die Person zu mindern.

7 Epilog

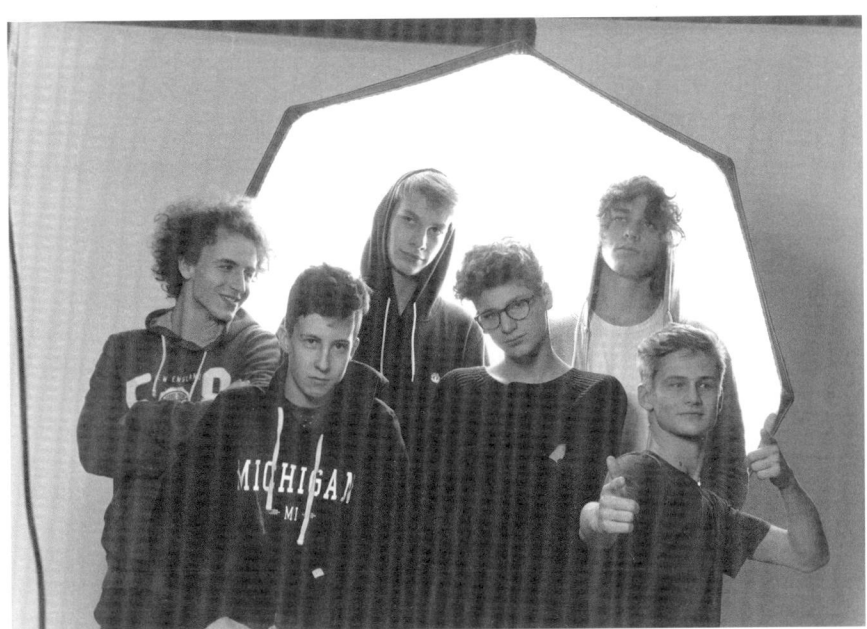

Das Buch beschreibt den stürmischen Übergang von der Kindheit in das Erwachsenenalter, der durch den hormonellen Entwicklungsschub ausgelöst wird. Jeder Leser, jede Leserin hat diese Turbulenzen in wohl jeweils unterschiedlicher Ausprägung erlebt – manche sind in dieser adoleszenten Geisteshaltung stecken geblieben oder es sind Teilaspekte unserer Persönlichkeit »adoleszent«, rebellisch, unangepasst, geblieben. Diese emotional impulsiven Elemente stammen aus der Neubelebung der frühen ödipalen Wünsche, die eine sexuelle und aggressive Komponente haben – nun aber in einem geschlechtsreifen Körper stattfinden. Wünschenswert wäre, wenn durch die Lektüre des Buches der Leser oder die Leserin vielleicht nachdenklich, schmunzelnd oder auch überrascht, Ähnlichkeiten und mögliche Erklärungen für früheres eigenen Verhalten entdecken könnten.

Die große Frage: Ist dieses »verrückte« Verhalten eines Jugendlichen, einer Tochter oder eines Sohns notwendiger Teil dieses Entwicklungsschubs oder ein Hinweis auf eine massive Störung oder Pathologie. Diese Entwicklungsschritte der Jugendlichen, ihr Selbständigwerden erfordert von den Eltern einen schwierigen Balanceakt: Sie müssen loslassen, ohne sich vom Jugendlichen zu lösen. Dieses »normale Drama«, die »krisenhafte Normalität« mit großen emotionalen Schwankungen ist theoretisch und mit Beispielen »gewöhnlicher« Jugendlicher beschrieben werden: die Entwicklung des Fühlens und Denkens. Es ist eben nicht das Ziel, die Manifestationen der Adoleszenz, die psychische Verarbeitung der biologischen Reifungsprozesse zu unterdrücken oder zuzudecken. Ganz im Gegenteil, ein Jugendlicher, der keine Merkmale der stürmischen Entwicklungsphase zeigt, macht Psychoanalytiker besorgt und verweist auf tieferliegende Störungen oder Hemmungen.

Die große Angst bei dem Beenden einer Lebensphase ist oft unbewusst, weil sie frühere Trennungserfahrungen aktualisiert. Isca Salzberger-Wittenberg (1913, 12) schreibt:

> *The dread evoked by even ordinary endings comes understandable if we realize that they stir up fears of the loss of security, of being abandoned, left to die.*
> *These powerful feelings stem from earliest infancy, the time when our life of being carried within the womb comes to an end, and the cord that connected us to mother is cut. Equally our excitement and anxieties at beginnings has its roots in the experience of the new-born opening his eyes to a whole new world, one that as well as being terrifyingly unfamiliar, is full of wonder and beauty.*

Die massiven Auswirkungen auf die innere Welt der Eltern durch die Projektionen der Kinder und die Bewältigung dieser Übergangsphase für die Eltern, ihr unbewusster Neid auf die erwachende Sexualität der Kinder wurden beleuchtet. Durch die Beschreibungen von Alltagsszenen, Tagebucheintragungen und Aussagen von Jugendlichen sollte die Vielfalt und Unterschiedlichkeit der pubertären Verhaltensweisen nachvollziehbar und eine Verbindung zu den theoretischen Ausführungen hergestellt werden. Ziel dieser Ausführungen war es eben, ein besseres Verstehen und eine Minderung der Angst gegenüber überraschenden Veränderungen von Jugendlichen, aber auch eine Achtsamkeit zu ermöglichen, gefährliche Symptome des Rückzugs oder der Selbstschädigung nicht zu übersehen. Diese Doppelstrategie des Buches entspricht auch der erforderlichen Doppelstrategie der Eltern, Lehrer und Erzieher von Jugendlichen: offen für Neues zu sein, aber auch sorgfältig zu beobachten und emotional zu begleiten – ein schwieriger Balanceakt.

Es geht auch darum, eine neue Perspektive einzuführen, indem durch eine psychoanalytische Sichtweise verborgene Dimensionen hinter einem manifesten Verhalten aufgezeigt werden. Die Zuschreibung und Verschiebung der Probleme vom Jugendlichen auf die Eltern oder Erzieher – »die Eltern beginnen zu nerven« – kann Eltern, die sich sehr um ihre Kinder bemühen, kränken – oder, wenn sie eine psychoanalytische Perspektive einnehmen können – vielleicht sogar amüsieren. Hilfreich ist es, wenn die Eltern ihre Einschätzungen miteinander austauschen können. Alleinerziehende Eltern sind in dieser Entwicklungsphase ihrer Kinder besonders auf ein Unterstützungssystem von Freunden/innen angewiesen, um den massiven Projektionen ihrer Kinder auf sie nicht schutzlos ausgeliefert zu sein. Ein wichtiges Mittel der Bewältigung der Turbulenzen stellt der Humor der Jugendlichen dar, der besonders in der Gruppe der Gleichaltrigen ausgelebt wird. Er dient auch als Bollwerk, sich und seine Probleme nicht zu wichtig zu nehmen.

Der Übergang zum jugendlichen Erwachsenen ist gekennzeichnet durch die Aufgabe der Abhängigkeit von äußeren Personen (Eltern, Lehrern) als Bezugssystem und sie als stabile Bilder in der inneren Welt aufzubauen. Dann sind sie Quelle und Ermutigung zu Unabhängigkeit und einer autonomen Entwicklung der Persönlichkeit. Dieser Prozess ist, wie gezeigt wurde, erst nach einer Phase der Trauer um das Aufgegebene oder Verlorene möglich. In einem langsamen Prozess – wie beim Zusammenfügen eines Puzzles – können nach heftigen Konflikten und Auseinandersetzungen jeweils Teile in die Persönlichkeit aufgenommen werden. Erst dann kann sich eine Kapazität entwickeln, Nähe und Sexualität in einer stabilen Beziehung leben zu können. Eigenes Denken (a Mind of One's Own), ein eigenes Heim und eine eigene Position in der Welt zu erlangen, hängt von der Fähigkeit ab, wie in jedem Leben Liebe und Trennungen erlebt und bewältigt worden sind.

> *For the task of becoming oneself, now and always, involves relinquishing the denigrated and idealized version of the self, of other people and of relationships, in favour of the real. It involves renegotiating dreams, choices and hopes, whether self-generated or imposed from without. It involves tolerating opportunities lost, and roads not taken (…). These sort of losses test the capacity to mourn, to feel remorse, to take responsibility, to experience guilt and also gratitude.* (Waddell 1998, 177)

Das Erwachsenwerden stellt also kein leicht zu erreichendes Ziel dar, sondern bleibt eine lebenslange Aufgabe, die immer wieder angestrebt und wohl nie ganz erreicht werden kann. Die Umstrukturierung der Psyche und der inneren Welt in der Adoleszenz stellt auch eine neue Chance für Jugendliche, Eltern und Psychotherapeuten dar. Massive Symptome können nicht mehr so leicht ignoriert und verdrängt werden und ermöglichen so oft, den Jugendlichen eine therapeutische Hilfe zu organisieren.

Die stürmische Periode der Reise von der Kindheit ins Erwachsenenleben wird mit der Fahrt vom aufgegebenen Vaterland ins neue Emigrationsland verglichen, in der alles neu und unbekannt ist (Grinberg & Grinberg 1989). Oft ist das Ziel nicht klar, wo der Emigrant landen wird und wie rasch er sich dort heimisch fühlen kann. Das Neue im Erwachsenenleben ist die genitale Sexualität. Welche sexuelle Identität werde ich in mir entdecken? Die sexuelle Orientierung ist bereits im Kern im Alter von 1 ½ bis 2 Jahren angelegt, aber die Entdeckung noch offen – etwas, was nicht bewusst und vernünftig gesteuert werden kann. Es geht eher ums Explorieren und Akzeptieren. Oft bleibt diese adoleszente Grundhaltung des ängstlichen Vermeidens Jahrzehnte aufrecht, bis sich jemand im Alter von 30 oder 40 Jahren traut, zu seiner Homosexualität zu bekennen, ein »Coming Out« hat. Manchmal wird erst in hohen Alter dem Impuls eines Mannes mit einem Mann sexuell zusammen zu sein, nachgegeben – vielleicht nur in einer Ausnahmesituation. Aber auch in der Gruppe der Heterosexuellen können sexuelle Wünsche schamhaft verschwiegen und nur mit Prostituierten in einer »strengen Kammer« erlebbar bleiben. Das Gewaltige der Sexualität, der intensiven Lust und dem Drängen nach Befriedigung kann ein Leben lang zurückgedrängt werden. Oft ist die Angst vor Nähe noch bedrohlicher, weil sie eigene Abhängigkeitswünsche und die Bedürftigkeit bewusst macht. So kann ein 70-Jähriger, der dabei ist, sich auf eine neue intensive Beziehung einzulassen, beim Überqueren der Gleise fast in eine Straßenbahn laufen. Unbewusst will es sich vermutlich bestrafen oder auch sehen, ob die neben ihm gehende Frau ihn wegreißt und damit das Leben rettet. Manchmal ist es erst in hohen Alter – in Sichtweite des Todes – möglich, sich den Wunsch nach emotionaler und sexueller Intimität zu erfüllen. All diese Themen haben ihren Ursprung in der Adoleszenz, können aber ein Leben lang vermieden oder erst sehr spät oder nie befriedigt werden.

William Golding beschreibt in dem Buch *Rites of Passage* (1980, Äquatortaufe) wofür er 1983 den Nobelpreis verliehen bekam, die Geschichte von Referent Colley. Aus der Perspektive eines jungen Aristokraten, Talbort, wird beschrieben, wie er während der sechsmonatigen Überfahrt nach Australien des Geistlichen Colley zugrunde geht. Nachdem die Matrosen ihn betrunken gemacht haben und ihn in homosexuelle Akte involviert hatten, stirbt er aus Scham über seine homosexuelle Lust, die er während des orgiastischen Festes erlebt. Aus den Tagebüchern des Geistlichen versucht Talbort die Ereignisse zu rekonstruieren. Als die Matrosen über die Teilnahme eines Offiziers sprechen, wird die Untersuchung des Todes vom Kapitän abgebrochen, da auf homosexuelle Akte («buggery») die Todesstrafe steht. Colley erhält ein Begräbnis mit allen Ehren am Schiff und damit wird der Fall geschlossen. Diese oft scham- und schuldbesetzte Suche nach der sexuellen Identität ist also nicht in der Pubertät abgeschlossen, sondern bleibt ein Leben lang eine Herausforderung. Golding verwendet die Symbolik der Schiffsüberfahrt und der Übergangsriten zum Erwachsensein in seinem Buch.

So wie es bei der Emigration die bereichernde Möglichkeit gibt, Bürger zweier Kulturen zu sein, so kann der Übergang von der Kindheit in die Welt der Erwachsenen bereichernd sein, wenn es gelingt, Erwachsener zu sein und dabei Kind zu bleiben. Sich die kindliche Offenheit, den spielerischen Zugang, die Intensität der Gefühle und Experimentierfreudigkeit auch als Erwachsener zu erhalten und so sein eigenes »inneres Kind« und die Erlebnisweise der Kinder und Jugendlichen zu verstehen, kann das Resultat eines psychoanalytischen Erforschens und Durcharbeitens der eigenen Lebensgeschichte sein. Den Unterschied zwischen dem erwünschten und realen Platz in der Gesellschaft gilt es als Erwachsener zu akzeptieren, wobei die kindlichen Allmachtsphantasien vermindert werden, sodass ein spielerisches Erforschen der äußeren und inneren Realität die Innovation und Kreativität ermöglicht.

Im zweiten Teil wurden die Probleme beschrieben, die entstehen, wenn die Grenze zu antisozialen und selbstdestruktiven Handlungen überschritten wird. Die Jugendlichen wissen oft nicht, wo die Grenze zwischen extremem und missbräuchlichem Verhalten zu ziehen ist. Die Problemfelder von Gewaltanwendung, Exzessen mit Alkohol und Drogen, Teenagerschwangerschaften, Suizidgedanken und -Versuche wurden beschrieben und anhand von Fallbeispielen auf deren Ursachen und Lösungsmöglichkeiten eingegangen. Die Fallbeispiele sollen Einblick in die Plastizität der Probleme geben, die bei einer fachlichen Hilfe sich manchmal rasch, manchmal erst nach Jahren verändern können.

Wird diese Chance allerdings nicht ergriffen, kann es später sehr viel länger dauern oder durch Kurzschlusshandlungen des Jugendlichen durch einen Suizid zu spät sein. Viele pessimistische Berichte über Randgruppen, Gefühlskälte und Gewalttätigkeit können relativiert werden, wenn wir die Ergebnisse der psychotherapeutischen Arbeit mit diesen Jugendlichen genau betrachten. Wir sehen dann, wie hinter der Gefühlskälte und Gewaltbereitschaft eine große Verletzlichkeit und Sehnsucht verborgen ist, die sich entweder in Gewalt und Selbstschädigung oder in einem Aufnehmen der angeboten emotionalen Hilfestellung zeigen kann. Die Therapeuten müssen sich jedoch darauf gefasst machen, zunächst als Übertragungsobjekte mit all den Enttäuschungen, Vorwürfen und Wut über die erlittenen Demütigungen und Entbehrungen konfrontiert zu werden und die auszuhalten, zu containen. Auch das Entziffern der psychotischen Wahnvorstellungen kann entlastend wirken, wenn wir die kindliche Wahrnehmung erkennen können, auf die der Jugendliche angesichts der bedrohlichen inneren Kräfte zurückgreift.

Eine häufig gehörte Frage bezieht sich auf die Unterschiedlichkeit der Entwicklung von Kindern aus derselben Familie. Warum wird ein Kind alkoholabhängig, gewalttätig oder schizophren, während seine Geschwister eine gute Entwicklung nehmen? Es gibt drei Dimensionen diese unterschiedlichen Entwicklungen von Kindern in derselben Familie zu verstehen: das unterschiedliche Temperament des Babys, die unterschiedliche Geschwisterposition und Familienumstände sowie die Widerstandsfähigkeit (»Resilienz«).

Wir nehmen an, dass Babys von Geburt an über ein unterschiedliches Temperament verfügen: circa ein Viertel der Babys sind besonders robust, geduldig und widerstandsfähig, etwa die Hälfte verfügen über ein durchschnittliches Temperament und ein Viertel der Babys sind delikat, leicht irritierbar, schwer zu beruhigen und ungeduldig. Es bedarf eines besonderen Zugangs der Eltern, für ihr sensibles Baby passende Rahmenbedingungen zu schaffen, es etwa nur einem Reiz auszusetzen, wenn es leicht ablenkbar ist. So kann das Stillen in einem ruhigen, abgedunkelten Zimmer am Anfang notwendig sein, um Ablenkungen durch andere Reize auszuschalten. Es ist wichtig, dass die Eltern die besondere Persönlichkeit des Babys anerkennen. Wie gut die Eltern mit dem Temperament ihres Babys und Kindes umgehen können, hängt auch von der Persönlichkeit der Eltern ab.

Wie unterschiedlich die Entwicklungen von Kinder derselben Eltern sein können, zeigen die Fallgeschichten. Es kann sein, dass dieselbe belastende Familiensituation bei einem Kind eine Verwahrlosung, bei einem anderen ein psychisches Problem, eine kriminelle Neigung bewirken oder eine gutbürgerliche Entwicklung ermöglicht. Jedes Kind nimmt gleichsam aus den bewussten und unbewussten emotionalen Konstellationen der Familie einige Aspekte auf. So beschreibt die berühmte Analytikerin, die als Fachärztin für Psychiatrie eine Expertin für schizophrene Jugendliche wurde, ihre Familie (Parker 1972, Parker 1987). Sie beschreibt sich als ein mit Problemen belastetes Kind, das in einer Problemfamilie aufgewachsen ist und »durch langsame, schmerzliche Schritte zu einer Frau, einer Ärztin, einer Psychiaterin und einer Psychoanalytikerin wurde« (Parker 1987, IX; Übers. GDW). Von den drei Kindern wurde ihr Bruder schizophren und wählte den Freitod, die Schwester bekam eine Depression und wurde Alkoholikerin, und sie selbst konnte eine medizinische und psychoanalytische Ausbildung machen. Sie widmete sich der Thematik, unter der ihr geliebter Bruder gelitten hatte und gestorben war. In ihrem Buch *Meine Sprache bin ich. Modell einer Psychotherapie* (Parker, 1988) beschreibt sie die Analyse eines schizophrenen Jugendlichen, der eine eigene Sprache entwickelt, die es ihm ermöglicht, bei emotional erregenden und verstörenden Gefühlen und Ereignissen, sich in seine private – psychotische Welt zurückzuziehen. Sie zeichnet die besondere Art der Kommunikationsstörungen in Familien auf, bei denen ein Familienmitglied schizophrene Reaktionen zeigt.

In den letzten dreißig Jahren beschäftigte man sich systematisch mit dem Phänomen, warum Personen dieselben traumatischen Erlebnisse, ungünstige familiäre Konstellationen, Deprivation und physischen und sexuellen Missbrauch unterschiedlich bewältigen. Unter dem Terminus »Resilienz« wird erforscht, warum Personen langjährigen Stress oder andere Widrigkeiten, Armut und Not besser bewältigen als andere, die dieselben Beeinträchtigungen ertragen müssen. Unter Widerstandsfähigkeit wird ein »interaktives Phänomen« verstanden und es werden die Risikofaktoren und die schützenden Umstände erforscht, diese Fähigkeit zu fördern. »Der mächtigste Einflussfaktor zur Entwicklung unsere Fähigkeit, die Hürden des Lebens zu meistern, ist die Zuwendung und Fürsorge, die wir in der frühen Kindheit erfahren«, meint Kraemer (1999, 273). Darunter wird die Fähigkeit verstanden, flexibel und elastisch auf Schwierigkeiten reagieren, den Mut und das Selbstvertrauen zu haben, diese zu bewältigen. Das größte Risiko stellen frühe Vernachlässigung und physische oder psychische Übergriffe dar, Eheprobleme und permanente heftige Konflikte der Eltern. In den wissenschaftlichen Studien werden die Risikofaktoren einer genauen Analyse unterzogen, ob etwa Kinder geschiedener Eltern oder zur Adoption freigegeben Kinder über weniger Resilienz verfügen als andere Kinder. Oft werden belastende familiäre Konflikte über Generationen weitergegeben, wie es Fraiberg als »Ghosts in the Nursery« oder Byng-Hall (1995) als »Family Scripts« beschreiben, die nur mühsam umgeschrieben, d. h. verändert werden können. Das unbewusste Weitergeben dieser belastenden Verhaltensweisen setzt sich oft gegen den bewussten Wunsch, es bei den eigenen Kindern anders zu machen, durch. Als günstige Faktoren werden die möglichen Erfahrungen von Kindern betrachtet, kleine Hindernisse zu meistern, mit Frustrationen und kurze Trennungen umgehen zu lernen. Als Beispiel sei das Ergebnis der Forschung angeführt, dass Kinder, die regelmäßig glückliche kurze Trennungen von ihren Eltern erlebt haben, wenn sie bei den Großeltern oder Kindern von Freunden übernachteten, spätere komplizierte Trennungserfahrungen durch einen Aufenthalt im Spital viel besser meistern konnten (Stacey et al. 1970). Resilienz meint nicht »Härte« (toughness), sondern Flexibilität. Generell sind männliche Kinder weniger widerstandsfähig und flexibel als weibliche. Schon von der Schwangerschaft an ist bei männlichen Embryos ein spontaner Abortus wahrscheinlicher, sowie die Wahrscheinlichkeit, mit einer Chromosomenanomalie und kognitiven Schäden geboren zu werden. Männliche Babys sind generell anspruchsvoller und unruhiger (fussy), mit einer größeren Wahrscheinlichkeit, ein Entwicklungsproblem wie Legasthenie, Autismus, Hyperaktivität und eine Entwicklungsverzögerung zu haben. In der Adoleszenz geraten sie häufiger mit dem Gesetz in Konflikt, die Selbstmordquote und die Straffälligkeit sind höher als bei Mädchen (Kraemer 1999, 276). Ein gutes Aussehen und höhere Intelligenz stellen eine förderliche Bedingung von Resilienz dar.

Personen, die sich trotz schwieriger sozioökonomischer und schwieriger familiärer Verhältnisse, trotz Vernachlässigung und Missbrauch gut entwickeln, hatten oft das Glück, außerhalb der Familie eine vertrauenswürdige erwachsene Person zu haben, sei es ein Lehrer, ein anderes Familienmitglied wie eine Großmutter, Onkel, älteren Bruder oder Schwester, der sie sich anvertrauen konnten. Oft genügt schon die Erfahrung einer liebevollen Betreuung in den ersten Lebensmonaten, die »eine Art ›Immunität‹ gegen späteres Leid und Unglück darstellt« (Kraemer 1999, 276). Ärger und Trotz, Rebellion und Widerstand können als Schutz wirken. So beschreibt Fanny Kemble ihre grausame Kindheit, als ihre Eltern sie als Vierjährige zwangen, eine Narrenmütze aufzusetzen und sich auf die Straße zu stellen. Sie sollte gedemütigt und verspottet werden, doch sie tanzte durch die Eingangstüre und forderte Vorbeigehende auf, sie zu bewundern. »Ich weinte nie, schmollte nie, ärgerte und jammerte nie und zeigte nie Reue über meine bösen Taten oder deren Konsequenzen, sondern akzeptierte sie mit einer philosophischen Frohmut, die meine verwunderten Erzieher verzweifeln ließ.« (Kemble 1879, zit. nach Kraemer 1999, 274; Übers. GDW). Statt des Drills und der Forderung nach absolutem Gehorsam sind Zuwendung und Einfühlungsvermögen förderlich sowie die Bereitschaft der Eltern, ihren Kindern bei der Bewältigung kleiner Frustrationen beizustehen. Das Ziel ist, dem Kind zu helfen, sich seines Körpers und seiner Fähigkeit zu denken und eine selbständige Meinung zu entwickeln zu helfen. Nur wer sich als Kind verstanden gefühlt hat, kann später auch andere Menschen verstehen.

Literatur

Aichhorn, A. (1925). *Verwahrloste Jugend. Die Psychoanalyse in der Fürsorgeerziehung.* Stuttgart, Wien: Hans Huber, 9. Aufl. 1977.
Albert, A., Hurrelmann, K. & Quenzel, G. (2010). *Jugend 2010. 16. Shell Jugendstudie.* Hamburg: Fischer TB Verlag.
Alvarez, A. (1971). *The Savage God. A Study of Suicide.* London: Penguin Books.
Alvarez, A. & Reid, S. (Eds.) (1999). *Autism and Personality: Findings from the Tavistock Workshop.* London & New York, Routledge.
Ammerer, H. (2006). *Krafft-Ebing, Freud und die Erfindung der Perversion. (Versuch einer Einkreisung).* Marburg: Tectum.
Anderson, R. (1998a). Suicidal Behaviour and its Meaning in Adolescence. In ders. *Facing it Out. Clinical Perspectives on Adolescent Disturbance,* ed. by Anderson, R. & Dartington, A., London, New York: Karnac, 65–78.
Anderson, R., Dartington, A. (1998b). Introduction. In ders. *Facing it Out. Clinical Perspectives on Adolescent Disturbance.* London, New York: Karnac, 1–6.
Anderson, R. (2005). Zur Abschätzung des Risikos von Selbstbeschädigung bei Jugendlichen. Eine psychoanalytische Perspektive. In M. Rustin & E. Quagliata (Hrsg.), *Der Anfang. Klinische Erstkontakte mit Kindern und Jugendlichen.* Tübingen: edition diskord, 219–237.
Anderson, R. (2009). *Adolescence and the Body Ego: The reencountering of primitive mental functioning in adolescent development.* Unpublished Paper given in Vienna.
Arnett, J. J. & Hughes, M. (2012). *Adolescence and Emerging Adulthood. A Cultural Approach.* London, New York: Pearson.
Archer, J. (2006). Testosterone and human aggression: An evaluation of the challenge hypothesis. *Neorosci Biobehav Rev. 30* (3), 319–345.
Balk, D. E. (2014). *Dealing with Dying, Death, and Grief during Adolescence.* New York: Routledge.
Bell, R. (1998). *Changing bodies, changing lives* (3rd Ed.). New York: Times Books.
Bettelheim, B. (1975). *Die symbolischen Wunden. Pubertätsriten und der Neid des Mannes.* München: Kindler Verlag, erstmals 1954.
Bick, E. (1964). Notes on Infant Observation in Psychoanalytic Training. *Intern. Journal of Psycho-Analysis, 45,* 558–566.
Bion, W. (1956/1967). Development of Schizophrenic Thought. *Int. Jour. Of Psycho-Analysis, 37* (4–5), abgedruckt in: ders. *Second Thoughts.* Selected papers on Psycho-Analysis, London: Marsfield Library, 36–42.
Bion, W. (1957a/1967). On Arrogance. In ders. *Second Thoughts. Selected Papers on Psych-Analysis.* London: Marsfield Library, 86–92.
Bion, W. (1957b/1967). Differentiation of the Psychotic from the Non-Psychotic Personalities. *Int. Jour. Of Psycho. Analysis, 38* (3–4), abgedruckt in: ders. *Second Thoughts. Selected Papers on Psych-Analysis.* London: Marsfield Library, 43–64.
Bion, W. (1957c/1967). On hallucination. In: Ders. *Second Thoughts. Selected Papers on Psych-Analysis.* London: Marsfield Library, 65–85.
Bion, W. (1959/1976). Attacks on Linking. *Int. Jour. Of Psycho-Anal. 40* (5–6), abgedruckt in: ders., *Second Thoughts. Selected Papers on Psychoanalysis.* London: Karnac, 93–109.
Bion, W. (1962). *Lernen durch Erfahrung.* Frankfurt: Fischer.

Bion, W. (1979). Making the best of a bad job. *Clinical Seminars and Four Papers, 1987.*
Bion, W. (2005). *The Tavistock Seminar.* London, New York: Karnac.
Birksted-Bree, D. (2016). Editorial. *Int. Journal of Psychoanalysis,* 97, 559–561.
Bléandonu, G. (1990). *Wilfred Bion. His Life and Works 1897–1979.* London: Free Association Books.
Blos, P. (1962/1995). *Adoleszenz. Eine psychoanalytische Interpretation.* Stuttgart: Klett-Cotta.
Bohleber, W. (2004). Adoleszenz, Identität und Trauma. In A. Streeck-Fischer (Hrsg.) *Adoleszenz – Bindung – Destruktivität.* Stuttgart: Klett-Cotta, 229–242.
Bridges, H. (1953/1989). *Gone With the Wind, Film Metro-Goldwyn-Mayer. The Definitive Illustrated History of the Book, the Movie, and the Legend.* New York, London: Simon & Schuster.
Britton, R. (1998). The missing link: parental sexuality in the Oedipus complex. In R. Britton, M. Feldman & E. O'Shaughnessy (Eds.), *The Oedipus Complex Today. Clinical Implications.* London: Karnac, 83–102.
Britton, R. (2014). Die Ödipussituation: normale Entwicklung oder unterbrochene Beziehung? *Psychoanalyse in Europa, Bulletin der EPF, Barcelona,* 59–64.
Brizendine, L. (2006). *The Female Brain.* New York: Morgan Road Book.
Brizendine, L. (2011). *Das männliche Gehirn. Warum Männer anders sind als Frauen.* Hamburg: Goldmann.
Bürgin, D. (2004). Psychodynamik und Destruktivität. In A. Streeck-Fischer (Hrsg.), *Adoleszenz – Bindung – Destruktivität.* Stuttgart: Klett-Cotta, 243–266.
Busch, W. (1865/2011). Max und Moritz, eine Bubengeschichte in 7 Streichen. In *Das große Wilhelm Busch Album.* München: Bassermann.
Byng-Hall, J. (1995). *Rewriting Family Scripts.* New York: Guilford Press.
Campell, D. (1999). The role of the father in a pre-suicidal state. In R. L. Perelberg (Ed.), *Psychoanalytic Understanding of Violence and Suicide.* London: Routledge, 73-86.
Cavell, S. (2010). *Little Did I Know. Excerpts from Memory.* Stanford, CA: Stanford University Press.
Chasseguet-Smirgel, J. (1974). Die weiblichen Schuldgefühle. In J. Chasseguet-Smirgel (Hrsg.), *Psychoanalyse der weiblichen Sexualität.* Frankfurt, Suhrkamp, 134–191.
Cleese, J. (2014). *So, Anyway...* London: Random house.
Copley, B. (1993). *The World of Adolescence. Literature, society and psychoanalytic psychotherapy.* London: Free Association Books.
Coudenhove-Kalergi, B. (2013). *Zuhause ist überall. Erinnerungen.* Wien: Paul Zsolnay Verlag.
Crockett, L. J., Rafaelli, M. & Moilanen, K.L. (2003). Adolescent sexuality: Behaviour and meaning. In G. Adams & M. Berzonsky (Eds.), *Blackwell handbook of adolescence.* Malden, MA: Blackwell, 371–392.
Diem-Wille, G. (1997). Observed families revisited – two years on. In S. Reid (Ed.), *Developments in Infant Observation. The Tavistock Model.* London: Routledge, 182–206.
Diem-Wille, G. (2003). Vom Verstehen der »Gesamtsituation« als Übertragung – Falldarstellung einer Analyse eines Borderline-Adoleszenten. *Kinderanalyse,* 11 (2), 133–154.
Diem-Wille, G. (2004) Psychoanalytische Aspekte der Schwangerschaft als Umgestaltung der inneren Welt der werdenden Eltern, in: *Psychotherapie Forum,* H.12, 1-10
Diem-Wille, G. (2009/2012). *Das Kleinkind und seine Eltern. Aspekte der psychoanalytischen Babybeobachtung.* Stuttgart: Kohlhammer, 2. Aufl.
Diem-Wille, G. (2004). Using the concept of the ›total situation‹ in the analysis of a borderline adolescent. *Journal for Child Psychotherapie,* 30, 308–329.
Diem-Wille, G. (2013). *Die frühen Lebensjahre. Psychoanalytische Entwicklungstheorie nach Freud, Klein und Bion.* Stuttgart: Kohlhammer, 2. Aufl.
Diem-Wille, G. (2015). *Latenz: Das »Goldene Zeitalter« der Kindheit. Psychoanalytische Entwicklungstheorien nach Freud, Klein und Bion.* Stuttgart: Kohlhammer.
Diem-Wille, G. & Turner, A. (Hrsg.) (2012). *Die Methode der psychoanalytischen Beobachtung. Über die Bedeutung von Containment, Identifikation, Abwehr und anderen Phänomenen in der psychoanalytischen Beobachtung.* Wien: Fakultas Verlag.

Dolto, R. & Dolto-Tolitch, C. (1992). *Von den Schwierigkeiten, erwachsen zu werden.* Stuttgart: Klett-Cotta.
Duthie, J. K., Nippold, M. A., Billow, J. L. & Mansfield, T. C. (2008). Mental imagery of concrete proverbs: A developmental study of children, adolescents and adults. *Applied Psycholinguistics, 29* (1), 151–173.
Engel, G. L. (1962). *Psychological Development in Health and Disease.* New York: Saunders.
Engel, G. L. (1967). Psychoanalytic theory of somatic disorder. *JPPA, 15,* 344–365.
Erhard, J. (1998). *»Liebe Tagebuch! Dir kann ich mich anvertrauen«,* Diplomarbeit, Universität Wien.
Erikson, E. (1979). *Kindheit und Gesellschaft.* Stuttgart: Klett-Cotta.
Feldman, M. (1998). The Oedipus complex: manifestations in the inner world and the therapeutic situation. In R. Britton, M. Feldman & E. O'Shaughnessy (Eds.), *The Oedipus Complex Today. Clinical Implications.* London: Karnac, 103–128.
Feldman, M. (1999). Projektive Identifizierung: Die Einbeziehung des Analytikers. *Psyche, 9/10,* 991–1014.
Feldman, M. (2000). Some views on the manifestation of the death instinct in clinical work. *Int. Journ. Of Psycho-Analysis, 81,* 53–66.
Flammer, A. & Alsaker, F. D. (2011). *Entwicklungspsychologie der Adoleszenz. Die Erschließung innerer und äußerer Welten im Jugendalter.* Bern, Göttingen, Toronto, Seattle: Huber Verlag.
Flasar, M. M. (2014). *Ich nannte ihn Krawatte.* München: Random House.
Fleck, L. (1977). *Weiblicher Orgasmus. Die sexuelle Entwicklung der Frau – psychoanalytisch gesehen.* München: Kindler Taschenbuch.
Flynn, D. (2004). *Severe Emotional Disturbance in Children and Adolescents. Psychotherapy in Applied Contexts.* Hove, New York: Brunner-Routledge.
Fraiberg, S. (1980). Ghosts in the nursery: A psychoanalytic approach to the problem of impaired mother-infant relationship. In *Clinical Studies in Infant Mental Health. The First Year of Life.* London, New York: Tavistock Publications.
Freud, A. (1958). Adolescence. *Psychoanalytic Study of the Child, 15,* 255–278.
Freud, A. (1964). *Das Ich und die Abwehrmechanismen.* München: Kindler Taschenbuch.
Freud, A. (1968). Adolescence. In A. E. Winder & D. Angus (Eds.), *Adolescence: Contemporary studies.* New York: American Book, 13–24.
Freud, S. (1905/1972). Drei Abhandlungen zur Sexualtheorie. In: *SF Studienausgabe, Bd. V,* Frankfurt: S. Fischer Verlag, 37–146.
Freud, S. (1908a/1971). Hysterische Phantasien und ihre Beziehung zur Bisexualität. In: *SF Studienausgabe, Bd. VI,* Frankfurt: S. Fischer Verlag, 187–195.
Freud, S. (1908e/1969). Der Dichter und das Phantasieren. In: *SF Studienausgabe, Bd. X,* Frankfurt: S. Fischer Verlag, 167–179.
Freud, S. (1911/1975). Formulierungen über die zwei Prinzipien des psychischen Geschehens. In: *S.F. Studienausgabe, Bd. III.* Frankfurt: S. Fischer Verlag, 13–24.
Freud, S. (1912). Zur Dynamik der Übertragung. In: *S.F. Studienausgabe.* Frankfurt: S. Fischer Verlag, 157-167
Freud, S. (1916–17/1969). Vorlesungen zur Einführung in die Psychoanalyse. In: *S.F. Studienausgabe, Bd. I,* Frankfurt: S. Fischer Verlag, 34–447.
Freud, S. (1917/1969). Eine Kindheitserinnerung aus *Dichtung und Wahrheit.* In: *S. F. Studienausgabe, Bd. X.* Frankfurt: S. Fischer Verlag, 255ff.
Freud, S. (1915). Trauer und Melancholie. *GW I,* 299.
Freud, S. (1919e/1973). Ein Kind wird geschlagen. In *S.F. Studienausgabe, Bd. VII.* Frankfurt: S. Fischer Verlag, 229–254.
Freud, S. (1920). Jenseits des Lustprinzips. *GW XIII,* 69f.
Freud, S. (1923b). Das ich und das Es. *GW XIII,* 237-289.
Freud, S. (1932). Neue Folge der Vorlesungen zur Einführung in die Psychoanalyse. *GW XV.*

Freud, S. (1939). Der Mann Moses und die monotheistische Religion. *GW XVI*, 101–248.
Furstenberg, E. F., Brooks-Grunn, S., Morgan, S. P. et al. (1987). *Adolescent mothers in later life*. New York: Cambridge University Press.
Gail, H. (1971). Gitter. Die Aufzeichnungen des Hermann Gail. Mit einem Nachwort von Walser. Frankfurt: S. Fischer Verlag.
Gavalda, A. (2005). *Zusammen ist man weniger allein*. Aus dem Französischen von Ina Kronberger. München: Carl Hanser Verlag.
Goethe, J. W. (1774/1994). Die Leiden des jungen Werthers. Texte und Kommentare, Frankfurt: Suhrkamp.
Goethe, J. W. (1811–14). *Aus meinem Leben. Dichtung und Wahrheit*. Tübingen: J. G. Cotta.
Golding, W. (1980). *Rites of Passage*. (Deutsch: *Äquatortaufe*. München: Bertelsmann 1983).
Gottfredson, M. & Hirschi, T. (1990). *A general theory of crime*. Stanford, CA: Stanford University Press.
Green, A. (1993). *On Private Madness*. Madison, CT: Int. Universities Press.
Grillparzer, F. (1847/1987). Libussa. In F. Grillparzer, *Werke in sechs Bänden*. Hrsg. v. H. Bachmaier. Frankfurt: Deutsche Klassiker Verlag.
Grinberg, L. & Grinberg, R. (1989). *Psychoanalytic Perspectives on Migration and Exile*. New Haven & London: Yale University Press.
Hadaya, S. (2015). *Selbstmord bei Jugendlichen. Welche psychischen Probleme sind ausschlaggebend für einen Selbstmordversuch bei adoleszenten Mädchen?* Vorwissenschaftliche Arbeit, Wien.
Hall, S. G. (1904). *Adolescence: It's Psychology and its relation to physiology, anthropology, sociology, sex, crime, religion, and education. Vol. 1 & 2*. Englewood Cliffs, NJ: Prentice-Hall.
Halpern, C. T., Udry, J. R. et al. (1998). Monthly measures of salivary testosterone predict sexual activity in adolescent males. *Arch Sex Behav 27* (5), 445–465.
Harris, M. (2007). *Your Teenager. Thinking about your Child during the Secondary School Years*. Ed. by Meg Harris Williams. London: Karnac.
Heuves, W. (2010). *Pubertät, Entwicklung und Probleme, Hilfen für Erwachsene*. Frankfurt: Brandes & Apsel.
Hemingway, E. (1932). *Death in the Afternoon*, New York: Charles Scibner's Sons.
Hughes, M. & Arnett, J. J. (2012). *Adolescence and Emerging Adulthood. A Cultural Approach*. London: Pearson.
Jahnn, H. H. (1974). Selbstversuche. In ders., *Werke und Tagebücher*. Hamburg: Hoffmann und Campe, 5–17.
Jaeger, H. (1885). Fra Kristiania-Bohêmen. Oslo: Dreyer, wiederaufgelegt 1950.
James, E. (2011). *Fifty Shades of Grey* (dt.: *Shades of Grey – Geheimes Verlangen*, Übersetzung: Andrea Brandl und Sonja Hauser. München: Goldmann, 2012).
Joseph, B. (1975). Der unzugängliche Patient. In: dieselbe: *Psychisches Gleichgewicht und psychische Veränderung*. Stuttgart: Klett-Cotta, 1994, 116–134.
Joseph, B. (1985/1994). Übertragung: Die Gesamtsituation. In: dieselbe: Psychisches Gleichgewicht und psychische Veränderung. Stuttgart: Klett-Cotta, 1994, 231–248.
Joseph, B. (1986). Neid im Alltagsleben. In diess., *Psychisches Gleichgewicht und psychische Veränderung*. Stuttgart: Klett-Cotta, 1994, 268–284.
Jugend 2010. 16. Schellstudie.(2010). Hrsg. Von Albert, M., Hurrelmann, K., Quenzel, G., TNS Infratest Sozialforschung, Frankfurt, 2010
Kafka, F. (1915/2005). *Die Verwandlung*. Köln: Anconda Verlag.
Kaplan, L. J. (1988). *Abschied von der Kindheit. Eine Studie über Adoleszenz*. Stuttgart: Klett.
Kaplan, L. J. (1991). *Weibliche Perversionen. Von befleckter Unschuld und verweigerter Unterwerfung*. in: Int. Journal of Child and Family Welfare 3: 2/3-28/
Kraemer, S. (1999). *Promoting Resilience: Changing Concepts of Parenting and Child Care*. In: Child and Family Welfare 3, London: Routledge: 273-287.

Kernberg, O. (1984). *Severe Personality Disorders: Psychotherapeutic Strategies.* New York: Yale University Press.
Klein, M. (1922). Hemmungen und Schwierigkeiten im Pubertätsalter. In *M.K. Gesammelte Schriften, Bd. I/1.* Stuttgart: frommann-holzboog, 89–98.
Klein, M. (1927). Kriminelle Strebungen bei normalen Kindern. In *M.K. Gesammelte Schriften, Bd. I/1.* Stuttgart: frommann-holzboog, 257–283.
Klein, M. (1928). Frühstadien des Ödipuskonflikts. In *M.K. Gesammelte Schriften, Bd. I/1.* Stuttgart: frommann-holzboog, 287–306.
Klein, M. (1934). Über Kriminalität. In *M.K. Gesammelte Schriften, Bd. I/2.* Stuttgart: frommann-holzboog, 21–27.
Klein, M. (1940). Die Trauer und ihre Beziehung zu manisch-depressiven Zuständen. In *M. K. Gesammelte Schriften, Bd. I/2.* Stuttgart: frommann-holzboog, 159–199.
Klein, M. (1944). Gefühlsleben und Ich-Entwicklung des Säuglings unter besonderer Berücksichtigung der depressiven Position. In *M.K. Gesammelte Schriften, Bd. I/2.* Stuttgart: frommann-holzboog, 261–320.
Klein, M. (1945). Der Ödipuskonflikt im Licht früher Ängste. In *M.K. Gesammelte Schriften, Bd. I/2.* Stuttgart, frommann-holzboog, 1996, 361-432
Klein, M. (1952). Die Ursprünge der Übertragung. In *M.K. Gesammelte Schriften, Bd. III.* Stuttgart: frommann-holzboog, 81–95.
Kuhn, T. (1980). *Die kopernikanische Revolution.* Braunschweig: Vieweg.
Laing, R. D. (1964). *Sanity, Madness and the Family.* London: Tavistock
Laplanche, J. & Pontalis, J. B. (1982). *Das Vokabular der Psychoanalyse.* Frankfurt: Suhrkamp.
Larson, R. & Richards, M. (1994). *Divergent realities: The emotional lives of mothers, fathers, and adolescents.* New York: Basic Books
Larson, R., Csikszentmihalyi, M. & Graef, R. (1982). Time alone in daily experience: Loneliness or renewal. In L.A. Peplau & D. Perlman (Eds.), *Loneliness: A sourcebook of theory, research, and therapy.* New York: Wiley, 40–53.
Laufer, M. (1995). Psychological development in adolescence: »danger signs«. In M. Laufer (Ed.), *The Suicidal Adolescent.* London: Karnac, 3–20.
Laufer, M. & Laufer, E. (1997). *Adolescence and Developmental Breakdown. A Psychoanalytic View.* London: Karnac.
Lebovici, S.(2003). *Der Säugling, die Mutter und der Psychoanalytiker. Die frühen Formen der Kommunikation.* Stuttgart: Klett-Cotta.
Liu, R. (2006). Vulnerability to Friends' Suicide Influence: The Moderating Effects of Gender and Adolescent Depression. *J Youth Adolescence, 35,* 454.
London, J. (1909/2016). *Martin Eden.* Übersetzt von Lutz-W. Wolff. München: Deutscher Taschenbuch Verlag.
Magagna, Jeanne (Ed.) (2012). *The Silent Child. Communication without Words.* London: Karnac.
McDougall, Joyce (1991). *Theatres of the Body/Theater des Körpers.* Weinheim: Verl. Internat. Psychoanalyse.
McDougall, Joyce (2003). *Donald Winnicott. The Man. Reflections and Recollections.* London: Karnac.
Mead, M. (1928). *Coming of Age in Samoa.* New York: Morrow.
Melzer, D. (1988). *The aesthetic conflict. The Apprehension of Beauty.* Strath Tay: Clunie Press.
Miles, B. (2005). *Hippies.* München: Collection Rolf Heyne.
Miller, L., Rustin, M., Rustin, M. & Shuttleworth, J. (1989). *Closely Observed Infants.* London: Duckworth.
Miller, B.C., Bayley, B.K., Christensen, M., Laevitt, S.C. & Coyl, D. D. (2003). Adolescent pregnancy and childbearing. In R.G. Adams & D.M. Berzonsky (Eds.), *Blackwell handbook of adolescence.* Malden, MA: Blackwell, 415–449.
Moffitt, T. E. (2007). A review of research on the taxonomy of life-course persistent versus adolescence-limited antisocial behaviour. In D. J. Flannery, A. T. Vazonyi, & I. D.

Waldman (Eds.), *The Cambridge handbook of violent behaviour and aggression*. New York: Cambridge University Press, 49–74.
Moffitt, T. E. (2003). Life-course-persistent and adolescence-limited antisocial behaviour. In B. B. Lahey & T. E. Moffitt (Eds.), *Causes of conduct disorder and juvenile delinquency*. New York: Guilford, 49–75.
Money-Kyrle, R. E. (1968). Cognitive Development. *Int. J. Psycho-Anal.*, 49, 691–698.
Moore, M. & Brook-Gunn, J. (2002). Adolescent parenthood. In M. H. Bornstein (Ed.), *Handbook of parenting, Vol. 3: Being and becoming a parent* (2nd Ed.). Mahwah, NJ: Erdbaum, 173–214.
Musil, R. (1913). Politische Bekenntnisse eines jungen Mannes. *Die weissen Blätter, Nov. 1913*, 8, 1009–1015 (engl. Musil, R., Precision and Soul. Essays and Addresses. Ed. By B. Pike & D. S. Luft. Chicago, London: University of Chicago Press, 31–36).
Niztschke, B. (1976). Die Bedeutung der Sexualität im Werk Sigmund Freuds. In D. Eicke (Hrsg.), Psychologie des 20. Jahrhunderts, Tiefenpsychologie, Bd. 1: Sigmund Freud – Leben und Werk. Weinheim, Basel: Beltz, 357–396.
Norman, J. (2004). Der Psychoanalytiker und der Säugling. Eine neue Sicht der Arbeit mit Babys. *Analytische Kinder-und Jugendpsychotherapie*, 35 (122), 245–275.
Nunberg, H. (1932/1959). *Allgemeine Neurosenlehre auf psychoanalytischer Grundlage*. Bern: Huber Verlag.
O'Shaughnassy, E. (1989). Der unsichtbare Ödipuskonflikt. In R. Britton, M. Feldman & E. O'Shaughnassy (Eds.), *Der Ödipuskomplex heute. Klinische Implikationen*. London: Karnac, 129–150.
Pankratz, E. (1997). *Teenagermütter. Entstehungsbedingungen ungeplanter Schwangerschaften im Jugendalter. Mißlungene Prävention/ Kontrazeption oder geheimer Kinderwunsch?* Diplomarbeit an der Universität Wien.
Parker, B. (1972/1975). *Chronik einer gestörten Familie*. Frankfurt: Suhrkamp.
Parker, B. (1987). *The evolution of a psychiatrist: Memoirs of a woman doctor*. New Haven: Yale University Press.
Parker, B. (1988). *Meine Sprache bin ich. Modell einer Psychotherapie*. Frankfurt: Suhrkamp.
Pav, U. (2010). *»Ich selbst hätte ja überhaupt kein Problem…«. VerHALTENsraster als Instrument im Umgang mit Verleugnung, Projektion und Spaltung. Strukturiertes Feedback im sozial-pädagogischen Alltag*. Saarbrücken: VDM.
Pav, U. (2016). *»…und wenn der Faden reißt, will ich nur noch zuschlagen!« Pädagogischer Umgang mit Gewalt in der stationären psychotherapeutischen Behandlung Jugendlicher*. Gießen: Psychosozial Verlag.
Person, E. S.(1988). *Dreams of Love and Fateful Encounters. The power of Romantic Passion*. New York: W.W. Norton.
Person, E. S.(1997). *On Freud's »A Child Is Being Neaten«. Turning Points and Critical Issues*. London, New York: Int. Psychoanalytic Association.
Piaget, J. (1970). *Meine Theorie der geistigen Entwicklung*. Hrsg. v. R. Fatke. Weinheim, Basel: Beltz.
Piaget, J. (1972a). *Theorien und Methoden der modernen Erziehung*. Wien, München, Zürich: Molden Verlag.
Piaget, J. (1972b). Intellectual Evolution from Adolescence to Adulthood. In Human Develop 1972; 15:1–12
Piaget, J. & Unhelder, B. (1974). *Gedächtnis und Intelligenz*. Olten, Freiberg im Breisgau: Walter Verlag.
Plath, S.(2013). *The Bell Jar*. (Deutsch: *Die Glasglocke*. Dt. Vorwort und Übersetzung von Reinhard Kaiser. Frankfurt: Suhrkamp, 2005. Neuauflage, mit einem Vorwort von Alissa Walser. Berlin: Suhrkamp, 2013).
Proust, M. (1913). *Auf der Suche nach der verlorenen Zeit*, Frankfurt: Suhrkamp
Preventing Suicide. A global Imperative, World Health Organization (2014). Geneva, Publication of the WHO.
Quinodoz, J.-M. (2008). *Listening to Hanna Segal. Her Contribution to Psychoanalysis*. London: Routledge.

Radiguet, R. (1923/2009). *Den Teufel im Leib, Roman.* München: Deutscher Taschenbuch Verlag.
Rousseau, J. J. (1782/1956). *Bekenntnisse.* Leipzig: Insel, 4. Aufl.
Rutter, M. (2013). Annual Research Review: Resilience – clinical implications. *Jour. Of Child Psychology and Psychiatry* 54 (4), 474–487.
Rustin, M. & Bradley, B. (2008). *Work Discussion. Learning from a reflective practice in work with children and families.* London, Karnac,
Sacher-Masoch, L. (1870). Venus im Pelz. In Ders., *Das Vermächtniß Kains. Erster Theil. Die Liebe. Zweiter Band.* Stuttgart: Cotta, 121–368.
Salomonsson, B. (2008). »Talk to Me, Baby; tell me what's the matter Now«. Die Kommunikation in der psychoanalytischen Behandlung von Säuglingen: Semiotische und Entwicklungspsychologische Perspektiven. *Int. Psychoanalyse, 3*, 221–250.
Salzberger-Wittenberg, I. (2013). *Experiencing Endings and Beginnings.* London: Karnac.
Segal, H. (1952). A psycho-analytic approach to aesthetics. In *The Work of Hanna Segal (Reprint).* New York, London: Jason Aronson, 185–206.
Segal, H. (1991). *Traum, Phantasie und Kunst. Über die Bedingungen menschlicher Kreativität.* Stuttgart: Klett-Cotta.
Segal, H. (1993). On the Clinical Usefulness of the Concept of Death Instinct. *Int. J. Psycho-Anal., 74*, 55–61.
Sherfey, M. J. (1966/1972). *Die Potenz der Frau. Wesen und Evolution der weiblichen Sexualität.* Köln: Kiepenheuer und Witsch.
Sonneck, G., Goll, H., Kapitany, Th. Stein, C. & Strunz, V., (2008). *Krisenintervention. Von den Anfängen der Suizidprävention bis zur Gegenwart.* Wien: Verlag Bibliothek der Provinz.
Stacey, M., Dearden, R., Pill, R., & Robinson, D. (1970). *Hospitals, children and their families: The report of a pilot study,* London: Routledge & Kegan Paul Ltd.
Stern, D. (1985). *The Interpersonal World of the Infant. A View from Psychoanalysis and developmental Psychology,* Basic Books (deutsch: *Mutter und Kind – Die erste Beziehung.* Stuttgart: Klett-Cotta, 2000)
Stern, D. (2001). Handeln und Erinnern in der Übertragungsliebe. In *Über Freuds »Bemerkungen über die Übertragungsliebe«. Freud heute: Wendepunkte und Streitfragen Bd. 3.* Stuttgart: frommann-holzboog, 213–230.
Stacey, M., Dearden, R., Pill, R. & Robinson, D. (1970). *Hospitals, children and their families: The report of a pilot study.* London: Routledge & Kegan Paul.
Staudner-Moser, A. (1997). *Sozialpädagogik im Jugendstrafvollzug. Das Wiener Modell des Anti-Aggressionstrainings.* Diplomarbeit an der Universität Wien.
Steiner, J. (2002). *The dread of exposure to humiliation and ridicule.* Unpublished paper, Westlodge Conference, London, March 2002.
Streeck-Fischer, A. (2004). Selbst-und fremddestruktives Verhalten in der Adoleszenz – Folgen von Traumatisierung in der Entwicklung. In A. Streeck-Fischer (Hrsg.), *Adoleszenz – Bindung – Destruktivität.* Stuttgart: Klett-Cotta, 9–43.
Sutterlüty, F. (2001). Kreisläufe der Gewalt und der Mißachtung. Die familiären Wurzeln jugendlicher Gewaltkarrieren. *Mitteilung des Instituts für Sozialforschung, Frankfurt, 12*, 119–156.
Titze, M. (1995). *Die heilende Kraft des Lachens. Mit therapeutischen Humor frühere Beschämungen heilen.* München: Kösel.
Turrini, P. (2005). *Im Namen der Liebe. Gedichte.* Frankfurt: Suhrkamp.
Twain, M. (2015). *Quotes and Facts.* Ed. by B. Kirov. New York: Create Space Independent Publishing Platform; Auflage: 1, 26. Januar 2015
UNICEF Annual Report 2015. New York: United Nations Children's Fund Publ.
Vogt, W. (2013). *Mein Arztroman. Ein Lebensbericht.* Wien: Edition Steinbauer.
Waddell, M. (1998). *Inside Lives. Psychoanalysis and the Growth of the Personality.* London: Karnac.
Waddell, M. (2002). *Inside Lives. Psychoanalysis and the Growth of the Personality.* London: Karnac.

Waddell, M. (2005). Erstgespräche mit Adoleszenten. Auf der Suche nach einem Raum zum Denken. In M. Rustin & E. Quagliata (Hrsg.), *Der Anfang. Klinische Erstkontakte mit Kindern und Jugendlichen.* Tübingen: edition diskord, 199–218.

Walser, M. (2015). Die Verteidigung der Kindheit. In M. Scharpe (Hrsg.), *Die lieben Eltern. Mütter und Väter in der Literatur.* Stuttgart: Radius Verlag, 53–55.

Weiß, H. (2014). Vertiefende Konzeptualisierungen des Unbewussten. In M. Leuzinger-Bohleber & H. Weiß, *Psychoanalyse. Die Lehre vom Unbewussten. Geschichte, Klinik und Praxis.* Stuttgart: Kohlhammer, 121–156.

Werner, W. (1972). *Vom Waisenhaus ins Zuchthaus.* Mit einem Nachwort von Martin Walser, Frankfurt: Suhrkamp.

Whitebook, J. (2014). »Imagine«. Zur Verteidigung des Säkularismus der Psychoanalyse. *Psyche,* 68 (12), 1167–1195.

Winnicott, D. W. (1958). Die Fähigkeit zum Alleinsein. *Int. Journ. of Psycho-Anal.,* 39, 416–420; abgedruckt in: ders. (1965), *Reifungsprozesse und fördernde Umwelt.* München: Kindler, 36–46.

Winnicott, D. W. (1960). Ich-Verzerrung in Form des wahren und des falschen Selbst. In ders. (1965), *Reifungsprozesse und fördernde Umwelt.* München: Kindler, 182–199.

Winnicott, D. W. (1964/1984). Die Jugend schläft eben nicht. In ders., *Aggression, Versagen der Umwelt und antisoziale Tendenzen.* Stuttgart: Klett-Cotta, 201–203.

Winnicott, D. W. (1967/1971). Die Spiegelfunktion von Mutter und Familie in der kindlichen Entwicklung. In ders., Vom Spiel zur Kreativität. Stuttgart: Klett-Cotta, 128–136.

Winnicott, D. W. (1969). Übergangsobjekte und Übergangsphänomene. Eine Studie über den ersten, nicht zum Selbst gehörenden Besitz, in: ders. Von der Kinderheilkunde zur Psychoanalyse, München: Fischer, 300–321.

Winnicott, D. W. (1984). *Aggression. Versagen der Umwelt und antisoziale Tendenzen.* Stuttgart: Klett-Cotta.

Yeats, W. B. (1933/1989). Sailing to Byzantium. In The Poems of W.B. Yeats, ed. by R. Finneran, New Edition. 2010: New York: Macmillan.

Zimbardo, P. & Gerrig, R. (2004). *Psychologie.* München, Boston, San Francisco: Pearson Studium, 16. Aufl.

Abbildungsverzeichnis

Abb. 1:   Die Östrogen-Progesteron Wellen (nach Brizendine, 2006)
Abb. 2:   Der Testosteronspiegel im Leben eines Mannes (nach Brizendine, 2011)
Abb. 3:   John mit Freund (16 Jahre alt)
Abb. 4:   Originaltext: Anfang der Geschichte von Elfi und ihrer Analytikerin
Abb. 5:   Zeichnung von James: NIGGS (NICHTS)
Abb. 6:   Alter und Kriminalität von Männern a) 1842 und b) 1977 (nach Gottfredson & Hirschi 1990)
Abb. 7:   Lebenslinie von B. (aus Staudner-Moser, 1997)
Abb. 8:   Gewaltszene von B. (aus Staudner-Moser, 1997)
Abb. 9:   Lebenslinie von R. (aus Staudner-Moser, 1997)
Abb. 10: Das gebrochene Herz von R. (aus Staudner-Moser, 1997)
Abb. 11: Weltweite Suizide nach Lebensalter und Einkommen (nach WHO, 2014)

Stichwortverzeichnis

A

Abhängigkeit 39, 47, 65, 68, 85, 107, 139, 144, 148, 157, 161, 191, 204, 211, 215, 217, 226, 293
Abwehr 16, 24, 39, 67, 82, 90 f., 94 f., 105, 110, 118, 140, 171, 203, 227 f., 237, 247, 270
Aggression 36, 56, 65, 82, 90 f., 93 f., 98, 105, 171 f., 180 f., 196, 200, 235, 243, 251, 267, 287
Aufklärung 203–206, 209 f., 218, 225
Aufmerksamkeit 12, 17, 41, 48, 67, 71, 80, 83, 89, 93 f., 97, 124, 138, 164, 176, 204, 212, 230, 233 f., 241, 244, 250, 258, 278, 288
Autonomie 134, 140, 162 f., 204, 226

B

Blickkontakt 20, 36, 87 f., 94, 232 f., 251
Böse 43, 53, 58, 62, 107, 114, 118–120, 145, 147, 167, 176, 193, 197, 216 f., 224, 277, 282, 287

C

Containment 39, 87

D

Denken 13, 21, 40, 44, 51, 53 f., 63, 65, 67, 73, 82, 105, 109, 116, 118 f., 121, 123, 134, 138, 140 f., 143–148, 151, 153, 160, 163, 170, 195, 211, 216, 236, 240, 245, 248, 265, 268, 277, 282, 293, 297
Destruktivität 42, 44, 58, 65, 141, 172, 201, 287

E

Einsamkeit 48, 50, 62 f., 69 f., 78, 80, 100, 121, 126, 153, 156, 158, 162, 168, 177, 180, 192 f., 247, 249, 258
Erziehung 100, 200, 210, 267

F

Frustration 32, 39, 107, 134, 194, 243, 245, 251, 296 f.

G

Geborgenheit 30, 32 f., 35, 46, 51 f., 85, 113, 121, 162, 191–193, 197, 203, 219, 267, 273
Geburt 26, 35 f., 57, 61 f., 69, 108, 171, 206 f., 209, 211, 214 f., 221–223, 225 f., 233 f., 269, 295
Geschlecht 20, 25, 31, 68, 126, 159, 253, 284, 288

H

Hass 31 f., 38, 54, 58, 63, 65 f., 125, 130, 172, 180 f., 193, 243, 267, 282, 284, 286
Haut 13, 35, 177, 190, 251
Hilflosigkeit 30, 38, 50, 70, 104, 106, 168, 178, 194, 200, 211, 242, 277
Hoffnung 36, 38, 46, 59, 70, 72 f., 76–79, 81 f., 84, 99, 108, 127, 131, 133 f., 141, 147, 155, 181, 238, 256 f.
Hoffnungslosigkeit 125, 127, 180, 183, 185, 283

I

Ideal 154 f.
Identität 30 f., 44, 63, 104 f., 149 f., 152, 154, 159, 195 f., 198, 229, 293 f.
Interesse 16, 23 f., 36 f., 48, 54, 68, 71, 73, 76, 79 f., 89, 114, 128, 134, 140,

307

142, 146, 148, 179, 185, 233, 247, 249 f., 289
Intuition 61, 148
Isolation 283

K

Kinderanalyse 66
Kommunikation 32, 100, 160, 166 f., 225, 232, 251
Konkurrenz 49, 51, 60, 135, 156, 163, 243
Kreativität 9, 57, 94, 150, 172, 294

L

Lernen 9, 33, 71, 89, 98 f., 107, 118, 123, 132 f., 137, 139, 169, 174, 193, 221–223, 255, 289, 296
Liebe 16, 19, 21, 27, 30–33, 36–39, 43, 50 f., 54, 58–62, 66, 72, 82, 85, 104, 112–114, 123, 125–127, 132, 134 f., 140, 147, 154, 156–158, 172, 181, 185, 188–190, 192, 197, 199 f., 213, 216 f., 219, 252, 282, 287 f., 293
Lust 13, 18, 23, 30, 33–36, 47, 49 f., 53, 55 f., 63, 112 f., 122, 129, 134, 141, 161, 215, 260, 293 f.

M

Macht 25, 45, 47, 75, 104, 203
Männlichkeit 159, 167, 196
Märchen 197
Masochismus 54, 56, 285
Moral 125, 139

N

Nähe 36, 38 f., 60, 88 f., 111, 114, 117, 121, 124, 127, 130, 136 f., 157, 167, 184, 188, 193, 195, 197, 217, 241, 246, 261, 267, 271–273, 283 f., 287, 293
Narzissmus 134
Neid 25, 51, 107–110, 120, 132, 137, 151, 154, 169, 192, 245, 261, 292
Neugierde 36, 58, 71, 79, 83, 172, 179, 230, 241, 246, 259, 281

O

Objektbeziehung 13

P

Paranoid-schizoide Position 113
Penis 22 f., 31, 41–43, 50, 65, 277
Projektion 68, 82, 109, 118, 125, 132, 152, 201, 233, 292
Psychosexuelle Entwicklung 29

R

Realität 17, 39 f., 43, 45, 57, 63, 65, 71, 84, 86, 108, 112, 118, 129, 136, 142, 153, 216, 225, 228, 239 f., 248 f., 253, 257, 283, 294
Regeln 8, 43, 61, 71, 98 f., 115, 144, 146, 164, 167, 178, 200, 204 f., 207, 271
Reverie 33, 192, 251
Rivalität 8, 21, 25, 71, 111, 163, 203
Rollenspiel 70, 186, 190

S

Sadismus 54, 56, 65, 281
Säugling 28, 37, 153
Scheidung 155–157, 181, 225
Schlaf 156, 240, 276, 283
Schuldgefühle 42 f., 52–54, 56, 117, 129, 152 f., 155, 164, 216, 222, 225, 251, 264, 277 f., 281
Schwangerschaft 12, 26, 61, 69, 202–204, 206–216, 218–222, 224–227, 233, 271, 296
Selbst 9, 31, 38 f., 49, 54, 65, 118, 140, 144, 153 f., 162, 168, 193 f., 228, 282, 287
Selbständigkeit 7, 13, 25, 66, 84, 89, 100, 104, 133, 139, 148, 163, 170, 237, 246, 252, 268, 274 f.
Selbstvertrauen 71, 141, 185, 244, 296
Selbstwertgefühl 16, 41, 43, 54, 66, 103, 107, 131, 151, 162, 164
Sexualität 13, 26, 30, 43, 50, 54 f., 63, 66, 70, 72 f., 77, 79, 108, 131, 134 f., 167, 196–198, 203, 205, 209 f., 218, 228, 243, 285, 292 f.
Sexueller Missbrauch 286
Sicherheit 39, 45, 57, 160 f., 163, 181, 188, 193, 196, 201, 250 f., 286
Stillen 33, 36, 155, 295
Symbol 44, 189

T

Tagträume 47–50, 52, 54, 57, 129, 253
Teilobjekte 93
Tod 50, 56, 61, 91 f., 96, 120 f., 134, 141, 170, 180 f., 190 f., 196 f., 216, 248, 250, 258, 261–263, 276 f., 279, 281, 283–286, 294
Trauer 48, 58, 79, 82, 109, 111, 134 f., 153, 234, 251, 261, 282, 293
Träume 23, 25, 48 f., 51, 53, 63, 74, 120, 122, 126 f., 133, 150, 214, 254, 257, 259, 261–264, 267
Trotz 57, 62, 90, 103, 137, 192, 200, 216, 252, 265, 297

U

Übergangsraum 49
Über-Ich 44, 53, 153–155, 181, 216, 281, 285
Unabhängigkeit 13, 33, 139, 144, 158, 162, 237, 293

V

Vagina 26, 43, 129
Verlassenwerden 72, 105, 112, 172
Verleugnung 66, 192, 228, 247
Vertrauen 31, 38, 70, 79, 83, 89, 103, 152, 188, 195, 213, 219, 241

W

Weiblichkeit 23, 25, 159
Wiedergutmachung 44, 57, 92, 210

Z

Zärtlichkeit 20, 30, 70, 126, 190
Zuwendung 12 f., 28, 37, 107, 111, 125, 172, 202, 204, 210, 217, 226, 234, 252, 296 f.

Personenverzeichnis

Anderson, R. 9, 13, 45, 68, 104, 131, 153, 277 f., 284–286
Bettelheim, B. 25, 167
Bick, E. 37, 85, 232, 251
Bion, W. 32, 38 f., 58, 65, 67, 85, 104, 109, 139, 152 f., 172, 192, 201, 233, 237, 240, 248
Bohleber, W. 193
Brizendine, L. 14, 22
Cavell, S. 135
Coudenhove-Kalergi, B. 150
Diem-Wille, G. 33, 39, 45, 85, 88, 145, 194, 227
Feldman, M. 44, 243, 245
Fleck, L. 31, 168
Freud, A. 9, 16, 118, 141, 172
Freud, S. 12, 16, 28, 30 f., 33, 35 f., 41–44, 47–49, 54, 56–58, 61, 68, 92, 114, 140, 152, 154 f., 172, 194, 216, 275, 281 f., 284

Joseph, B. 9, 133, 232, 237 f.
Klein, M. 30, 41, 43 f., 50 f., 58, 65 f., 92, 103 f., 113, 153, 170, 172, 181, 197, 243, 281
Kuhn, T. S. 40
Laplanche, J. 31, 140
Laufer, M. 40, 56, 160, 228
Miller, L. 85, 225
Piaget, J. 9, 141–146, 148
Pontalis, J. B. 31, 140
Rustin, M. 85
Salzberger-Wittenberg, I. 9, 37, 292
Segal, H. 44, 57 f., 92, 284
Steiner, J. 246, 250
Stern, D. N. 36, 64, 251
Turner, A. 85
Weiß, H. 44, 113
Winnicott, D. W. 15 f., 30, 35, 49, 108, 121, 125, 154, 181, 185, 192

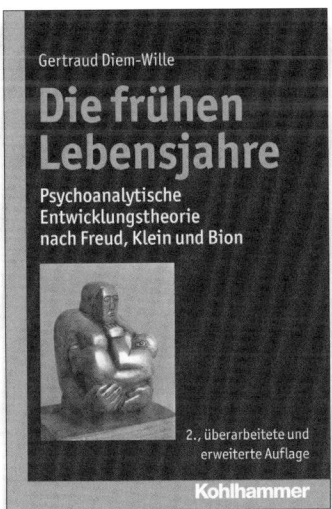

Gertraud Diem-Wille

Die frühen Lebensjahre

Psychoanalytische Entwicklungstheorie nach Freud, Klein und Bion

2., überarb.und erw. Auflage 2013
248 Seiten mit 11 Abb. Kart.
€ 34,90
ISBN 978-3-17-023016-3

Die ersten Lebensjahre sind für die Entwicklung der emotionalen und intellektuellen Grundmuster der Persönlichkeit entscheidend. Dieses Buch stellt – unter Berücksichtigung der modernen hirnphysiologischen Forschung – die aktuelle psychoanalytische Theorie zur psychischen Entwicklung in der frühen Kindheit vor. In verständlichen Worten werden die Grundlagen der Entstehung des Körper-Ichs, der Emotionen, des Denkens und der psychosexuellen Entwicklung dargestellt und mit anschaulichen Beispielen aus der Säuglingsbeobachtung nach Esther Bick und der Kinderanalyse illustriert.

Die Bedeutung von Liebe für die Entwicklung des Fühlens und Denkens und der Umgang mit Bösem (Neid, Aggression und Destruktion) werden theoretisch und anhand von Situationen erläutert, die es dem Leser ermöglichen, an eigene Erlebnisse anzuschließen.

Leseproben und weitere Informationen unter www.kohlhammer.de

W. Kohlhammer GmbH · 70549 Stuttgart
vertrieb@kohlhammer.de

Kohlhammer

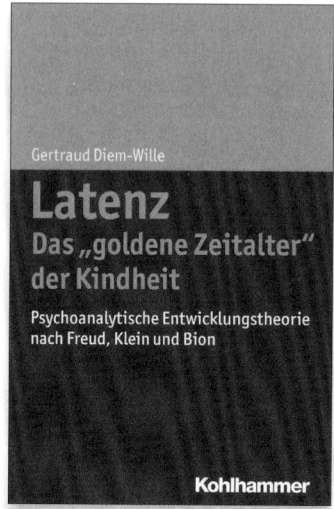

Gertraud Diem-Wille

**Latenz –
Das „goldene Zeitalter"
der Kindheit**
Psychoanalytische Entwicklungstheorie nach Freud, Klein und Bion

*2015. 182 Seiten mit 21 Abb. Kart.
€ 29,99
ISBN 978-3-17-026064-1*

Wie in dem Buch „Die frühen Lebensjahre" stellt Gertraud Diem-Wille die psychoanalytischen Entwicklungstheorien nach Freud, Klein und Bion nun für die Lebensjahre zwischen 6 und 11 Jahren dar. In der Latenzphase (Schulkind) tritt eine Beruhigung der psychosexuellen Entwicklung ein, die sexuellen Strebungen sind nicht so offensichtlich wie in der ödipalen Phase und der Adoleszenz. Das Kind kann einen Platz in der Welt finden und neue intellektuelle Fähigkeiten entwickeln. Das „goldene Zeitalter der Kindheit" mit seiner Entwicklungsfreude und Lust am Lernen beschreibt die normale Entwicklung. Es können jedoch auch bisher unsichtbare frühe Störungen aktualisiert werden, die sich als Lernprobleme, Verhaltensauffälligkeiten, Wutanfälle oder Tendenzen zu Rückzug oder Gewalttätigkeit zeigen. Ausführliche Fallbeispiele aus Kinderanalysen zeigen, wie innere Konflikte mit Hilfe von Deutungen bewusst gemacht und integriert werden können. Beispiele von „normalen" Kindern helfen, die psychoanalytischen Theorien in Alltagssituationen plastisch werden zu lassen.

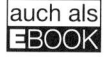

Leseproben und weitere Informationen unter www.kohlhammer.de

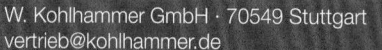
W. Kohlhammer GmbH · 70549 Stuttgart
vertrieb@kohlhammer.de

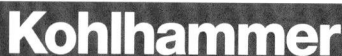